# 股関節と膝関節疾患のためのピラティス

予防・改善と手術前後の運動アプローチ

著者

ベス・A・カプレニク
ブレット・ルバイン
ウィリアム・L・ジャッフェ

監訳

武田 淳也

Pilates for hip and knee syndromes and arthroplasties /
Beth A. Kaplanek, Brett Levine, William L. Jaffe.

Copyright © 2011 by Beth A. Kaplanek, Brett Levine, and William L. Jaffe

All right reserved. Except for use in a review, the reproduction or utilization of this work in any form or by any electronic, mechanical, or other means, now known or hereafter invented, including xerography, photocopying, and recording, and in any information storage and retrieval system, is forbidden without the written permission of the publisher.

Acquisitions Editor: Loarn D. Robertson, PhD; Developmental Editor: Amanda S. Ewing; Assistant Editors: Antoinette Pomata and Kali Cox; Copyeditor: Jocelyn Engman; Permissions Manager: Dalene Reeder; Graphic Designer: Bob Reuther; Graphic Artist: Yvonne Griffith; Cover Designer: Keith Blomberg; Photographer(cover): Richard LoPinto/© Human Kinetics: Photographer(interior): Richard LoPinto/© Human Kinetics; photographs are displaying the Triadball; Photo Asset Manager: Laura Fitch; Visual Production Assistant: Joyce Brumfield; Photo Production Manager: Jason Allen; Art Manager: Kelly Hendren; Associate Art Manager: Alan L. Wilborn; Illustrations: © Human Kinetics

Human Kinetics
Website: www.HumanKinetics.com

---

《ウェブサイト情報について》
本書の特典として、ウェブサイトに次の追加情報を掲載している。
　◎ピラティスインストラクター向けに、ピラティスの専用器具の使い方についてのガイドライン
　◎米国内の認定ピラティス・トレーニング・プログラムおよび認定ピラティス・インストラクター情報
情報の入手には、以下のウェブサイトにアクセスし、会員登録とKey codeの入力が必要。情報はPDFフォーマット、英語版のみ。
■URL
www.HumanKinetics.com/PilatesForHipAndKneeSyndromesAndArthroplasties
■Key code
KAPLANEK-P2SBVI-OSG

# 刊行によせて

　Joseph H. Pilatesが1920年代に開発したピラティスは包括的な訓練によって体の動きと姿勢を制御する身体調節法（Contrology）であり、体力増強と健康増進のためのエクササイズとして全世界に広まっています。タイガーウッズやマドンナなどの一流スポーツ選手や有名アーティストが筋組織の強化、持久力アップ、柔軟性向上とともに身体コンディショニングを整えるためにピラティス（Pilates Method）を会得し、人々を魅了するパフォーマンスを生み出していることは広く知られています。現在、アスレチックリハビリテーションや身体フィットネスに活用されており、さらに医療的なプログラムとしても有効な方法となっています。この度、股関節と膝関節の疾患、特に人工関節置換術後のリハビリテーションを促進する手段としてのピラティスをとても解り易く解説した『Pilates for Hip and Knee Syndromes and Arthroplasties』が翻訳・出版されました。

　本書の構成は、1章と2章に股関節と膝関節の解剖から主な疾患の治療方法までの概説があり、3章から7章までにピラティスを加味したエクササイズ法が術後の各時期に応じて要領良く簡潔に説明されています。一見して理解できるポーズがステップ毎に表示されていますので、目を通すだけで一目瞭然に把握できます。20年間の正看護師の経験がある著者のBeth A. Kaplanek女史は、自分自身で人工関節置換術を受けた後に実践者となり、3年後にインストラクター、7年後にリハビリテーション専門の資格を得たピラティスの達人です。共著者のWilliam L. Jaffe教授とBrett R. Levine准教授は、米国の代表的な関節外科医です。監訳者の広域医療法人明和会スポーツ・栄養クリニック理事長である武田淳也先生は、平成5年の福岡大学医学部卒で一流のスポーツ医学と整形外科を修得するために米国を中心に多数の国内外のメッカに留学した大変な努力家です。ピラティスについてもマイアミ本部で学び、平成17年にアジア人で初めてPolestar Pilatesリハビリテーション認定指導者を取得した我が国の第一人者です。

　股関節と膝関節の疾患で悩んでいる方々だけでなく、医療関係者とともに健康と運動を愛する一般の方々にも広く本書を推奨致します。

福岡大学副学長・整形外科教授　内藤　正俊

# 推薦のことば[1]

As a physical therapist with 45 years experience, I use and I personally recommend Beth Kaplanik's book, Pilates for Hip and Knee Syndromes and Arthroplasties to many of my patients for several reasons. I know from personal experience with my own hip pathology that you can injure joints and muscles by exercising without proper alignment and protection. Beth's history as a patient with total hip surgery, and her many years of experience in nursing, as a teacher and as a Polestar Pilates teacher form the jewel in the crown of this important text. The pictures she uses to illustrate the exercises, the specificity in her directions of how to exercise to prevent injury, and her emphasis on the importance of strengthening the pelvic core properly, all come together to make this a premier handbook for safe exercise using Polestar Pilates principles. In sum, this text is a must for anyone with hip and knee pathology to exercise safely and optimally for strengthening and alignment without fear of further injury. I recommend this book highly.

Carol M. Davis, DPT, EdD, MS, FAPTA
Professor, Department of Physical Therapy,
University of Miami Miller School of Medicine
Myofascial Release Physical Therapist
Polestar Pilates Rehabilitation

私は、理学療法士として45年の経験から、ベス・A・カプレニクの本『股関節と膝関節疾患のためのピラティス』を幾つもの理由から多くの患者のために活用しており、心からこの書を推薦します。私は、自分自身の股関節疾患の経験から、アライメントが不適切で保護されていない状態でエクササイズをすることによって関節や筋肉を痛めることを知っています。

股関節疾患患者としての彼女自身の既往歴、看護師として、一指導者として、またポールスターピラティス指導者としての多くの経験が、この重要な書にとっての要としてさらなる輝きを添えています。

エクササイズを図解するために使用される写真、傷害予防のためのエクササイズの方法の詳細、骨盤のコアを適切に強化する重要性を強調する点など、これらすべての要素が盛り込まれ、さらにポールスターピラティスの原則も用いられることで、安全にエクササイズを行うための特別なハンドブックが創り出されました。

即ち、膝・股関節疾患をもつすべての人が、さらなる障害を恐れることなく筋力強化、そしてアライメントを整えるために安全かつ最適にエクササイズをする際に不可欠なテキストです。

私は、この書を自信をもって推薦します。

キャロル・デイビス
理学療法博士号・教育博士号・理学修士号・米国理学療法士協会特別会員
マイアミ大学医学部ミラー校 理学療法科教授
ジョン・バーンズ 筋筋膜リリース理学療法士
ポールスターピラティスリハビリテーション

# 推薦のことば[2]

"Pilates for Hip and Knee Sydnromes and Arthroplasties by Beth A Kaplanek, Brett Levine and William L Jaffee" is a great resource for all Pilates teachers and therapists. It provides a wealth of knowledge when working
with an ever growing population. Everyday a larger percentage of our adult populations are experiencing successful total knee and hip procedures.
Kaplanek does a great job of helping practitioners know what they can expect in their ability to perform Pilates exercises and return to a higher level of function in their daily life. This is a must for every Pilates teacher's library.

Brent Anderson, PhD, PT, OCS, PMA-CPT
President of Polestar Pilates Education
Polestar Physical Therapy and Pilates Center

　ベス・A・カプレニク、ブレット・ルバイン、ウィリアム・L・ジャッフェによる『股関節と膝関節疾患のためのピラティス』はすべてのピラティス指導者やセラピストにとって素晴らしい財産となるでしょう。これまで以上に増え続けている高齢者層に接する際に求められる豊富な知識を提供してくれることでしょう。日々、成人人口層の多くの人々が適切な膝・股関節の人工関節全置換術を経験しています。

　カプレニクは、指導者をサポートする素晴らしい本を書き上げました。これにより、患者・クライアントは、ピラティスのエクササイズを行って、日常生活の中で、より高いレベルの機能回復を期待できることでしょう。

　この本は、すべてのピラティス指導者が持つべき書です。

ブレント・アンダーソン
理学療法博士号・理学療法士・臨床整形外科専門家・
PMA（ピラティス・メソッド・アライアンス）認定ピラティス指導者
ポールスターピラティスエデュケーション代表
ポールスター理学療法・ピラティスセンター

# 監訳者序文

　私とこの本との出会いは、2012年4月に遡る。アリゾナにて「Rehab Summit (リハブサミット)」という、ピラティスを活用したリハビリテーションのカンファレンスに私が出席していたときのことだ。

　リハビリテーション分野におけるピラティスだけでも、大きなカンファレンスが開催できるくらい、医療分野にピラティスがしっかりと根付いている米国の事情を目の当たりにして、私は日本とのあまりの違いに驚いた。それも運動器に留まらず、脳卒中後やパーキンソン病などの脳神経領域、産前産後や失禁などの婦人科、泌尿器科、抗加齢医学などの領域においてもピラティスが活用されており、各分野の医師達が理学療法士やトレーナー・フィットネスインストラクターと組みプレゼンターを務めている姿は、非常に新鮮だったことを記憶している。

　そのカンファレンス期間中に本書を見つけ、3人の著者の肩書きを見た時、私は再び驚いた。著者の1人は人工股関節全置換術の手術を受けた経験を持つ正看護師で、自らのリハビリテーションとして始めたピラティスが彼女の術後の回復に大変効果的で良いものであることを実感して、ピラティス資格を取得し指導者にまでなった方であることも然ることながら、あとの2人が股関節外科、膝関節外科が専門のラッシュ大学 (シカゴ) とニューヨーク大学 (ニューヨーク) 病院の現役で一流の整形外科医であったからだ。

　さらに、皆さんはHSS (Hospital for Special Surgery) という病院をご存知だろうか？　世界中の整形外科医の間で広く知られている全米の整形外科病院ランキングNo.1の病院であり、この病院においても術前・術後のリハビリ及びポストリハビリ (リハビリの後の運動アプローチのこと) などにピラティスが取り入れられている。

　日本の整形外科医も多く訪れているこの病院にピラティスが取り入れられていることが残念ながら意外と知られていない。なぜなら私達日本の整形外科医が訪問する時は、研究目的か手術見学目的であることが多く、外来のリハビリテーションに関わる部門を見学することは非常に稀であるからと思われる。

　現在日本における変形性膝関節症は約2400万人、変形性股関節症は約480万人といわれている。日本は既に世界一の超高齢化社会であることから、人工関節置換術を受ける人数が毎年右肩上がりに増えており、膝関節で年間7万例以上 (米国では8倍の約60万件)、股関節で年間5万例以上 (米国では6倍の約30万件) の手術が行われている。人口1万人対比の人工関節手術数でみると、膝関節では日本の約4.3倍、股関節では日本の約3.2倍もの手術が米国においては行われている。本書は、膝・股関節の変形性関節症と人工関節のためのリハビリテーションとしての運動療法の先進地である米国で刊行され、運動療法に関わるエキスパート達が実際に活用している本であり、その叡智を謙虚に学びたい。

　幸いにも本書は、ピラティスの特別な器具を備えていない施設の指導者であっても指導可能なように、マット上での多様なピラティス・エクササイズのフロー (流れ) が学べる。また、Webを通じて、ピラティス専用器具を使いこなせる指導者に対しても貴重なエクササイズのフローが提供されてい

るのは大変ありがたい。

　実は何を隠そう、本書が出版される頃には私の妻も人工股関節全置換術の直前もしくは直後であり、この本の内容を参考にした運動療法の恩恵を受ける第一号がなんと私の妻になろうとは、意図していなかったとはいえ、この本の信頼性を十分過ぎるほど強化してくれることになるに違いない。この偶然を遥かに超えるさらにミラクルな偶然を私は経験した。それは、前出の「Rehab Summit」で本書と出会ってさらに約1年後、いよいよ私がこの本の監訳に取りかかろうと計画していた矢先のことだ。カリフォルニアのサンディエゴに私はやはりピラティスのカンファレンスで出向いていた。大会場にて何百人もの参加者全員を対象にしたプログラム中でプレゼンターが参加者に「あなたの一番近くの方と自己紹介をし合って下さい！」と呼びかけ、私が最初に自己紹介をした女性が名刺を私にくれた。何とその人こそがこの本の著者Bethであった！！

　予防医学の重要性が十分に認識され始めた昨今において、運動療法と食事・栄養療法が医療における本来の基礎でありメインストリーム（主流）であることを否定する人は既にいないと私は信じたい。この本が日本語に監訳され世に出る過程で起きたこれらのミラクルな偶然こそ、ピラティス(Joseph.H.Pilates)氏の編み出した「Contrology（コントロロジー：ピラティス氏の造語。自身のコントロール学の意味）＝カラダ取説」が、遂に彼の念願通りに医療においてもメインストリームとなるべき時代が到来したことの証しとなるべく、歴史的な必然で生まれた本であることを私達に知らせてくれるものである。

　医療・フィットネスに関わる全ての方々にとってはもちろんのこと、超高齢化社会の日本においては一般の方々のほとんど全てが、荷重関節である下肢の将来的な変性疾患のリスクを抱えていることから、下肢を少しでも長持ちさせるためには、日々の実践的な自分自身のカラダのお手入れ法を示している本が必携と思われる。本書こそがまさにその本であることは言うまでもない。

　是非、彼のバイブル『リターン・トゥー・ライフ・スルー・コントロロジー〜本来のあなたを取り戻す！』（現代書林）と、また、現在の医科学のフィルターを通して一般の人々が分かり易く日常生活の中でピラティスを実践する知恵を学べる本『カラダ取説』（徳間書店）と共に読んでいただきたい。

　最後にこの本の監訳に長期間、辛抱強くつき合ってくれた私の妻と家族同様のスタッフ達、ガイアブックスの吉田初音さん、そして、何よりも快く今回の刊行によせて、本書のみならず小生にも過分なる貴重なお言葉を戴いた股関節外科の本邦における名医のお一人である福岡大学副学長・整形外科教授・医学博士：内藤正俊先生、また、本書の推薦文を書いて戴いた、米国の理学療法の現場で実際に本書を活用されている世界的に著名な理学療法士である両博士、Dr. Brent Anderson（ブレント・アンダーソン）とProf. & Dr.Carol Davis（キャロル・デイビス）に心より深く感謝の意を表したい。

武田淳也

# もくじ

推薦のことば iii ■ 監訳者序文 vi ■ エクササイズ早見表 x
まえがき xiii ■ 序章 xvi

## 第1部　股関節と膝関節の解剖と疾患、治療 ........ 1

### 第1章　股関節 ................ 3
▶この章では、股関節の解剖学および股関節疾患と、手術療法および保存療法について解説する。全体の知識を身につけておくと、股関節の不調を訴えるクライアントのためにピラティスのルーティン*を作成する際に役立つ。

### 第2章　膝関節 ................ 15
▶この章では膝の解剖学、疾患、治療法を解説する。膝に関連する問題を正しく理解しておくと、クライアントによりよいルーティンを作ることができる。

## 第2部　ピラティスマットエクササイズ .......... 27

### 第3章　基礎を確立する ............ 29
▶股関節や膝に不調があるクライアント向けにピラティスのルーティンを作成するときは、疾患や関節形成術に対し、可動域のガイドラインをどう設定するかを知っておく必要がある。この章では、ガイドラインを踏まえたクラシカル*・ピラティスのマットエクササイズが、その後のエクササイズの基礎になっていることを解説する。さらに、プレピラティスのエクササイズも厳選し、全体の流れを紹介する。ピラティス初心者に対応する際のヒントになるだろう。

※プレピラティスエクササイズはp.xのエクササイズ早見表から検索できる。

## 第4章 手術後6週間-3カ月に行うピラティスのマットエクササイズ ......... 65

▶前の章まででピラティスの基礎を理解できたので、股関節や膝に症状があるクライアントのためにエクササイズを組み立ててみよう。この章では、手術後6週間-3カ月に行うピラティスのマットエクササイズとバリエーションを紹介する。

※エクササイズはp.xのエクササイズ早見表から検索できる。

## 第5章 手術後3-6カ月と6カ月以降に行うピラティスのマットエクササイズ .... 133

▶ピラティスのプログラムは、手術後の経過期間に応じて変えていくものである。この章では、手術後3-6カ月とそれ以降の回復期に行うピラティスのマットエクササイズとバリエーションを紹介する。

※エクササイズはp.xのエクササイズ早見表から検索できる。

## 第6章 ピラティスのマットエクササイズのサイドキックシリーズ ........ 263

▶サイドキックシリーズ（SKS）のエクササイズは、回復中のクライアントにとっては極めて重要度が高い。この章では、手術前後のどの時期にでも使え、身体を強化し、柔軟性を高め、可動域を広げるのに役立つエクササイズとそのバリエーションを紹介する。

※エクササイズはp.xiiのエクササイズ早見表から検索できる。

## 第7章 ピラティスのマットプログラムのシークエンス* ............ 319

▶個々のクライアント向けにピラティスのルーティン*を組み合わせるのは、大変な作業である。この章では、プレピラティス、ピラティス、そしてサイドキックシリーズを組み合わせてピラティスのルーティンを作る場合の症例を紹介する。キャプションのページ数をたどれば、直ぐに個々のエクササイズの詳細がわかる。

膝の鵞足滑液包炎　320 ／人工膝関節全置換術（TKA）手術前　323 ／ TKA手術後6週間　326 ／ TKA手術後3カ月　329 ／ TKA手術後6カ月　333 ／股関節の大転子滑液包炎　336 ／人工股関節全置換術（THA）手術前　339 ／ THA手術後6週間　342 ／ THA手術後3カ月　345 ／ THA手術後6カ月　348

用語集　353　■　動きとその表現方法　355　■　監訳者付記　357
ウェブサイト情報　358　■　参考文献　359　■　謝辞　361
著者紹介　362　■　監訳者紹介　363

* p.357参照

# エクササイズ早見表

**本**書で紹介するエクササイズの多くには、手術後の経過期間に応じたバリエーションがある。そこで、術後の経過期間別に、どのエクササイズを取り入れるべきかがすぐわかるように、エクササイズ早見表を用意した。調べたいエクササイズのページを開けば、エクササイズの詳しい説明が写真つきで載っている。個々の疾患や関節形成術に対応するエクササイズのルーティン*を作りやすいように、エクササイズは術後の経過期間別に分類した。サイドキックシリーズ(SKS)のエクササイズも同様である。2つめの表は、サイドキックシリーズ用の早見表である。以下のカテゴリーのなかから股関節・膝関節疾患用のルーティン*を選ぶときは、クライアントがコアをどの程度コントロールできるか、可動域がどれくらいあるかをまず見極めること。

| プレピラティスおよびピラティスのエクササイズ | | | | |
|---|---|---|---|---|
| エクササイズ名 | プレピラティス | 6週間-3カ月 | 3-6カ月 | 6カ月以降 |
| アダクター・スクイーズ | 52 | | | |
| アブダクションとアダクション | 43 | | | |
| アブドミナル・プレップ | 48 | | | |
| アンクル・ポンプ | 40 | | | |
| オープンレッグ・ロッカー | | | | 179 |
| カンカン(修正版) | | | 234 | 234 |
| クアドリセプス・セット | 41 | | | |
| クリスクロス | | 98 | 174 | 174 |
| グルテアル・セット | 42 | | | |
| コークスクリュー | | | 182 | 185 |
| 呼吸 | 39 | | | |
| サイドストレッチ | | 129 | 247 | 247 |
| シッティング・ベントニー・リフト | 59 | | | |
| ショルダー・ブリッジ | | | 211 | 211 |
| ショルダー・ブリッジ(修正版) | | 117 | | |
| ショルダー・ロール | 44 | | | |
| シングル・ストレートレッグ・ストレッチとシザース | | 88 | 168 | 168 |

*p.357参照 (続く)

x

| エクササイズ名 | プレピラティス | 6週間-3カ月 | 3-6カ月 | 6カ月以降 |
|---|---|---|---|---|
| シングルレッグ・キック | | 113 | 196 | 196 |
| シングルレッグ・サークル | | 79 | 150 | 154 |
| シングルレッグ・ストレッチ | | 83 | 160 | 160 |
| スイミング | | | 238 | 238 |
| スーパイン・レッグ・リフト | 53 | | | |
| スパイン・ストレッチ・フォワード | | 104 | 177 | 177 |
| スパイン・ツイスト | | | 201 | 201 |
| スワン | | | | 193 |
| スワン・プレップ | | 110 | 191 | |
| セレイタス・プッシュアップ | | | | 254 |
| セレイタス・プッシュアップ（修正版） | | | 251 | 251 |
| ソウ | | 107 | 187 | 187 |
| ダブル・ストレートレッグ・ストレッチ（ローワー・リフト） | | 94 | 171 | 171 |
| ダブルレッグ・キック | | | 198 | 198 |
| ダブルレッグ・ストレッチ | | 86 | 163 | 166 |
| ティーザー・プレップ1 | | 121 | 217 | 217 |
| ティーザー・プレップ2 | | 124 | 219 | 219 |
| ティーザー1 | | | 223 | 223 |
| ティーザー2 | | | 226 | 226 |
| ティーザー3 | | | | 231 |
| トゥー・タップ | 46 | | | |
| ニー・フォールド | 50 | | | |
| ネック・プル | | | | 207 |
| ネック・プル（修正版） | | | 204 | |
| ハーフ・ロールアップ | | 75 | 141 | 141 |
| ハーフ・ロールダウン | | 70 | 140 | 140 |
| ハンドレッド | | 67 | 135 | 137 |
| ヒップ・サークル（修正版） | | | 241 | 241 |
| プッシュアップ | | | | 260 |
| プッシュアップ（修正版） | | | 257 | 257 |
| プローン・レッグ・リフト | 56 | | | |
| ペルビック・カール | 45 | | | |
| レッグ・プル（修正版） | | | 243 | 243 |
| ローリング・ライク・ア・ボール | | | 156 | 158 |
| ロールアップ | | | 143 | 147 |

# エクササイズ早見表(続き)

| サイドキックシリーズ | | | | | |
|---|---|---|---|---|---|
| | ロングレバー | | | ショートレバー | |
| エクササイズ名 | 6週間-3カ月 | 3-6カ月 | 6カ月以降 | 6週間-3カ月 | 3-6カ月以降 |
| 90°のロングレッグ・サークル | | | 297 | | |
| 90°のロングレッグ・リフト | | | 296 | | |
| Dサークル | | 281 | 281 | | |
| アップ・アンド・ダウン | 270 | 272 | 272 | | |
| インターナル・アンド・エクスターナル・ローテーション | 284 | 285 | 285 | | |
| インナーサイ・サークル | 299 | 302 | 302 | | |
| インナーサイ・リフト | 298 | 300 | 300 | | |
| シザース | | 289 | 289 | | |
| ショートレバー・ボディ・ポジション・セットアップ | | | | 303 | 305 |
| バイシクル | | 287 | 287 | | |
| パラレル・レッグ・リフト | | 291 | 291 | | |
| フロント・アンド・バック | 274 | 276 | 276 | | |
| リトル・サークル | 278 | 279 | 279 | | |
| リフト・リフト・ローワー・ローワー | | 293 | 293 | | |
| ロングレバー・ボディ・ポジション・セットアップ | 265 | 267 | 267 | | |
| 膝を90°に曲げたサークル | | | | 309 | 311 |
| 膝を90°に曲げたタッチ | | | | 312 | 314 |
| 膝を90°に曲げたリフト・アンド・ローワー | | | | 308 | 310 |
| 膝を90°に曲げたローテーション | | | | | 316* |

＊膝を90°に曲げたローテーションは、手術後6カ月以降のクライアントのみ

# まえがき

1997年のある日、私は夫とともにハイキングに出かけ、山道を下っていた。そのとき、いきなり右股関節に痛みが走った。その痛みはなかなかとれなかった。その後、ストレッチングをしたり、マッサージを受けたり、市販の医薬品を使ったりしてみたものの、いっこうに痛みは引かない。そこで私はX線撮影をして原因を調べてもらうことにした。担当医は私のX線写真を見て、真剣な表情で「股関節置換術をしなければなりません」と告げた。私は椅子から転げ落ちそうになった。なぜこんなことになったのだろうか。私はかなり活動的で、年もまだ若い。しかも私はフィットネス・インストラクターで、看護師でもある。乗馬や障害馬術もやるし、運動ならなんでも好きなのに。

そのとき私は、健康についての考え方だけでなく、自分の人生も改めざるを得ないことに気づいた。私はこれから骨格の中の一部を失い、それを人工関節に置き換える。何より好きな活動であるエクササイズやその指導という仕事を辞めなければならないのだろうか。

1999年、私は「両側大腿骨頭すべり症」と診断された。これは子供に多い障害で、大人になると関節炎の原因にもなる。その後の2001年8月、私は右股関節を人工関節に置換した。医師からは、私にはもともと障害があるからいずれ左股関節も人工関節に置換する必要が出てくるだろう、と告げられた。これからは、関節を痛めずに今の健康状態を維持するエクササイズを見つけ、手術後のリハビリテーションから将来のフィットネス法までを視野に入れて考えなければならない。私はそう悟ったのである。

健康上のさまざまな理由から、エクササイズはとても大切である。とはいえ、関節置換術を受けた人が安全に、人工関節をいためずにできるものといえば、低負荷の活動しかない（Klein et al. 2007）。

2003年6月、私はピラティスを学びはじめた。ピラティスではコアの筋組織を重視しながら、さまざまなエクササイズや動きを行う。どの動きも身体の強さや安定性を高め、関節の可動域を広げてくれる。ピラティスをやってみて本当に楽しかった上に、よい結果も得られたので、私はインストラクターの資格をとることにした。その後、股関節の定期検査で整形外科医を訪ねたとき、これまで何をしてきたのか、と先生に聞かれた。そこで、ピラティスを実践してきて、今ではピラティスのマットクラスを指導していることを伝えた。先生は、何であれその活動は続けたほうがいい、と言った。そして、置換した側の股関節はかなり調子がよさそうであり、左股関節も変形が進んでおらず、むしろ状態は改善している、と教えてくれた。先生は私の回復ぶりや検査結果に衝撃を受けていた。そして、ピラティスについて論文にまとめ、膝・股関節の置換術後のリハビリテーションに使う場合の方法を示してはどうかと、持ちかけてくれたのである。

2004年6月、私は認定ピラティスインストラクター(IR*1)になり、2008年にはリハビリテーション専門ピラティス指導者養成プログラムも修めた。また、関節置換術を受けた人や関節疾患の患者さん達を指導するチャンスにも恵まれ、それらの患者さん達の回復ぶりも目の当たりにした。ピラティスは、明確なガイドラインにしたがい、原則にのっとって実践すれば、関節の可動域と柔軟性を高め、コアをコントロールし、スタミナをつけ、ストレッチをするための実に効果的なエクササイズになる。また、心と身体が、全体として良い状態に置かれることにもなる。エクササイズはどれも、動きを大きくしたり、小さくしたり、あるいはフロー*2を変えたりすることで、個々のクライアントのニーズに合わせて簡単に修正できる。それにより、関節や靭帯にストレスをかけることなく、周囲の筋肉を鍛えられるのである。これこそが、関節疾患や関節置換術後の関節にかかる負担を減らすためのキーポイントなのだ。

　ピラティスは、なぜ股関節・膝関節疾患の患者のフィットネス法として役立つのだろうか。その理由をもっと詳しく知りたければ、これから紹介する話についてよく考えてほしい。現在、股関節や膝の変形性関節症が原因で、毎年100万近い人が整形外科の診察を受けている。また、変形性関節症は、最終的に関節置換術に行きつく疾患のひとつでもある。同じように、関節に生じる痛み(関節痛)、筋や腱、滑液包の痛み(筋痛、腱炎、滑液包炎)も、特別な医学的治療が必要なことが多い。これらの痛みや炎症はオーバーユース(使い過ぎ)症候群に由来することも多い。そうであれば手術をせず、短期的に経口または局所的な抗炎症薬を利用したり、理学療法を受けたりすることで治療できるケースもある。このような患者の場合、正式な医学的治療が終わった後も、理学療法を使って自宅でストレッチングや筋力強化を続けることが重要である。ピラティスは、低負荷で筋力を強化するエクササイズとして、股関節や膝の機能維持に役立つ。しかも、股関節や膝に影響している個々の疾患に働きかけるよう、うまく調整できる上、自宅用プログラムに組み入れることもできるのだ。

　アメリカ合衆国内で行われる股関節・膝の関節置換術(関節形成術)の件数は、毎年増えつづけている。一方、患者の平均年齢は下がっている (Levine, Jaffe, and Kaplanek 2009)。アメリカでは1990年から2002年にかけて、10万人あたりの初めての人工股関節置換術(THA)の件数が50%伸び(19万3000件)、人工膝関節全置換術(TKA)の件数は3倍に増えた(38万1000件。Levine et al. 2007; Kurtz et al. 2005; Levine, Jaffe, and Kaplanek 2009)。人工股関節・膝関節置換術の手術総数は、2030年までには400万件を超え(Kurtz, Ong, Lau, et al. 2007)、これらの治療に伴う病院の年間コストは、2015年までに650億ドルを超えるとの予測もある(Kurtz, Ong, Schmier, et al. 2007)。

　最少侵襲人工関節全置換術が開発されたことを受け、回復の早いリハビリテーションプロトコルや、外来で早期に理学療法を始めることに対する関心が高まってきた。近年発表されたある報告書では、最少侵襲人工股関節全置換術後、早期にリハビリテーションを行うと、それだけ効果が上がることが示されている (Levine et al. 2007; Berger et al. 2004; Levine, Jaffe, and Kaplanek 2009)。さらに、目的を明確にしたエクササイズプログラムを手術前後に行うことで、股関節と膝の変形性関節症や関節形成術後の歩行への順応が改善するかもしれない (Levine, Jaffe, and Kaplanek 2009; Brosseau et al. 2003; Polot et al. 2006)。関節置換術の手術件数は伸びている。これは、クライアントが積極的に活動的な生活を保ち、関節に無理のない

範囲で可動域を維持したいと考えるようになったことも影響している。人工関節全置換術の適応は徐々に拡大し、若くて、より活動的な患者も受けるようになった。その結果として、従来の患者よりも早く、完全に機能を回復させたいというニーズが高まっているのである（Levine et al. 2007; Levine, Jaffe, and Kaplanek 2009）。股関節学会と米国股関節・膝関節外科学会議（AAHKS）の会員を対象に調査したところ、ピラティスは、人工股関節全置換術（THA）後に患者が参加してよいとされるスポーツ活動に含まれていた（会員の58％は経験がなくても許可し、さらに24％は経験者であれば推奨していた。Klein et al. 2007）。

William L. Jaffe博士は、ニューヨーク大学関節疾患専門病院の整形外科医で、成人関節再建外科医でもある。博士のオフィスにある予備研究報告書を見たところ、人工膝関節全置換術（TKA）と人工股関節全置換術（THA）の術後のリハビリテーションにピラティスを利用した患者が38人いた。そのうち22人がTHAを受けていて、平均年齢は46.2歳。TKAを受けた17人の平均年齢は55.4歳だった【監訳注：患者の合計数が合わないのは、THAとTKAの両方を受けた患者がいたと思われる】。術後1年たって患者のカルテや電話でのやりとりを調べたところ、25人はリハビリテーションにピラティスを利用したことやその結果に「とても満足」し、13人は「満足」していた。「まあまあよい」、「満足できない」、と回答した人はひとりもいなかった（Levine, Jaffe, and Kaplanek 2009）。

膝関節や股関節の関節形成術を受けた患者向けの理学療法プログラムは、患者のニーズに応じて6-12週間頃から内容が変わる。ピラティスは、フィットネス法として適しているので、手術前後のエクササイズに取り入れたり、自宅用プログラムとして継続したりできる。ピラティスを活用すると、手術前に全身の機能が改善したり、それにより外来でのエクササイズ再開に向けた準備が整ったり、リハビリテーションを全身的なアプローチで提供できることが利点と言われている（Levine, Jaffe, and Kaplanek 2009）。

*1　p.356参照
*2　p.xix参照

# 序章

　股関節・膝関節疾患や関節形成術後のリハビリテーションにピラティスエクササイズを活用するという理論やその根拠をインストラクター（IR）に理解してもらうには、すべての情報を伝えることが重要なのではないか。本書の構想を練っているとき、私はそう考えた。また、ジョセフ・ピラティス本人の整形外科分野の医師やコメディカルと連携し、このエクササイズがフィットネスとリハビリテーションに有効だと認めてもらいたいという生前の彼の願いと、私のプロジェクトには重なる部分があることに気づいた。考えてみれば、私は股関節置換術後に、私の股関節を再び鍛え直し、コアをコントロールし、安定性を高めるためにピラティスを活用したのだから。ピラティスを活用するには、ピラティスの原理を理解していなければならない。そうでないと、目的のない、ただの運動になってしまうからである。

　ピラティス・メソッドとは、身体、心、精神を統合し、全体として一つに調和させた、全身的なコンディショニング法である。ストレッチングと身体の強化をめざすエクササイズで構成されたユニークな体系で、今から100年以上前にジョセフ・ピラティスによって考案された。ピラティスをすると、筋肉が強化され、筋緊張が整い、姿勢や柔軟性、可動域、バランスが改善する（Siller 2000）。また、身体と心を一緒に働かせると次第に、エクササイズが個人のニーズに応じたさまざまなレベルで統合されてくる。ピラティスのマットワーク*は、ピラティスの基本だ。年齢や、現在の健康状態を問わず、あらゆる人の健康に役立つフィットネス法である。個々のニーズに合わせて修正したピラティスエクササイズを、少なくとも週に3回の頻度で継続すれば、ピラティスの有効性を実感できるはずだ。本書は、現代のテクノロジーや知見にもとづいて、股関節・膝関節疾患や関節形成術後のクライアントが快適と感じる範囲でワークをするための基礎とガイドラインを提供している。そのため医師、理学療法士とピラティスIR相互の橋渡し役になるだろう。

　序章では、ジョセフ・ピラティスとピラティス・メソッドの歴史を簡単に振り返る。その後、本書で提供する情報の使い方を解説する。

## ジョセフ・ピラティスの生涯

　ジョセフ・ピラティスの生涯を知っておくと、ピラティスやワークの基礎も納得しやすい。この章を読めば、ジョセフ・ピラティスが時代を先取りし過ぎていたことがわかると思う。ピラティスは、自分が考案したメソッドを、身体全体に効き、活力を回復させ、呼吸を整える、質の高い運動の一形態として医療界に認めてもらいたいと願っていたのだ。

\* p.357参照

ジョセフ・フーベルトス・ピラティスは1880年、ドイツのメンヘングラートバッハで生まれた。しかし、本当は1883年生まれだったとの記録【監訳注：ドイツの歴史資料館の記録。p.360参考文献『Return to Life Through Contrology』（現代書林）参照】も残っている。ジョセフは9人きょうだいの2番目として育つ【監訳注：原書では4人兄弟となっているがドイツの歴史資料館の記録を引用。p.360参考文献、同上参照】。子供時代は病気がちで、喘息、くる病、リウマチ熱に頻繁にかかり、友達によくいじめられた。このような子供時代を過ごしたからこそ、自分を助け、他人も助けるためにフィットネスや健康について学ぶことをライフワークにしたのかもしれない。

　かかりつけの医師から解剖学の本をもらうと、ジョセフはむさぼるように読んだという。隅から隅まで読み込み、身体とその動きについて学んだのである。自然については、森のなかに隠れ、動物の優雅な身のこなしや彼らの子育てを観察して学んだ。ジョセフはまた、ヨガを含む東洋や西洋の健康法を調べ、研究しつづけた。14歳になる頃には身体がよく鍛えられていて、解剖図のモデルになるほどだった。こつこつと勉強し、経験によって知識に磨きをかけた結果、ジョセフは「コントロロジー」と呼ばれる革新的なエクササイズ体系を生み出す。そして生涯を通じて、この体系の発展に尽力したのである。

　1912年、ジョセフはボクサーとして訓練するためにイギリスに渡り、その地でサーカスの芸人として働くことになった。1914年に第一次世界大戦が勃発すると、ジョセフはほかのドイツ人とともに敵国人として強制収容所に送られた。最初に抑留されたランカスターの収容所では、ドイツ人仲間にレスリングと自己防衛術を教えた。その後、彼はマン島に移送され、病人や寝たきりの患者の看護にあたった。この仕事のなかで、彼は寝たきりの患者の手足を支えるためにベッドの支柱にマットのスプリングを取りつけ、スプリングの抵抗に抗って手足を動かすよう指導しはじめた。彼は一種の看護士兼理学療法士となり、治療効果のあるエクササイズを開発して、患者の寿命を延ばしたのである。

　第一次世界大戦が終わると、ジョセフはドイツに帰国した。すると新ドイツ軍の訓練をしてほしいと依頼された。しかし、彼は当時の政治的な空気に嫌気がさしていたので、ドイツを離れる決意を固める。その後、家族や友人の影響を受け、アメリカ合衆国に移住した。アメリカへ渡る船の中では、後に妻となるクララに出会っている。クララはピラティス・メソッドの開発と教育の両面で重要な役割を担う。ジョセフとクララがニューヨーク市に最初のスタジオを開設すると、さまざまな業界からクライアントが集まった。コントロロジーはダンス界に受け入れられ、やがて数多くのダンサーのリハビリテーションやトレーニングに取り入れられる。当時はまだ、いわゆる理学療法は存在していない。そのため、ダンサーたちはけがをすれば、仕事を失うしかなかった。ダンサーや体操選手、スポーツ選手にとって、けがはまさに命取りだったのである。ピラティスは20世紀半ばという早い時代に、クライアントと理学療法を結ぶ役割を果たしていたのだ。

　ルノックス・ヒル病院の整形外科長だったヘンリー・ジョーダン医師は、ジョセフのワークを熱烈に信奉し、ジョセフに何人ものクライアントを紹介した。ジョセフは1950年代、医療や教育研究機関の中枢に自分のワーク*を取り入れてもらおうと熱心に活動した。しかし残念ながら、彼の生前にその夢が叶うことはなかった。ジョセフは、自分のワークが「時代を50年先取りしていた」ことに気づいていた（Pilates Method Alliance 2005, 17）。

ジョセフとクララの生徒やアシスタントは、今では「第1世代の教師」と呼ばれ、その多くがジョセフとクララがおこなったレッスンや教育を継承している。1995年には心身の健康プログラムや医療界がピラティスの存在を認め、活用しはじめている。2000年10月、商標をめぐる集団訴訟が終結し、ピラティスはマットや専用器具を使ったエクササイズのひとつとして、一般のエクササイズの仲間入りをした。今日、ピラティスは主要国の大半に広がり、米国におけるピラティス実践者の数は2000年の170万人から、2004年には1050万人にふくれあがっている（Pilates Method Alliance 2005, American Sports Data 2008）。

ジョセフ・ピラティスは1967年10月にこの世を去った。自分の教えや自分が開発したワーク*が日を追うごとに人々の関心を集め、フィットネス界だけではなく医療界にも受け入れられている現状を見れば、ジョセフはさぞ喜んだことだろう。

## ピラティスのメソッドと原理

ピラティスのメソッドを実践するときは、身体・心・精神のすべてが一体となって働き、関わらなければならない。ピラティスは、抵抗に抗って身体を動かすフィットネスの一形態で、各ワークの流れるような動きのなかで、頭のてっぺんからつま先までを働かせる。コア（パワーハウス）は、身体のセンターの周りにある腹筋、殿筋、股関節と腰部の筋で構成されている。ピラティスでは、コアを強化し、コントロールすることが求められる。なぜならすべてのエクササイズや動きはコアを土台として始まり、維持されるからだ。ピラティスを週に3-4日まじめにやれば、身体意識が高まり、身体の強さ、可動域、関節や脊椎の柔軟性、バランス、体幹の安定性、コアのコントロール性が高まるのだ。

ピラティスは、運動原理にもとづいた、身体・心・精神のワークアウトである。初心者から上級者まで誰もが効果的にワークできるよう、エクササイズの内容を修正することもできる。また、ピラティスの核になる理念を一度理解してしまえば、どのようなフォーマットにも、どのようなフィットネスにも当てはめることができる。ジョセフ・ピラティスは、いみじくもこのエクササイズを次のように言い表している。「10回ワークアウトをやれば、違いを実感する。20回やれば、外見が変わる。30回やれば、全身がすっかり生まれ変わる」（Ungaro 2004, 8）。

1945年に出版された著書『Return to Life Through Contrology』（邦訳は『Return to Life Through Contrology 〜リターン・トゥー・ライフ・スルー・コントロロジー〜ピラティスで、本来のあなたを取り戻す！』現代書林刊、武田淳也 監訳・編著、p.360参照）に記されているように、ピラティスの哲学は健康や幸福についてのビジョンであり、このビジョンがあるからこそエクササイズに意味が生じる。ピラティスを導く3つの原理とは、身体全体の健康、身体全体に対するコミットメント、そして呼吸である（Pilates Method Alliance 2005; Pilates and Miller 1945）。

- **身体全体の健康**とは、身体・心・精神をたがいに完全に調和させた状態で、全身を整えることである。身体全体の健康は、エクササイズ、正しい食生活、衛生管理、きちんとした睡眠習慣、太陽の光をたっぷり浴びて新鮮な空気を吸うこと、そして仕事と余暇とリラクセーションのバランスを通して得られるものだ、とジョセフ・ピラティスは述べている。ジョセフの言葉を引用すると「身体の健康を心がけることは、幸福の第一の要素」なのである（Pilates Method

Alliance 2005, 19; Pilates and Miller 1945)。
- **身体全体に対するコミットメント (公約)【監訳注：自分自身との約束を守ること。p.360 参考文献参照】**には、心理的・身体的な訓練、職業倫理、自己に対する態度、そして身体全体の健康を実現するために必要なライフスタイルが関係してくる。「週に4日間、3カ月間、コントロロジーのエクササイズを忠実に行うだけで、自分の身体が理想に近づいていること、さらには気持ちが若返り、精神が高揚していることに気づくだろう」(Pilates Method Alliance 2005, 18; Pilates and Miller 1945)。
- **呼吸**は、身体の機能全体を統合する。正しく呼吸すると肺活量が高まり、酸素摂取量が増え、ほかの生理的変化がもたらされるからである。いつも深い呼吸をしていると、循環器系が酸素の豊富な血液を体内の全組織に行きわたらせ、汚れた老廃物を運び出すときに役立つ。「呼吸は、生命が最初に行う活動であり、最後に行う活動でもある」(Pilates Method Alliance 2005; Pilates and Miller 1945, 13)。

そのほかに、動きを導くために以下の原理も用いられる。

**集中力**は、エクササイズに気持ちを集中させ、ほかのことを考えないようにすることである。フォームに集中し、細部に気を配ることが重要であり、エネルギーをほかに向けないようにする。

**センタリング**は、すべての動きの基礎である。まず、身体のコアにある筋肉を安定させてから、腕や脚の動きに入るようにする。

**コントロール**とは、自分で動きを制御することである。そのときは、正しい情報をもとに、正しい意図にしたがって、意識的に動かすようにする。

**正確さ**とは、エクササイズを完成させるだけではなく、できるだけ完璧に実践できるよう集中することである。

**呼吸**とは、正しい呼吸をさす。正しく呼吸すると、細胞に適量の酸素を送り込み、体内の循環を高めることができる。動きの準備をするときは、息を吸う。動きを実行するとき、コアのサポートを強化するとき、そして動きを深めるときは、息を吐ききること。

**フロー**とは、1つの動きを次の動きに、1つのエクササイズを次のエクササイズにつなげることである。エクササイズに慣れてくると、フローもよくなる (Ungaro 2004)。

## 本書の使い方

本書では、ピラティス・メソッドのマットワーク*を解説する。本書の目的は、股関節・膝関節疾患や、股関節・膝関節を人工関節に置換する(正式には「関節形成術」という)クライアントの手術前後のリハビリテーション用に、マットワークをどのように修正できるかを伝えることである。本書では、とくに手術後の1年間に、これらのクライアントの健康維持やリハビリテーション用に使う手法としてどこまでピラティスを適用できるかを紹介したい。

本書のねらいは、(1) 股関節・膝関節疾患や関節形成術後のクライアントが意欲的に取り組んだ場合、ピラティスが身体の機能、強さ、バランスを回復するためのフィットネス法やリハビリテー

*p.357参照

ション法として安全かつ効果的であることを、これまで以上に整形外科分野の医師やコメディカルに認識してもらうこと、(2) 股関節・膝関節疾患や関節形成術後のクライアント向けに修正したプロトコルを設定することにより、認定ピラティスIR*1 が安心してクライアントを指導できるようにすることである。関節置換術後のクライアントを指導する際、IRの大半はプログラムの修正法や指導法がわからずにとまどうだろう。もちろん、基礎的な修正法はIR養成プログラムで教わる。しかし、関節疾患や関節置換術後のクライアントに自信を持って指導できるほど十分な情報は得られない。本書に記載した情報やエクササイズのセットは、基礎的なものである。これをもとに、股関節・膝関節疾患や関節置換術後のクライアント向けに効果的なエクササイズを選ぶとよい。手術後1年は、今後のための基礎を築く時期である。この期間に筋肉や靱帯は治癒し、強くなるだろう。

関節疾患のクライアントの指導では、痛みのない可動域の範囲でワーク*2 できるプログラムを選ぶことが重要になる。関節置換術を終えたばかりのクライアントの場合は、何をおいてもまず基礎を築かなければならない。クライアントはその基礎をもとに、安全な可動域の範囲で、時間をかけて機能を完全に取り戻すからである。安全なパラメータの範囲内で、効果的にワークをしてコアを強化すれば、通常の生活やスポーツ活動を徐々に再開できるだろう。

本書では、まず股関節と膝関節の解剖学、手術および手術以外の治療法、手術前後の可動域のガイドラインについて解説する。この部分は第1章と第2章にあたる。股関節・膝関節の解剖学や関連する疾患、手術および手術以外の治療法を学ぶと、1つのエクササイズが個人のニーズや、痛みを伴わない可動域の範囲に応じてさまざまな時期に使える理由がよくわかるだろう。関節疾患や関節形成術後の患者の可動域のガイドラインは、プレピラティスの動きからピラティスのマットエクササイズまで全ての段階で利用する。これは第3章で紹介する。本書の特徴は、手術後の経過期間別にエクササイズを紹介していることである。第4章では手術後6週間-3カ月に行うピラティスエクササイズを紹介する。第5章では、手術後3-6カ月、そして6カ月以降に行うピラティスエクササイズを紹介する。第6章では手術後の経過期間に関係なくサイドキックシリーズを詳しく解説する。第7章は股関節・膝関節疾患や関節形成術前後にできるマットプログラムのシークエンス*3 例を紹介する。術後のエクササイズはクライアントの可動域を考えて選ぶことができる。本書の巻頭に用意したエクササイズ早見表を見れば、手術後の経過期間別にふさわしいエクササイズが書いてあるページを調べられる。つまり、エクササイズを探してプログラムを楽に組立てられる。エクササイズや可動域のガイドラインを利用するにあたり、本書を全て読んでおく必要はないものの、ぜひ一度は通読してほしい。

本書で紹介したエクササイズは、手術後の経過期間別に撮影している。どのエクササイズにも詳しい解説が付いており、IRはエクササイズを簡単に選びクライアントに教えられる。次のページに参考例を紹介する。

⚠ すべてのエクササイズは、主治医の許可を得た上で、認定ピラティスIRの指導のもとで行うこと。個々のニーズや制限、推奨される可動域については主治医に確認し、指示にしたがうこと。本書を読んでも、リハビリテーションおよびピラティスに習熟したことにはならない。つねに、各自が保有する資格の範囲内で活動すること。

☆監訳注：主治医とは原則として、クライアントが手術を受けた場合は手術をした整形外科医のこと。また日本においてはリハビリテーションは理学療法士、作業療法士などの医療従事者が主治医の処方のもとに行い、ポストリハビリテーション（リハビリが終了した段階）から認定ピラティスIRが主治医の許可を得た上で担当することができる。

*1　p.356参照
*2,3　p.357参照

# 第1部

# 股関節と膝関節の解剖と疾患、治療

　毎年、股関節や膝関節の障害を抱える数多くの人々が整形外科医やプライマリケア医（初期の治療を担当する医師）、そして救急室を訪れる。第1章と第2章では股関節と膝関節の解剖をまとめ、最もよくある股関節と膝関節の疾患について述べた。また、一般的な保存療法（非手術療法）と手術療法についても記載した。

　本書はまた、これらの最初の章の中で、まとめられているいくつかの疾患に対して行われる特別なピラティスマットエクササイズを含んでいる。

　これらのエクササイズは、体幹の強化と安定性、可動域と柔軟性を高めるために、通常のフィットネスやリハビリテーションプログラムの中で行うこともできる。さらに本書のこのパートでは、いくつかの疾患についてもまとめており、第7章ではピラティスのマットプログラムの流れを提示した。

> ⚠ すべてのエクササイズは、手術をした整形外科医の照会を得た上で、認定ピラティスIRの指導のもとで行うこと。クライアントのニーズや制限、推奨される可動域についてはその整形外科医に確認し、指示にしたがうこと。これらのガイドラインは、プロトコル（実施計画）によって異なる場合もある。また各プロトコルは、個々のニーズや手術をした整形外科医の意向を汲んで修正すること。
>
> ☆監訳注：日本においてはリハビリテーションは理学療法士、作業療法士などの医療従事者が手術をした主治医の処方のもとに行い、ポストリハビリテーションから認定ピラティスIR（p.xx参照）がその主治医の許可を得た上で担当することができる。

# 第1章

# 股関節

**股**関節の包括的な解剖学の知識は、股関節と筋肉や腱・靭帯の状態が正常か病的かを識別する上で非常に重要である。この章では、基本的な股関節の解剖や、動きの中での筋肉のコントロールに関して復習していく。この章にある内容は、後の章を読み進めるにあたって、股関節の観血的または非観血的な介入に関して、良く検討し、理解することに役立つであろう。股関節に関する適切な解剖学・生理学の知識を組み合わせることは、様々な病期の股関節疾患の治療に際して、どうしてそのエクササイズが薦められるのか、より良く理解することにつながる。軟部組織損傷と病的な股関節そのものに対する治療は、適切な筋群に対するストレッチと強化がポイントである。良く作り上げられた治療プログラムは、特定の病期にある患者に対し、治療中の病状が悪化するのを抑え、再現性そして持続性のある治療法を提供することとなり、最大限の効果を引き出すだろう。

## 股関節の解剖

股関節は滑膜関節であり、球状の大腿骨頭とカップのような臼蓋によって構成されており、それらは一緒に、機能的なボールとソケットの関節を作り上げている。幼少期〜青少年期にかけて寛骨臼は発達する。それには"腸骨・恥骨・坐骨"の3つの骨が結合する必要がある。この3つの骨にて構成されたものを、"寛骨"または"骨盤"と呼ぶ。骨盤は体重の大部分を支える役割を担っており、また、骨盤は仙腸関節を介して脊柱と連結している。(Wunderbaldinger et al.2002;Magee 2008) 股関節は骨の構造に加え、寛骨臼に比較的深く大腿骨頭が入り込むことにより、股関節特有の素晴らしい安定性を持ち合わせている。

> ⚠ この本の巻末の股関節解剖イラストを参照して下さい。

ボールとソケット（骨頭と臼蓋）は、関節軟骨と呼ばれる白い硝子軟骨に覆われていて、正常な動きにおいては、関節面がスムーズに、痛みなくお互いに滑り合うようになっている。関節唇とは、臼蓋の外縁に付着する円周上の線維軟骨である。この構造は臼蓋に深さを加え、そして極めて重要な股関節の安定性を生み出している。関節唇損傷は、しばしばアスリートやダンサー、臼蓋形成不全の人々に見られる。大腿骨-寛骨臼インピンジメント（FAI：Femoral acetabular impingement）及び関節唇損傷は股関節痛・クリック音そして不安定性を引き起こす。

　股関節の骨構造は、いくつかの強靭な靭帯・線維性の関節包・そして隣接する筋-腱のユニットにより補強される。適切な骨性構造・筋・腱・靭帯が正しく働くことは、起立・歩行・走行の本質として不可欠な機能性を生み出す。これらの動き（起立・歩行・走行）のためには、機能的な関節可動域（ROM）と股関節周囲筋群の十分な強さの両方を必要とする。股関節の可動域制限や病的な拘縮は、これらの動作を制限し、腰椎や反対側の股関節、膝関節などの周辺構造に異常なストレスを与えることとなる。

　線維性関節包は、臼蓋の外縁の周囲全体と、前方では近傍の大腿骨頚部の基部、後方では大腿骨頚部の中間の高さに付着する。滑液は、股関節内の特殊な細胞（滑膜細胞）によって生産される。滑膜は、元来きわめて薄いが、病的な炎症は関節液の異常産生や増殖性の滑膜炎を引き起こす可能性がある。関節包は関節液を関節包内に閉じ込め関節面を潤滑させ、関節内の組織は適切に栄養が供給される。関節軟骨の退行変性を生じる変形性関節症は、本質的な関節の炎症を引き起こし、関節の腫脹と疼痛の原因となる炎症性の細胞と関節液の異常産生を引き起こす。

　関節包を取り巻く3つの強靭な関節包外の靭帯は、股関節の脱臼を防ぎ、正常な股関節の機能をサポートしている。その靭帯の名称は、（1）腸骨大腿靭帯、（2）坐骨大腿靭帯（3）恥骨大腿靭帯である。腸骨大腿靭帯は最も強く、そして過剰な股関節の伸展を避けるための手綱の役割を果たす。この靭帯は、股関節を直立した状態に保つ役割も果たしている。坐骨大腿靭帯は、3つの靭帯のうちでもっとも弱く、そして伸展時に緊張し股関節伸展時の安定性に寄与している。恥骨大腿靭帯は、過度の外転を制動すると同時に、伸展もまた制動している。3つの靭帯は全て大腿骨の内旋を制動する。（Magee2008）大腿骨頭靭帯は関節包内靭帯であり、寛骨臼切痕、寛骨臼窩と大腿骨頭上部中心の凹みの間に付着する。大腿骨頭靭帯は、股関節の脱臼または亜脱臼により伸張される。また幼少期には、極めて重要な大腿骨頭への栄養血管を有している。（Calais-Germain2007）

　股関節の機能と安定性の両立のために股関節周囲には多数の筋肉がある。下記のリストはそれぞれの運動により分類している。（Magee2008,672）

## 屈曲
大腰筋、腸骨筋、
大腿直筋、縫工筋、
恥骨筋、長内転筋、
短内転筋、薄筋

## 伸展
大腿二頭筋、半膜様筋、
半腱様筋、大殿筋、
中殿筋（後部線維）、
大内転筋（坐骨顆状部）

## 外転
大腿筋膜張筋、小殿筋、
中殿筋、大殿筋、縫工筋

| 内転 | 外旋 | 内旋 |
|---|---|---|
| 大内転筋、長内転筋、短内転筋、薄筋、恥骨筋 | 大殿筋、内閉鎖筋、外閉鎖筋、大腿方形筋、梨状筋、上双子筋、下双子筋、縫工筋、中殿筋(後部線維) | 長内転筋、短内転筋、大内転筋、中殿筋(前部線維)、小殿筋(前部線維)、大腿筋膜張筋、恥骨筋、薄筋 |

## 股関節疾患と保存療法

　最も一般的な股関節の疾患や病気は、転子滑液包炎、腸腰筋の疾患、変形性股関節症、靭帯損傷、弾撥股症候群、大腿骨頸部骨折・転子間骨折・転子下骨折、大腿骨頭壊死(阻血性壊死)、先天性股関節形成不全(臼蓋形成不全)、大腿骨頭すべり症、関節唇損傷、大腿骨‐寛骨臼インピンジメント(FAI)などがある。これらの多くが、保存療法が可能であるにもかかわらず、最終的に人工股関節全置換術(Total Hip Arthroplasty ;THA)を選択することは決して少なくない。保存療法においては、日常生活動作を送るにあたって、もはや関節症に関する症状が十分に軽減しなくなったときにのみ、THAという選択をすることとなる。

　股関節の保存的(非手術的)治療では、安静、寒冷または温熱療法、外用薬、鎮痛剤、非ステロイド性消炎鎮痛薬(NSAIDs)、副腎皮質ステロイドの関節内注射、鍼、栄養補助食品(グルコサミンとコンドロイチンの組み合わせ)、理学療法、運動療法などを実施する。これらの治療は、外科的治療の前に、最大限行われるべきである。変形性関節症や炎症性の関節疾患のような、退行性変性疾患の過程の多くにおいて、外科的な治療が必要になるまでの時間稼ぎのために保存的なアプローチが用いられている。股関節への注射は一般的に患部の麻酔薬(リリドカインまたはマーカイン)と副腎皮質ステロイド薬との組み合わせである。これらの注射薬は、透視下のガイドのもと1年に3回〜4回の投薬を限度としている。過剰な投薬は、関節周囲の結合組織の弱化をもたらすばかりでなく、関節軟骨の状態を悪化させ、時間とともに治療効果が減少してしまう。もし年間で4回以上の投薬が必要であるならば、代わりの治療法を探すべきである。

　転子滑液包炎、腸腰筋の疾患、弾撥股などの最も一般的な股関節疾患は保存的に治療することが可能である。これらの疾患は微細損傷や使い過ぎ(オーバーユース)と関係していることが多い。疼痛と機能障害の始まりは、多くの場合、運動や仕事の活動が変わったり、または新しい趣味や活動を始めたことと関係している。毎年、年間で10万人以上がこれに起因した障害により整形外科医のもとを訪れている。この本の目的として、この章では転子滑液包炎、腸腰筋の疾患、そして変形性関節症に代表される一般的な股関節疾患に着目したい。

## 転子滑液包炎

　股関節の近傍には、多くの滑液包が存在する。滑液包の正確な数やその位置に関しては様々な意見がある。転子滑液包は疼痛の一般的な原因であり、この疼痛はよく大転子痛症候群（GTPS：greater trochanteric pain syndrome; Shbeeb and Matteson 1996）と関連している。GTPSは、しばしば股関節外側に疼痛を示し、中高年の女性に多く発症する。(Bird et al. 2001) この症候群の徴候は、事故による外傷によっても起こり得るが、その多くは潜行性である。股関節外側の疼痛は、膝関節外側まで放散することがある。(Shbeeb and Matteson 1996) 患者は、患側を下にして眠ることだけでなく、長時間の座位や活動によっても、疼痛が生じると訴える。身体的所見は、疼痛性破行、大転子部の圧痛、歩行時の轢音（れき）または引っかかり感、股関節外転の抵抗運動時の疼痛また、股関節伸展内転の他動運動時の疼痛（腸脛靭帯の過緊張）、これに加え、股関節の可動域には問題がないという典型的な特徴がある。

　大転子滑液包炎には、GTPSやその他の筋骨格系の疾患（中殿筋・小殿筋の損傷または腱炎、腰椎疾患、股関節の関節内疾患や障害、関節リウマチ、術後の金属への二次的な炎症性反応、その他の部位の滑液包炎〈腸腰筋や坐骨など〉と重なる所見がある）。(Archibeck 2007)。転子滑液包は、股関節外側の大腿筋膜の深部にあり、中殿筋の一部、大転子、外側広筋の複合体の上に存在する(Archibeck 2007)。あるレポートによると、臨床的に大転子滑液包炎を患っていると考えられる患者のうち63％以上が、中殿筋腱の損傷と同時に起こっていることが、MRI画像により推定された。一般的に、診断は診察と問診が基本となる。しかしながら、X線やMRI、CT、骨スキャン、超音波を用いることは、難治症例や不明瞭な症例に対する診断に有効かもしれない。

　転子滑液包炎に対する最も一般的な治療手段は保存的療法であり、それは経口または局所への抗炎症剤の投与と、腸脛靭帯のストレッチや外転筋の強化、マッサージや超音波治療などに焦点を当てた伝統的な理学療法である。難治例の1つであるGTPSに対しては、局所麻酔薬と副腎皮質ステロイドを組み合わせた局所への注射が直接効果を示す可能性がある。注射は3〜4ヶ月ごとに打つことが推奨され、診断や治療法として用いられる。こうして定期的にコルチコステロイドの注射をすることで、一般的に60〜70％の患者は顕著に症状が軽快する。(Ege Rasmussen and Fano 1985; Shbeeb and Matteson) ごく稀な例では、滑液包の外科的切除術、大転子の突出部の部分切除、または腸脛靭帯のリリースや延長術が必要となるかもしれない。しかしながら、持続的に疼痛を除去できるかは予測不能である。外科的介入の前には、不確かな診断のまま外科的手術をしないために、大転子滑液包炎かどうかの診断を明確にすべきである。

　現時点では、ピラティス・メソッドを使用した大転子滑液包炎の治療に関する文献はまだ無い。GTPSに対して推奨されるピラティスのプログラム例は、第7章のp.336で紹介している。ウォームアップは呼吸法（breathing）、ペルビック・カール、ニーフォールド、アブダクター・スクイーズ、そしてアブドミナル・プレパレーションから成り、これらはより難しい次のプログラムを実施するにあたっての準備となる。第1群のピラティス・エクササイズは、コアの強化に焦点が当てられており、ハンドレット、ハーフロールアップ、そしてフルロールアップから成る。転子滑液包炎はしばしば広義の疼痛症候群の一部とされ、下記のようなエクササイズは股関節全体と腰部の強化・ストレッチを助けるものとして推奨される。（シングル・レッグ・サークル、ローリング・ライク・ア・ボール、シングル・

レッグ・ストレッチ、ダブル・レッグ・ストレッチ、シザース、ローワーリフト、スパイン・ストレッチ・フォワード、コークスクリュー、ソウ、スワン、シングルレッグキック、ティーザー・プレパレーション１、スイミング、ブリッジング）転子滑液包炎の治療に際しては、サイドキックシリーズ（SKS）のうちいくつかのムーブメントに含まれるような、股関節外転筋の強化と腸脛靭帯のストレッチに焦点を当てることが推奨される。推奨されるSKSの中のムーブメントとしては、股関節の下に適切なパットを敷いた上で、リトル・サークル、インターナルローテーション・アンド・エクスターナルローテーション、90°ベントニーリフト、90°ベントニーサークル、インナー・サイリフトなどがある。このシリーズは、従来の理学療法におけるストレッチやトレーニングの方法と類似している。さらに、一時的な経口の抗炎症薬と、局所のマッサージはGTPSの治療法として推奨されるかもしれない。

　一般的に、GTPSを対象とした治療では４～６週で治療効果が得られることを目標としている。痛みがこの期間よりも長引く場合は、患者は医師と他の治療法を探したほうが良い。そしてその治療法には、注射や従来の理学療法も含まれることもある。GTPSが再発傾向にある人は、予防的なアプローチとして、毎週のエクササイズにこのピラティスシリーズを組み入れるべきである。

## 腸腰筋の疾患

　腸腰筋滑液包または腸腰筋腱の炎症が股関節前面の疼痛（鼠径部痛）や引っかかり感の原因であることは稀ではない。（Johnston et al.1998）この疼痛症候群はしばしば変形性股関節症やリウマチ性股関節炎、局所的な股関節の滑膜炎、THA術後に突出または後傾した金属カップの前縁と腸腰筋腱との間の炎症などと関係している（Grindulis 1986; Toohey et al. 1990）。腸腰筋の疾患の診断には、これまでに、グローインペイン（鼠径周辺部痛）や引っかかり感を含む症状があったかによってなされる。身体的所見は股関節屈曲の抵抗運動の際に再現される疼痛、股関節の伸展または回旋に伴う引っかかり感がある。鼠径部の大多数では時々屈曲・内転・外旋位からの股関節伸展 - 内旋運動における股関節内の引っかかり感が触知できる（Archibeck2007）。

　さらに、超音波やMRI、CT、滑液包造影などの、診断を確定するための評価を行う。単純X線像は決まって陰性である。各種診断の中でも、超音波は最も費用効率が高く、MRIは最も正確であると報告されている（Archibeck 2007; Wunderbaldinger et al. 2002）。腸腰筋症候群の保存的治療のマネジメントは、安静、経口または局所の抗炎症薬、ストレッチと筋力強化から成り、この中から治療法を選択する。難治例においては、保存的な方法よりも、GTPSの治療のように、副腎皮質ステロイドの注射が有効な場合もある。また、股関節の回旋運動とストレッチなどの運動療法は腸腰筋症候群の治療に有効であると報告されている（Johnston, Lindsay and Wiley1999）。

　THA術後の回復過程に際して、腸腰筋前方のインピンジメントと腱炎により、4.3％の患者は、疼痛が増加している可能性がある。術後の疼痛は、突出または位置が適切でない臼蓋側のコンポーネントや、コンポーネントを臼蓋に止めるためのセメント、過度に長いスクリュー、大腿骨頸部の隆起と関係している（Heaton and Dorr 2002; Lachiewicz and Kauk 2009）。診断は、術後患者の単純X線像や臨床的な評価を基に行う。また、腸腰筋腱や滑液包への注射は診断を確定するのに役立つ。また、その治療には、保存的治療のマネジメントで記述したように、必要に応じて靭帯のリリースや、人工関節の再置換術が必要となる（Heaton and Dorr 2002）。

腸腰筋症候群に対してピラティスを治療として用いることは、現時点ではまだ論文にはなっていない。本書のエクササイズ集は、腸腰筋症候群の治療に有効であるとされる股関節前方の組織のストレッチと、コアの強化に役立つ。この良く考えられたエクササイズは、基本的に従来の理学療法と似ており、処方された理学療法に代わるものとして提供される。プロトコルは転子滑液包炎と同様に、コアの強化、股関節屈筋の強化とストレッチに焦点が当てられている。それゆえ、ウォームアップの後に重要視されているのは、ハンドレットや、ハーフロールダウン、シングル・レッグ・サークル、ローリング・ライク・ア・ボール、シングル・レッグ・ストレッチ、ダブル・レッグ・ストレッチ、シザース、ローワーリフト、コークスクリュー、ソウ、スイミングとブリッジングである。経口または局所への抗炎症薬、局所へのマッサージは腸腰筋症候群の治療法としても推奨されている。一般的に、腸腰筋症候群を対象とした治療では4〜6週で治療効果が見られる。痛みがこの期間よりも長引く場合は、患者は医師と他の治療法を探したほうが良い。そしてその治療には、注射や従来の理学療法も含まれることもある。腸腰筋腱炎や腸恥滑液包炎の傾向にある人は、予防的な治療として、習慣的なエクササイズにこのピラティスシリーズを組み入れるべきである。

## 変形性股関節症

　変形性股関節症は、大変一般的な疾患である。2002年には、退行性変性による変形性股関節症患者に対し推定約185,000例ものTHA術が施行された。(Kurtz et al 2005) また、推定約4,300万人のアメリカ人に変形性関節症があるとされている。好発年齢に関しては、年齢とともに直線的に増加する傾向にある。鼠径部痛の病歴や股関節の回旋を伴う活動の困難さ（靴下や靴の着衣、車の乗り降りなど）、活動時の疼痛を基に診断される。身体的所見は、股関節の回旋の評価を試みると鼠径部痛が誘発されるだけでなく、股関節の回旋運動が著しく制限されている。一般的には内旋または外旋拘縮を生じている。また、股関節の屈曲拘縮も稀ではなく、そしてこれは、股関節の屈筋や股関節の関節包などの前方軟部組織の短縮と関係している。過度の股関節の拘縮が生じた場合、（股関節の低可動性を）過度の腰椎の前弯によって代償するため、腰椎へのストレスが増加する。

　変形性股関節症の診断においては、関節裂隙の狭小化、骨棘形成、軟骨下骨の骨硬化、骨囊胞の形成が単純X線画像から読影できる必要があり、またそれが全てであるとされる。最先端の画像診断学においては、一般的に、これ以上詳細な診断をする必要はないとされている。保存療法の手段は、経口または局所的な抗炎症薬、減量、補助具の利用、マイルドなストレッチと筋力強化のためのエクササイズである。変形性股関節症患者においては通常、より負荷の大きなエクササイズのプログラムを行うことは容認しない。第7章(P339〜)のピラティスのプログラム例は、股関節の関節可動域(ROM)や適合性を良い状態に保つことに役立つような、低負荷のストレッチング・エクササイズを含んでいる。変形性関節症の進行に伴って、疼痛の増加やROMの減少が見られるが、健全な生活様式を維持している間は、こういったピラティスのエクササイズは内容を変更し実施できるよう調整する必要がある。日常生活活動動作(ADL)において、疼痛により睡眠のパターンが乱れたり、または普通に生活が送れなくなったりした場合、患者は医師に治療を求めるべきである。

# 手術療法

　股関節の病態や股関節疾患に対する外科的治療は、関節鏡手術、人工股関節全置換術(THA)、そして表面置換型人工関節置換術(BHR)がある。それぞれの治療介入に関して、一般的な理解をするために、それぞれの外科的手術の深さやその侵襲性、手術からの回復期間に必要となるであろう制限や制約の違いに関して以下に簡潔に述べた。

## 股関節鏡視下手術

　股関節鏡視下手術においては、股関節内に到達することができるよう、皮膚切開による小さな挿入口を作成する。鉛筆大の大きさの関節鏡であるがゆえ、股関節においても、関節内の病態や損傷の程度を確認することに関しては先進的である。関節鏡には、テレビモニターを通して股関節内の映像を伝え、術者が股関節内を診るために、ビデオカメラが必要不可欠である。そしてその情報は股関節内の状態について整形外科医が考察することを可能にする。股関節鏡は、若くて活動性が高く、股関節痛の病歴があり、この治療法が適応可能であると診断された症例に行われる。股関節鏡視下手術が適応となる最も一般的な処置は、関節内遊離体の除去術、関節唇損傷の再建術、FAIにおける骨化部位の廓清術、関節軟骨の損傷の治療である。これらの処置は技術的に難しく、熟練したスポーツ・股関節専門医によって行われるべきである。術後の回復に要する時間は股関節を切開して行う手術法よりも短いが、手術の状況や損傷の状態に応じて制限があることもある。

## 人工股関節全置換術

　人工股関節全置換術(以下THA)は、保存療法において難治性の疼痛のある、変形性関節症や、関節リウマチ、阻血性壊死、外傷性関節炎、などの様々な状態に関連した、末期の退行性の関節疾患に適応となる。

　図1は、THA術前・後の単純X像を図示している。

　股関節置換術は緊急を要しない手術であり、これ以上他に治療法が無く、そして患者が機能的にもはや受け入れることができない状態の場合にのみ適応されるべきである。緊急を要さない手術として、THAは患者が臨床的にも、画像診断的にも、そして心理的にも手術に対し準備ができた時点で施行されるべきである。

　近年の人工股関節の分野は進歩しており、近年のインプラントは以前のものと比較して機能性も良く、長持ちである。患者の年齢や、健康状態、体力レベルによって、手術中に使用される人工関節のタイプや手術法が決定される。THAのインプラントの骨への固定は過去10年間で大きく変化した。セメントレスの固定法が主流となりつつあり、セメントレス(セメントを用いない)タイプの固定法はコンポーネントを最大限長持ちさせ、人工関節の弛緩(ルーズニング)を防止すると考えられている。一般的に言うと、年齢の若い患者や、骨質の良い患者では、生物学的な固定法(プレスフィットテクニック＝圧着法。セメントレスの固定法)が適応されるが、一方でセメント固定法は高齢者や骨粗鬆症のある症例に適応となる。プレスフィットテクニックは、リーミング(臼蓋を削り広げること)後の骨の部分よりも、少し広い範囲にインプラントが挿入され、かつその部分にインパクトが加

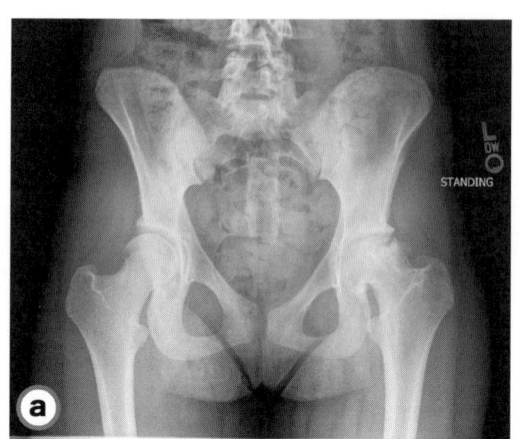
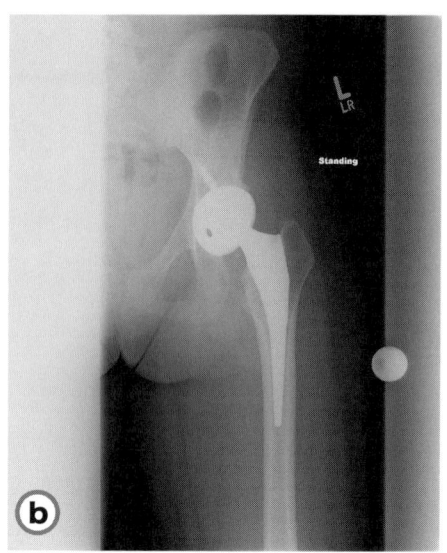

**図1.1** X線(a)は正常な右股関節と大腿骨頭壊死に続発した重度の変性した左股関節、(b)はTHA後の左股関節を示す。(提供：ブレット・ルバイン)

わることを前提としている。インプラントの表面には、骨が成長し入り込むための細かい穴や突起がある。いくつかの種類のインプラントは、インプラントと骨の結合部の固着を促進するような素材であるハイドロキシアパタイトのような生体活性素材でコーティングされている。

　セメント固定のインプラントが使用される場合は、骨セメント(ポリメチルメタクリレート)が混ぜられ、そして大腿骨の髄腔に加圧し挿入される。そして、インプラントはセメントに覆われた中に設置される。数分の間にセメントは凝固して固くなり、しっかりと骨に固定されたインプラントが作成される。セメントは、空間を満たして漆喰のような役割を果たすが、粘着性はない。患者の加齢に伴い、しっかりとセメントに覆われたインプラントに対し大腿骨の髄腔が広がるため、年数の経過とともに固定性が失われがちである。セメントの固定性に関する2つめの不安材料としては、コンポーネントを挿入する間の、髄腔内のセメントへの加圧に伴う相対的な血圧低下である。しかしながら、これらの懸念材料にも関わらず、セメントタイプのインプラントを使用した症例において、中期～長期成績は良好であるとする報告が数多くなされている。

　人工股関節置換術の目的は、臼蓋や関節唇、そして大腿骨頭などの、損傷してすり減った股関節の部分を取り除き、なめらかな人工の関節に置換することである。置換された関節は、疼痛無く可動性を維持し、そして患者の歩行能力を回復させる。股関節のインプラントは、ボールとソケットの関節としての本来の機能を回復させるための、4つの部分で構成される。

1. 金属製の股関節のステム：一般的にチタンやコバルトクロム合金でできており、大腿骨上部の髄腔に挿入される。
2. 金属製のカップ：一般的にチタンやタンタル、コバルトクロム合金でできており、関節のライナーを保持している。
3. カップライナー：一般的にポリエチレンや、セラミック、コバルトクロム合金などで作られてお

り、大腿骨頭と一緒に関節を形成する。
4. **大腿骨頭**：一般的にコバルトクロム合金やセラミックで作られており、股関節のステムに取り付けられ、そしてライナーの中に挿入されボールとソケットの関節を構成する。

　いくつもの種類の素材が関節置換に使用されることに気がつくだろう。術者は、患者個人のニーズや嗜好に合わせて材料を選択する。近年使用される人工関節の素材や術式においては、人工関節の耐用年数は30年以上に伸びている。(Mullins et al 2007;Wroblewski Fleming,and Siney 1999)

　THAの際に利用される何種類かのアプローチ法（進入路）がある。それらは、より良い術野が得られ、より成功した関節置換術のために、関節を展開する数多くの方法が考えられている。こういった股関節への侵入法には、anterior approach（前方アプローチ）、anteriorlateral approach（前側方アプローチ）、posterior approach（後方アプローチ）、transtrochanteric approach（経大転子アプローチ）、direct lateral approach（側方アプローチ）などがある。そしてこれらは、手術において切開する筋間や方向によって名づけられている。術者は、創の長さばかりでなく、患者のBMI（体格指数：体重kg×身長m×身長m）を基にした術式の侵襲性も考慮した上で、最適なアプローチを利用する。切開創の大きさ、アプローチ、インプラントの材質、適切なTHAのインプラント設置位置などの選択は、患者によって大きく違う。低侵襲で、早期からの積極的なリハビリテーションは、一般的に6～12週の患者に有益である。その後は、アプローチや侵襲性は関係なく、大体の患者が年齢相応または活動レベルに即した生活ができるであろう。

　経大転子アプローチでは、筋肉が付着している大転子は、股関節を露出する為に部分的に骨切りされる。人工関節のアプローチにおいて、術野が最も得られやすい。しかしながら、手術の最後に大転子を再建する必要がある。この骨片の治癒と定着は、骨の質によっては困難であるとともに、大転子に付着する股関節外転筋の強化が困難となる可能性がある。術後の注意として、外転運動を避け、できる限り術後6週は免荷する必要がある。アメリカでは、まだTHAの手術において頻繁に使用される決まった手順は無く、以上のようなアプローチでも、再置換術や複雑な手術では選択の余地がある。

　posterior approach（後方アプローチ）においては、大転子後方に付着する筋は、股関節の露出のために付着部より骨から切離する。これらの筋は、最終的に元の場所に縫合されるが、癒合に術後6～12週を要する。この期間中に患者にとって必要なことは、関節の不安定性や脱臼を防止するために、術後の股関節に関する注意点に従うことである。このアプローチは、繊細に後方関節包と深層の外旋筋が修復され機能しなければ、脱臼率が顕著に高くなる傾向にある。

　その他のアプローチでは、股関節の関節包に達するために、様々な筋間を通り、様々な経路を用いる。

　direct lateral approach（側方アプローチ）では、股関節に達するために中殿筋の一部は切離され、そして手術の最後に修復される。このアプローチでは、術後のトレンデレンブルグ歩行を予防するために、股関節の外転筋が修復され治癒するまで股関節外転の抵抗運動を制限することが推奨される。股関節外転筋の繊細な処置が、術後の筋内の損傷や異所性骨化を最小限にするために

必要である。AnterolateralまたはdirectanteriorapproachQ前側方または前方アプローチ）においては、直接的な筋の切離や、術後に活動制限の程度が変化するのを避けることができて、後方アプローチの際に生じるような歩行に関する制限も全く無い。このアプローチでは、股関節の安定性は本質的に高いが、より技術的に手術が難しいため助手を数多く必要とする。そして無作為化試験においては、予後を比較した際、従来の方法に比べ、このアプローチは臨床的に有効であるとされている。

　一旦股関節の十分な術野が得られたならば、手術の残りは外科的な手法に関係なく、同様の基本的な手法である。最初に、その領域を明瞭にし、大腿骨頭と臼蓋を露出させるために、関節包は周囲をサポートしている靭帯と一緒に切開される。そして股関節を脱臼させ、大腿骨頭はのこぎりで骨切りされ取り除かれる。一般的に、最初に寛骨臼の準備が行われる。リーマーを用いて残った関節軟骨を取り除く。出血のある海面骨の健全な基盤が作られ、そして臼蓋に圧着またはセメント固定するカップが挿入される。大腿骨の髄腔には、ブローチ（抜髄針）またはリーマーを使用し、セメントまたはセメントレスのコンポーネントと同様の形の空間が作られる。

　下肢の長さを適切に保持すると同時に、最大限の安定性と関節可動域が得られるように、非常にたくさんの臼蓋や大腿骨のコンポーネントのサイズが用意されている。下肢長の測定は重要であり、できる限り両下肢が同じ長さとなるよう施行される。しかしながら、股関節置換に伴って、全体的な安定性を得ることや、適切な筋緊張を確保するために、非手術側の下肢と比べて手術側の下肢をわずかに長くする必要がある場合もある。筋肉はほぼバネのようなもので、より伸張されると緊張する性質がある。ネックの長さを長くする、または大腿骨オフセットを増加させることでより筋肉を緊張させ、股関節が脱臼しないように、その有効性を高めている。理論的には、顕著な筋萎縮がある場合、標準的なTHAは禁忌となりうる。そして、より制約のあるインプラントや手術法を選択する必要があるかもしれない。

　創部を閉じるために使われる手法は、アプローチ法と、術者の好み次第である。一般的には、多くの股関節周囲の組織は骨から切離されるため、十分に修復される必要がある。股関節を支持する靭帯は元の場所に戻され、そして術野が閉じられる。創部を閉じるために、縫合またはステープルが術者または患者の好みによって使用されるだろう。関節包や、創部周囲の筋肉の治癒には6～12週の期間を要する。

## 表面置換型人工股関節置換術

　表面置換型人工股関節置換術は、アメリカでは比較的新しい手法であるが、ヨーロッパを始め、世界中では数十年もの間使用されている。近年、アメリカ国内において、いくつかのインプラント器具が米国食品医薬品局（Food and Drug Administration ;FDA）の認可を受けている。この手術はすぐに注目を集めたにも関わらず、近年ではより限定的な症状に使用される傾向にある。この手術が適応となる典型的な患者は、60歳以下で、変形性関節症または炎症性の関節疾患を発症しており、走ったり、ジャンプしたりなど、日常的に激しい運動をしているような患者で、術後も再び激しい運動をしたいと希望している患者に特にニーズがある。股関節の形成不全や大腿骨頭壊死に対してはこの術式は禁忌ではないが、表面置換型人工関節置換術が成果をおさめるためには、手

術をする整形外科医によって慎重に判断されねばならない。表面置換型人工関節置換術は、手術から4〜5年以上が経過して、小さなコンポーネントが挿入された女性に問題が生じることから、現在では主に男性に施行されている。女性患者への懸念材料として、次に挙げられるのは、将来的に骨粗鬆症や大腿骨頸部骨折のリスクが高いことである。大腿骨頸部骨折は、65歳上の女性の3分の1に生じ、そして女性で表面置換型人工関節置換術を施行し大腿骨頸部を温存している症例においては、大腿骨頸部が脆弱で骨折する危険性がある一方で、身体的に若く、活動的な患者の場合、表面置換型人工関節置換術はTHAと比較して骨を温存するため有用であると考えられている。

　表面置換型人工股関節置換術の手術の手順は、基本的なTHAの手術法よりも、より侵襲が大きい。

　コンポーネントを設置するためには、より広い切開が必要である。大腿骨頭を早い段階で切除してしまうTHAとは異なり、大腿骨頭はそのままで表面を置換するため、コンポーネントの設置のためにより大きな侵襲が必要である。安全なインプラントのカップの設置のために、術者の股関節へのアプローチ法の違いによっては大腿骨頭をカップの前方または後方のどちらかに動かさなければならない。THAと同様に一旦臼蓋が準備されると、一対のカップが凹みに（臼蓋に）挿入される。また、金属製のキャップ（骨頭帽）は、大腿骨頭の表面を適切な形に整えた後、大腿骨頭にセメント固定される。表面置換型人工股関節置換術においては、人工関節の素材は（臼蓋側・大腿骨側ともに）金属製のもののみである。一旦両側のコンポーネントが挿入されると、残りの閉創に関してはTHAの際に使用される方法と殆ど同様である。THAと同様の外科的なアプローチ方法と制限が、表面置換型人工股関節術においても適応となる。

　この術式には、いくつかの利点と欠点がある。主な欠点は、表面置換型人工股関節置換術後の長期的な文献が少ないことである。THAでは術後30年フォローアップ（経過観察）されているのに対し、表面置換型人工股関節置換術では7〜8年（監訳注：原著記述の当時において）とフォローアップの期間が短い。この手術に使用されるインプラントは臼蓋側のカップも大腿骨側の骨頭帽も金属製のもののみだが、それは出産可能な年齢の女性や腎臓病患者に対しては禁忌とされている。また、稀ではあるが、インプラントにコバルトクロムを使用した関節においては、磨耗粉による金属イオンの溶出による人工関節の弛緩や全身反応も報告されている。一方、利点としては可動性が改善されることに加え、表面置換型人工股関節置換術では骨頭径の大きいインプラントを使用するため脱臼のリスクが少ないことが挙げられる。術後の時間の経過と共に大腿骨頸部の強さは改善し、術後1年で走ったり、激しい運動をしたりすることが許可される。加えて、表面置換型人工股関節置換術では将来、再置換術が必要となった場合のために大腿骨頸部を温存することができること、金属同士の関節で磨耗率が低いこと、近年のインプラントにおける早期の報告で大変成績が良いこと、などの利点がある。

## 結　論

　健康的な股関節は、コアマッスルの土台が出来上がっており、私達の日常生活や活動性を維持する能力に影響している。特に強調したいこととして、術前の筋力トレーニングにおいて重要な点は、そのようなエクササイズは術後の回復のために体の使い方の筋肉の運動記憶（muscle memory：マッスルメモリー）を改善し、適度な可動性を保ち将来の傷害を予防する役割を果たす。もっとも重要なことは、良く作り上げられた術前の運動療法は、術後のリハビリテーションをより効果的なものにし、クライアントをより良い状態にするということである。外科的治療が施されたとしても、全体的なゴールは筋力の強化と、日常的な股関節への衝撃を緩衝するために役立つ動きを獲得することである。ピラティス・メソッドはそのゴールに到達するための手段として最適であり、楽しくインナーマッスルを鍛え、手術を受けた関節とその隣接関節の関節可動域を維持・改善するための低負荷のエクササイズを提供することが出来る。

# 第2章

# 膝関節

　この章では膝関節の基本的な構造や疾患について復習していく。膝関節の構造についての基礎知識は、日頃頻繁に治療にあたっているような膝関節の病態を理解する上で大変重要である。膝関節に頻繁に見られる症状や損傷に関する観血的または非観血的な治療に関しても見直していきたい。

　膝関節の損傷や、使い過ぎ（オーバーユース）症候群によって引き起こされる症状が膝関節の生理学的機能にどのように影響を及ぼしているのかは、筋肉や靭帯・腱の働き、それぞれの関わりについてより深く調べることでより明確なものとなる。これらの知識は症状に応じて、疼痛を予防・緩和するための適切な治療、もしくは運動療法を立案するのに役立つ。この章の目標は基礎知識を習得させることであるため、治療計画は明確で簡潔になっており、且つこれらの疾患の治療に関わる人々は、膝関節の構造との関連を意識しつつ、また従来の治療法と比較しながらピラティスの効果について考察していくべきであろう。

## 膝関節の解剖

　膝関節は、単軸性の限られた回転性能、即ち屈曲と伸展の運動方向を持つ蝶番関節である。健常膝において、脛骨大腿関節の複雑ながらもコントロールされたRoll back機構は、大変大きな屈曲の可動性を可能にしている。膝関節は荷重や重力、歩行、ランニング、ダンスなどによって生じる衝撃にも耐えうる。スポーツ外傷の多くは膝関節に何らかの影響を及ぼし、急性または慢性的な疼痛や能力障害につながることがある。膝関節は、膝関節の骨構造や骨性の制限よりも、隣接する靭帯や腱・筋肉によって強靭さや安定性を獲得している。（Magee 2008）

⚠ この本の巻末の膝関節解剖イラストを参照してください。

膝関節複合体は、4つの骨によって構成されている。(1)大腿骨の遠位端、(2)脛骨の近位端(高原)、(3)膝蓋骨、(4)腓骨(下腿の脛骨側面に付随する細い骨)。腓骨は膝関節において関節を形成しておらず、一般的な膝関節疾患や人工関節置換術においても関連することは稀であるため、残りの章では言及しないものとする。

　膝関節を構成する3つの骨は、大腿骨遠位端・脛骨近位端、そして膝蓋骨である。膝蓋大腿関節と脛骨大腿関節はともに屈曲・伸展の両方に関与する。膝蓋骨は膝関節完全伸展位において緩んでおり、なお且つ可動性に富む。膝関節の屈曲に伴って大腿骨滑車溝(大腿骨膝蓋面)と噛みあう構造になっている。膝関節疾患において、膝蓋骨が正しく大腿骨滑車溝(大腿骨膝蓋面)にはまり込まない状態となることがある。この状態は、大腿骨滑車溝(大腿骨膝蓋面)の形成不全や変形または、大腿四頭筋の筋機能不全が関与して膝蓋骨が外側に傾斜することが多い。大腿骨遠位端と脛骨近位端は膝関節伸展時に関節を形成(伸展ギャップを構成)し、大腿骨顆部の後方と脛骨近位端は膝関節屈曲時に関節を形成(屈曲ギャップを構成)する。この2つのギャップはお互いに独立しており、膝関節機能を保つためには関節構造によりバランスが保たれ、安定している必要がある。膝関節の関節包は、関節腔全体を包む線維性の、袋状の構造物である。関節包は大腿骨顆部の真上に付随し膝蓋骨や脛骨近位端を含んでいる。関節包は、外側には線維性の膜があり、内側には滑液を産生する滑膜の構造がある。この関節を潤滑する粘性のある液体が、関節表面の関節軟骨に栄養を供給する役割を果たす。滑液は、しばしば炎症反応や滑膜増殖に伴って異常産生が認められることもある。

　大腿骨遠位端は、内側顆と外側顆と呼ばれる2つのロッカー(揺り木馬や揺り椅子の下についている揺り軸)のような形状をした円状の骨構造となっている。内側顆または外側顆は曲率半径の異なる2つの円周状の構造を持ち、そしてそれらが靭帯による制限とともに連動した結果として、終末強制回旋運動(Screw Home Movement:スクリューホームムーブメント)～【監訳注:膝関節の伸展に伴って脛骨が大腿骨に対し外旋する運動】が生じる(この運動は、膝関節を屈曲位から伸展位へと動かした際に生じる)。加えて、脛骨上での大腿骨の後方への転がり(Roll Back:ロールバック)が生じる。脛骨近位関節面は脛骨顆間隆起を境にし、内側顆と外側顆に分けられる。脛骨の内側顆は凹面に、外側顆は凸面となっている。双方ともに関節軟骨に守られており、屈曲時には大腿骨遠位の顆部後面と、伸展時には大腿骨遠位部と関節を形成する。大腿骨と脛骨間の関節内には、半月板と呼ばれる2つの軟骨性の円板がある。そして、半月板は冠状靭帯を介して脛骨に付着している。内側半月板はC字型で、前節よりも後節に向かうほど厚くなっている。外側半月板も似ているが、より丸みを帯びO字型をしているが、前節から後節まで一般的に殆ど同じ厚さである。半月板は、双方ともに下方へと力を分散させることで関節への衝撃を和らげ、圧迫力を効率的に逃がす働きがある。これらにより、脛骨大腿関節の衝撃緩衝に寄与している。半月板には若干の可動性があり、内側半月板と比較して外側半月板の方が可動性が大きい。半月板は、関節の潤滑や栄養を助け、衝撃を干渉するクッションの役割を果たしており、関節軟骨へかかるストレスを分散し、摩耗を減少させている。半月板は動きによって生じる摩擦を減少させ、膝関節の過伸展を防ぎ、靭帯や関節包を補助する役割を果たしている。(Magee 2008；Calais-Germain 2007)

　膝関節は、関節内靭帯や側副靭帯、膝関節周囲筋によって、安定性を維持し、かつ膝の運動を誘

導している。靭帯は、第一に膝関節の安定性を確保し、膝関節の運動に伴う骨運動を誘導する働きがある。以下に示すのは、膝関節を安定させる重要な4つの靭帯である。

1. **内側側副靭帯（Medial collateral ligament ;MCL）**
   内側側副靭帯は膝関節の内外反（側方の）の安定性に寄与している。内転筋結節の遠位内側から脛骨内側に付着している。
2. **外側側副靭帯（Lateral collateral ligament ;LCL）**
   外側側副靭帯も、膝関節の内外反（側方の）安定性に寄与している。大腿骨外側顆から腓骨頭に付着している。
3. **前十字靭帯（Anterior cruciate ligament ;ACL）**
   前十字靭帯は、膝関節の前後方向の安定性に寄与している。脛骨から大腿骨に向かって、外側の上後方に捻じれるようにして斜めに付着している。（補足：解剖学的に言うと、大腿骨外側顆内側面から脛骨前顆間区）
4. **後十字靭帯（Posterior cruciate ligament ;PCL）**
   後十字靭帯も、膝関節の前後方向の安定性に寄与している。脛骨から大腿骨に向かって、内側の上前方に付着している。（補足：解剖学的に言うと、大腿骨内側顆内側面から脛骨後顆間区）

　十字靭帯は、お互いにクロスし合い、第一に膝関節の前後方向と回旋の安定性に寄与している。（Magee 2008 ;Calais-Germain 2007）膝蓋骨は、大腿四頭筋腱を介して大腿四頭筋と繋がっており、そして膝蓋靭帯は脛骨粗面に直接付着している。膝蓋骨の後面（関節面）は7mmにも及ぶ関節軟骨で覆われている。これは人体の骨格において最も軟骨が厚い領域である。屈曲・伸展運動の間、大腿骨滑車溝と膝蓋骨関節面は常に異なる関節面と接している。膝蓋骨は、屈曲30°から膝関節伸展0°となるまでの最終伸展域の効率を高める。膝蓋骨は大腿四頭筋の動きを導くガイドとしての働き、また、理想的なレバーアームを形作り、筋出力を向上させる働きをしている。また、膝蓋骨には軟骨で覆われた大腿骨顆間溝を保護するという二次的な役割もある。（Magee 2008）

　膝関節周囲には、靭帯や腱に隣接していくつかの滑液包が存在する。滑液包は滑液に満たされた嚢状の構造をしており、身体の組織間の摩擦を軽減し、運動を滑らかにする役割を果たす。膝関節の主な4つの滑液包は、(1)膝蓋上包、(2)膝蓋前皮下包、(3)深膝蓋下包、(4)鵞足包である。一般的にこれらの滑液包は大変薄い細胞の層で構成され、組織間の潜在的な空間を生み出す。しかしながら、いくつかの滑液包の疾患では、滑液包がかなり厚くなり、滑液が貯留することにより滑液包が肥大する可能性がある。

大腿四頭筋やハムストリングスは、膝関節の屈曲-伸展運動を助ける2つの主な筋群である。以下に、膝関節の運動方向ごとに主動筋を記載する。

| 屈曲 | 伸展 | 膝屈曲位での内旋（非荷重位） | 膝屈曲位での外旋（非荷重位） |
|---|---|---|---|
| 大腿二頭筋、半膜様筋、半腱様筋、薄筋、縫工筋、膝窩筋、腓腹筋、大腿筋膜張筋（45°〜145°屈曲時）、足底筋 | 大腿直筋、内側広筋、中間広筋、外側広筋、大腿筋膜張筋（最大30°の屈曲時） | 半膜様筋、半腱様筋、縫工筋、薄筋、膝窩筋 | 大腿二頭筋 |

## 膝関節疾患と保存的治療

　膝関節に生じる可能性のある様々な種類の障害や症候群が数多く存在する。特に膝関節は、スポーツを行う際に障害を受けやすい部位である。使い過ぎ（オーバーユース）による疾患は珍しいものではなく、結果として様々な腱炎や滑液包炎を引き起こす。変形性関節症、痛風、炎症性関節疾患は、膝関節の関節軟骨表面の重大な損傷を引き起こす可能性がある。外傷性の損傷では、皮下で重篤な損傷が生じている可能性もある。

　膝に関連する症候群や障害には、滑液包炎、痛風、腱炎、変形性関節症、関節リウマチ、阻血性壊死だけでなく、スポーツに関連したものでは、靱帯損傷、剥離骨折、靱帯捻挫、膝蓋骨脱臼、半月板損傷、腱断裂、骨折、腸脛靱帯症候群、そして膝蓋大腿関節症がある。これらの障害や症候群のうちの多くが、保存療法の適応であり、なお且つ理学療法による短期間の介入で治療を行う。人工膝関節置換術は、膝の状態が著しく重篤である場合、またはあらゆる治療法で効果が得られないほどの激しい疼痛があり、生活の質を維持できないほどの機能障害が見られた場合にのみ考えるべき処置である。

　膝関節に対する保存療法は、安静、温熱または寒冷療法、局所薬、鎮痛薬、非ステロイド性消炎鎮痛薬（NSAIDs）、関節内注射（コルチコステロイドまたは関節内補充療法）、鍼、栄養サプリメント（グルコサミンとコンドロイチンの組み合わせ）、理学療法と運動療法である。膝関節への注射は一般的に麻酔薬（局所麻酔）とコルチコステロイドの組み合わせで行われることが多く、おそらく4ヶ月ごとに年間最大4本を限度に注射が施される。注射は、関節包や腱鞘、膝関節炎などの局所性の炎症にも投与される。過度の注射の投与は関節軟骨だけでなく関節周囲の結合組織の破壊を招き、ひいては逆効果の治療を繰り返すことにつながる。もし年間で4回以上の投薬が必要であるならば、他の治療法を探すべきである。

膝関節痛や初期の変形性関節症に使用される他の種類の注射は、関節内補充療法である。その注射はヒアルロン酸を含んでいるいろいろな処方がある。ヒアルロン酸は潤滑作用、衝撃吸収に加えいくらかの抗炎症作用の効果がある。関節内補充療法は早期の変形性膝関節症への治療としてアメリカFDAより承認された。この注射は1週間おきに1～7回の投薬をする可能性がある。一般的には、3～5回の注射が必要である。近年では、関節内補充療法での注射やその回数を向上させるような、注射の処方例が紹介された。その治療法においては、必要に応じて1年以上にわたって関節への注射を行う必要があるかも知れない。変形性膝関節症の疼痛症状を緩和することが目標である。この治療法では疾患自体を治すことはできないが、さらに積極的な治療が必要となったり、人工関節置換術が適応となったりするまでの時間を稼ぐことができる。

　この本の目的として、この章では膝関節に関する以下の症候群に焦点を当てる：膝蓋大腿関節痛症候群、膝蓋軟骨軟化症、鵞足滑液包炎、腸脛靭帯炎、膝関節上部と下部の腱炎（膝蓋靭帯炎：ジャンパーズニー）、そして変形性膝関節症である。これらの症候群では、殆どの症例で患者は膝関節への局所的な疼痛や障害に関して医師の指示を仰ぐべきである。続く章で記述する情報は、Brugioni and Falkel（2004）及び、Calais-Germain（2007）の論文をまとめたものである。

## 膝蓋大腿関節痛症候群及び膝蓋軟骨軟化症

　膝蓋大腿関節痛症候群とは、軽度で漠然とした膝関節前方（膝蓋骨周囲）の疼痛を特徴とし、膝関節前方の一部への過度のストレス（ランニング、階段昇降、膝立ち、スクワット、立ち上がりなど）によって疼痛を生じる幅広い症状を含む症候群のことである。高負荷での活動中には、膝蓋骨へかかる負荷は体重の3～8倍とも言われている。膝関節の前方に疼痛症状のある病態全体を膝蓋大腿関節痛症候群としているのに対し、膝蓋軟骨軟化症は膝蓋骨関節面の関節軟骨の軟化と説明づけられる。具体的な数値を言及することは難しいが、膝蓋大腿関節部の疼痛を訴えて、毎年整形外科医や開業医の元を訪れる患者は相当な割合を占めると思われる。

　臨床症状は、立ち上がりや階段昇降、ランニングやジャンプによって膝蓋骨周囲に疼痛が誘発されることである。既往として、膝蓋骨の脱臼や膝関節の不安定感、関節内の引っ掛かりなどの症状を認める場合もある。通常、特別に外傷を伴って発症することは少ないが、時に膝蓋骨への直接的な打撃が発症の原因となることもある。理学的所見は、患者の多くは膝関節の外反変形を呈し、膝蓋骨を向き合わせるようにして歩行する（大腿骨前捻角の増加または内旋歩行）のに加えて、膝関節の屈曲-伸展運動の際、軋音があることである。Q角とは、上前腸骨棘（ASIS）から膝蓋骨中央に向かって下ろした線と脛骨粗面から膝蓋骨中央に向かって引かれた線のなす角である。しばしば膝蓋大腿関節の疼痛や膝蓋骨の不安定性のある患者、膝蓋軟骨軟化症や膝蓋大腿関節症に関連する疾患のある患者においては、Q角は増加する。膝関節伸展時に、Q角は男性で18°、女性で22°よりも少ない方が良い。

　膝蓋大腿関節における疼痛の保存的治療は、症状の原因に基づいて治療の選択が行われる。目的は、大腿四頭筋を強化するプログラムを立てること、特に、膝蓋骨の適正なトラッキングを導くために内側広筋の強化をすべきである。膝蓋骨のテーピングや膝蓋骨のサポーターも疼痛の緩和に役立つ可能性がある。現時点では、膝蓋大腿関節痛への治療法としてピラティスメソッドを利用し

たという論文はない。【監訳注：下肢と体幹のモーターコントロールによるアライメントの修正も重要である】

　このマニュアルに上げられているエクササイズは膝関節の前方を構成する組織の強化やストレッチに使用でき、膝蓋大腿関節疼痛症候群を治療できる可能性がある。以下に挙げられているエクササイズは通常の理学療法の中でも実施されているものと似ており、従来の治療法に代わる治療法としての選択肢となりうる。症例におけるピラティスプログラムは、鵞足滑液包炎の患者にも実施できるように組み立てられており、膝関節前方の疼痛の治療につながる。このプレピラティスプログラムを開始する目的は、コアの強化と、ストレッチ、呼吸法も含め、ウォームアップに適した治療法を確立することである。コアの安定化に寄与するエクササイズが完了すると、プローン・レッグ・リフトや、シングルレッグ・サークル、フル・ロールアップの中のハーフ・ロールダウン、ショルダー・ブリッジ、スパイン・ストレッチ・フォワード、ソウなどの大腿四頭筋やハムストリングスのストレッチに焦点を当てたエクササイズへと、治療法は移行していく。大腿四頭筋の強化のために、シッティング・ベントニー・リフトやクアドリセプス・セット、内容を患者の症状に合うように修正したレッグ・プル・アップやヒップ・サークル、アップ・アンド・ダウン、フロント・アンド・バック、リトル・サークル、Dサークル、バイシクルで構成されるサイドキックシリーズを行う。加えて、局所への経口の抗炎症薬を使用することと、膝蓋大腿関節部の疼痛を解消するために局所へのマッサージを併用することを推奨する。一般的には、膝関節前方の疼痛においては、4〜6週間の集中的な治療によりその効果が表れてくる。この期間以上疼痛が継続する場合は、患者は医師と別の治療法を探す必要がある。膝蓋大腿関節の疼痛に悩まされている人はこのピラティスプログラムを各週のエクササイズに組み込んでいくべきである。

## 鵞足滑炎包炎（鵞足炎）

　鵞足包は、内側ハムストリングスの付着部の直下、脛骨関節面の若干遠位内側に存在する滑液包である。縫工筋、薄筋、半腱様筋が鵞足包の上を覆っている。──付着部の順番を覚えるためには、語呂合わせでsay grace before teaと覚えると良い。この鵞足包の炎症は、使い過ぎ（オーバーユース）症候群に起因する可能性があるということで、スポーツの中でも近年、特に水泳選手と長距離ランナーにおいてよく取り上げられる。この症候群は、内側コンパートメントの変形性膝関節症と深く関連しており、なおかつTKA術後に生じる可能性がある。特に、脛骨側のインサートの内側端の刺激により生じることが多い。一般的に、疼痛は触診によって確認されるが、内側半月板の損傷と間違われることもある。症状としては、腫脹、発赤、熱感である。診断にて正確に位置を特定することが難しいため、他の痛みの原因を排除する意味合いでも、単純X線やMRIを撮影することもある。

　治療は一般的に保存療法で行われ、具体的にはNSAIDs（経口または局所への）、アイシング、そして疼痛の原因となる活動や運動の修正などがある。しばしば、膝関節周囲筋の柔軟性の低下が認められ、患者は一般的な筋肉のストレッチプログラムでも治療効果を感じることができる。症例におけるピラティスプログラムは、この本の第7章（p.320）で紹介している。そしてそれは、膝関節周囲筋のストレッチを行うための他の方法であり鵞足滑液包炎の解消を目的とする。次に紹介す

るエクササイズは、ルーティン*として日常的に取り入れることで、鵞足滑液包炎に対する治療法としてかなり役に立つだろう。――シッティング・ベントニー・リフト、ハーフ・ロールダウン、シングルレッグ・サークル、ダブルレッグ・ストレッチ、ショルダー・ブリッジ、そしてアップ・アンド・ダウン、インナーサイ・リフト、インナーサイ・サークル、インターナル・アンド・エクスターナル・ローテーション、膝を90°に曲げたリフト・アンド・ローワー、膝を90°に曲げたタッチで構成されるサイドキックシリーズなどがある。もしこのピラティスメソッドを用いたマイルドなストレッチを4～6週間継続した後にも、膝関節内側の疼痛が改善されない場合には、患者は他の治療法を探すか、医師による診断を仰ぐべきである。

## 腸脛靭帯炎

　腸脛靭帯は、股関節の側方から膝関節外側のガーディー結節（Gerdy's結節）に付着する筋腱複合体である。競輪選手や長距離ランナーの腱炎や滑液包炎はこの靭帯の炎症に起因する可能性がある。この炎症は、一般的に大腿骨外側上顆に発症し、山や丘のような地形でのトレーニングによって悪化することが多い。下り坂でのランニングでは、膝の屈曲に伴って大腿骨外側上顆と腸脛靭帯との摩擦が増加する。競輪選手においては、足部がペダルに固定されているため自転車をこぐ際に、膝関節の内外旋運動が妨げられていることが原因で、腸脛靭帯炎が発症する。

　患者は、前述した活動を行う際に膝関節外側の疼痛を訴える。検証によると、膝関節外側の疼痛は、膝関節伸展の動きに伴って大腿骨外側上顆やガーディー結節に生じる。疼痛は、膝関節が完全伸展に達する以前の90°から30°または40°の角度で生じる。この症状の治療法は、安静とアイシング、圧迫、NSAIDsを膝関節のマイルドなストレッチとともに実施することである。ピラティスメソッドが腸脛靭帯炎に対する治療の選択肢であるとする論文はまだないが、膝関節をストレッチするピラティスプログラムとともに、膝関節へ衝撃が加わるような活動や症状を悪化させる活動を最小限にすることが、腸脛靭帯炎の治療に効果的である。ピラティスプログラムは、短期間の休息（5～7日間）の後に実施されるべきであり、最初はゆっくりと快適に感じる範囲で進めていくことが重要である。もし4～6週間たっても症状が改善しない場合、医師の判断のもと、さらに精査することが認められる。

　以下のエクササイズは、通常腸脛靭帯炎の治療法として用いるピラティスプログラムと組み合わせることで大変効果が得られる。――プレピラティスとして、ペルビック・カール、ニー・フォールド、アブダクションとアダクション、アダクター・スクイーズなどがある。以下のエクササイズはピラティスのムーブメントである。――ハンドレッド、ハーフ・ロールアップ、フル・ロールアップ、シングルレッグ・サークル、スパイン・ストレッチ・フォワード、ソウ、コークスクリュー、ヒップ・サークル（修正版）、そしてアップ・アンド・ダウン、フロント・アンド・バック、リトル・サークル、Dサークル、インターナル・アンド・エクスターナル・ローテーション、インナーサイ・リフトとサークルで構成されるサイドキックシリーズ（SKS）である。

## 膝蓋腱炎（ジャンパーズ・ニー）

　膝蓋骨上部の腱炎では、大腿直筋の膝蓋骨への近位付着部に疼痛をもたらす。この疼痛は、一

*p.357参照

般的に使い過ぎ(オーバーユース)症候群の1つであり、40歳を超えたアスリートに多く見られる。膝関節伸展の抵抗運動や他動での屈曲運動に伴って疼痛が生じる。膝蓋骨下部の腱炎は、若いアスリート(18〜25歳)に見られる使い過ぎ(オーバーユース)症候群のうちの1つである。膝蓋骨の下の疼痛のある場所には小さな結節を触診できることがある。膝蓋骨上部の疼痛の際と同様に、膝関節の伸展の抵抗運動時や屈曲の他動運動によって疼痛が誘発される。

　上記2つの症状に対する治療はともに、安静、アイシング、圧迫とNSIADsに加えて、下記のような段階的なストレッチである。このピラティスのマットエクササイズは、大腿四頭筋とハムストリングスの強化とストレッチに容易に適用できる。下記のプレピラティスとピラティスエクササイズは、膝蓋骨周囲の腱炎の治療に焦点を当てている。――クアドリセプス・セット、ショルダー・ブリッジとペルビック・カール、アダクター・スクイーズ、シングルレッグ・サークル、コークスクリュー、ロールアップ、スイミング、そしてフロント・アンド・バック、リトル・サークル、Dサークル、から成るサイドキックシリーズである。もしこのピラティスメソッドを用いてマイルドなストレッチを実施し、4〜6週間以上たっても疼痛が改善しない場合は、医師の診断の下、さらに他の治療法を探すべきである。膝蓋腱炎の傾向のある患者は、その発症を避けるためにも各週の運動に上記のエクササイズを組み合わせるべきである。

## 変形性膝関節症

　変形性膝関節症に伴う二次的な膝関節の疼痛は世界の成人の中で最も一般的である。近年では、4,000万人以上のアメリカ人が変形性関節症を患っており、この数値からこれから10年間の間に6,000万人にまで患者数が増加すると予測されている。変形性関節症は一般的に、様々な病態の中で頻繁に起こる症状であるとされ、最終的に滑膜関節における関節軟骨の破壊が原因であるとされる。膝関節は、最も周辺の他の関節の影響を受けやすく、変形性膝関節症の有病率は年齢とともに増加する。変形性膝関節症の危険因子(リスクファクター)は、大きく全身性の因子と局所性の因子の2つに分けられる。全身性の危険因子は、年齢、性別、人種や民族性、食事、喫煙、エストロゲンの欠乏などである。局所性の危険因子は、肥満や関節の構造(四肢のアライメント、感覚や関節の弛緩性)、筋力低下(大腿四頭筋)、職業に伴う物理的な関節への負荷、身体活動や膝の外傷などである。患者は限局的もしくは膝関節全体の広範性の疼痛を訴える。疼痛は一般的に、活動に関連した鈍く断続的な疼痛だが、次第に鋭く継続的な疼痛へと進行していく。長時間の座位後や早朝に膝関節の硬直感が見られるのも一般的である。この硬さは、日中関節を動かして活動するに従って改善する。関節軟骨や半月板の変性・断裂に伴って膝関節の不安定性を感じることもある。腫脹が周期的に起こり、変形が進行(膝関節の内反変形)、そして膝関節の肥大が変形性膝関節症の進行過程でしばしば見られる。関節可動域の制限や膝関節の屈曲拘縮が生じる可能性がある。そして、膝関節の完全伸展を必要とする活動が困難となる。この疾患が進行するにつれ、普通に歩行する能力(歩行補助具を用いずに)や階段を昇り降りすることに関しては妥協が必要になるだろう。変形性膝関節症や膝関節の疼痛が日常生活や睡眠を妨げる要因となり始めたら、患者は医者に相談することが多い。

　一般的に、変形性膝関節症の診断において単純X線撮影が必要とされる。関節裂隙の狭小化

や骨棘形成、軟骨下骨の骨硬化、骨囊胞の形成は単純X線画像から読影が可能である。最先端の画像診断学においては、一般的に、これ以上詳細な診断をする必要はないとされている。保存的治療の方法としては、経口または局所的な抗炎症薬、減量、補助具の利用、マイルドなストレッチと筋力強化のためのエクササイズがある。通常変形性膝関節患者においては、負荷の大きなエクササイズのプログラムは、困難である。第7章（P.323-）の症例におけるピラティスのプログラムは、膝関節の可動性や適合性を良い状態に保つことに役立つような、低負荷のストレッチを含んでいる。変形性関節症の進行に伴って、疼痛の増加や関節可動域の減少が見られるが、健全な生活様式を維持している間は、こういったピラティスのエクササイズは内容を変更し実施できるよう調整する必要がある。日常生活活動動作（ADL）において、疼痛によって睡眠のパターンが乱れたり、または日常生活が送れなくなったりした場合、患者は医師の治療を受けるべきである。

## 外科的治療

膝関節の症状・症候群に対する外科的治療は関節鏡手術や人工膝関節全置換術（TKA：Total Knee Arthroplasty）などがある。以下では、それぞれの外科的介入について簡潔に説明していく。

### 膝関節鏡下手術

膝関節の関節鏡視下手術は、1日で行える手術方法である。――つまり、朝に手術を受けて、午後には退院が可能である。この手術では麻酔を必要とし、そして整形外科医は膝関節内の損傷部位を郭清することが可能である。関節鏡手術では、執刀医が器具を挿入するための2～3個の細隙状の切開（0.64cm）を膝の前面に開ける。この直径はおおよそ鉛筆と同じくらいである。関節軟骨や半月板、靭帯の損傷の程度を調べ、関節内の状態を深く探る為にカメラが使用される。その後、損傷を受けている個所を郭清するか、削るか、整えるか、洗浄するかといった治療方針が決定する。基本的には、関節表面はなめらかにされ、軟部組織の損傷部位や線維化した部分は切除される。軟骨がすり減っている部位には、軟骨で覆われていない骨に対してピックのような道具を用いて小さな孔をあけるというマイクロフラクチャーテクニック（微細損傷技術）によって治療が行われることもある。この治療の目的は、軟骨がすり減っている部位を線維軟骨で満たし、関節内での骨同士のぶつかり合いを軽減することである。マイクロフラクチャーテクニックを用いて鏡視下手術を施行した後には、術後は医師の判断により体重をかけない（NWB）期間が設定される。近年では、関節軟骨や半月板の移植手術における最新技術が、比較的小さな軟骨損傷を持つ若い患者に提案されている。従来の、型にはまった理学療法が術後にいつも勧められるわけではないが、リハビリのエクササイズはしばしば回復過程を早めることに役立っている。

### 人工膝関節置換術

人工膝関節置換術は、30年以上の間行われ続けている。目を見張るテクノロジーや手術手技、術中のケアの進歩が過去10年間に見られ、人工膝関節置換術はより再現性が高くなるとともに、罹患率を引き下げることに寄与することとなった。術中の迅速な処置や侵襲の少ない手術は

術後の回復をより早く、容易なものにする。人工膝関節置換術を行う患者の平均年齢は下がってきており、現在では60代前半である。近年ではアメリカ人は長寿となり、TKAの需要は1990年の129,000件から2002年の381,000件へと3倍にも及んでいる。(Kurtz et al. 2005)下図2.1(FIGURE2.1)は健常膝関節とTKA術後の膝関節を比較したものである。

　一般的に、人工膝関節置換術における皮膚切開は正中切開であるが、その終わりが脛骨粗面にかからないように切開される。術者は、手術時には以下の3つの骨（大腿骨遠位端、脛骨近位端、膝蓋骨）が術野に入るようにしなければならない。脛骨上端の軟部組織は必要に応じてリリースされ、脛骨高原と大腿骨顆部の処置のために膝蓋骨は外側に脱臼させる。膝関節の靭帯は、膝関節を安定化させるために重要な役割を果たす。膝関節の安定性や、膝関節の生体力学的に重要な役割を果たしている関節周囲の靭帯や腱、筋肉に関しては極力保存的に処置が行われる。人工関節

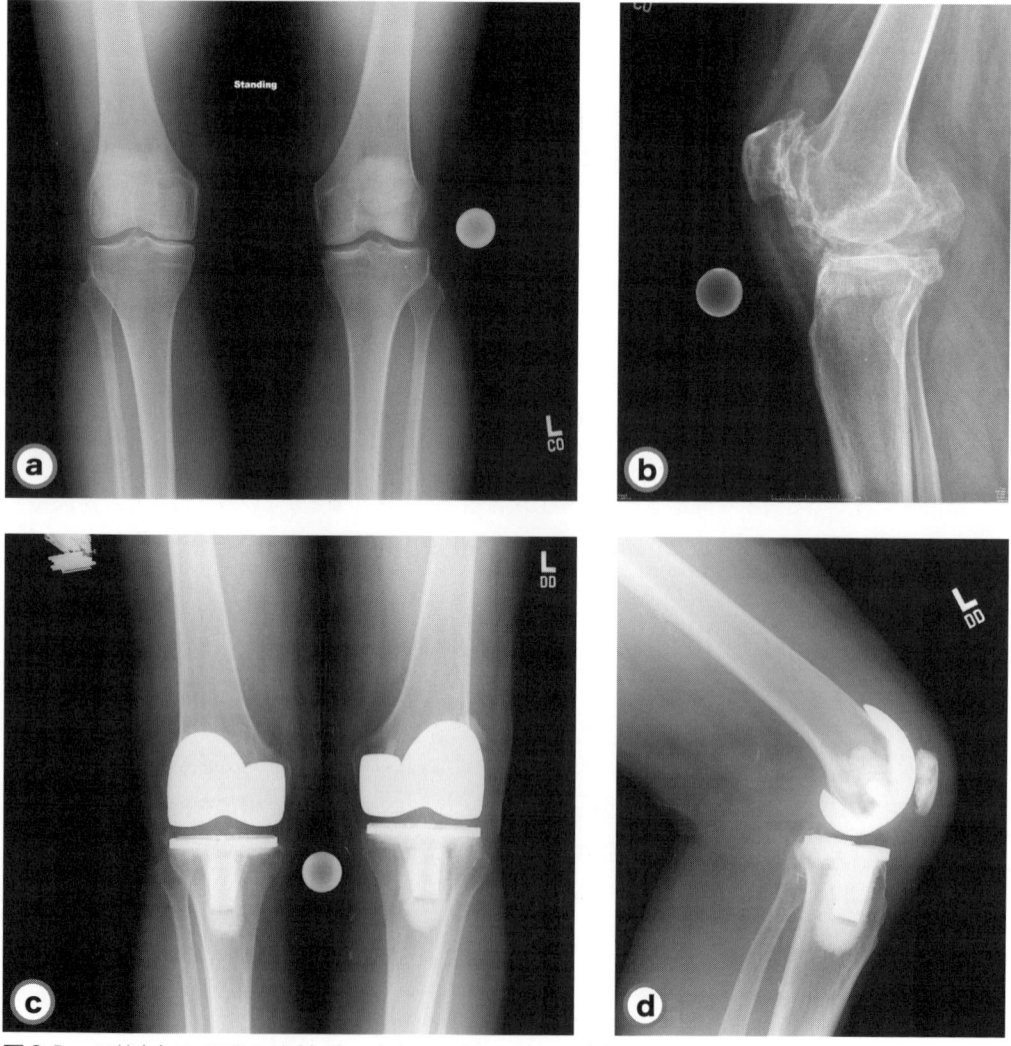

**図2.1**　X線（a）は、正常な膝（左膝：向かって右）、（b）は重度の変形性膝関節症、（c）は人工膝関節全置換術後、（d）は人工膝関節置換術後の膝屈曲位での側面像

の種類によって、PCL（後十字靱帯）は保存したり、切除したりするが、近年の人工関節置換術においては、ACL（前十字靱帯）は全てのケースで切除する。

　脛骨高原と大腿骨顆部を骨切りし、人工関節を挿入するための平面が作られる（骨質の悪い部分や残っている関節軟骨は取り除かれる）。使用される人工関節の種類やモデルに適した骨切りができるように適切なブロックゲージを使用する。加えて、大腿骨の顆間に接する膝蓋骨後面も、場合によってはプラスチックで置換することもある。厳密に言うと、TKAは置換術の正しい記述ではない。実際は、関節は関節軟骨が取り除かれ、関節表面を切除した後に金属やプラスチックのコンポーネントに置き換えられるのである。

　外科的な膝関節へのアプローチ法（進入路）にはmedial parapatellar（内側傍膝蓋）、lateral parapatellar（外側傍膝蓋）、midvastus（内側広筋正中）、subvastus（内側広筋下）、そして、quadriceps sparing（大腿四頭筋温存）がある。術中の筋や腱の侵襲を減らすことは、術後早期に下肢伸展挙上（Straight leg rising ;SLR）を可能にし、なおかつ側方をリリースしすぎるというリスクを減らすことにつながる。しかしながら、基本的なTKAの手術においては、術後の注意事項や術後リハビリテーションにおける変更点はアプローチ法が異なってもそれほど大きな差は無い。アプローチ法に関わらず、最も重要な要素はインプラントの適切な位置への設置と、長期的に見ても、良い靱帯バランスを作成することである。

　インプラントは、プレスフィットテクニック（圧着法。セメントレス＝骨セメントを用いない固定法）、またはのりのような骨セメントで固定する。プレスフィットテクニックまたは骨セメントのうちどちらを使用するかは、患者の年齢や骨質、関節周囲の組織の状態や術者の好みによって決まる。殆どの術者はセメントタイプのTKAを選択する。近年ではプレスフィットタイプ（セメントレス）のTKAの使用は極少数である。セメントレスタイプのインプラントはセメントタイプのインプラントと比較して高額であるが、骨がインプラント内に適切に成長し固定性が得られるならば、長期成績は良好である可能性は高い。セメントレスタイプでは、金属性のインプラントの表面は多孔性になっており、骨が成長するに当たりその孔に進入できるような作りになっている。骨の成長を促進する性質のある金属製の気泡の開発によって、近年このセメントレスタイプのTKAが復活してきている。セメント固定タイプの人工関節置換術は、術後早期からの荷重を可能にする。プレスフィットテクニック（セメントレスタイプ）では、術後6週間の間は荷重が制限される可能性があり、骨孔への骨の成長具合に応じて、または術者の好みによって荷重開始の時期が決定される。

　術中に、術者は膝蓋骨を正しく、適切な位置に調整すべきである。それが術後の疼痛の原因になることが多いためである。術者にとって最も課題となるのが、不安定な膝関節にしないための靱帯バランスの調整である。靱帯が無ければ、骨は膝を支えている筋肉と共に、平らな表面を滑り転がってしまう。それゆえ、術中に残された靱帯は、適切な機能を果たせるような正しい靱帯の緊張、バランスが保たれるよう手術されるべきである。

　術者が使用できる人工関節の種類は多岐にわたる。その中から、患者の要望や状態を基に選択がなされる。次が、近年良く使用される人工膝関節の種類である。──モバイルベアリング型TKA、PS-TKA（PCL：後十字靱帯、置換型）、CR-TKA（PCL、温存型）、UKA（単顆置換術）、BiKA（両顆置換術：内側顆部と膝蓋大腿関節を置換）、膝蓋大腿関節置換術（膝蓋骨を置換）な

どがある。

## 結　論

　膝関節の安定性は膝関節の骨構造だけでなく関節を構成する靭帯や筋肉によって保たれている。解剖学を適切に見直すことによって、なぜ、その特定のピラティスエクササイズが多種多様な膝関節疾患を治療する為に適応となっているのか、が明確となる。膝関節は、体重負荷や日常生活における負荷だけでなく、ウォーキングやランニング、そしてスポーツなどの娯楽活動における負担にも曝（さらさ）されている。関節周囲の筋力を強化する為に良く考えられたプログラムは、本来の関節構造を長持ちさせるために欠かせないものである。

　膝関節疾患や外科的介入においても、関節にとって不必要な負担をかけないためにも膝関節周囲の筋力の強化は必要である。術前の習慣的なエクササイズは筋肉の運動記憶（muscle memory：マッスルメモリー）となり、そしてそれは術後のリハビリテーションをより効果的なものにし、なおかつ術後の状態を良くするものである。以上のように、ピラティスは、低負荷で、体のコアを強化し、関節の強化や柔軟性が得られるような関節可動域の改善のためのエクササイズを含んでおり、この点においてピラティスは、フィットネスの一つの理想形と言える。

# 第2部

# ピラティスマット エクササイズ

　第2部では、股関節・膝関節疾患および関節形成術のためのピラティスの基礎と、推奨するエクササイズを紹介する。関節置換術の手術後1年、あるいは関節疾患の回復期にあるクライアントが実践するプログラムの質は、機能的な動きを取り戻せるかどうかの鍵を握る大切な要素だからである。

　第3章から第7章の内容は、認定ピラティスマットIR[*1]が、股関節・膝関節疾患や関節置換術後のクライアントを指導する際に役立つ（専用器具を使う資格をもつピラティスIRのためには、股関節・膝関節疾患や関節置換後のクライアントの指導に役立つ情報をウェブサイトに掲載した）。第3章の冒頭、クラシカル[*2]・ピラティスの動きを初級、中級、上級別に分類した表を紹介する。クラシカルなマットワーク[*3]は、股関節や膝の手術前後のリハビリテーション用にピラティスの動きを選ぶときの基礎になるからだ。本書では、股関節・膝関節疾患や関節置換術後のクライアントに推奨される可動域にもとづき、クラシカルなマットエクササイズを修正した。第3章では、プレピラティスのエクササイズも紹介した。

　第4章と第5章では、手術後6週間-3カ月、3-6カ月、6カ月以降の3段階に分けて、マットワークを紹介した。サイドキックシリーズと、術後の経過期間別バリエーションについては、第6章で紹介する。第7章においては、症例と、股関節・膝関節疾患のためのピラティスマットプログラムのシークエンス[*4]例を紹介する。また、人工股関節・膝関節置換術を受けるクライアントの手術前と後に推奨するピラティスマットプログラムを2例、掲載した。

> ⚠ すべてのエクササイズは、手術をした整形外科医の照会を得た上で、認定ピラティスIRの指導のもとで行うこと。クライアントのニーズや制限、推奨される可動域についてはその整形外科医に確認し、指示にしたがうこと。これらのガイドラインは、プロトコル（実施計画）によって異なる場合もある。また各プロトコルは、個々のニーズや手術をした整形外科医の意向を汲んで修正すること。
> 
> ☆監訳注：日本においてはリハビリテーションは理学療法士、作業療法士などの医療従事者が手術をした主治医の処方のもとに行い、ポストリハビリテーションから認定ピラティスIR（p.xx参照）がその主治医の許可を得た上で担当することができる。

[*1]　p.356参照
[*2]～[*4]　p.357参照

# 第3章

# 基礎を確立する

　ピラティスのプログラムをクライアント向けに作成するときは、可動域のガイドラインや、股関節・膝関節の疾患に当てはまる特別な注意事項を、指導者本人が事前に知っておくことが大切である。これは、関節疾患の場合でも、関節置換術後の場合でも変わらない。本書で取り上げたエクササイズはどれも、ジョセフ・ピラティスのオリジナルワークをもとにし、それに股関節や膝に症状があるクライアント向けの可動域のガイドラインを組み合わせた。

　この章ではまず、3つの表を掲載する。最初の表（表3.1）では、クラシカル＊・ピラティスエクササイズを初級、中級、上級別に紹介した。これを見れば、ジョセフ・ピラティスがオリジナルのエクササイズをどのように分類したかがわかる。このクラシカルな形式は、次の2つの表の基礎にもなっている。表3.2は股関節、表3.3は膝関節を対象とした分類だ。エクササイズは手術後の経過期間別に6週間-3カ月、3-6カ月、6カ月以降に分けてある。初心者向けエクササイズのなかには、手術による制限や可動域のガイドラインの関係で、6カ月以降にならないと使えないものもあることに注意してほしい。

　表の次には、推奨される可動域の基本と、股関節・膝の手術前後用に修正した例を紹介した。手術後の経過期間や可動域の制限を考慮しながら、股関節・膝関節疾患や関節置換術を受けたクライアント向けのプレピラティスやピラティスのエクササイズ一つひとつに適用すること。股関節・膝関節疾患や関節置換術を受けたクライアントの指導はどのように始めたらいいのか。この問いに答えるために、エクササイズの使い方のガイドラインとして、症例を何例か掲載した。その次には、コアの筋肉や可動域を準備させ、身体を強化するためのプレピラティスを紹介する。これらのエクササイズは、初級のピラティスエクササイズに入るための準備になる。プレピラティスのエクササイズは、これまでピラティスのエクササイズをしたことがないクライアントや、手術後間もない時期のクライアントを指導する際に、とくに重視してほしい。

＊ p.357参照

# ピラティスマットエクササイズの表

　表3.1は、ジョセフ・ピラティスが考案したオリジナルのクラシカル*なマットエクササイズを初級、中級、上級別に分類したものである(Pilates Method Alliance 2005)。クラシカルなマットエクササイズは、表3.2、3.3で紹介する股関節・膝関節の手術前後のリハビリテーション用のピラティスエクササイズを選ぶときの基礎になるので、ここで最初に紹介する。オリジナルのクラシカルなシークエンス*に含まれていた上級者向けエクササイズの多くは、今では初級、中級向けに修正されていて、クラシカルなマットプログラムにはさまざまなバリエーションが生まれている。

　表3.2では、人工股関節置換術後のクライアント向けに、クラシカルなピラティスのマットエクササイズを順番に並べた。この表は初級、中級、上級別ではなく、術後の経過期間別(6週間-3カ月、3-6カ月、6カ月以降)に分類している。クライアントはマットシリーズを始めるにあたり、まずウォームアップとしてプレピラティスをする。このとき術後の可動域のガイドラインや、各疾患の注意事項にしたがうこと。これらのエクササイズ（修正版も含む）をするときは、手術のタイプも考慮しながら、手術をした整形外科医からの注意にしたがうべきである。表3.2のエクササイズは、クライアントの個々の事情、能力、受けた手術のタイプ、忍耐力を考慮して取り入れること。コアの安定性、身体の強さ、安定性が一定のレベルに達したクライアントだけが、次の段階に進むことができる。

　表3.3では、人工膝関節置換術後のクライアント向けに、クラシカルなピラティスのマットエクササイズを順番に並べた。この表は初級、中級、上級別ではなく、術後の経過期間別(6週間-3カ月、3-6カ月、6カ月以降)に分類している。クライアントはマットシリーズを始めるにあたり、まずウォームアップとしてプレピラティスをする。このとき術後の可動域のガイドラインや、各疾患の注意事項

### 表3.1　オリジナルのクラシカル*・ピラティスマットシリーズ

| 初級 | 中級 | 上級 |
| --- | --- | --- |
| ハンドレッド<br>フル・ロールアップ<br>シングルレッグ・サークル<br>ローリング・ライク・ア・ボール<br>シングルレッグ・ストレッチ<br>ダブルレッグ・ストレッチ<br>スパイン・ストレッチ・フォワード<br>サイドキック<br>シール | 初級のすべてのエクササイズ<br>シングル・ストレートレッグ・ストレッチ<br>ダブル・ストレートレッグ・ストレッチ<br>クリスクロス<br>オープンレッグ・ロッカー<br>ソウ<br>シングルレッグ・キック<br>ネック・プル<br>スパイン・ツイスト<br>ティーザー<br>スイミング | 中級までのすべてのエクササイズ<br>ロールオーバー<br>コークスクリュー<br>ダブルレッグ・キック<br>スワン・ダイブ<br>シザース<br>バイシクル<br>ショルダー・ブリッジ<br>ジャックナイフ<br>ヒップ・サークル<br>レッグ・プル・フロント<br>レッグ・プル<br>ニーリング・サイドキック<br>サイドベンド<br>ブーメラン<br>クラブ<br>ロッキング・オン・ザ・スタマック<br>コントロール・バランス<br>プッシュアップ |

"Pilates Method Alliance, Inc®の許可を得て、The PMA® Pilates Certification Exam: Study Guide (Miami, FL: Pilates Method Alliance, 2007), 63-71より転載。"

### 表3.2　人工股関節全置換後のクライアントのためのクラシカル*・ピラティスマットシリーズ

| 6週間-3カ月 | 3-6カ月 | 6カ月以降 |
|---|---|---|
| ハンドレッド<br>ハーフ・ロールダウンとハーフ・ロールアップ<br>シングルレッグ・サークル<br>シングルレッグ・ストレッチ<br>ダブルレッグ・ストレッチ<br>シングル・ストレートレッグ・ストレッチ<br>ダブル・ストレートレッグ・ストレッチ<br>クリスクロス<br>スパイン・ストレッチ・フォワード<br>ソウ<br>スワン・プレップ<br>シングルレッグ・キック<br>ショルダー・ブリッジ(修正版)<br>サイドキック(バリエーション)<br>ティーザー・プレップ1および2<br>サイドストレッチ | 3カ月までにおこなったすべてのエクササイズ<br>フル・ロールアップ<br>ダブルレッグ・キック<br>コークスクリュー<br>ネック・プル(修正版)<br>スパイン・ツイスト<br>ショルダー・ブリッジ<br>サイドキック(バリエーション)<br>ティーザー 1および2<br>スイミング<br>セレイタス・プッシュアップ(修正版)<br>プッシュアップ(修正版) | 6カ月までにおこなったすべてのエクササイズ<br>ローリング・ライク・ア・ボール<br>オープンレッグ・ロッカー<br>スワン<br>ネック・プル<br>サイドキック(バリエーション)<br>ティーザー 2および3<br>カンカン(修正版)<br>ヒップ・サークル(修正版)<br>レッグ・プル(修正版)<br>セレイタス・プッシュアップ<br>プッシュアップ |

6週間-3カ月のエクササイズは、第4章に解説と写真がある。3-6カ月および6カ月以降のエクササイズは、第5章に解説と写真がある。サイドキックシリーズのエクササイズはすべて、第6章に解説と写真がある。

### 表3.3　人工膝関節全置換後のクライアントのためのクラシカル*・ピラティスマットシリーズ

| 6週間-3カ月 | 3-6カ月 | 6カ月以降 |
|---|---|---|
| ハンドレッド<br>ハーフ・ロールダウンとハーフ・ロールアップ<br>シングルレッグ・サークル<br>シングルレッグ・ストレッチ<br>ダブルレッグ・ストレッチ<br>シングル・ストレートレッグ・ストレッチ<br>ダブル・ストレートレッグ・ストレッチ<br>クリスクロス<br>スパイン・ストレッチ・フォワード<br>ソウ<br>スワン・プレップ<br>シングルレッグ・キック<br>ショルダー・ブリッジ(修正版)<br>サイドキック(バリエーション)<br>ティーザー・プレップ1および2<br>サイドストレッチ | 3カ月までにおこなったすべてのエクササイズ<br>フル・ロールアップ<br>ローリング・ライク・ア・ボール<br>コークスクリュー<br>ダブルレッグ・キック<br>ネック・プル(修正版)<br>ショルダー・ブリッジ<br>スパイン・ツイスト<br>サイドキック(修正版)<br>ティーザー 1および2<br>スイミング<br>カンカン(修正版)<br>ヒップ・サークル(修正版) | 6カ月までにおこなったすべてのエクササイズ<br>オープンレッグ・ロッカー<br>スワン<br>ネック・プル<br>サイドキック(バリエーション)<br>ティーザー 2および3<br>カンカン(修正版またはオリジナル)<br>ヒップ・サークル(修正版またはオリジナル)<br>レッグ・プル(修正版)<br>セレイタス・プッシュアップ<br>プッシュアップ |

6週間-3カ月のエクササイズは、第4章に解説と写真がある。3-6カ月および6カ月以降のエクササイズは、第5章に解説と写真がある。サイドキックシリーズのエクササイズはすべて、第6章に解説と写真がある。

＊ p.357参照

にしたがうこと。これらのエクササイズ（修正版も含む）をするときは、手術をした整形外科医からの注意にしたがうべきである。表3.3のエクササイズは、クライアントの個別の事情、能力、手術のタイプ、忍耐力を考慮して取り入れること。コアの安定性、身体の強さ、安定性が一定のレベルに達したクライアントだけが、次の段階に進むことができる。

## 関節形成術と関節疾患のための可動域のガイドライン

　この項では、初めて膝や股関節の手術を受けた患者や、股関節・膝関節疾患のクライアント向けの可動域のガイドラインについて解説する。推奨される可動域は、本書で扱うすべての股関節・膝関節向けのプレピラティスおよびピラティスのエクササイズに適用すること。この項の情報は、標準的な股関節・膝関節置換術をもとにしている。手術にはいくつかのアプローチがある。さらに、手術のタイプや整形外科医の意向により、股関節や膝に関する注意事項も異なるかもしれない。そのため、担当医（手術を受けた場合は、手術をした整形外科医）が指示したガイドラインや注意事項がこの項の解説と異なる場合は、その担当医の指示にしたがうこと。

　1つ注意しておきたいことがある。股関節・膝関節置換術を受けたクライアントは、手術をした整形外科医の指示にしたがって、徐々にスポーツ活動を始めるように。一般に、人工関節の耐用年数を延ばすためには、テニスのシングルスやランニング、ジャンプ、ハードなエアロビクスといった高負荷の活動は避けたほうがいい。また高リスクのスポーツ活動は、以前からその活動をしていた患者に限定したほうがいい。関節置換術を受けたあとに初めてこれらの活動を始めるのは、あまり推奨できない。例えば、関節置換術を受ける前からテニスのシングルスを楽しんでいた人は、ダブルス対シングルスでプレーしてみてはどうだろうか。一方、手術前にテニスをしたことがない人は、テニスは始めないほうがいいだろう。同様に、スキーのダウンヒルは高度なスキルを要するので、経験のある人だけが、難易度を下げて楽しんだほうがいい。高負荷の活動やスポーツのうち、ひねる動きを要するものは、制限するか、避けるほうがいい。このアドバイスは、とくに激しい競争を好む活動的な人たちにあてはまる。脱臼したり、骨折したり、置換した関節を損傷したりすると、手術をやり直すはめになったり、回復が長引いたりすることがある。手術後にスポーツを再開したり、負荷のかかる活動をしたりしたいと考えている人は、以前よりゆったりしたライフスタイルに変え、慎重に活動したほうがいい。

## 人工股関節全置換術（THA）

### 手術後の経過期間
- 手術後0-6週間
- 後方アプローチ、側方アプローチ、前側方アプローチ、前方アプローチそれぞれの場合の手術後の注意事項にしたがう

| 動作項目 | 推奨される可動域 |
|---|---|
| 正中線を越える（脚を内転する） | 不可* |
| 脚を内旋する | 不可* |
| 脚を外旋する | 不可* |
| 座位で膝を交差する | 不可* |
| 股関節を屈曲する（胸部からの屈曲の角度） | 最大90° |

*手術をした整形外科医の意向により、前方アプローチまたは前側方アプローチの場合は許可されるかもしれない。関節包と関節周囲の筋が治癒しはじめるまでには最低6週間かかる。

## 人工股関節全置換術（THA）

### 手術後の経過期間
- 手術後6週間-3カ月、3-6カ月、6カ月以降
- 後方アプローチ、側方アプローチ、前側方アプローチ、前方アプローチそれぞれの場合の手術後の注意事項にしたがう

| 動作項目 | 推奨される可動域 |
|---|---|
| 正中線を越える（脚を内転する） | 6カ月までは20°以内、その後は痛くない範囲 |
| 脚を内旋する | 膝が屈曲した状態で、6カ月までは20°以内。6カ月以降は30°。 |
| 脚を外旋する | 股関節が屈曲しているときは30°以内。外旋しながら股関節を伸展しないようにすること |
| 座位で膝を交差する | 6週間経てば、痛くない範囲で、座位で膝を交差してかまわない |
| 股関節を屈曲する（背臥位で両脚をテーブルトップ・ポジション*にしたときの、胸部からの屈曲の角度—図3.1を参照）<br>注：中程度から重度の変形性関節症の人の大半には、可動域の制限があるため、痛くない範囲でワーク*をしてかまわないが、指示された注意事項の範囲は超えないこと | 1. 手術後3カ月までは90-100°の屈曲<br>2. 手術後6カ月までは100°の屈曲まで<br>3. 手術後6カ月以降は、痛くない範囲で115°の屈曲まで |
| 23kg以上の物を持ちあげる | 人工股関節全置換術後は、重い物は持ちあげないほうがよい。患者の経験や事前に指示された注意事項に応じて、個々の重量の制限は修正できる |

　上記の注意事項は、関節置換術後1年以内のクライアントのために記している。術後1年目の可動域は、手術をした整形外科医の意向や手術のアプローチのほか、個人のモチベーションや体

格、健康度合いにより異なる。

　人工股関節置換術後に関節包が完全に治癒するまでには、最大3カ月かかる。股関節の機能的な回旋は、上記のガイドラインにしたがって制限すること。手術したほうの脚を地面に固定した状態で回転し、脚を限界まで内旋や外旋してはいけないからである。たとえば、右股関節を置換したクライアントが右に回りたいときは、右脚に体重をかけたまま回ってはいけない。右足をあげてから右に回らなければならない（つまり、手術した側の下肢に体重がかかった状態で内旋しないこと）。

　整形外科医が手術で使うアプローチにはいくつか種類がある。だから本書の指示とは違うこともあるかもしれないが、クライアントはその手術をした整形外科医に指示された注意事項にしたがわなければならない。さらに言えば、手術のアプローチとベアリングの表面は、ここ数年で劇的に進化した。股関節置換術に関する注意事項は、ベアリングの表面（例：金属-金属）、手術のアプローチ、整形外科医の意向によって異なるだろう。そのため、短期的な制限と、将来的な制限については、担当の整形外科医ときちんと話し合っておく必要がある。

　図3.1は、股関節置換術後に推奨される可動域を表す。この図は、背臥位になったときの、股関節の屈曲を示している。頭部は180°、マット上で伸ばした足は0°である。脚を天井に向けて伸ばしたときは90°である。また、膝を天井に向けて脚をテーブルトップ・ポジション*にしたときも、90°で表す。90°以上の屈曲とは、テーブルトップ・ポジションにした脚を胸方向に近づけること、90°以下の屈曲とは、脚を斜め上、天井の方向に伸ばすことである。

- 45°＝脚を天井から足方向に斜め上に伸ばす
- 90°＝脚を天井に伸ばす
- 90°＝脚をテーブルトップ・ポジションにし、膝を天井に向ける
- 110°＝脚をテーブルトップ・ポジションにし、膝を曲げて胸方向に近づける。脊椎はニュートラル
- 115°＝股関節置換術後6カ月以降は、脚をテーブルトップ・ポジションの最終可動域にし、膝を曲げて胸方向に近づけて、脊椎はニュートラル。
- 125°＝脚をテーブルトップ・ポジションにし、膝を曲げて胸方向に近づける。脊椎はニュートラル

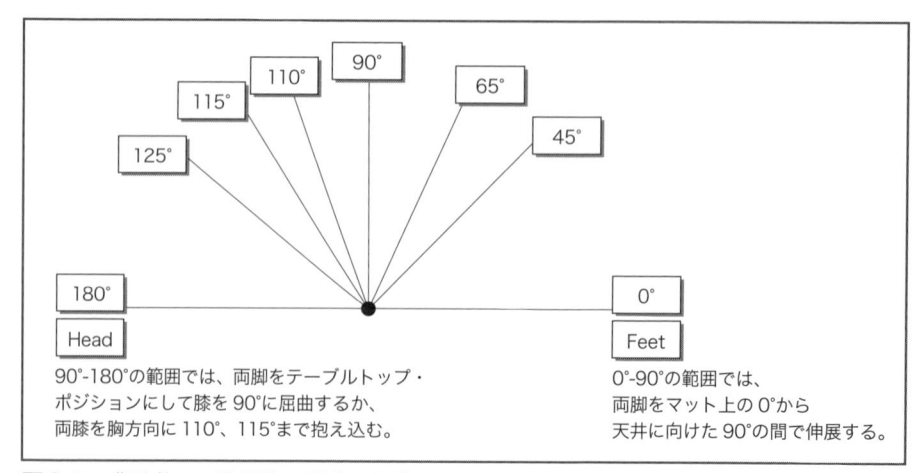

**図3.1**　背臥位での股関節の屈曲の程度

# 人工膝関節全置換術（TKA）

## 手術後の経過期間
手術後6週間-3カ月、3-6カ月、6カ月以降

| 動作項目 | 推奨される可動域 |
| --- | --- |
| 正中線を越える（脚を内転する） | 痛くない範囲で可 |
| 脚を内旋する | 痛くない範囲で可 |
| 脚を外旋する | 痛くない範囲で可 |
| 座位で膝を交差する | 可 |
| 膝を屈曲する | 痛くない範囲で可 |
| 重い物を持ちあげる | TKA後は、重い物は持ちあげないほうがよい。患者の経験に応じて、個々の重量の制限は修正できる |

　手術前にクライアントにどの程度の可動域があったかは、手術後にどの程度の可動域を回復できるかを決める重要な要素である（±10°）。手術後、関節包が治癒しはじめるのは6週間後であり、完全に治癒するまでには最大3カ月かかる。手術したほうの足を地面にしっかりと接地させた状態で、脚を限界まで内旋や外旋してはいけない。手術した脚の方向に向くときには、そちら側の足に全体重をかけてはいけない。たとえば、右膝関節を置換したクライアントが右に向くときは、右脚に体重をかけたままにせずに、右足をあげてから、右に向くようにしなければならないのである（つまり、手術した側の脚を極端に回旋したりひねったりしないようにする）。

# 股関節疾患

## 手術後の経過期間
　リハビリテーションの全期間を通して、急性期には以下のガイドラインを適用する。

| 動作項目 | 推奨される可動域 |
| --- | --- |
| 正中線を越える（脚を内転する） | 痛くない範囲で可 |
| 脚を内旋する | 痛くない範囲で可 |
| 座位で膝を交差する | 痛くない範囲で可 |
| 胸からの角度 | 個々のニーズによる |
| 重い物を持ちあげる | 治癒の急性期は、重い物は持ちあげないほうがよい。症状がなくなれば、普通に物を持ちあげてかまわない |
| その他 | 骨盤をニュートラルにして、両脚は平行に、股関節幅を保つ |

\* p.357参照

## 膝関節疾患

### 手術後の経過期間

リハビリテーションの全期間を通して、急性期には以下のガイドラインを適用する。

| 動作項目 | 推奨される可動域 |
| --- | --- |
| 正中線を越える(脚を内転する) | 痛くない範囲で可 |
| 脚を内旋する | 痛くない範囲で可 |
| 脚を外旋する | 痛くない範囲で可 |
| 座位で膝を交差する | 痛くない範囲で可 |
| 胸からの角度 | 個々のニーズによる |
| 重い物を持ちあげる | 治癒の急性期は、重い物は持ちあげないほうがよい。症状がなくなれば、普通に物を持ちあげてかまわない |
| その他 | 骨盤をニュートラルにして、膝をやわらかくして両脚は平行に、股関節幅を保つ |

# ピラティスのエクササイズを始める

　クライアントが手術前後にピラティスのルーティン*を始めるとき、同じレベルの人は2人といない。集中力、視覚化する力、正しい情報をもとにワーク*してその動きを感じる力、コアを働かせる力は、人によって異なるからだ。なかにはプレピラティスの段階を数週間つづけてから、ようやく手術後のリハビリテーション用に修正したピラティスの初級エクササイズに進めるというクライアントもいるだろう。股関節・膝関節疾患で手術はしていないクライアントの場合も、痛みを感じない可動域の範囲と柔軟性は人によって異なる。クライアントが自信をつけ、エクササイズを続ける意欲をもつためには、痛みのない動きをすることが何より大切である。ゆっくりでかまわないから、動きの基礎を築いてコアを鍛えよう。

　ピラティスのルーティンをどのように始めたらいいかをわかりやすく伝えるため、この項ではクライアントとその人に薦めるプログラムの例をいくつか紹介する。これを読めば、股関節や膝に症状があるクライアント向けにどうエクササイズを組み立てればよいかがわかるだろう。ここに紹介した例は、将来出会うであろういくつもの症例の一部にすぎない。クライアントからはつねに治療歴や手術歴をくわしく聞き取り、クライアントのエクササイズ歴、潜在能力、そして目標を把握すること。疾患があるクライアント向けにエクササイズのルーティンを選ぶときは、クライアントが痛みを感じずに動くことができ、この章で述べたように医師に指示された注意事項を守り、医師の意向にそった修正版エクササイズを選ぶこと。以下にいくつかシナリオを紹介する：

1. クライアントがピラティスを習いに来た。これまでにピラティスエクササイズをやった経験がなく、関節形成術を受けて6週間になる。
   — まず、プレピラティスのエクササイズから始め、クライアントが正しい情報をもとにワーク*し、コアを働かせられるようになるまでは、この段階に留まる。

— 手術後6週間-3カ月向けのマットエクササイズを始める。適切で、苦しく感じない程度の時間内で、エクササイズを深める。
　　　— クライアントのコアの筋を働かせ、背部を守る能力をもとに、可動域を制限する。
2. クライアントがピラティスを習いに来た。手術前から定期的にピラティスエクササイズをやっていて、関節形成術を受けて6週間になる。
　　　— プレピラティスのなかからエクササイズを選び、ウォームアップをする。
　　　— 手術後6週間-3カ月向けのマットエクササイズを始める。適切で、苦しく感じない程度の時間内で、エクササイズを深める。
　　　— 手術後6週間の患者に推奨される可動域の範囲内で、修正したエクササイズを用いること。
3. 関節形成術後3-6カ月の頃に、クライアントがピラティスを習いに来た。これまでにピラティスエクササイズをやった経験はない。
　　　— まず、プレピラティスのエクササイズから始め、クライアントが正しい情報をもとにワーク＊し、コアを働かせられるようになるまでは、この段階に留まる。
　　　— 手術後6週間-3カ月向けのマットエクササイズを始める。
　　　— クライアントのコアの筋を働かせ、背部を守る能力をもとに、可動域を制限する。
　　　— クライアントが正しいフォームとコアの安定性を身につけたことが確認できたら、次のレベル（手術後3-6カ月向け）に進む。
4. クライアントがピラティスを習いに来た。これまでにピラティスエクササイズをやった経験がなく、股関節または膝関節疾患を患っている。
　　　— まず、プレピラティスのエクササイズから始め、クライアントが正しい情報をもとにワークし、コアを働かせ、痛みを感じずに動けるようになるまでは、この段階に留まる。
　　　— 手術後6週間-3カ月向けのエクササイズのなかからエクササイズを選ぶ。隣接する関節を保護し、クライアントが痛みを感じることなく快適に動けるように、ヨガブロック、パッド、ピロー、タオルなどを活用する。

　上記の4例は、ピラティスインストラクターが出会う数多くの症例の一部でしかない。最初は基礎からはじめ、シンプルなルーティンにする。反復回数を制限し、クライアントが快適だと感じる程度のワークに留める。そうすれば、クライアントはエクササイズによる成功体験を味わうことができるからだ。第7章には、股関節・膝関節疾患および股関節・膝関節形成術のためのエクササイズプログラムのシークエンス＊を紹介した。これもサンプルとして使ってみてほしい。

## プレピラティスエクササイズ

　プレピラティスエクササイズは、ピラティスを習いはじめたばかりの頃、あるいはピラティスエクササイズのルーティンに入る前のウォームアップとして使う。プレピラティスは、動きや機能、からだの強化のきっかけになるエクササイズである。エクササイズの多くは、理学療法士が手術前後のクライアントに指示する動きに似ているかもしれない。エクササイズの難易度はさまざまだ。なかには

＊ p.357参照

膝によく効くものや、逆に股関節によく効くものもあるだろう。しかし、プレピラティスエクササイズはほぼすべて、股関節・膝関節疾患や関節置換術を受けたクライアントが実践できるはずだ。この項で紹介するプレピラティスエクササイズには、次の効果がある。

- ピラティスエクササイズのルーティン*を開始する前の身体のウォームアップになる
- ピラティス歴のない股関節・膝関節疾患のクライアントにとっては、可動域訓練の導入になる
- ピラティス歴のない股関節・膝関節形成術後のクライアントにとっては、可動域訓練の導入になる

どのエクササイズをするときも、この章ですでに述べたように(p.32-36参照)、可動域の基礎的なガイドラインにしたがい、股関節・膝関節疾患および関節形成術向けの修正版を使うこと。さらに、エクササイズをする場所も考える必要がある。とくに、可動域に制限がある疾患のクライアントが手術後まもない時期に行う場合は、よく検討すること。

- 片側の股関節もしくは膝関節の関節形成術を受けたクライアントの場合、テーブル上かマットの置く位置を高くしてエクササイズをすること。「手術後3カ月以内」は、クライアントが座ったときに股関節が膝よりやや高い位置に来るようにしたいからである。片側の膝関節を置換したクライアントの場合、股関節と膝関節は同じ高さでかまわない。手術後3カ月以降は、身体のメカニクス(力学)をうまく使い、マットの高さでもエクササイズができるだろう。
- 両側の股関節・膝関節形成術を受けたクライアントの場合、快適に、楽にエクササイズができるよう、テーブル上かマットを置く位置を高くして行うこと。手術後6カ月ほどになれば、クライアントは身体のメカニクス(力学)をうまく使い、マットの高さでもエクササイズができるはずである。

\* p.357参照

## 呼吸

- マットに仰向けになり、膝の下に枕を入れる。腕を伸ばして身体の脇に置く（写真のように、胸郭の両側に両手を置いてもかまわない）
- 鼻から息を吸い、ストローを吹くときのように口から息を吐く。このとき腹筋が引っ込み、引き上げられるのを感じる。息を吐くたびに、へそが溶けて脊椎に近づくように感じる
- 息を吸って、肺を広げる。このとき胸郭を両脇と後方に開く(a)。息を吐いて、胸郭の両側が柔らかくなり、骨盤のほうに流れ込むのを感じる(b)。息を吸うときは、胸郭を広げる。息を吐くときは、へそを脊椎に近づけ、腹筋を引き込んで引き上げ、肋骨を柔らかくする
- 呼吸するときは、頭のてっぺんから脊椎の底部まで身体を長くするようイメージする。身体が1本の長い線になっていることを感じ、イメージする
- 両肩が耳から離れ、腰のほうに滑るのを感じる
- 胸の上にキャラメルを一直線に並べたようなイメージで、鎖骨を開く
- 呼吸を利用して身体をリラックスさせ、心を集中させてピラティスのルーティン*に入る準備をする

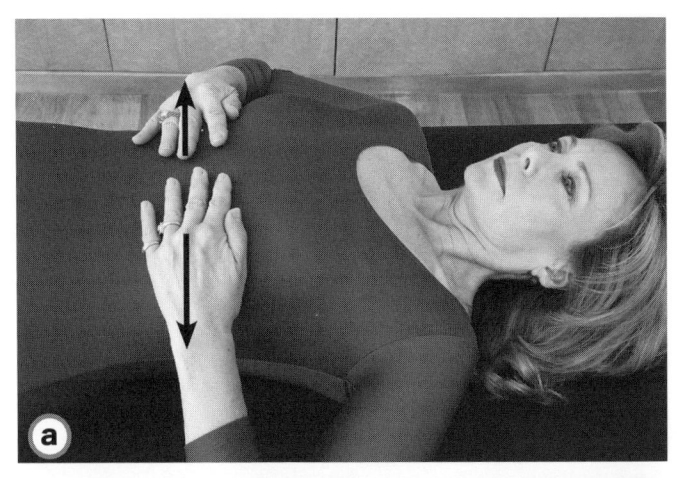

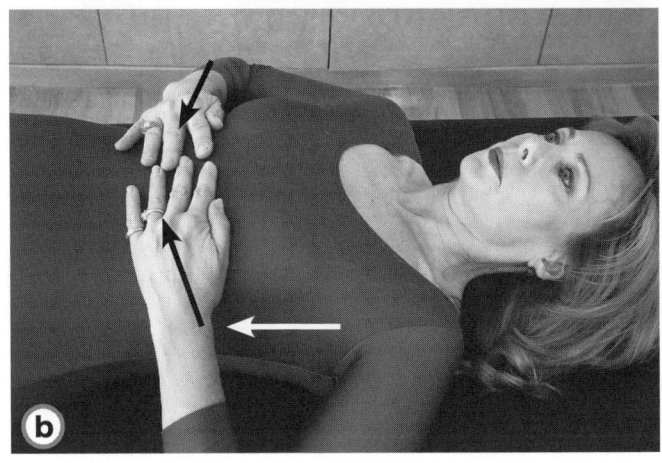

*p.357参照

プレピラティスエクササイズ

プレピラティスエクササイズ

## アンクル・ポンプ

- マットに仰向けになり、巻いたタオルかマットを膝の下に入れる。両足を同時にゆっくりとフレックス（背屈）(a)、またはポイント（底屈）(b) にする。片方ずつやってもかまわない(c)
- 片足ずつ、または両足同時に10-20回繰り返す
- 流れるように呼吸する。腹筋を引き込んで、コアを安定させる
- ポイントのときは、つま先まで伸ばす。フレックスのときは、つま先を胸のほうに引き寄せ、かかとを壁のほうに長く伸ばす

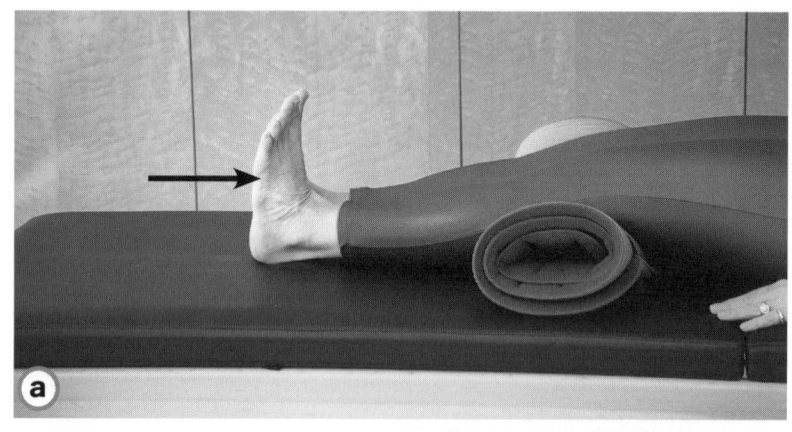

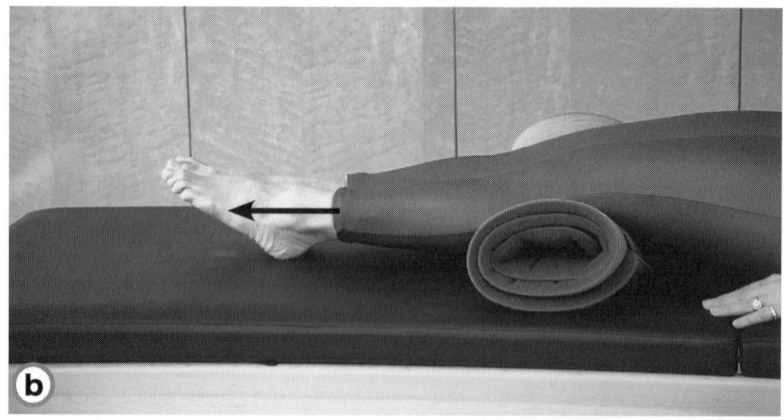

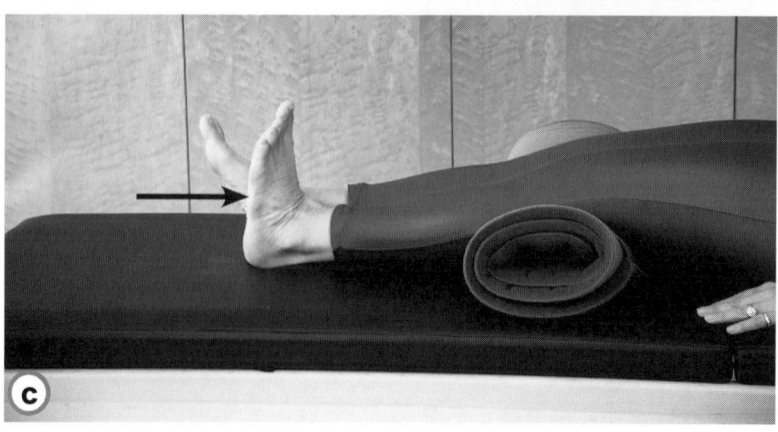

## クアドリセプス・セット

- マットに仰向けになり、巻いたタオルかマット、枕を膝の下に入れる。巻いたタオルやマットに膝の裏を押しつけ、その状態を5秒間保ってから、リリースする
- 片脚ずつ10回繰り返す
- 流れるように呼吸する。腹筋を引き込んで、コアを安定させる

　＊監訳注：このエクササイズに前ページのアンクル・ポンプを加えてもよい。

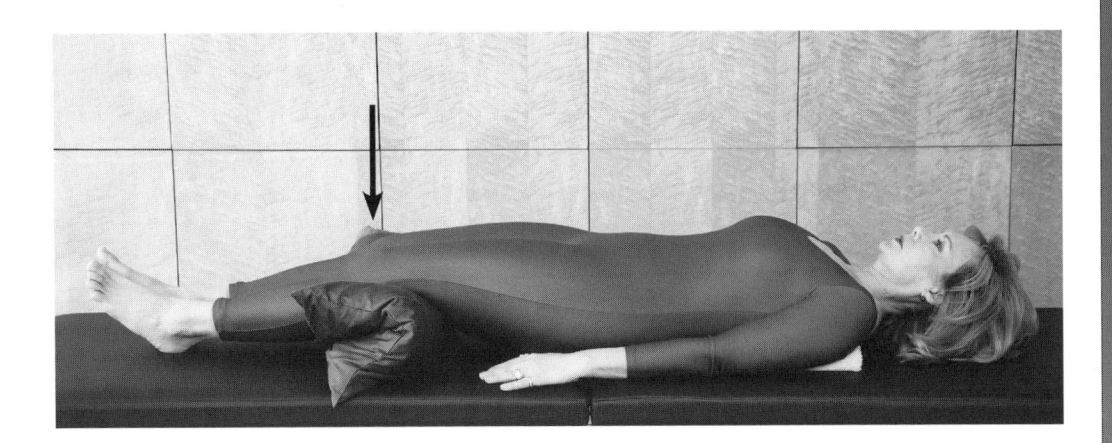

プレピラティスエクササイズ

## グルテアル・セット

- マットに仰向けになり、巻いたタオルかマット、枕を膝の下に入れる
- 息を吸って準備する。息を吐いて、腹筋を引き込んで引き上げ、殿部（殿筋）を意識してそれらを同時にぎゅっと絞るようにする。このとき腰が少し持ち上がるだろう。この状態を5秒間保ってから、リリースする
- 5-10回繰り返す

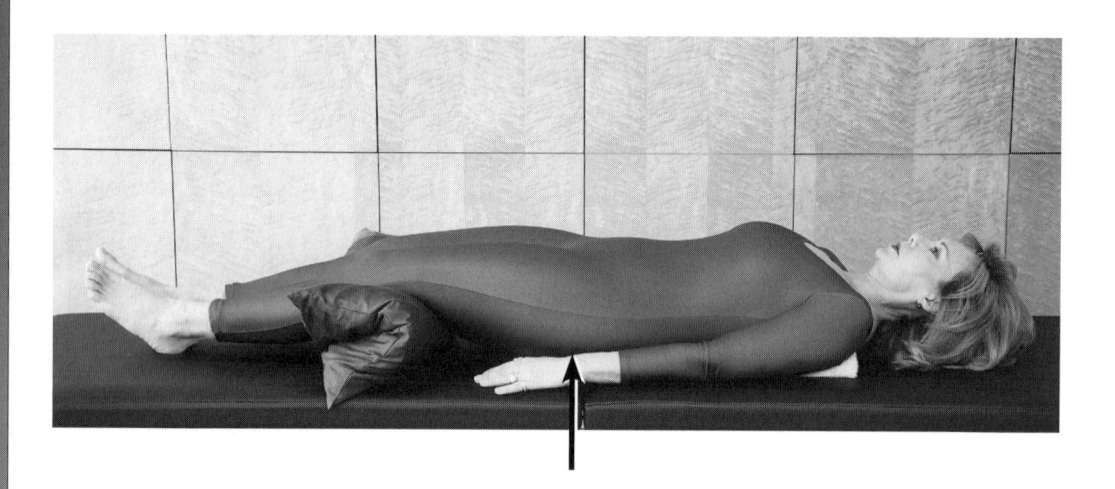

## アブダクションとアダクション

- マットに仰向けになり、脚を平行にして、股関節幅に開く。脚をマットに伸ばす(a)
- まず、左脚から始める(足の第2指、足首、膝、股関節のアライメントを保つ)。息を吐いて、腹筋を引き込んで引き上げる。脚を左側に軽く滑らせる(b)。その状態で3つカウントしてから、息を吸い、左脚をマットに滑らせて、もとの位置に戻す。両脚が磁石で引き寄せられるようなイメージで行う(c)。このとき、つま先とかかとが同じ平面上に並ぶように心がける。外側やもとの位置に動かすときにかかとが滑りやすくなるよう、マットの表面を柔らかくしておく
- 左脚で5回繰り返してから、右脚に換えて、5回繰り返す

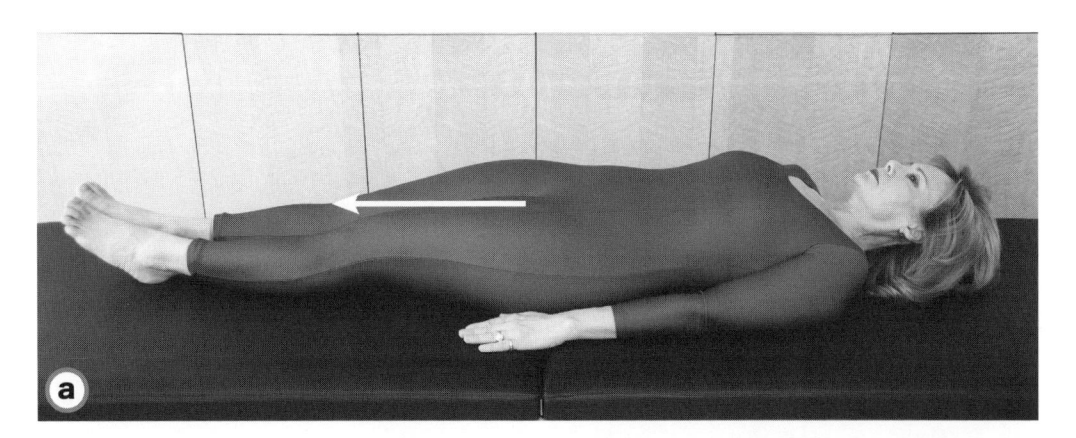

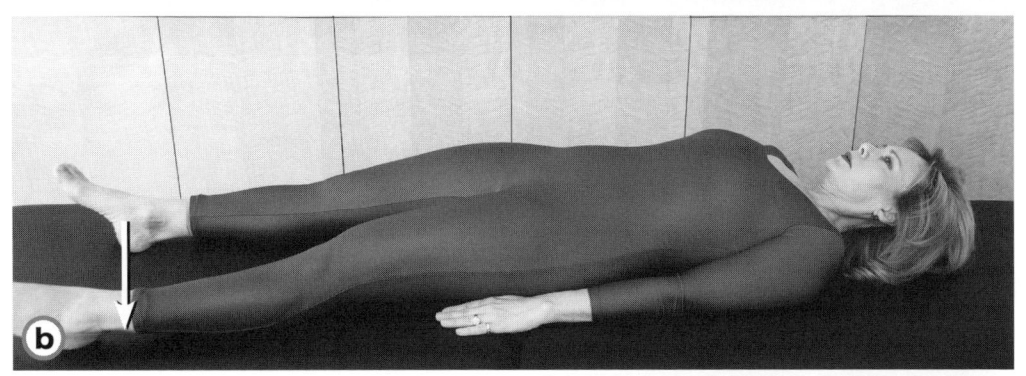

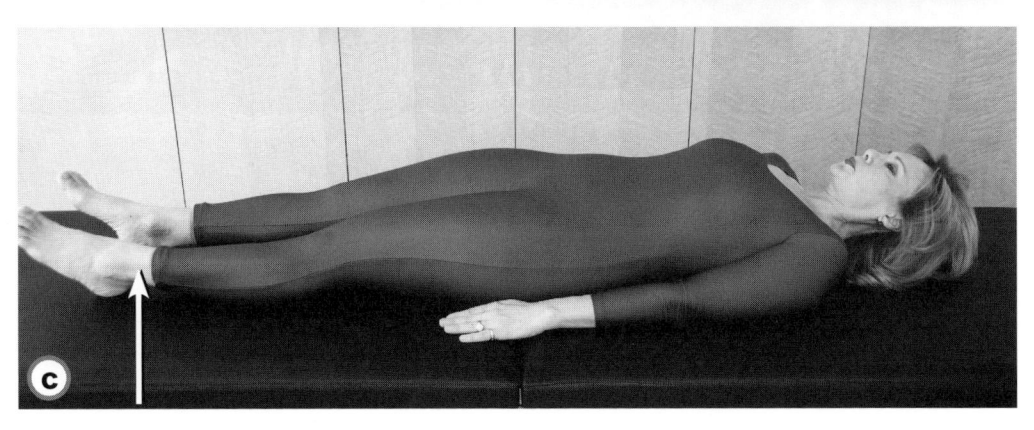

## ショルダー・ロール

- マットに仰向けになり、枕か巻いたタオルを膝の下に入れる。両腕を身体の脇に置き、肩をニュートラルなポジションにする(a)
- 息を吸い、肩を耳のほうに滑らせる(b)。息を吐いて、腹筋を引き込んで引き上げ、肩甲骨をマットのほうに押し下げ(c)、腰のほうに長く伸ばす。肩甲骨下端と腰をサスペンダーでつないだようなイメージで行う
- 腹筋を引き込んで引き上げ、尾骨をマットに長くつけるようにして、コアを安定させる
- 5回繰り返す

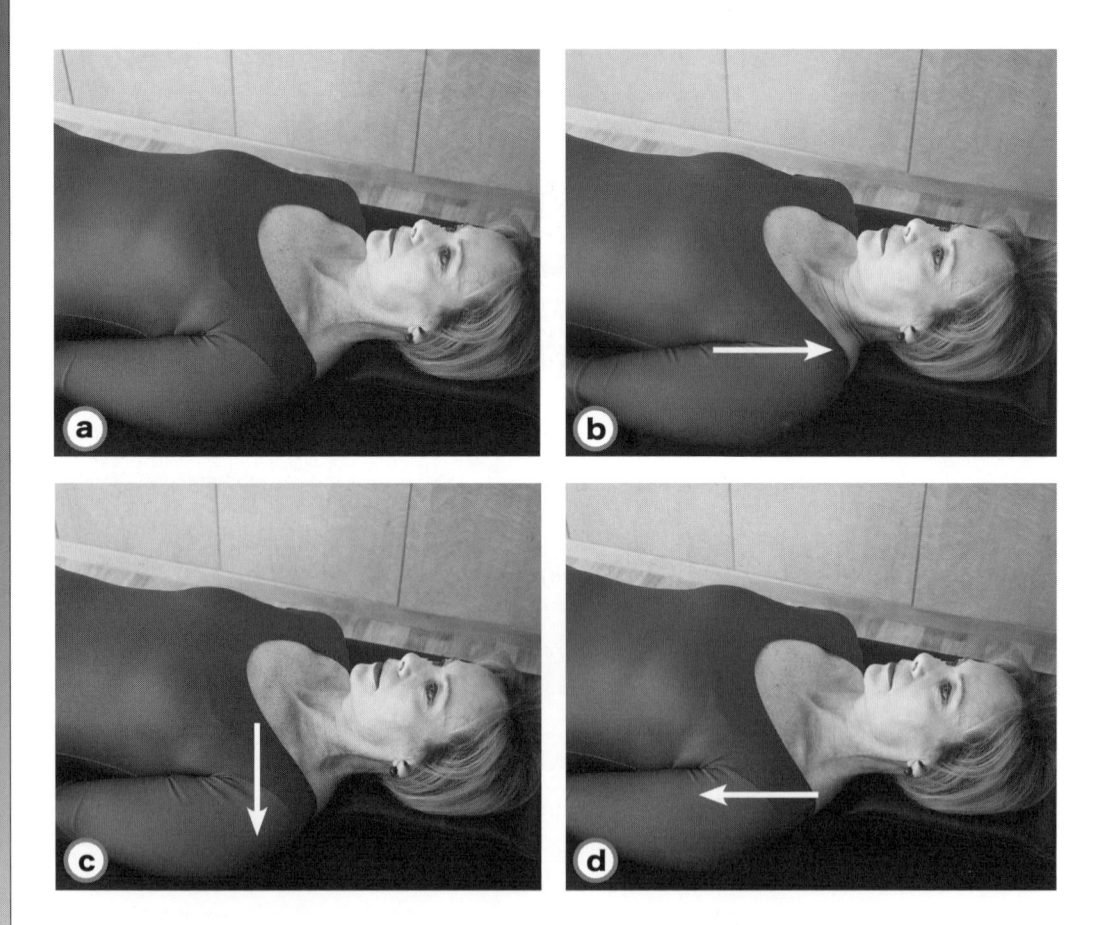

## ペルビック・カール

- マットに仰向けになり、膝を曲げて山型を作る。脚を股関節幅に広げ、足の第2指、足首、膝、股関節が一直線上に並ぶようにする(a)。オプション：膝の間に小さくて柔らかいボールを入れ、身体の正中線に向かって軽く引き寄せる。腕を伸ばして、身体の脇に置く(写真ではペルビック・カールの動きが見やすいよう、腕を胸で交差させている)
- へそにビー玉を置いたイメージをもつ
- 息を吸って準備し、息を吐き、尾骨を鼻のほうにカールさせる。ウェストをマットにインプリント*し、腹筋を引き込んで引き上げる(b)。へそに置いたビー玉が鼻に転がっていくところをイメージする
- 息を吸い、尾骨をロールしてニュートラルに戻す(c)。ビー玉がへそに戻るところをイメージする。息を吐いて、尾骨をマットに押しつけ、へそを足のほうに傾けて、腰で小さなアーチを作る(d)。ビー玉が足のほうに転がるところをイメージする。息を吸い、息を吐いてから、尾骨を鼻に向けてカールさせる
- ステップa-dを繰り返し、脊椎を各方向に5回ずつマッサージする
- ペルビック・カールを次第に小さくしていく。最後は、ビー玉が水たまりに浮かぶように、へその周りに浮かんでいるようなイメージをもつ。このとき、へそと恥骨を同じ平面上に並べ、脊椎をニュートラルにする

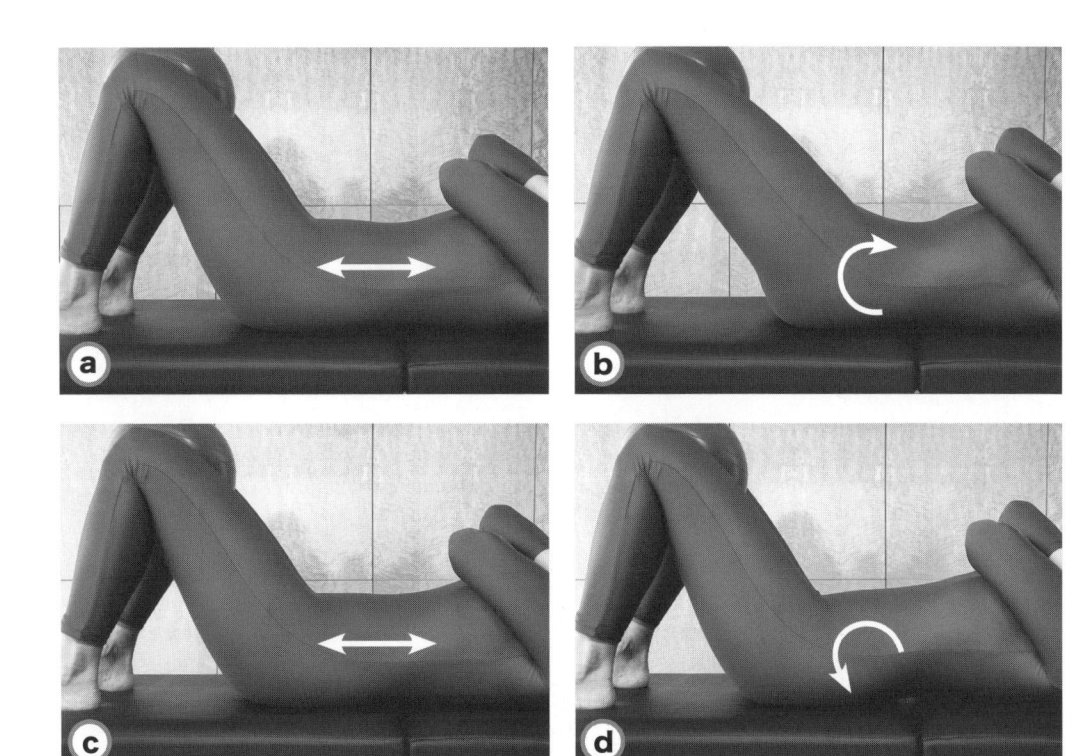

\* p.357参照

## トゥー・タップ

プレピラティスエクササイズ

- マットに仰向けになり、膝を曲げて山型を作る。脚を股関節幅に広げ、頭と肩をマットに平らに横たえるか、頭の下に柔らかいパッドを敷く
- 腹筋を引き込んで引き上げ、へそにビー玉がのっているところをイメージする
- 息を吸って準備し、息を吐いて、左脚をテーブルトップ・ポジション*¹にする(a)。股関節と膝、膝と足首をそれぞれ一直線上に並べる
- 左脚をテーブルトップ・ポジションに保ったまま(脛が上がったり下がったりしないように)、息を吐いて、左脚をマットに近づける――つま先でリードしながら、股関節からリリースする。つねに腹筋を使い、脊椎をニュートラルに保つ(b)。右脚は曲げたまま、動かさない
- 左脚の上げ下げを5回繰り返す
- 右脚に換えて、5回繰り返す。左脚をマットに固定する。脚を上げるときは息を吸い、脚を下げるときは息を吐き、脊椎をニュートラルに保つ

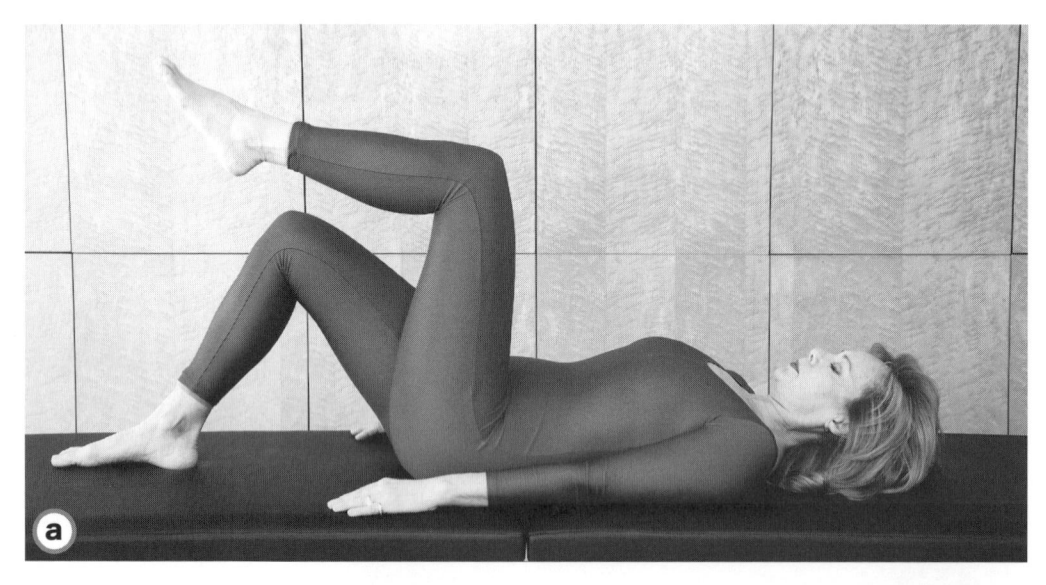

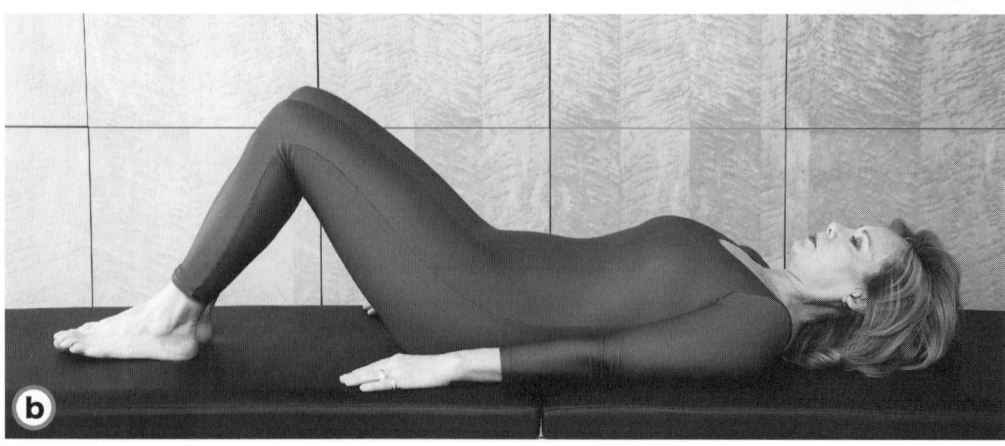

## オプション

- 両脚をテーブルトップ・ポジションにする。両手で菱形を作って尾骨の下に置き、腰を守る(a)
- 左右の脚を、交互に上げ下げする(b)
- 脚を下げるときは、息を吐く
    - 鎖骨が開いた状態を保ち、肩は耳から離して腰のほうに滑らせる。鎖骨の周りにキャラメルが塗られて胸が開いた状態が保たれ、肩甲骨下端からサスペンダーを下ろし、肩が腰のほうに滑るところをイメージする
    - コアを使いつづけることに集中する。*2 つま先をどれだけマットに近づけるかは、重要ではない。脚を下げるときも腰が浮かないようにし、脊椎をニュートラルに保つことのほうが重要である
    - コアが強化されてきたら、尾骨の下に手を置いて菱形を作るのではなく、腕を伸ばして身体の両脇に置く

*2 監訳注：脚を下げていく時、腰が少しでも浮き始めて脊椎をニュートラルに保てなくなったら、その時点で脚を上げていくようにする。

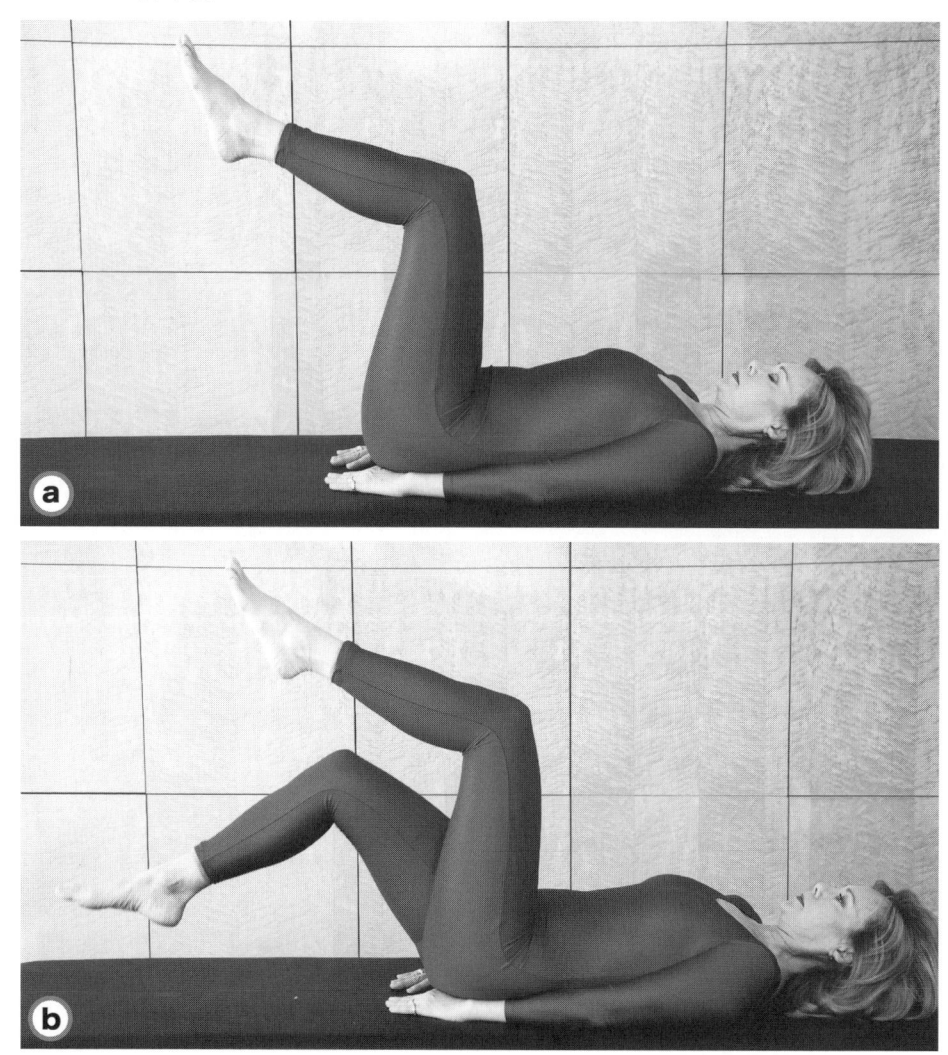

*1 p.357参照

**プレピラティスエクササイズ**

プレピラティスエクササイズ

## アブドミナル・プレップ

- マットに仰向けになり、膝を曲げて山型を作る。マットに足裏をつけ、脚を平行にして股関節幅に開く。
  オプション：膝の間に小さくて柔らかいボールを入れ、身体の正中線に向かって軽く引き寄せる
- 手のひらを下に向けたまま、両腕を天井のほうに上げる。腕を肩幅に開く(a)
- 息を吸って準備し、息を吐いて、腕を腹筋のほうに下げる。頭と肩をカールしてマットから離し、肩甲骨下端まで浮くようにする。太腿のほうを見る（b）。腹壁の上あたりで身体と腕が一直線になるように、腕を浮かせる。尾骨を長く伸ばしてマットにつける
- その状態を5カウント保ち、息を吸い、頭と肩をゆっくりマットに下ろす。このとき、腕をもとのポジションに戻す
- 5回繰り返す
- 頭と肩をカールして床から離すときは、みかんが顎にはさまっているところをイメージする

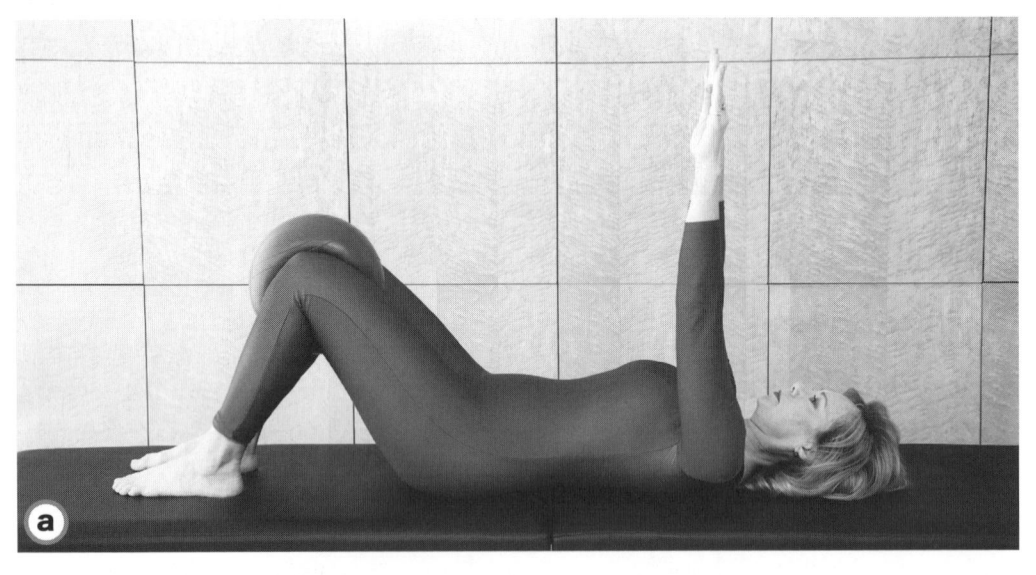

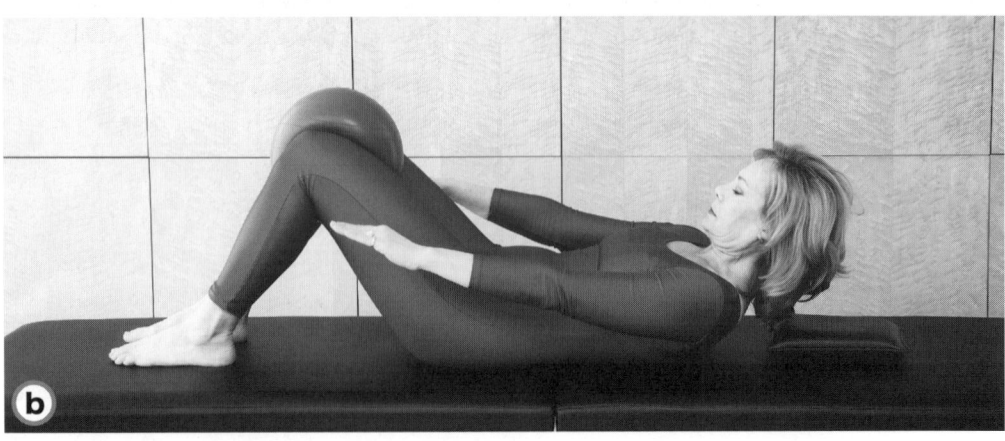

### オプション

頭蓋骨底部の後ろで両手の指を組む。アブドミナル・プレップをするときに、両手の親指を首の脇に沿わせて、頭と首をサポートする。尾骨を長く伸ばしてマットにつけたまま、頭と肩を丸めてマットから持ち上げる。脊椎をニュートラルに保つ

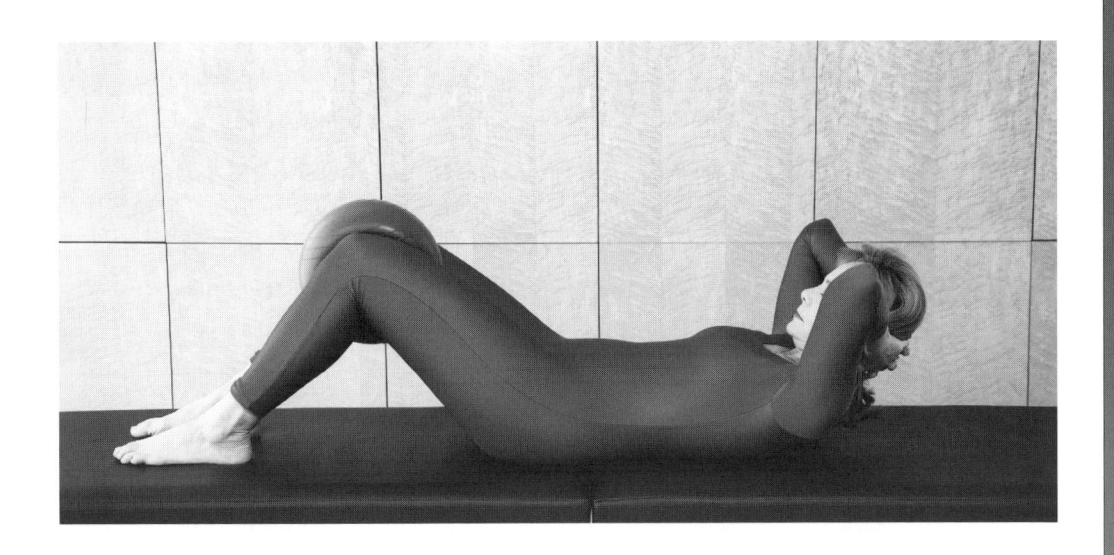

## ニー・フォールド

- マットに仰向けになり、膝を曲げて山型を作る。マットに足裏をつけ、こぶしひとつ分足を離す。頭と肩を長く伸ばしてマットにつける(a)
- 左脚から始める。息を吸って準備し、息を吐いて、左脚を左側に開き、脚を外旋して股関節を開く。足を外側の縁に向かって外旋する(b)。股関節を保護するためには、膝の外旋を30°までにすること
- 息を吸い、足をマットの下のほうに滑らせる(c)。膝とつま先が同じ線上に並ぶように、脚を回旋して平行のポジションに戻す。それから息を吐いて、マット上で足(かかと)をコアのほうに滑らせ、膝を曲げて最初のポジションに戻す(d)
- 脚を最初のポジションに戻すときは、腹筋を強く引っ込めること。動く間、コアと骨盤は安定させる。反対側の脚も動かさない
- 5回繰り返してから、脚を換える

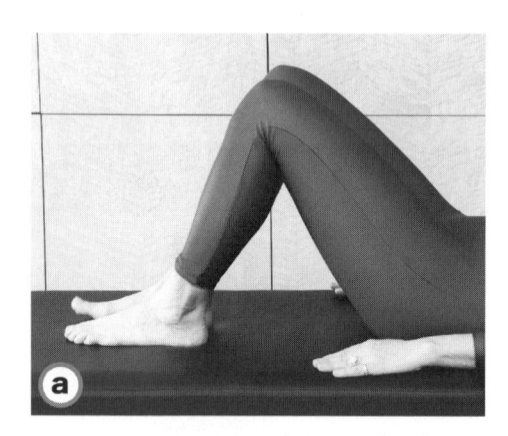

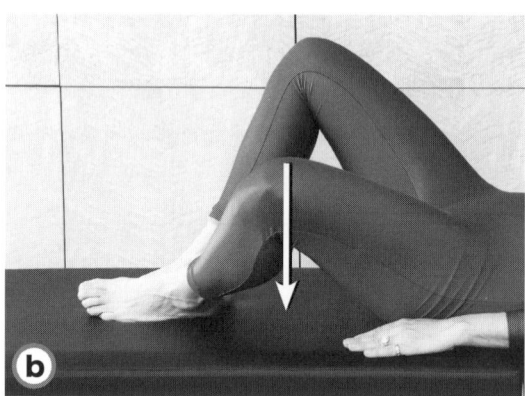

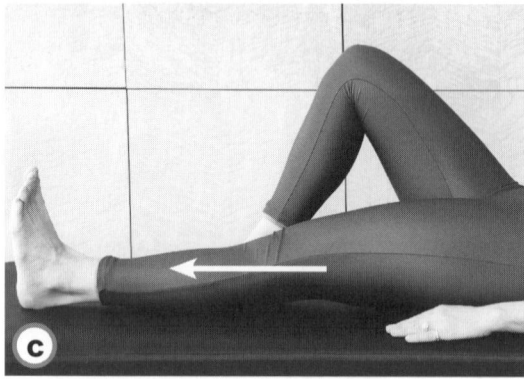

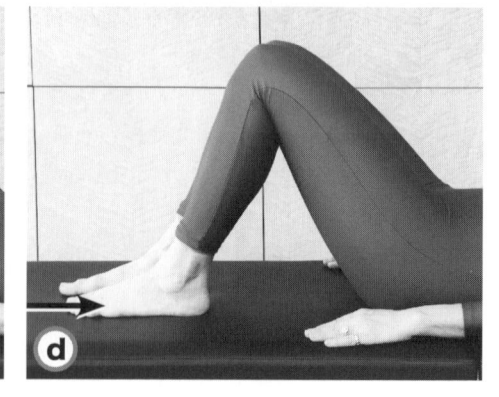

プレピラティスエクササイズ

## オプション

- 両脚を外旋させてから（外旋させるときは、足裏が合わさる）、マットの下のほうに滑らせる。脚を回旋して平行な状態に戻してから、両脚を滑らせて膝を曲げたポジションまで戻す（a-e）
- 股関節を保護するためには、膝の外旋を30°までにすること
- コアの安定を利用して、コントロールしながら膝をゆるめて両側に開く

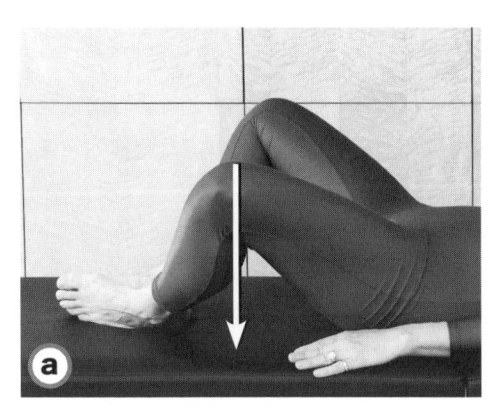

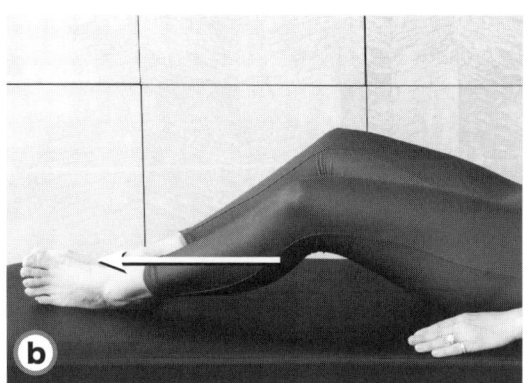

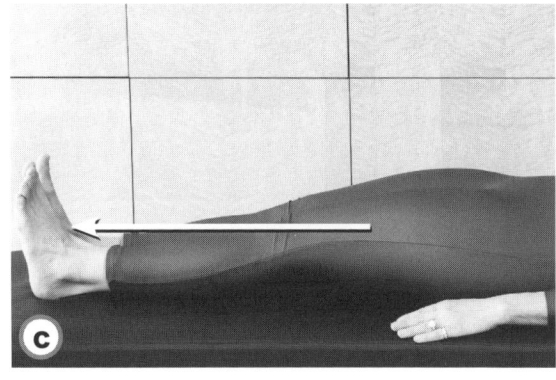

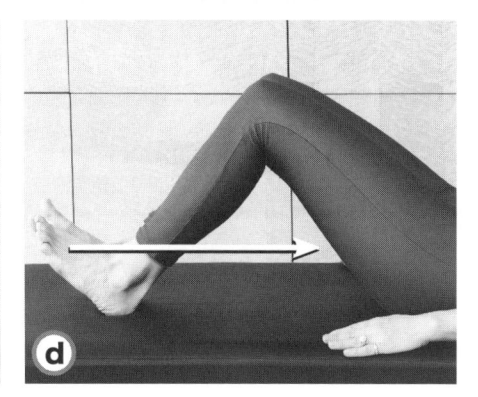

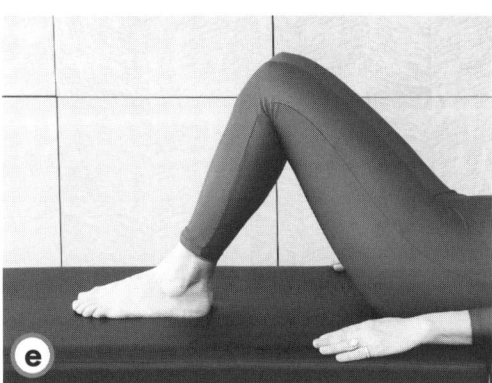

プレピラティスエクササイズ

## アダクター・スクイーズ

- マットに仰向けになり、膝を曲げ、足裏をマットにつける。脚を股関節幅に開く
- 内腿(もも)に小さくて柔らかいボールをはさむ
- 息を吸って準備し、息を吐いて腹筋を引き込んで引き上げ、尾骨を持ちあげたりカールさせたりせずに、ボールを強くはさむ。内太腿の筋だけを使うよう意識する
- その状態を5カウント保ち、それからリリースするが、ボールを落とさないこと
- 5-8回繰り返す
- 尾骨を長く伸ばしてマットにつけたまま、肩甲骨を腰の先端に向けて長くする

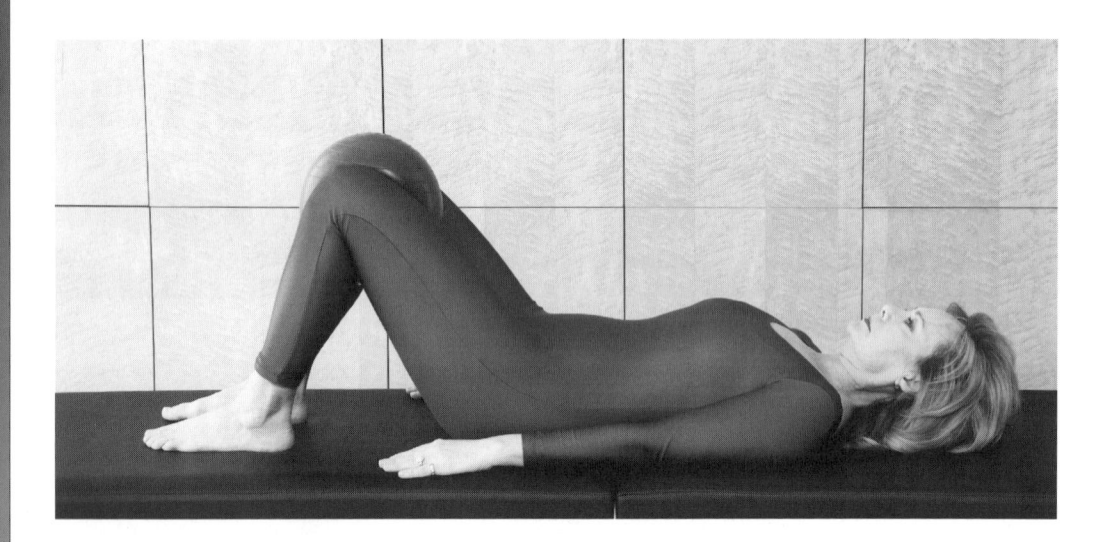

## スーパイン・レッグ・リフト

- マットに仰向けになり、脚を伸ばす。巻いたタオル、毛布、枕などを膝の下に入れる。腕を伸ばして身体の両脇に置く。必要に応じて、頭の下にパッドを敷く
- 膝を軽く曲げ、腹筋を引き込んで引き上げて、動きの全体を通して胴体の安定を保つ

### バージョン1：ストレート・レッグ

- 息を吸い、膝を軽く曲げたまま、ワーク*する脚を約45°まで持ち上げる(a)
- 息を吐き、脚をゆっくりマットに下ろす(b)。足の第2指、足首、膝、股関節のアライメントを保つ
- 巻いたタオルやマットを膝の下に入れておく
- 動くときに必要に応じて、膝を軽く曲げるか、しっかり曲げて山型を作る
- 片脚ごとに6回繰り返し、これを10セットまでワークする

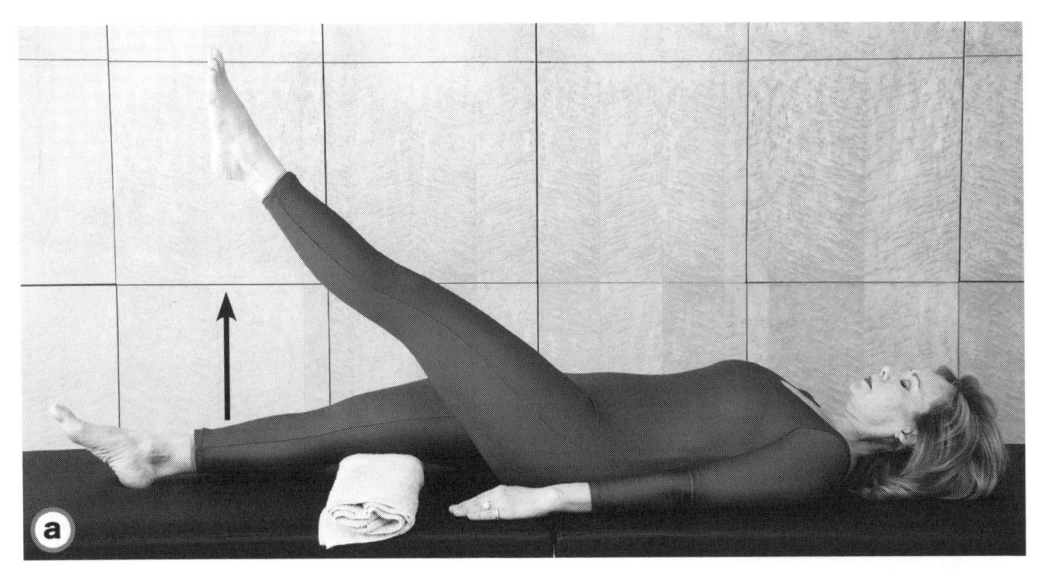

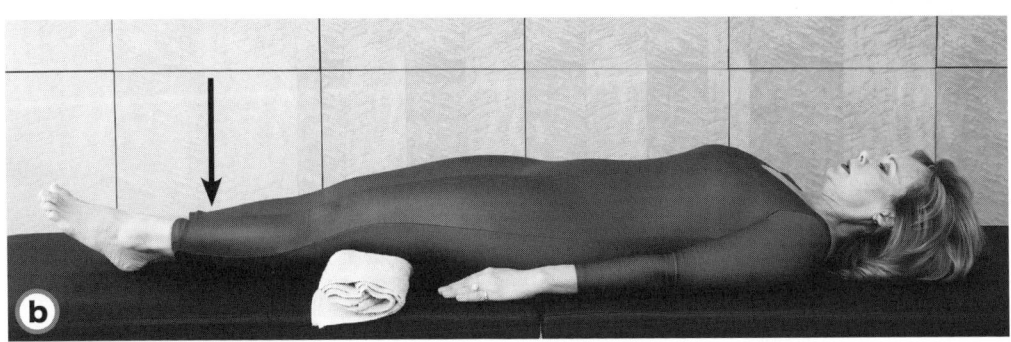

(続く)

*p.357参照

## スーパイン・レッグ・リフト（続き）

### バージョン2：ストレート・レッグ・アップ、ダウン、アウト、イン

- 息を吸って準備し、息を吐き、ワーク*¹する脚を上げて（a）、下げて（b）、外側に押し広げ（c）、内側に押し込む（d）。フロー*²は、アップ、ダウン、アウト、インである。足は外側に開かないように平行にし、膝を軽く曲げる
- 巻いたタオルやマットを膝の下に入れておく
- 動くときに必要に応じて、膝を軽く曲げるか、しっかり曲げて山型を作る
- 片脚ごとに6回繰り返し、これを10セットまでワークする

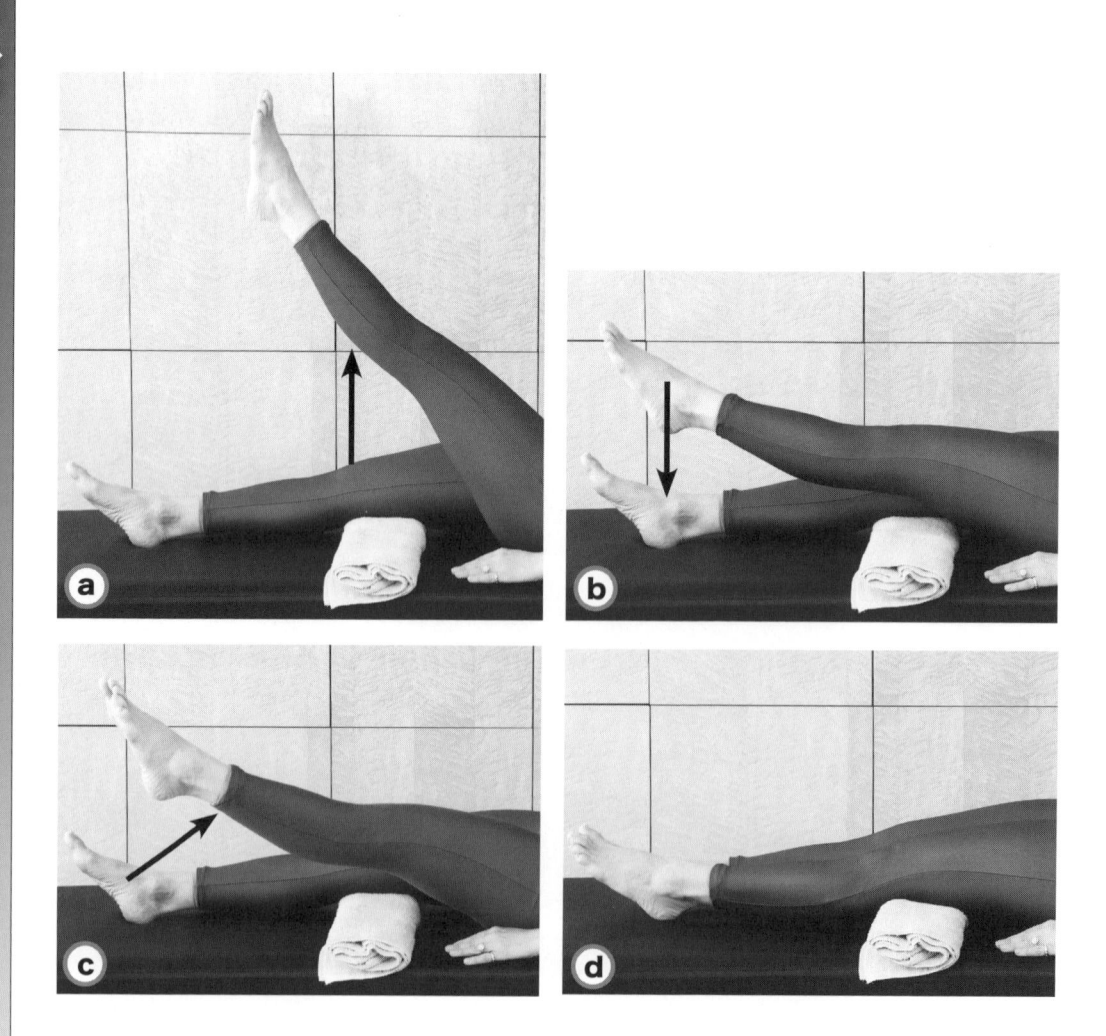

## バージョン3：ベンド・イン、レングスン・アウト

- ワーク*する脚を上げて(a)、テーブルトップ・ポジション*3にしてから、膝を胸のほうに引き入れ(b)、反対側の壁に向かって足をまっすぐに伸ばす(c)。脚を外側に開くときは、脚をマットから浮かせておく
- 巻いたタオルやマットを反対側の膝の下に敷いておく
- 必要に応じて、反対側の膝を軽く曲げるか、しっかり曲げて山型を作る
- 膝を胸のほうに引き入れ、尾骨をマットに長くつけておく
- 股関節を保護するときは、股関節の屈曲を90°に保つ
- 片脚ごとに6回繰り返し、これを10セットワークする

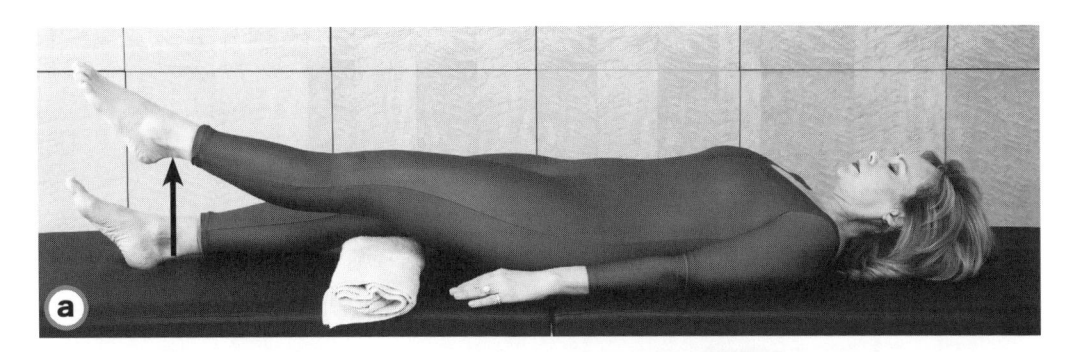

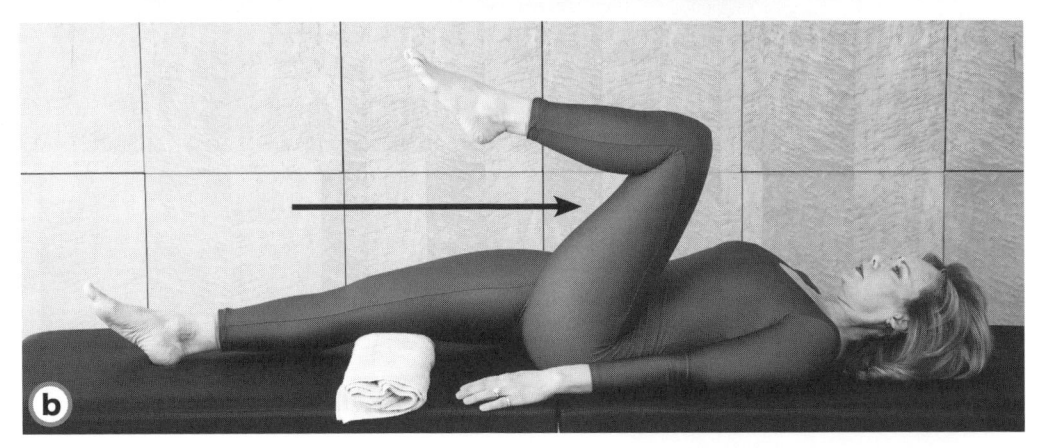

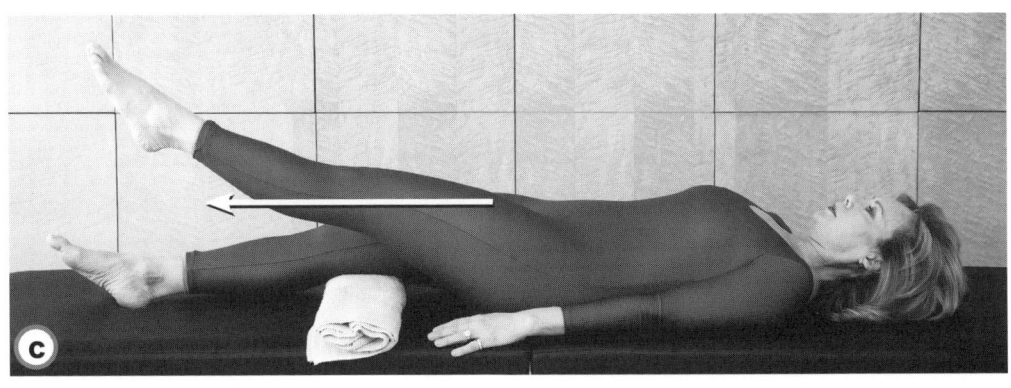

*1、3　p.357参照
*2　　 p.xix参照

プレピラティスエクササイズ

■ 55

## プローン・レッグ・リフト

- マットに仰向けになり、脚を伸ばして股関節幅に開く。たたんだタオルを胴体と股関節の下に敷く
- 両手を枕にして、ひたいをその上にのせる。へそを脊椎に引き入れ、動くときも股関節の先端がマットについた状態を保つ

### バージョン1：シングルレッグ・リフト

- 息を吸い、腹筋を引き込んで引き上げ、右脚をできるだけ高く上げる。殿筋群とハムストリングスを使う
- 息を吐き、最初のポジションまでゆっくり脚を下ろす
- 6-8回繰り返す
- 脚を換え、左脚を上げる

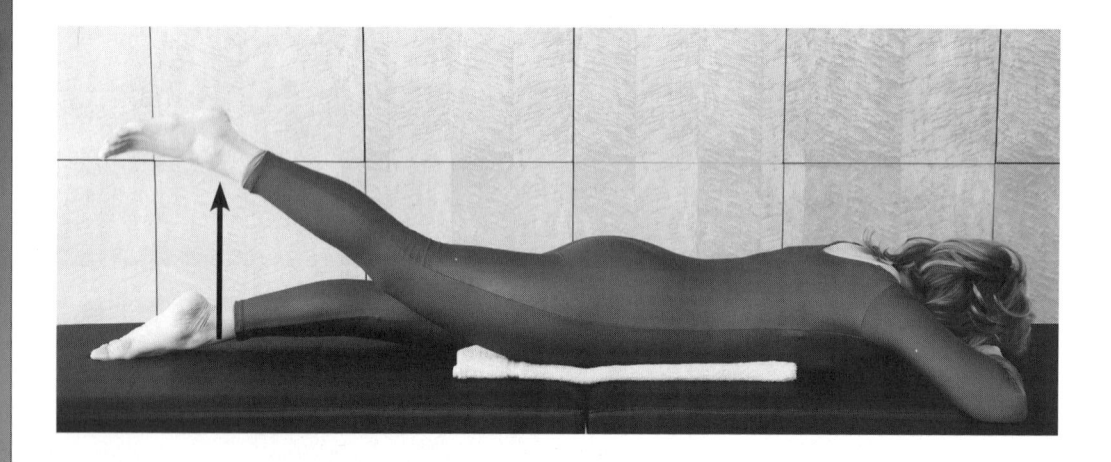

## バージョン2：シングルレッグ・ベントニー・リフト

- 右膝を適度に曲げる
- それぞれの脚を6回ずつ上げ下げする
- 股関節の先端をマットにつけた状態を保ち、動くときに腹筋を使う

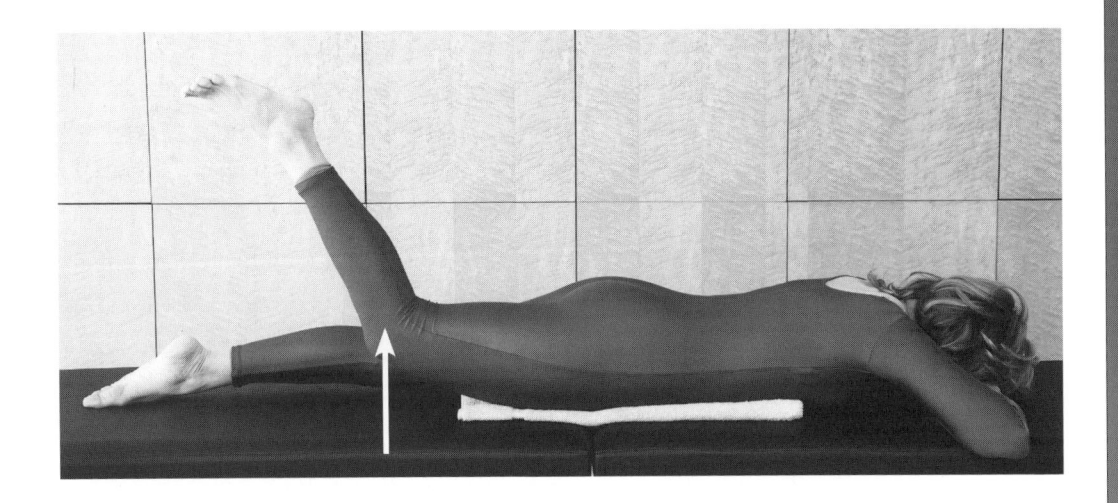

プレピラティスエクササイズ

## プローン・レッグ・リフト（続き）

### バージョン3：ダブルレッグ・リフト

- 脚をまっすぐに伸ばし、膝を軽く曲げる
- 両脚を同時に持ち上げてから、最初のポジションまでゆっくり下ろす
- 6回繰り返す
- 股関節の先端をマットにつけた状態を保ち、動くときは腹筋を引き込んで引き上げる
- ゆっくりと、コントロールされた動きをする。息を吸って脚を持ち上げ、息を吐いて下ろす

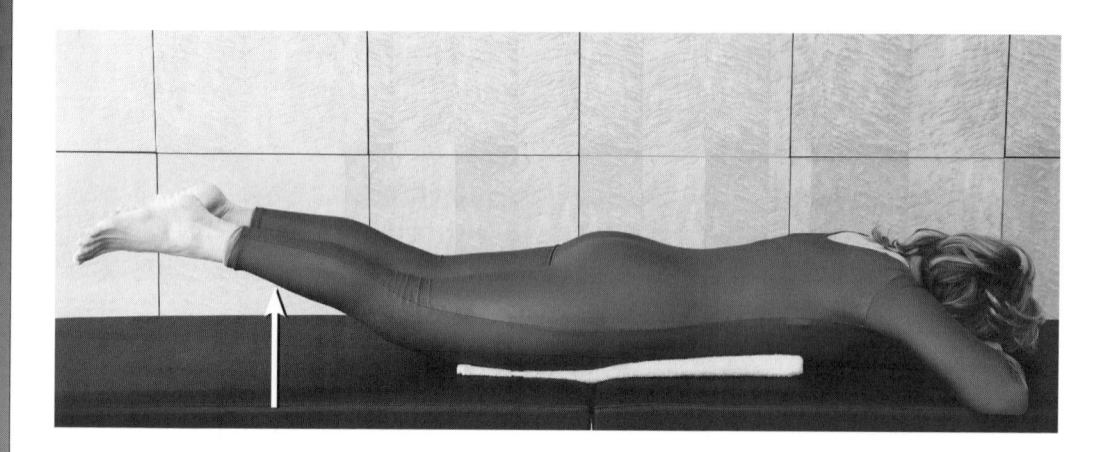

## シッティング・ベントニー・リフト（抵抗がある場合とない場合）

- 椅子または台の縁に座り、股関節が膝よりやや高くなるようにする（坐骨は椅子の前面の縁から7-10cmのところにある）。足を床につける。このポジションにするために、固めの枕かタオルを使う
- 背筋を伸ばし、肩を後ろに引いて下ろしてから、腹筋を引き込んで引き上げる

### バージョン1：シングルレッグ・ベントニー・リフト

- 腹筋を使ってワーク*する脚のかかとを上げ（a）、脚を床から13-15cm持ち上げる（b）。脚を下ろして最初の位置に戻す。動きを繰り返すときは、つま先がかろうじて床に触れる程度にする
- 息を吸って脚を持ち上げ、息を吐いて下ろす
- 片脚ずつ8-10回繰り返す
- 注：このエクササイズが大腿四頭筋より股関節屈筋群に効いているように感じた場合は、後ろにもたれ、後ろに手をついて胴体を支えてから動く。脊椎をニュートラルに保つ

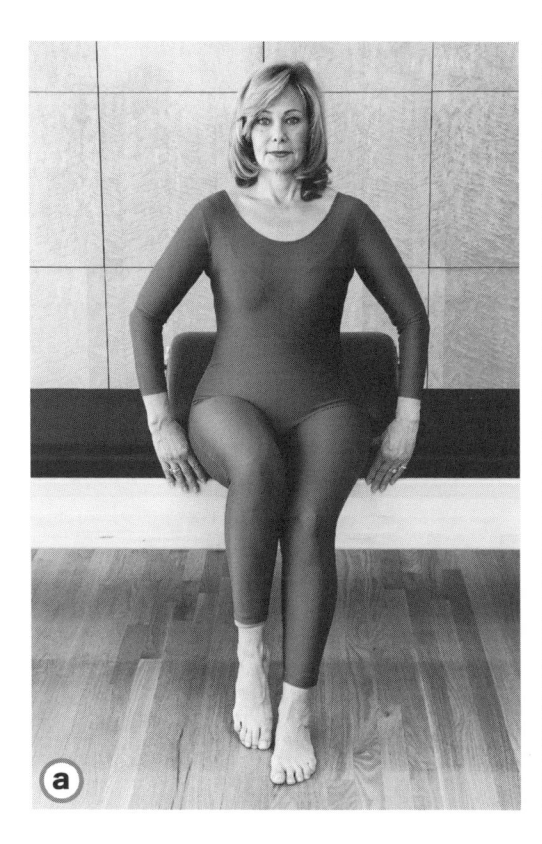

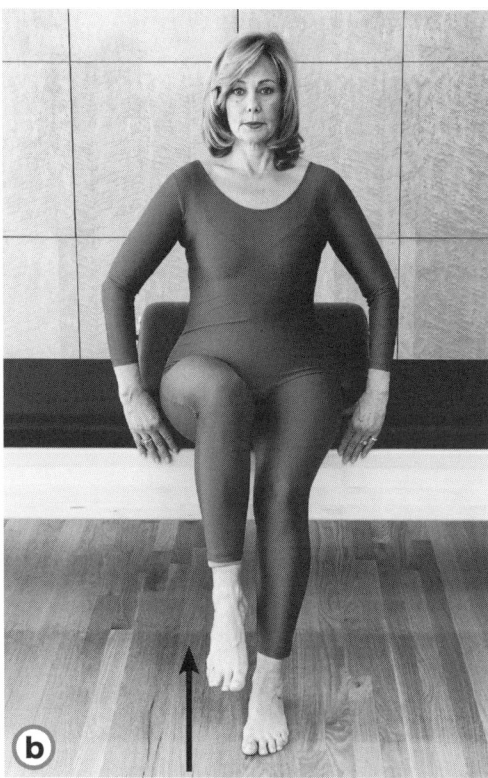

### バージョン2：シングルレッグ・ベントニー・リフト：アップ、アウト、イン、ダウン

- 脚を上げ（a）、外側に押し開き（b）、センターに戻してから（c）、下ろす（d）。フローはアップ、アウト、イン、ダウンになる
- 片脚ずつ5-8回繰り返す

（続く）

* p.357参照

プレピラティスエクササイズ

## シッティング・ベントニー・リフト（抵抗がある場合とない場合）（続き）

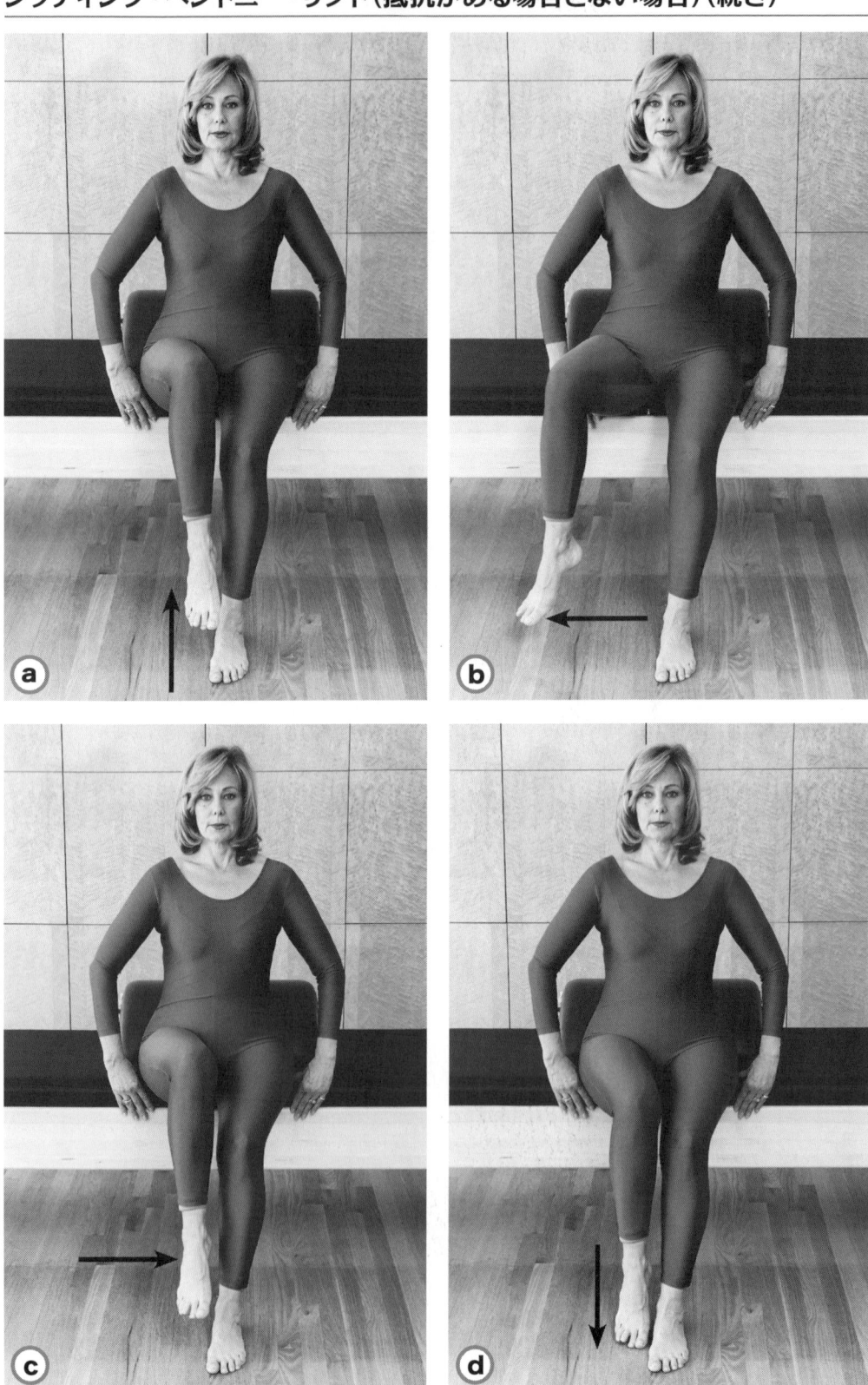

a

b

c

d

## バージョン3：シングルレッグ・エクステンション

- 脚を上げ(a)、伸展して前に伸ばしてから、引き入れる(b)
- 伸展を最高8回まで繰り返す
- リリースし、脚を下ろして、最初のポジションに戻す

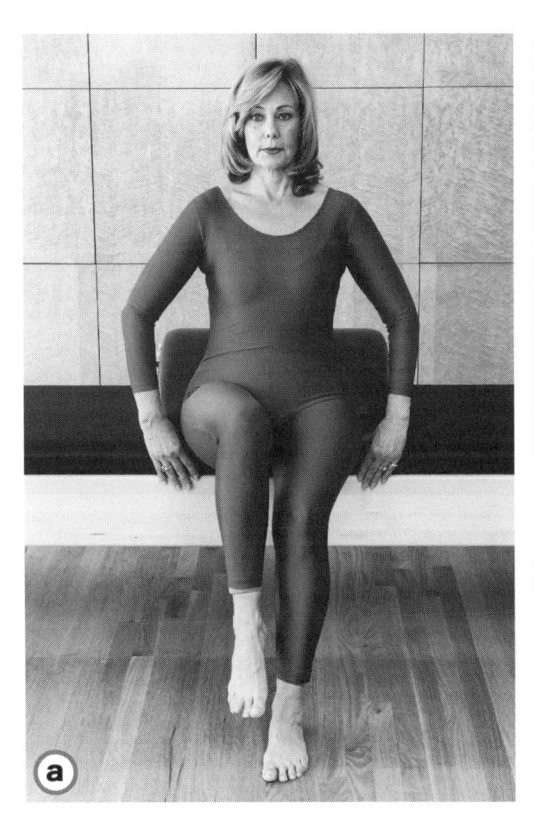

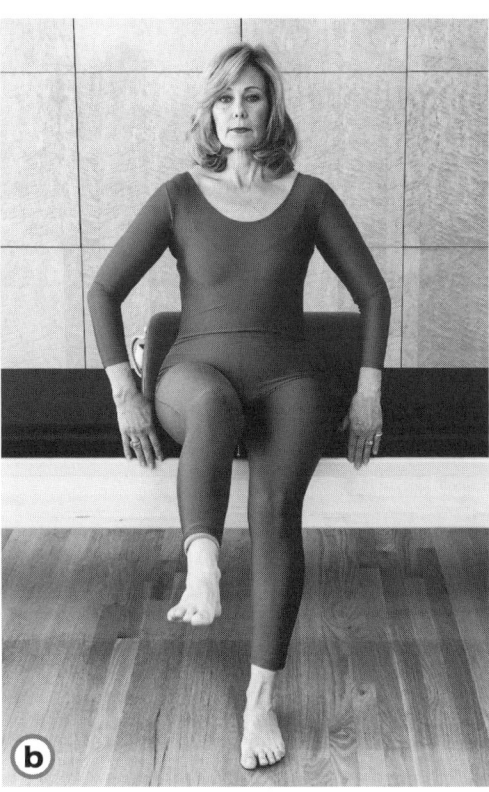

プレピラティスエクササイズ

（続く）

## シッティング・ベントニー・リフト（抵抗がある場合とない場合）（続き）

### バージョン４：シッティング・トール・アダクター・スクイーズ

- 椅子の縁に浅く座る。小さくて柔らかいボールかピラティスリングを太腿の、鼡径部と膝の間に入れる。ひじを広げ、台や椅子にごく軽く触れる
- 背筋を伸ばし、腹筋を引き込んで引き上げ、ボールやリングを締めつける。その状態を５カウント保ってから、リリースする。ボールやリングはそのままはさんでおく
- ５回繰り返す
- 以下に、シッティング・トール・アダクター・スクイーズのバリエーションを２種類紹介する
- ボールやリングを締めつけ、８つカウントしながらパルスをしてさらに強く締めつける。これを５回繰り返す
- ボールやリングを身体の正中線に挟み込む。左脚を動かさないまま、右脚でボールに向かって８カウント、パルスをして締めつける。脚を換えて、同じ動きをする

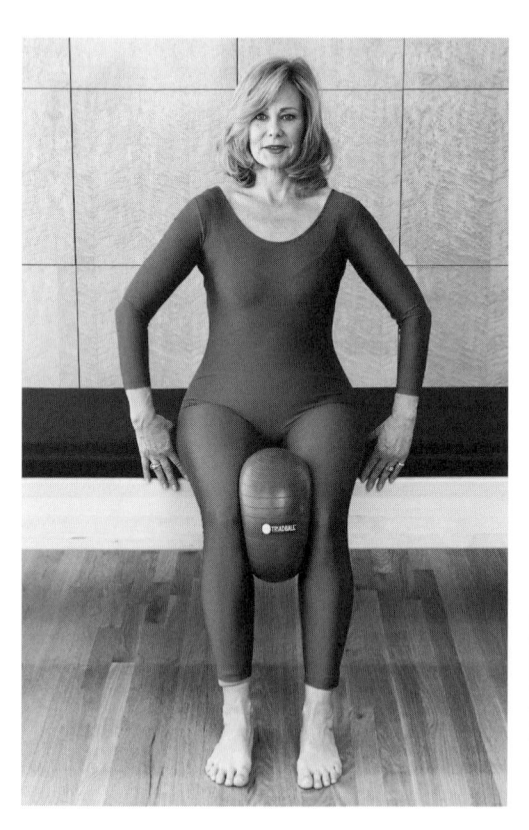

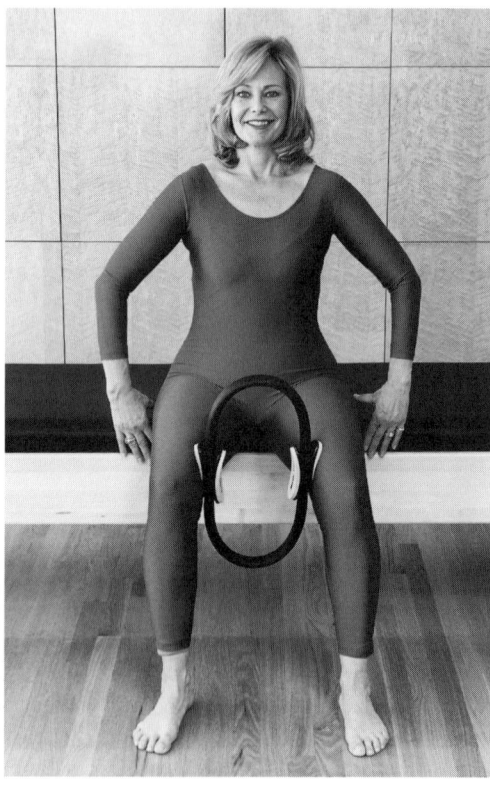

### バージョン5：シングルレッグ・ベンド・リフト

- 長いエクササイズ・バンドで大きな輪を作り、ワークする脚の膝頭にかけてから、固定する足で踏む
- ワークする脚を持ち上げ、その状態を3カウント保ってから、ゆっくり下ろす。片脚ずつ、7回繰り返す

第**4**章

# 手術後6週間-3カ月に行うピラティスのマットエクササイズ

　この章では、クラシック\*・ピラティスのマットエクササイズとその修正版やオプションを、写真を使いながら解説する。どの動きも、股関節や膝の関節形成術を受けたクライアント向けに定められた可動域のガイドラインにしたがっている。第3章（p.32-36）の可動域のガイドラインを参照してから、マットプログラムを始めてほしい。この章のエクササイズは、表3.2および表3.3（p.31）の1列目に掲載している。

　小さくて柔らかいボールやタオル、パッド、エクササイズ・バンドなどは、動きをサポートする大切な道具である。関節形成術後のクライアントや、場合によっては関節疾患のクライアントは、少なくとも腰高以上に高くしたマットの上で動くことが大切である。詳しいガイドラインについては、第3章のp.38を参照してほしい。

　関節疾患のクライアントを指導するときは、適切な修正版を選び、クライアントが痛みを感じずに動き、コアの強さや安定性を築き、関節周辺の筋肉を強化し、可動域を改善できるようにすることが大切になる。簡単なことからはじめ、クライアントのコアが強化され、安定性が高まってきたら、修正版の数を減らしていく。

　ここで紹介するエクササイズの多くは、直径20-25cmの小さくて柔らかいボールを使っている。本書の目的に合うものとして、エクササイズやオプションではTriadballを使っている。このボールは、いっぱいまで空気を入れないこと。身体を支えられる程度の硬さと、つかんだり締めつけたりできる程度の柔らかさが必要だからである。頭と首の下に敷いて使うときは、肩がマットから少し離れ、目線は45°になるだろう。このとき、頭の重さをボールで支えること。首を緊張させてはいけない（Fritzke and Voogt 2009, 1）。

　この章で紹介するエクササイズでは、セットアップや動き方に関していくつかオプションを用意した。そのほか、意識することや心がけること、注意することや避けることも掲載している。また、主に使う筋肉をリストアップするなかで、とくに骨盤、股関節、膝周辺の筋については、動かす筋肉と固定

\* p.357参照

する筋を詳しく取り上げた。

> ⚠️ すべてのエクササイズは、手術をした整形外科医の照会を得た上で、認定ピラティスIRの指導のもとで行うこと。クライアントのニーズや制限、推奨される可動域についてはその整形外科医に確認し、指示にしたがうこと。これらのガイドラインは、プロトコルによって異なる場合もある。また各プロトコルは、個々のニーズやその整形外科医の意向を汲んで修正すること。☆p.xx参照

## ハンドレッド

手術後：6週間-3カ月

対象部位：膝と股関節

場所：股関節の高さの台の上にマット

### インストラクション

- マットに仰向けになり、膝を曲げ、足裏をマットに平らにつけ、腕を伸ばして身体の脇に置く。膝の間に小さくて柔らかいボールを入れる。身体の正中線でボールを軽く挟み込む。頭の下に小さな枕を入れて、支える
- 腹筋を引き込んで引き上げる（ウェスト部分が脊椎に流れ込むのを感じる）
- 腕をまっすぐ伸ばしたまま、腹筋と同じ線上に持ち上げる
- 息を吸い、5カウントで腕をポンプし、息を吐いて5カウントで腕をポンプ*する。息を吐くときは腹筋をさらに深く引き込むようにする
- 5-10呼吸、続ける

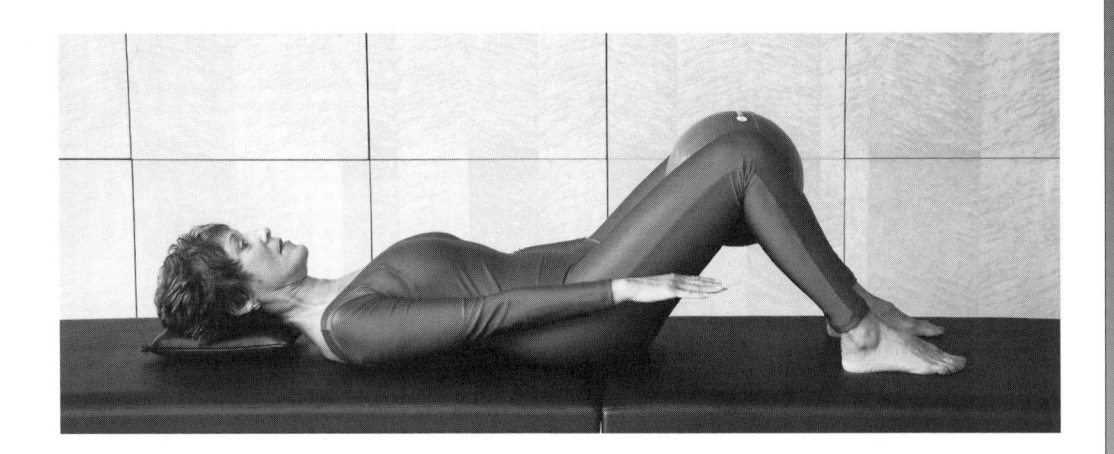

\* p.357参照

（続く）

## ハンドレッド（続き）

### オプション：足をサポートする

膝を曲げて、足を小さなバレル、箱、あるいは2つ重ねた固めの枕の上にのせる。脚を平行にして股関節幅に開く。膝に小さな柔らかいボールをはさんでもよい。

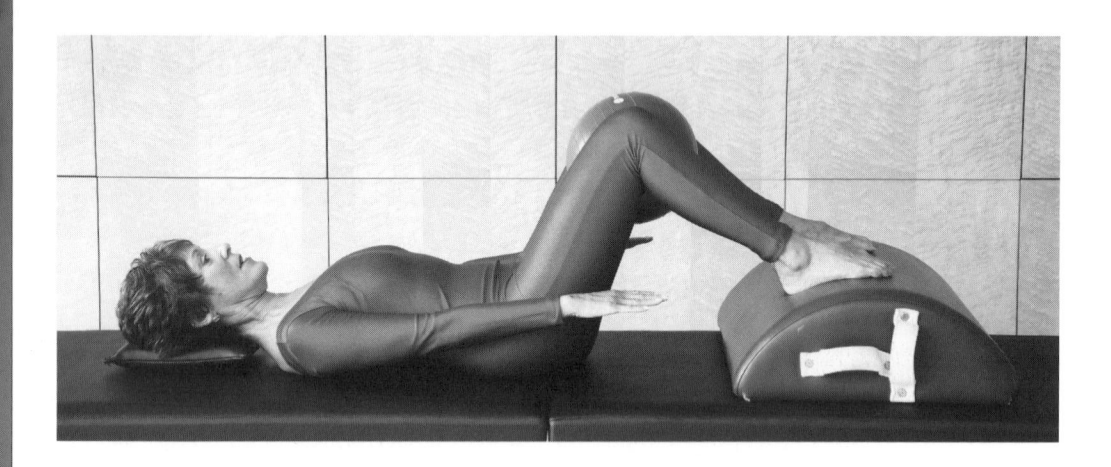

### オプション：頭と首と肩をサポートする

1. 直径20-25cmのボールを頭と首の下に入れる。入れ方についてはp.65-66の指示を参照すること

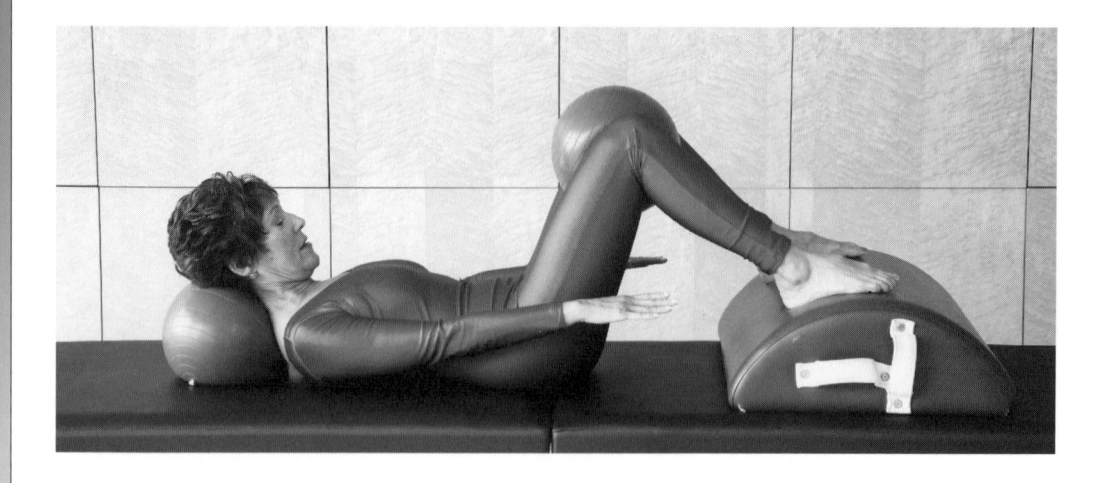

**2.** 頭と首と肩をカールして、マットから離す。顎を胸のほうに近づけ、肩を丸くして肩甲骨下端まで持ち上げる。顎と胸の間にみかんがはさまっているイメージをもつ。目は太腿のほうを見る

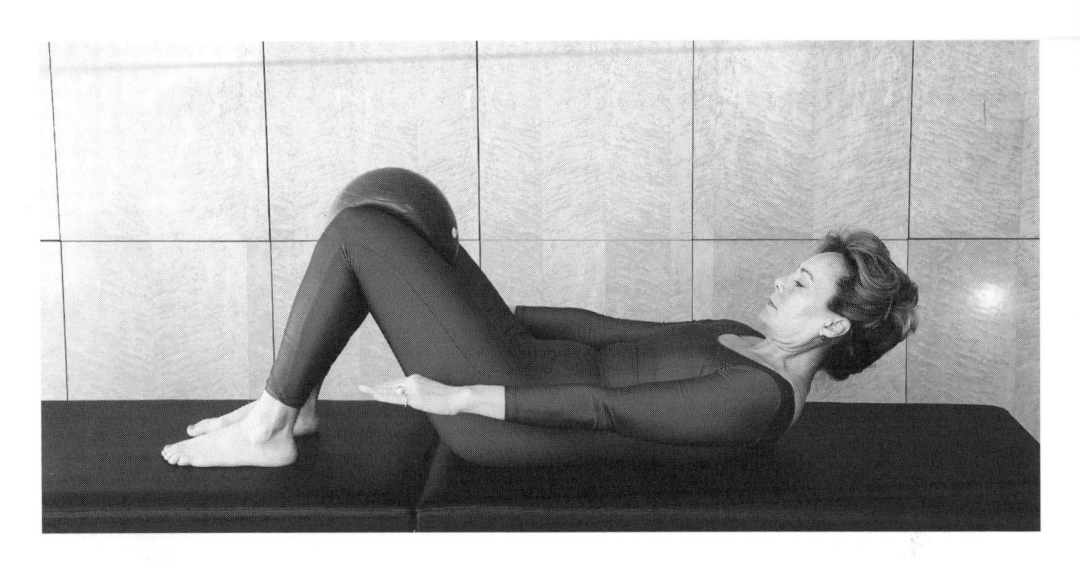

**3.** 手術後2-3カ月たったら、できる範囲で難易度を上げて、両脚をテーブルトップ・ポジション*にする

## 意識すること：心がける

- 肩を腰のほうに滑らせる。肩甲骨下端と腰がサスペンダーでつながっているようすをイメージする
- 腹筋を引き込んで引き上げる
- 尾骨をマットに長くつけ、脊椎をニュートラルに保つ
- 水面に水しぶきを跳ね上げるように、腕と手を一直線にしてポンプ*する
- キャラメルが両肩にこびりついているようなイメージで、鎖骨を開く

## 注意すること：避ける

- 手だけで上下にポンプする
- 腰（腰椎）がアーチ状になり、脊椎がニュートラルでなくなる
- 腹筋が膨らむ

## 主に使う筋

腹筋、前斜角筋、胸鎖乳突筋、上腕二頭筋、上腕三頭筋、肩関節複合体、腸腰筋、大腿直筋、縫工筋、恥骨筋、大内転筋、長内転筋、短内転筋、薄筋、大腿二頭筋、半膜様筋、半腱様筋、膝窩筋、腓腹筋、大腿筋膜張筋、足底筋

\* p.357参照

手術後6週間ー3カ月

# ハーフ・ロールダウン

手術後：6週間-3カ月
対象部位：膝と股関節
場所：股関節の高さの台の上にマット

## 膝用のインストラクション

- マットに背筋を伸ばして座り、膝を曲げて山型を作る。膝の間に小さくて柔らかいボールを入れる。両手で太腿の裏側を軽くつかむ(a)

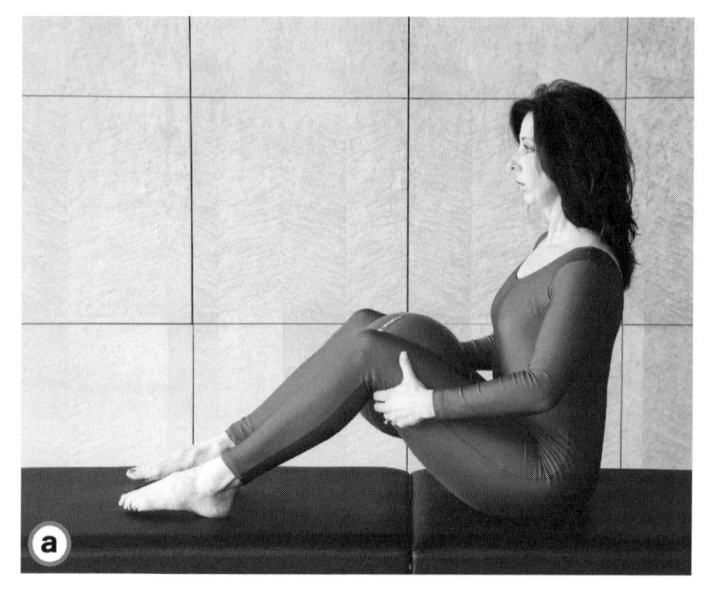

- 顎を胸のほうに近づけ、太腿のほうを見る。息を吸って準備する。息を吐いて坐骨からロールして下りていき、腹筋を強く引き込んで、脊椎下部でCカーブを描く

- 息を吐きつづけ、腕が伸びるところまでロールダウンする。このとき両膝でボールを挟み込む(b)
- 息を吸って準備し、息を吐き、ロールアップでもとに戻る。セットアップに戻るまで、脊椎のカーブを維持する(c)
- 5-10回繰り返す。ゆっくりとコントロールされたリズムを保つ
- 注：正しい動きをするためには、マットにロールしたりもとの姿勢に戻ったりするときに、足にサポートストラップを巻いて固定したほうがいい場合もある

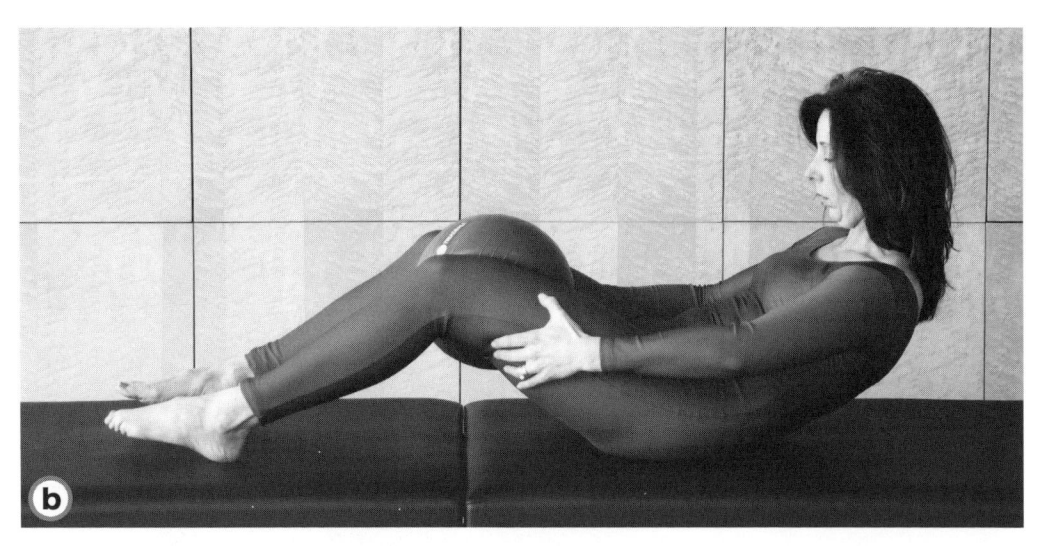

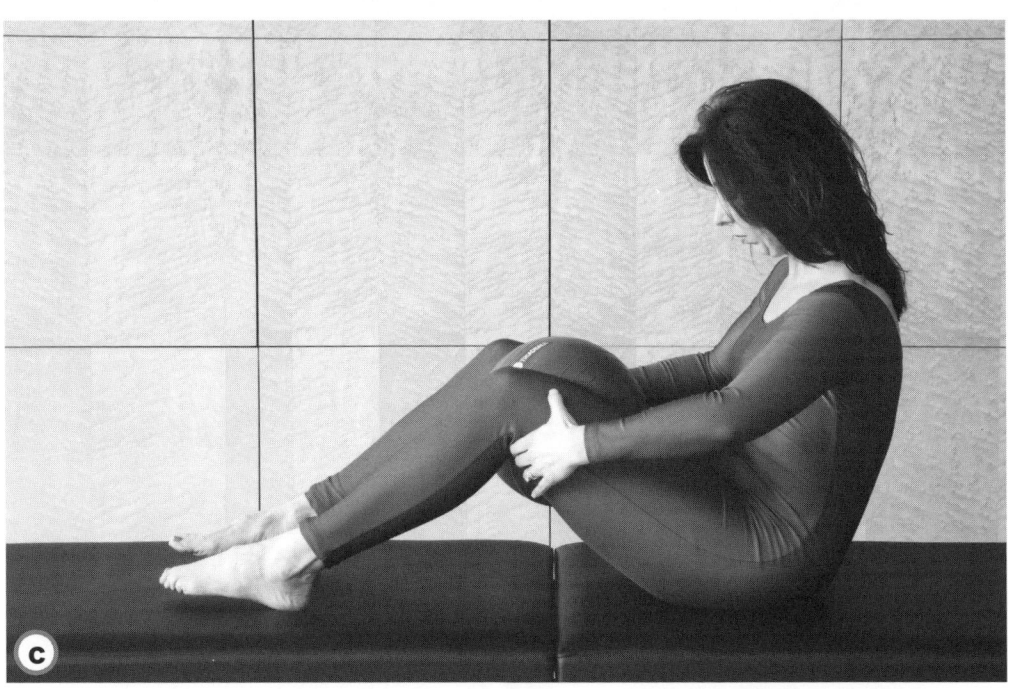

(続く)

## ハーフ・ロールダウン（続き）

### 股関節用のインストラクション

- マットに背筋を伸ばして座り、膝を軽く曲げる（股関節の屈曲を90-100°に保つ）。膝の間に小さくて柔らかいボールを入れる。両手で太腿の裏側を軽くつかむ（a）
- 顎を胸のほうに近づけ、太腿のほうを見る。息を吸って準備する。息を吐いて坐骨からロールして下りていき、腹筋を強く引き込んで、脊椎下部でCカーブを描く
- 息を吐きつづけ、腕が伸びるところまでロールダウンする。このとき両膝でボールを挟み込む（b）

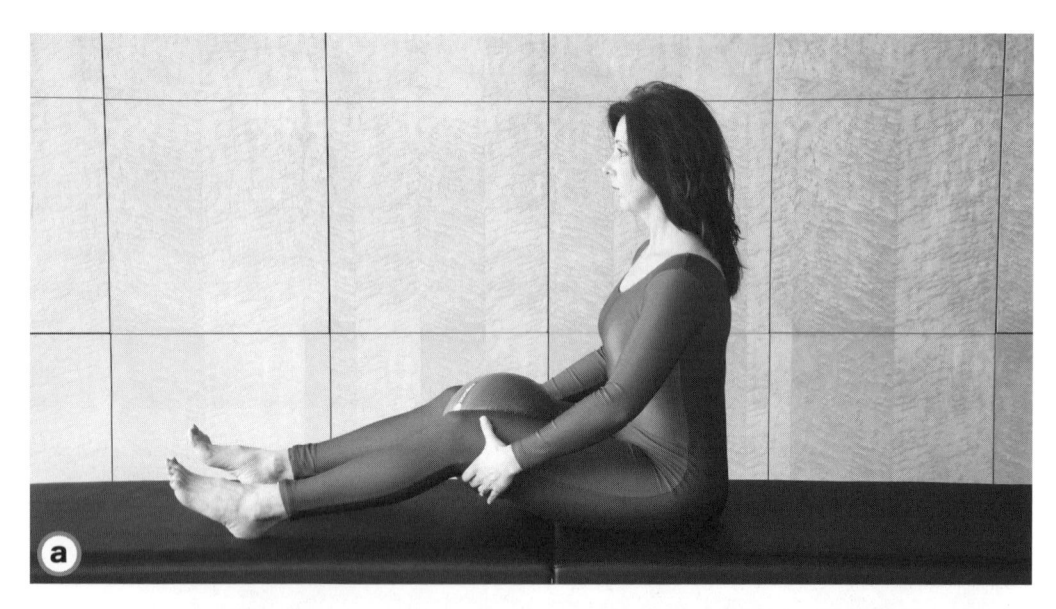

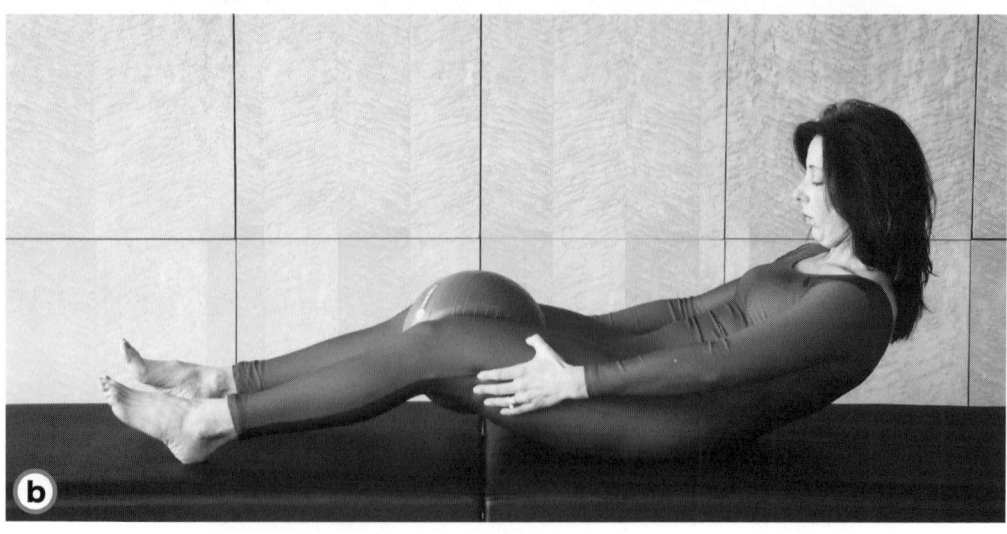

- 息を吸って準備する。息を吐きながら、顎を胸に寄せてもとの姿勢までロールアップする。セットアップに戻るまで、脊椎のカーブを維持する。股関節の屈曲を90-100°に保つ(c)

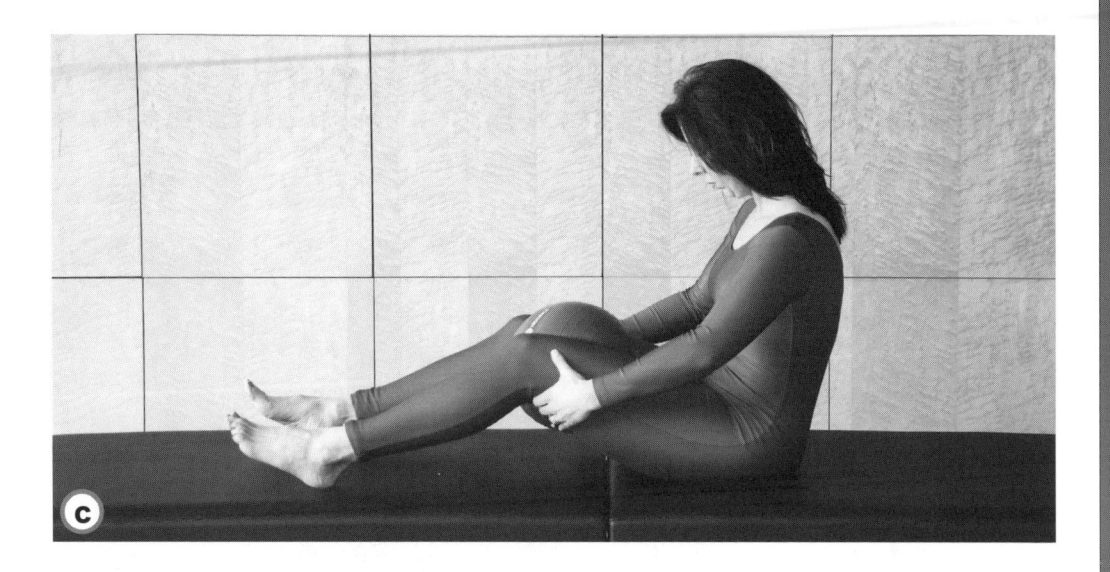

- 5-10回繰り返す。ゆっくりとコントロールされたリズムを保つ
- 注：正しい動きをするためには、マットにロールしたりもとの姿勢に戻ったりするときに、足にサポートストラップを巻いて固定したほうがいい場合もある

## 膝と股関節用のインストラクション

- 両脚が上がったり、脊椎のアーティキュレーション*を失ったりすることなく動きをコントロールできるのであれば、腕の長さまでロールダウンする
- 必要に応じて可動域を小さくする

＊P353参照

(続く)

## ハーフ・ロールダウン（続き）

### オプション

腰の下にボールをもう1つ入れ、脊椎下部をボールにインプリント[*1]する（椎骨だけをインプリントする程度にロールダウンし、ロールアップしてもとの姿勢に戻る）。このオプションは、変形性股関節症・膝関節症の患者向けである

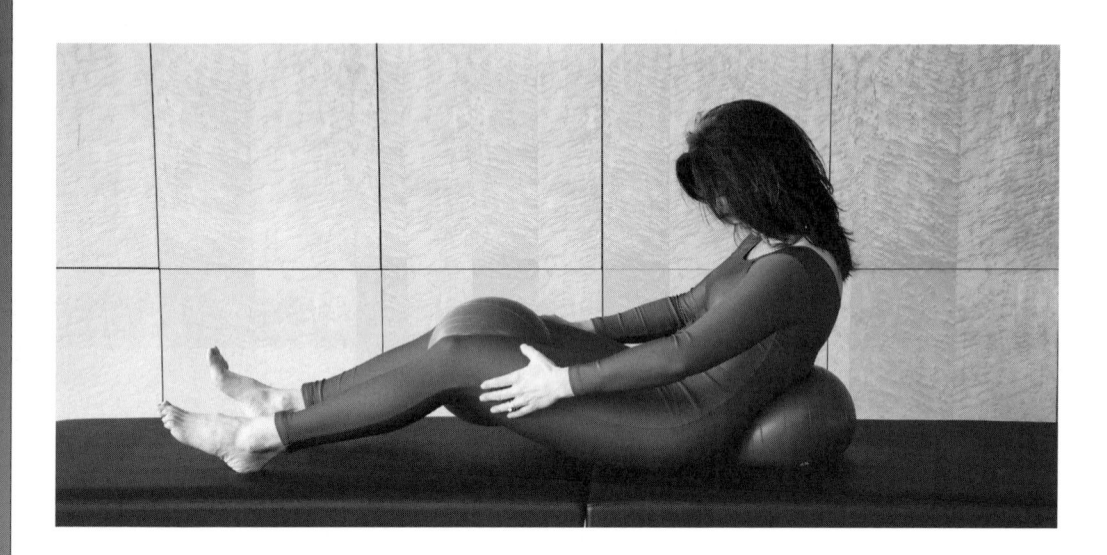

### 意識すること：心がける

- 椎骨1つ1つを濡れた砂のベッドにインプリントするイメージで、椎骨のアーティキュレーション[*2]を意識してマットに下ろす
- 腹筋を強く引っ込める
- 肩を腰のほうに滑らせる。肩甲骨下端と腰がサスペンダーでつながっているようすをイメージする
- 両脚を身体の正中線に挟み込む

### 注意すること：避ける

- 股関節屈筋群に力を入れる
- 椎骨数個分をまとめてロールダウンまたはロールアップする

### 主に使う筋

腹筋、腸腰筋、大腿直筋、縫工筋、恥骨筋、薄筋、大内転筋、長内転筋、短内転筋、大腿二頭筋、半腱様筋、半膜様筋、大腿筋膜張筋、腓腹筋、膝窩筋、足底筋

[*1] p.357参照　　[*2] p.353参照

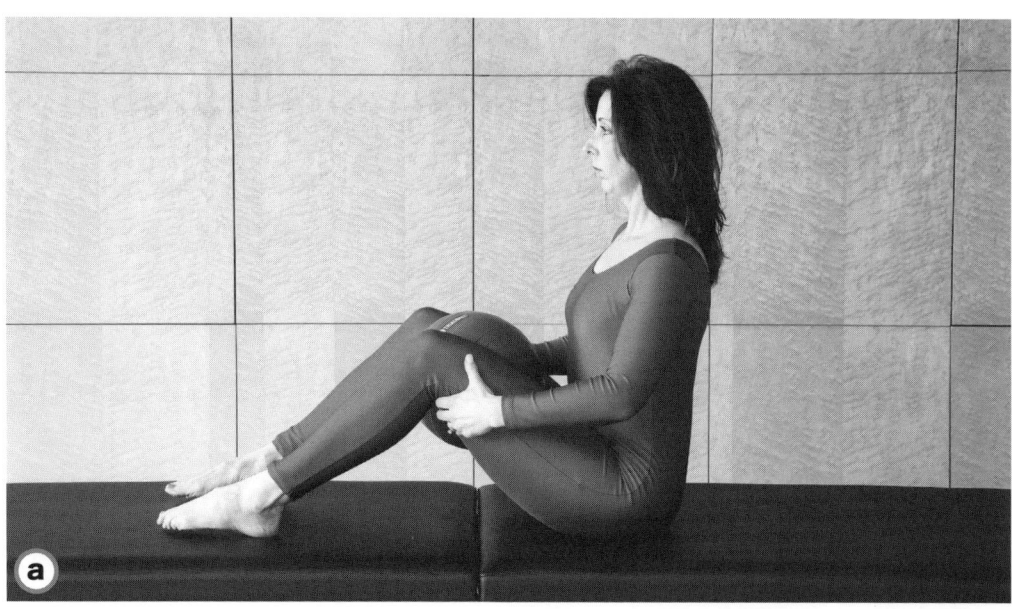

# ハーフ・ロールアップ

手術後：6週間-3カ月
対象部位：膝と股関節
場所：股関節の高さの台の上にマット

## 膝用のインストラクション

- マットに背筋を伸ばして座り、膝を曲げて山型を作る。膝の間に小さくて柔らかいボールを入れる。両手で太腿の裏側を軽くつかむ（a）
- 顎を胸のほうに近づけ、腹筋を見下ろす。息を吸って準備する。息を吐いて坐骨からロールして下りる。へそを脊椎までえぐるようにして腹筋を強く引っ込め、脊椎下部でCカーブを描く（b）

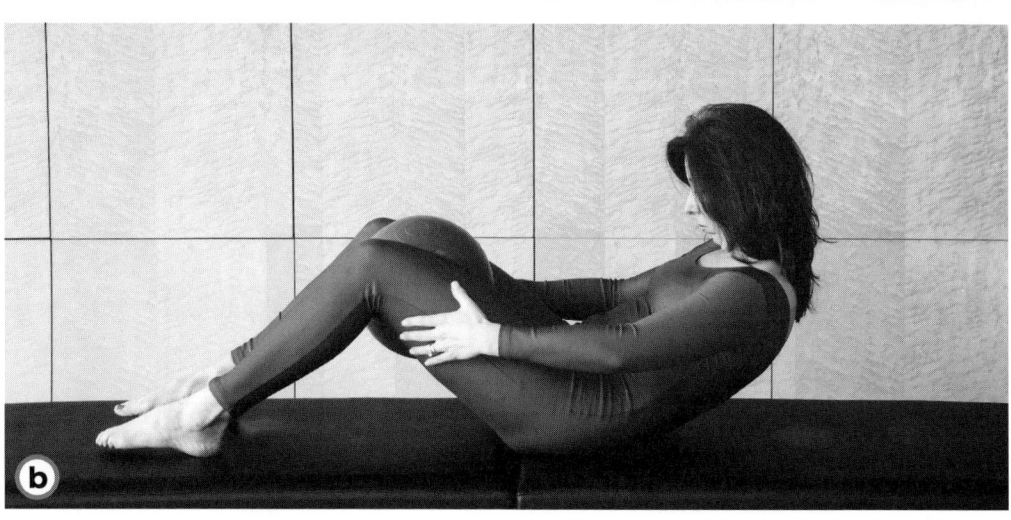

## ハーフ・ロールアップ（続き）

- 息を吐きつづけながら、マットまでロールダウンする。濡れた砂のベッドにインプリント*するイメージで、椎骨を１つずつマットに押しつける(c)

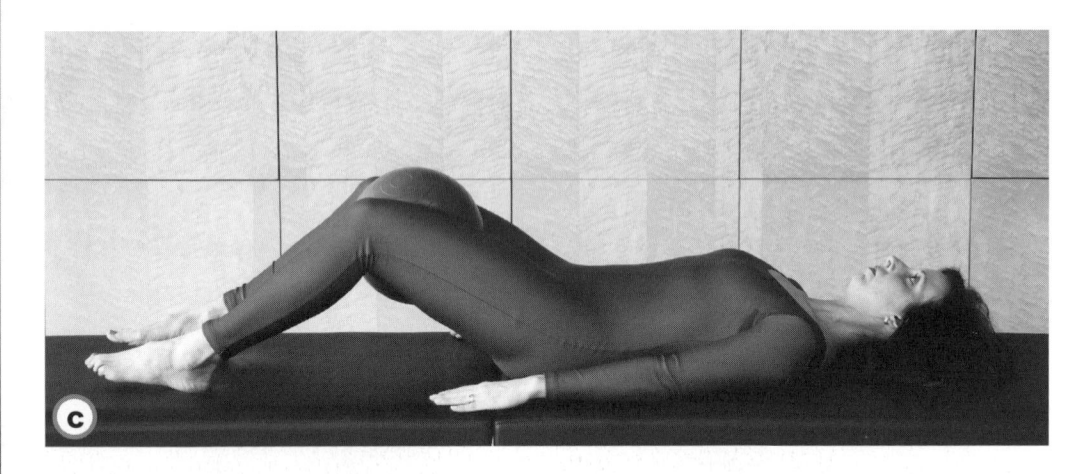

- 息を吸って準備する。息を吐いて、顎を胸に引き寄せ、両手を太腿の裏側に置く。椎骨を１つずつロールアップする。このとき必要に応じて手を使う。セットアップに戻るまで、脊椎の丸さを維持する
- 腹筋を強く引き込んでおく
- ボールを身体の正中線に挟み込んだまま、できるだけ膝を曲げておく
- 5-10回繰り返す。ゆっくりとコントロールされたリズムを保つ
- 注：正しい動きをするためには、マットにロールしたりもとの姿勢に戻ったりするときに、足にストラップを巻いて固定したほうがいい場合もある

\* p.357参照

## 股関節用のインストラクション

- マットに背筋を伸ばして座り、膝を軽く曲げる(股関節の屈曲を90-100°に保つ)。膝の間に小さくて柔らかいボールを入れる。両手で太腿の裏側を軽くつかむ(a)
- 顎を胸のほうに近づけ、太腿のほうを見る。息を吸って準備する。息を吐いて坐骨からロールして下り、腹筋を強く引き込んで、脊椎下部でCカーブを描く(b)

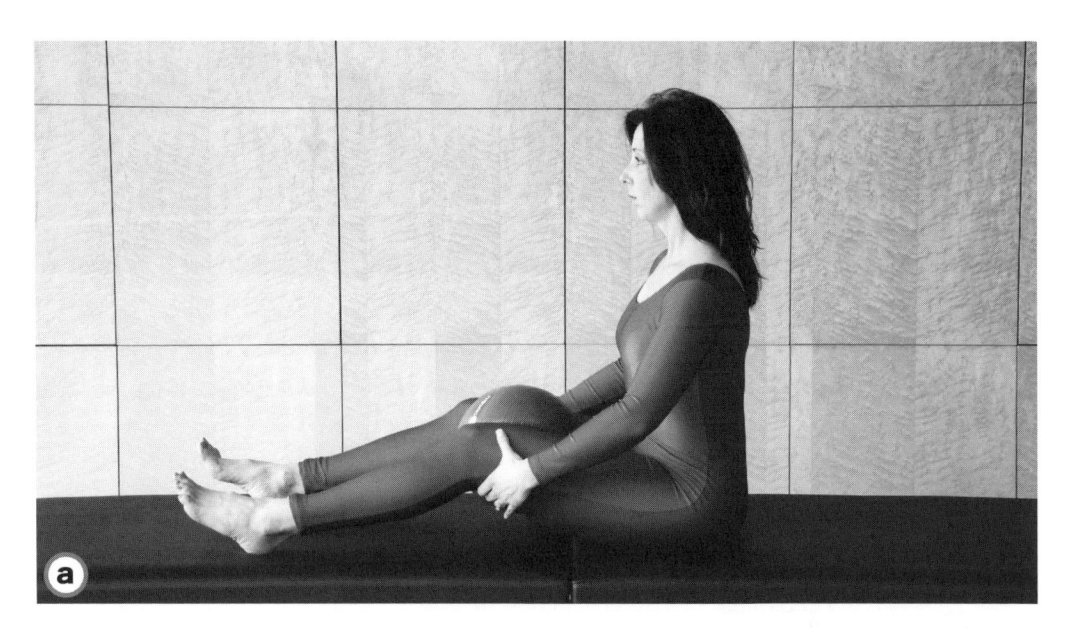

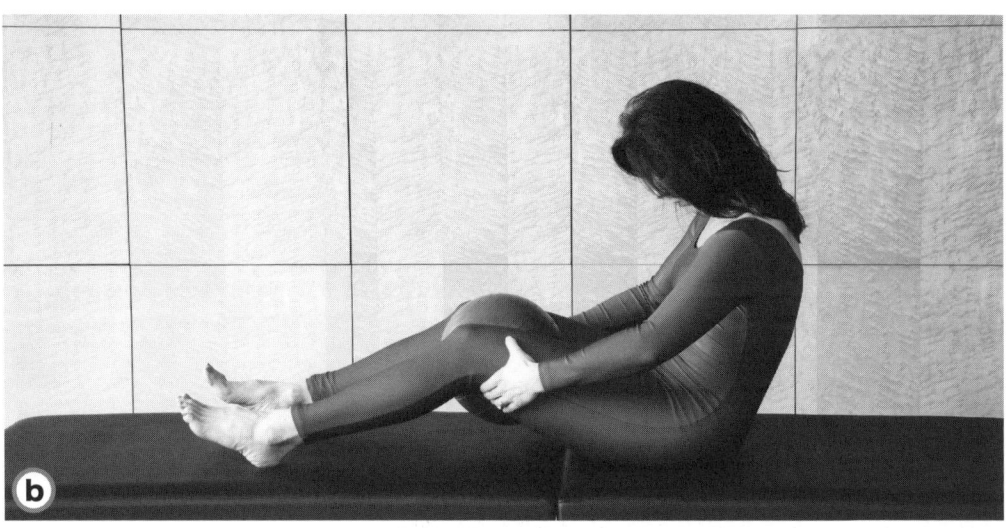

手術後6週間−3カ月

(続く)

## ハーフ・ロールアップ（続き）

- 息を吐きつづけながら、マットまでロールダウンする。濡れた砂のベッドにインプリント[*1]するイメージで、椎骨を1つずつマットに押しつける（c）

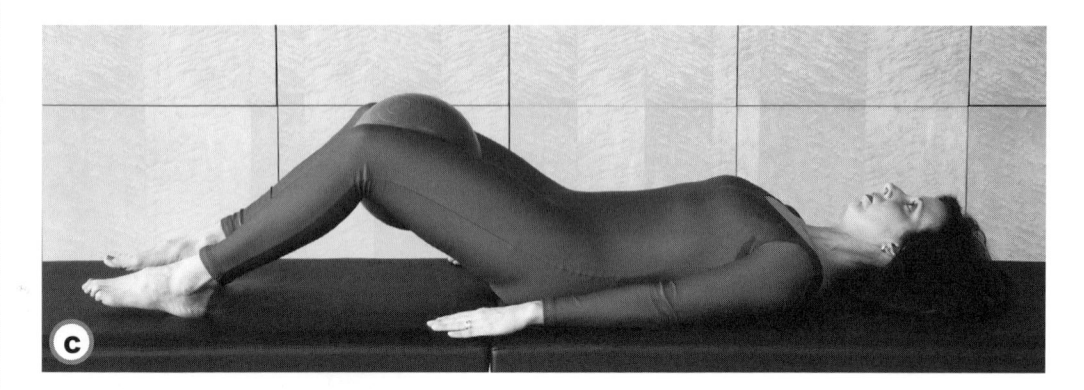

- 息を吸って準備する。息を吐いて、顎を胸に引き寄せ、両手を太腿の裏側に置く。椎骨を1つずつロールアップする。このとき必要に応じて手を使う。セットアップに戻るまで、脊椎の丸さを維持する。股関節の屈曲を90-100°に保つ
- 腹筋を強く引き込んでおく
- ボールを身体の正中線に挟み込んだまま、できるだけ膝を曲げておく
- 5-10回繰り返す。ゆっくりとコントロールされたリズムを保つ
- 注：正しい動きをするためには、マットにロールしたりもとの姿勢に戻ったりするときに、足にストラップを巻いて固定したほうがいい場合もある

### 意識すること：心がける

- 椎骨1つ1つを濡れた砂のベッドにインプリントするイメージで、椎骨のアーティキュレーション[*2]を意識してマットに下ろす
- 腹筋を強く引き込む
- 肩を腰のほうに滑らせる。肩甲骨下端と腰がサスペンダーでつながっているようすをイメージする
- 両脚を身体の正中線に挟み込む

### 注意すること：避ける

- 股関節屈筋群に力を入れる
- 椎骨数個分をまとめてロールダウンまたはロールアップする

### 主に使う筋

腹筋、腸腰筋、大腿直筋、縫工筋、恥骨筋、薄筋、大内転筋、長内転筋、短内転筋、大腿二頭筋、半腱様筋、半膜様筋、大腿筋膜張筋、腓腹筋、膝窩筋、足底筋

[*1] p.357参照　　[*2] p.353参照

## シングルレッグ・サークル

手術後：6週間-3カ月

対象部位：膝と股関節

場所：股関節の高さの台の上にマット

### インストラクション

- マットに仰向けになり、必要に応じて頭の下にパッドを敷く。膝の下に小さなバレル、枕、巻いたタオル、あるいはマットを入れ、膝を曲げたポジションを作る
- 右の足の裏にエクササイズ・バンドをあてる。エクササイズ・バンドが足底で広がっているよう気をつける
- 右脚を最大90°まで屈曲し、天井に向ける。膝は曲げなくても（a）、曲げても（b）かまわない。エクササイズ・バンドを軽く、しかし、しっかりとつかむ。ひじをマットにつけ、バンドの端を持った両手をコアの上で固定する
- 腹筋を引き込んで引き上げる
- **膝**：息を吸って準備する。息を吐いて、まず右脚を、正中線を越えて左股関節まで動かし、下に下ろしてから右肩幅までぐるりと回し、最初のポジションに戻す。円の頂点で止める。バスケットボール大の小さな円を描く
- **股関節**：息を吸って準備する。息を吐いて、まず右脚を「正中線まで」動かし、下に下ろしてから右肩幅までぐるりと回し、円の頂点で止める。バスケットボール大の小さな円を描く
- 片脚で3-5回円を描いてから、逆方向に3-5回円を描く。脚を換えて同じことを繰り返す
- 股関節をマットにしっかりとつけ、できるだけ動かないようにする。動く間、体幹が固定されている状態が理想である

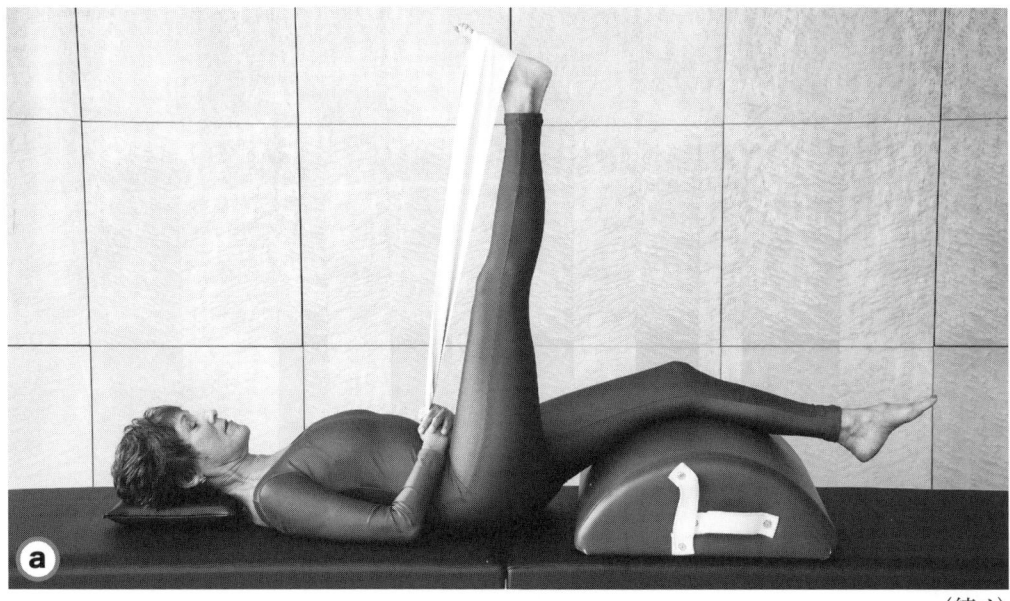

（続く）

## シングルレッグ・サークル（続き）

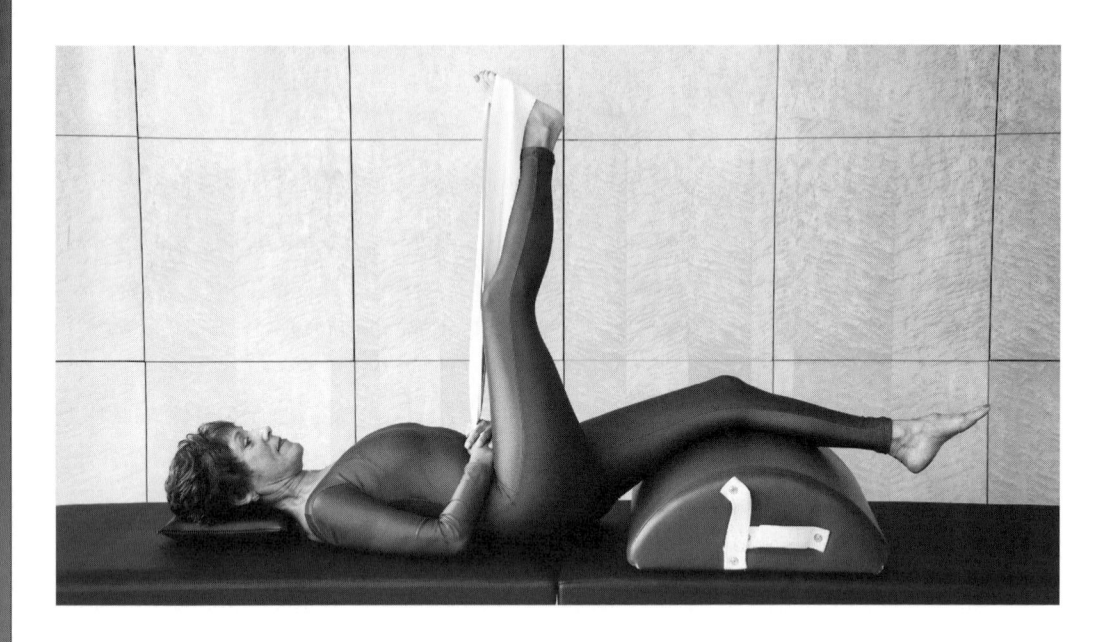

### オプション

1. ワーク*する脚をテーブルトップ・ポジション*にする。エクササイズ・バンドを足裏にあて、腕を曲げてひじをマットにつけ、エクササイズ・バンドをしっかり持つ。反対の脚をバレル、枕または巻いたタオルの上に伸ばす

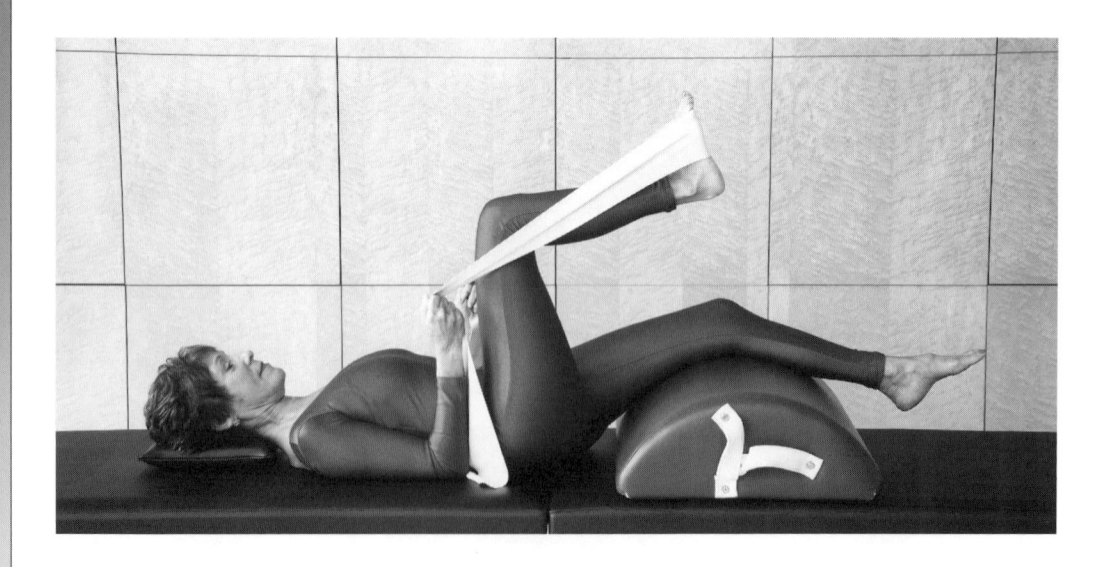

\* p.357参照

2. ワーク*する脚の膝裏に小さくて柔らかいボールを入れ、テーブルトップ・ポジションを保ったまま、脚で円を描く。必要に応じて、伸ばした脚の下に巻いたタオルを敷く

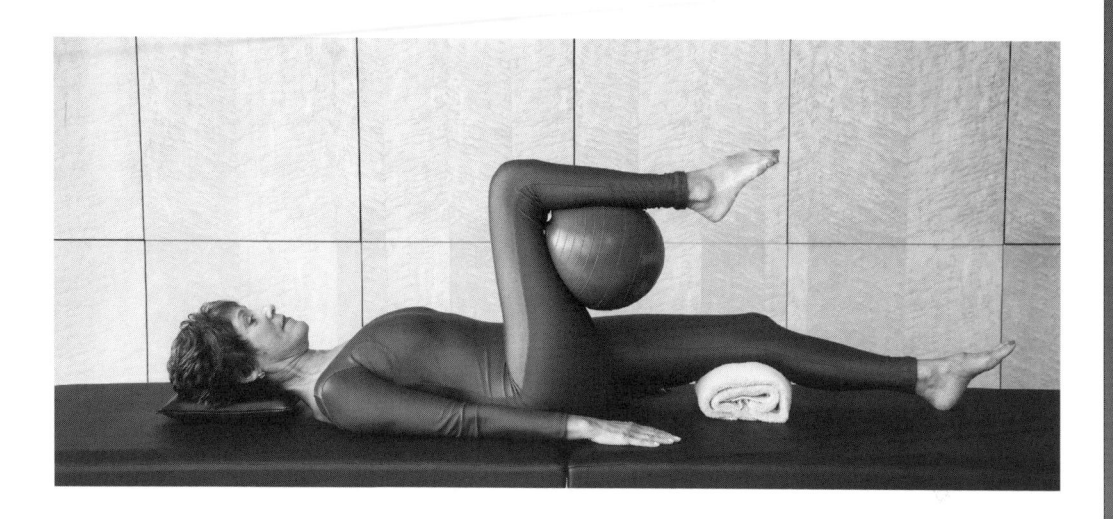

3. 柔らかいボールを2つ使い、1つはワークする脚の膝裏に、1つは伸ばした脚の太腿の下に入れる。伸ばしたほうの足を軽くマットにつける

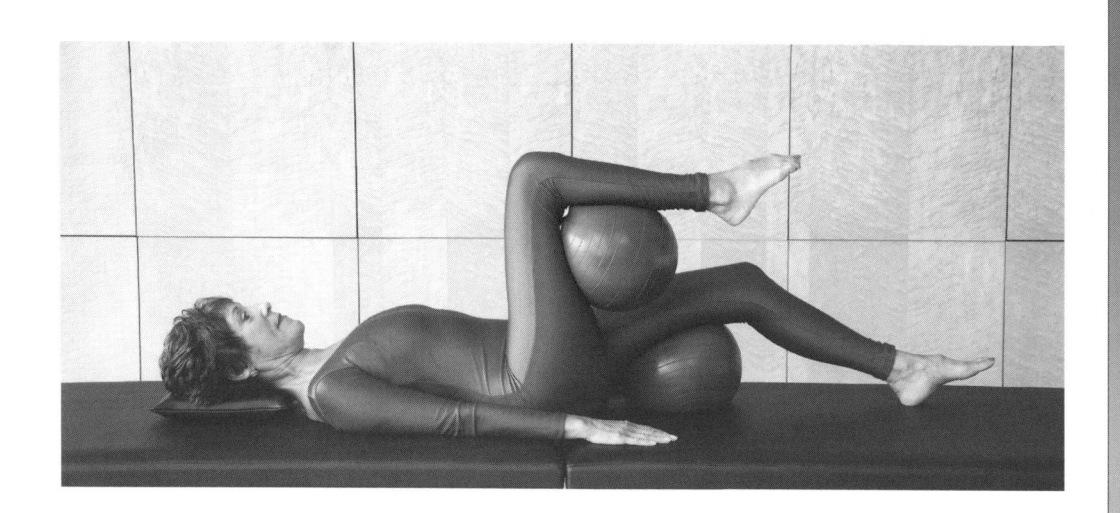

手術後6週間―3カ月

* p.357参照

(続く)

## シングルレッグ・サークル（続き）

### 意識すること：心がける

- ワーク*する脚を股関節からつま先まで使う
- 肩を腰のほうに滑らせる。肩甲骨下端と腰がサスペンダーでつながっているようすをイメージする
- エクササイズ・バンドをしっかりつかむ
- コアと胴体を固定し、ワークする脚を正確にコントロールする
- キャラメルが両肩にこびりついているようなイメージで、鎖骨を開く
- エクササイズ・バンドを使うときは、マット上でひじを足のほうに伸ばす
- エクササイズ・バンドを使わないときは、腕を身体の両脇で伸ばす
- 大腿骨頭を寛骨臼から離す（骨盤を固定し、ワークする脚を流れるように動かす）

### 注意すること：避ける

- 腰椎下部がアーチを描いてマットから離れ、脊椎のニュートラルな状態が崩れる
- 骨盤が動いたり、股関節と骨盤が離れなくなったりする

### 主に使う筋

主に使う筋は、オプションによって異なる。腹筋、大腿直筋、内側広筋、中間広筋、外側広筋、縫工筋、恥骨筋、腸腰筋、大殿筋、中殿筋、小殿筋、大腿二頭筋、半腱様筋、半膜様筋、大腿筋膜張筋、大内転筋、長内転筋、短内転筋、薄筋、膝窩筋、腓腹筋、足底筋

\* p.357参照

# シングルレッグ・ストレッチ

手術後：6週間-3カ月
対象部位：膝と股関節
場所：股関節の高さの台の上にマット

## インストラクション

- マットに仰向けになり、頭の下にパッドを敷き、両脚をテーブルトップ・ポジションにする。右大腿の膝上を両手で両側からつかむ
- **膝（a）**：左脚を天井に向けて伸ばし、右膝をできるだけ胸に引き寄せる。このとき尾骨がマットに長くつくようにする。へそを脊椎のほうにえぐり、腹筋を引き込んで引き上げてから、脚を換える。左膝を曲げて、右脚を天井に向けて伸ばす
- **股関節（b）**：左脚を天井に向けて伸ばし、右膝は股関節が90-100°屈曲した状態を保つ。このとき尾骨がマットに長くつくようにする。へそを脊椎のほうに引き込み、腹筋を引き込んで引き上げてから、脚を換える。左膝を曲げて、右脚を天井に向けて伸ばす
- 息を吸いながら2回、息を吐きながら2回脚を動かす
- 片脚ずつ6回繰り返す

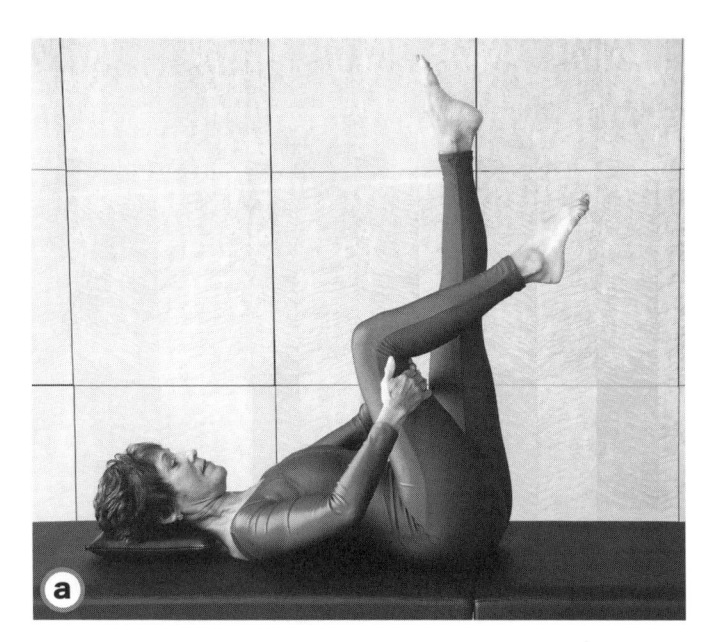

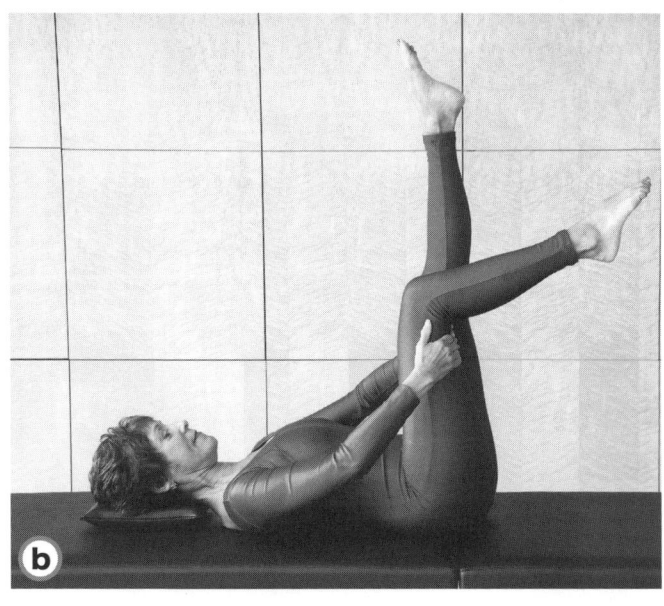

（続く）

## シングルレッグ・ストレッチ（続き）

### オプション

1. 頭と首と肩甲骨上部の後ろに小さくて柔らかいボールをあてる。これは膝（a）にも股関節（b）にも使える

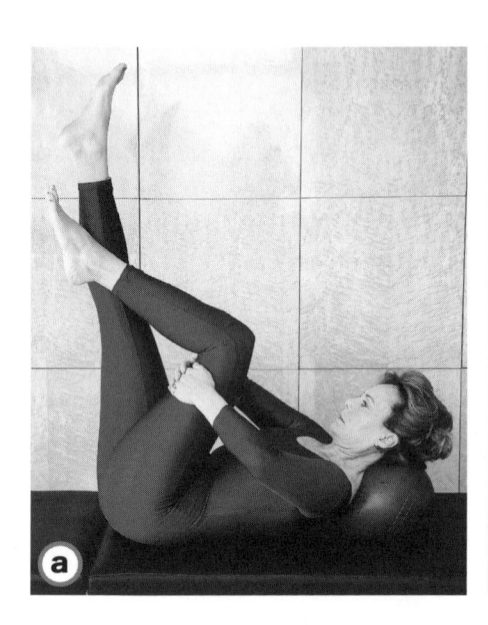

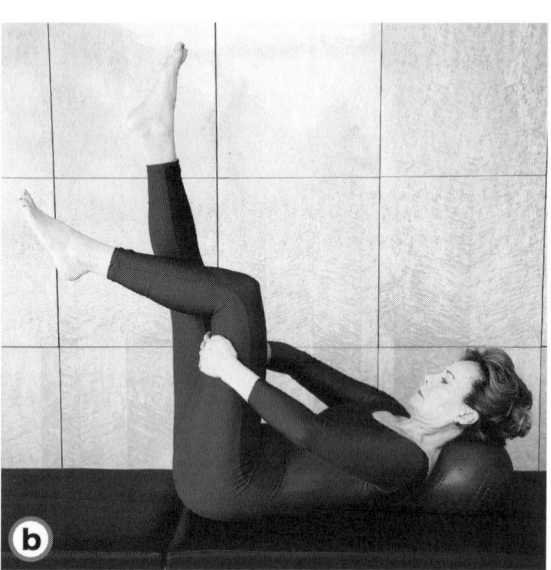

2. 頭と首と肩をカールしてマットから離し、太腿のほうを見て動きをはじめる。左脚を伸ばし、できるだけ65°の角度を保つ

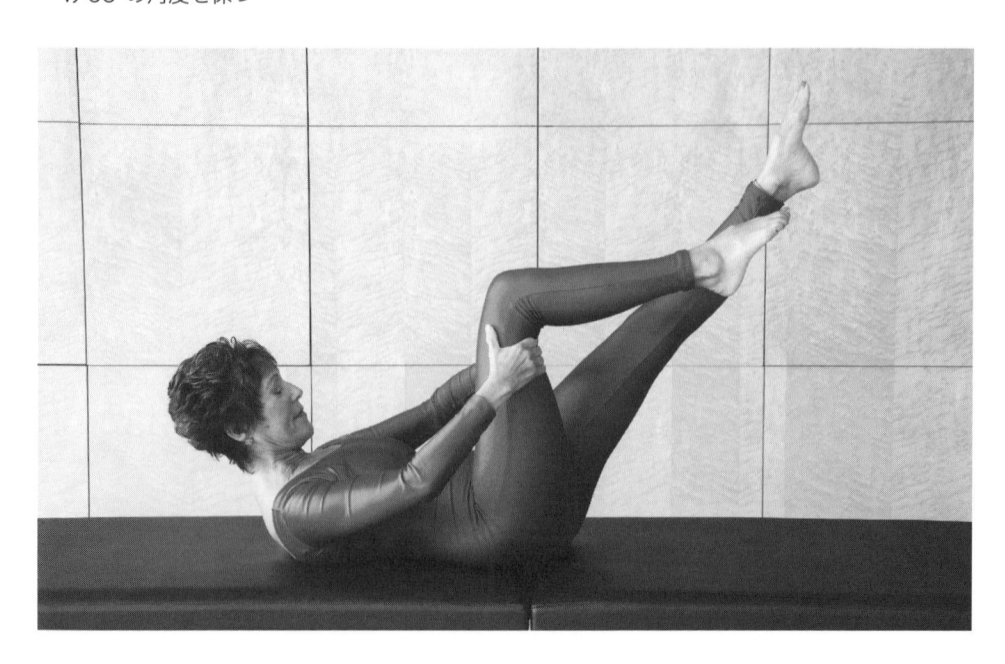

### 意識すること：心がける

- 正確に、コントロールした動きで脚を換える
- 尾骨を長く伸ばしてマットにつくようにする
- 肩を腰のほうに滑らせる。肩甲骨下端と腰がサスペンダーでつながっているようすをイメージする
- 腹筋を引き込んで引き上げる

### 注意すること：避ける

- 頭と首と肩が緊張する
- 腰椎がアーチを描いてマットから離れる(過伸展)

### 主に使う筋

腹筋、上腕二頭筋、上腕三頭筋、三角筋、前斜角筋、胸鎖乳突筋、大腿直筋、内側広筋、中間広筋、外側広筋、縫工筋、恥骨筋、腸腰筋、大腿二頭筋、半腱様筋、半膜様筋、大腿筋膜張筋、長内転筋、短内転筋、薄筋、膝窩筋、腓腹筋、足底筋

手術後6週間―3カ月

## ダブルレッグ・ストレッチ

手術後：6週間-3カ月
対象部位：膝と股関節
場所：股関節の高さの台の上にマット

### インストラクション

- マットに仰向けになり、頭の下にパッドを敷く。膝を曲げ、足を小さなバレルか硬めの枕を2つ重ねた上に置く。膝の間に小さなボールを入れ、両脚を身体の正中線に挟み込む。腕を太腿の上のほうに斜めに伸ばす（a）
- 腹筋を引き込んで引き上げる
- 息を吸って、両腕を伸ばしたまま耳の横にもっていく（b）
- 息を吐き、腕を外側に開いて回す。背中を太腿のほうに長く伸ばしながら、腹筋を引き込んで引き上げる
- 肋骨背部をマットにつけ、腹筋を引き込んで引きあげたまま、腕を頭上に伸ばす
- 両腕を回して太腿につけるとき、ボールを正中線に向けて挟み込む
- 尾骨を長く伸ばしてマットにつける
- 6回繰り返す

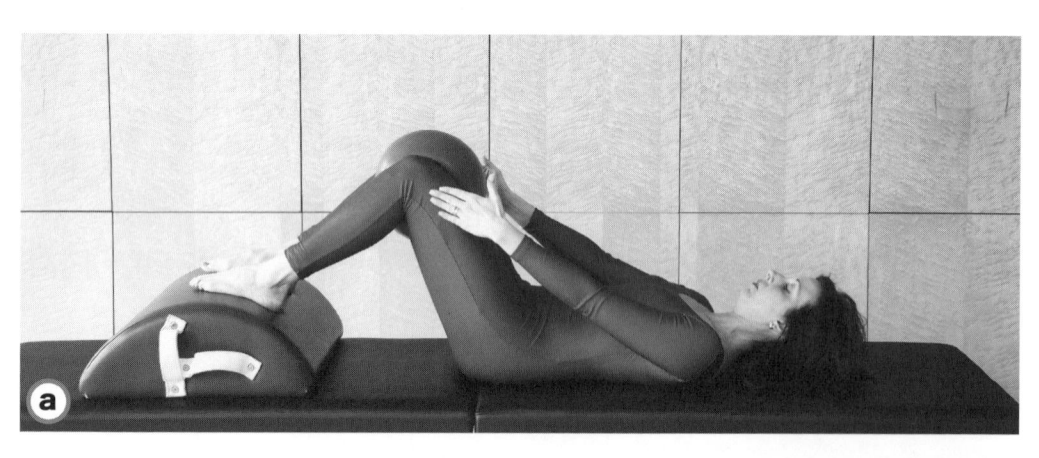

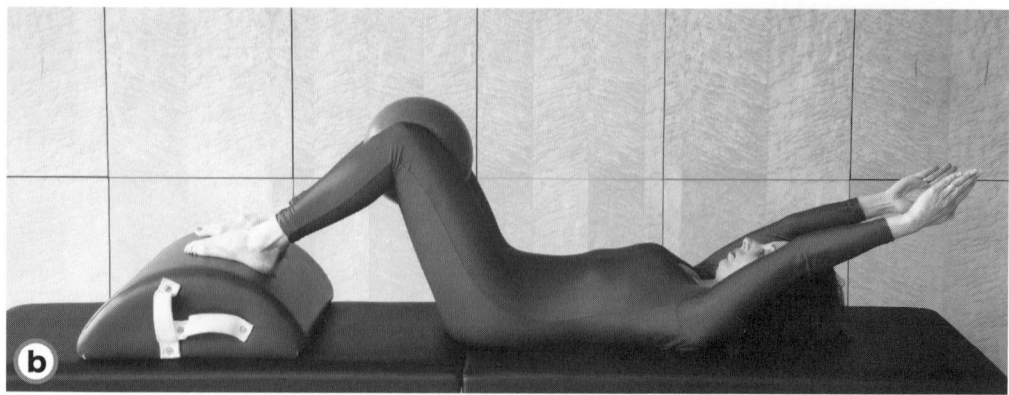

手術後6週間-3カ月

### オプション

1. 小さくて柔らかいボールを頭と首と肩の下に入れてから、動きを始める。入れ方についてはp.65-66の指示を参照すること

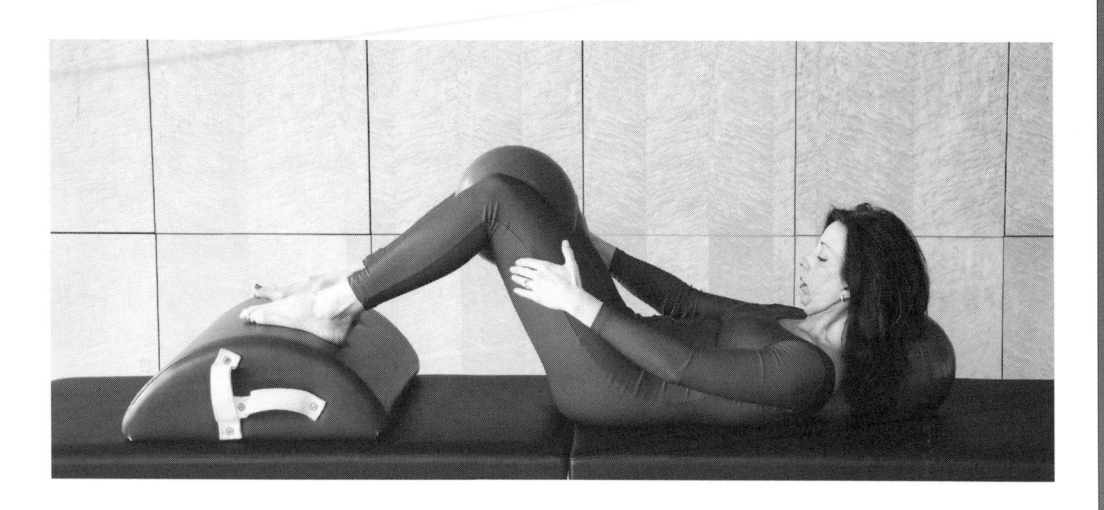

2. コアの筋肉を意識し、コントロールできる場合は、頭と肩を肩甲骨下端までカールして、マットから離す。太腿のほうを見て、へそを深く引き込んだ状態を保ちながら、エクササイズを繰り返す

### 意識すること：心がける

- 正確に動く
- 肩を腰のほうに滑らせる。肩甲骨下端と腰がサスペンダーでつながっているようすをイメージする
- 尾骨を長く伸ばしてマットにつける
- 腹筋を引き込んで引き上げる

### 注意すること：避ける

- 頭と首と肩が緊張する
- 肩が耳のほうに挙上する

### 主に使う筋

腹筋、上腕二頭筋、三角筋、前斜角筋、胸鎖乳突筋、大腿直筋、縫工筋、大内転筋、長内転筋、短内転筋、恥骨筋、薄筋、腸腰筋、大腿二頭筋、半腱様筋、半膜様筋、腓腹筋、膝窩筋、大腿筋膜張筋、足底筋

## シングル・ストレートレッグ・ストレッチとシザース

手術後：6週間-3カ月
対象部位：膝と股関節
場所：股関節の高さの台の上にマット

### インストラクション

- マットに仰向けになり、両脚をテーブルトップ・ポジション*にする。必要に応じて、小さなパッドを頭の下に入れる。右太腿の膝上に両手を置く
- **膝(a)**：膝を軽く曲げたまま、両脚を天井に向けて伸ばす。左足首をリラックスさせたまま、左脚を45°の角度にまで下ろしてシザースをする。腹筋を引き込んで引き上げる。やさしく2回パルスしながら右脚を胸に引き寄せてから、脚を換える。左脚で2回パルスするとき、右脚は45°の角度にまで下ろす。脚を動かすたびに、腹筋を強く引き込む

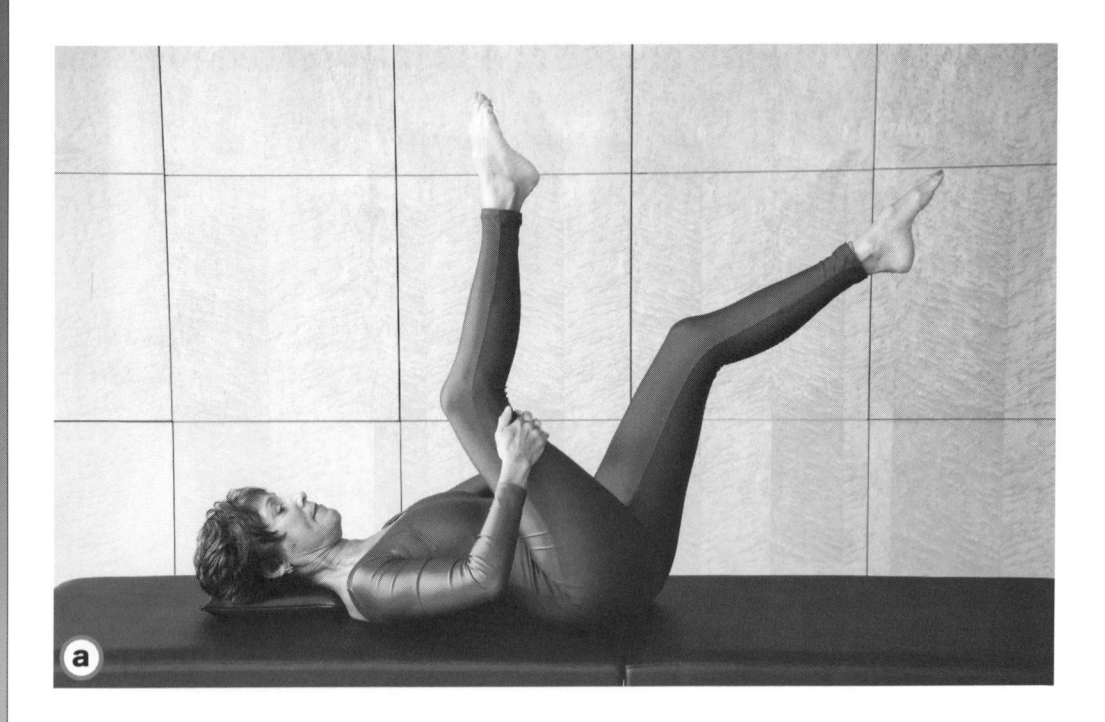

- **股関節（b）**：膝を軽く曲げたまま、両脚を天井に向けて伸ばす。左足首をリラックスさせたまま、左脚を45°の角度にまで下ろしてシザースをする。やさしく2回パルス*しながら右脚を胸に引き寄せる。もう一方の脚を45°の角度まで伸ばすときも、股関節の屈曲を90-100°に保つ。脚を換えて、左脚で2回パルスするとき、右脚は45°の角度にまで下ろす。脚を動かすたびに、腹筋を強く引き込む
- 息を吸いながら2回、息を吐きながら2回脚を動かす
- 片脚ずつ6回繰り返す

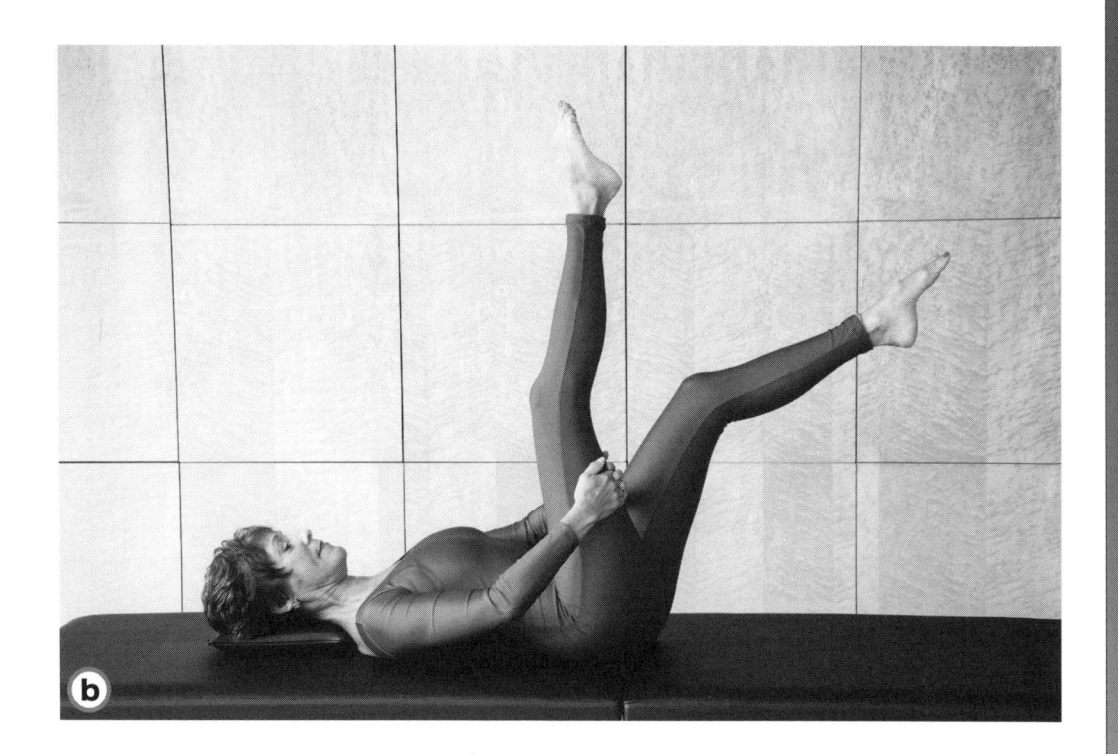

手術後6週間―3カ月

\* p.357参照

## シングル・ストレートレッグ・ストレッチとシザース（続き）

### オプション

1. コアの筋を意識し、コントロールできる場合は、頭と首と肩を肩甲骨下端までカールし、マットから離す。太腿のほうを見て、へそを深く引き込んだ状態を保ちながら、エクササイズを繰り返す。膝を軽く曲げておく。これは膝用（a）にも、股関節用（b）にも使える

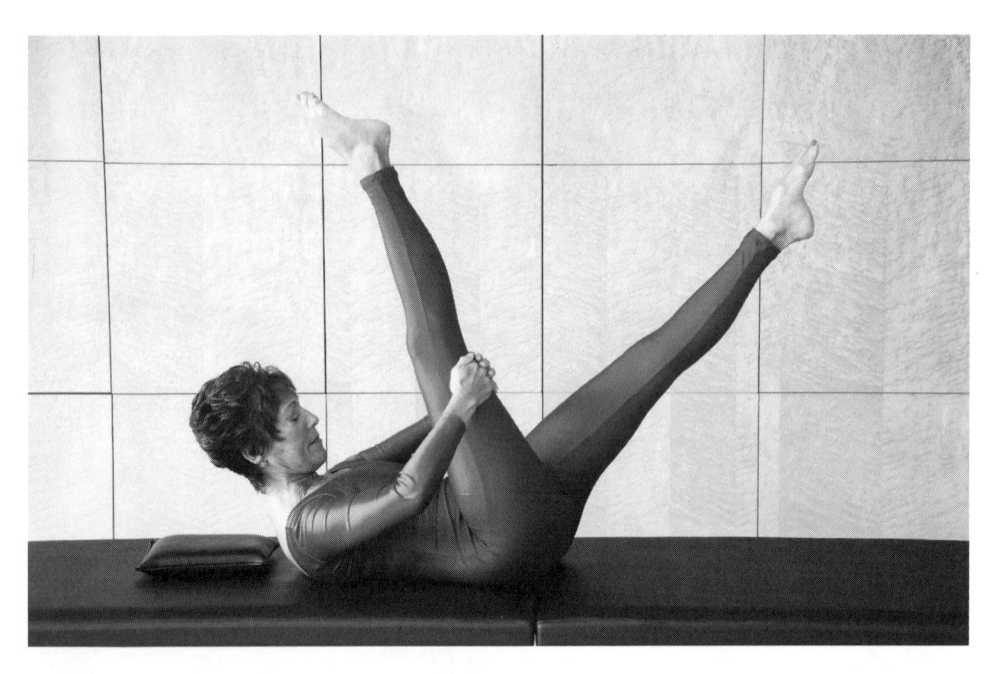

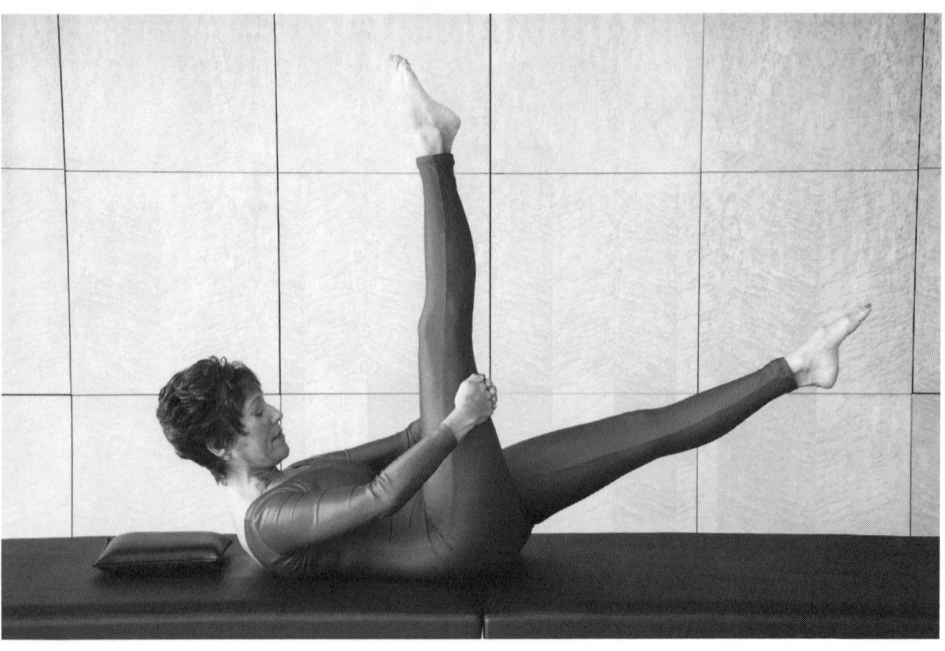

**2.** 両手で菱形を作り、尾骨の下に入れる。ひじを開いてマットにつけてから、脚のエクササイズをする

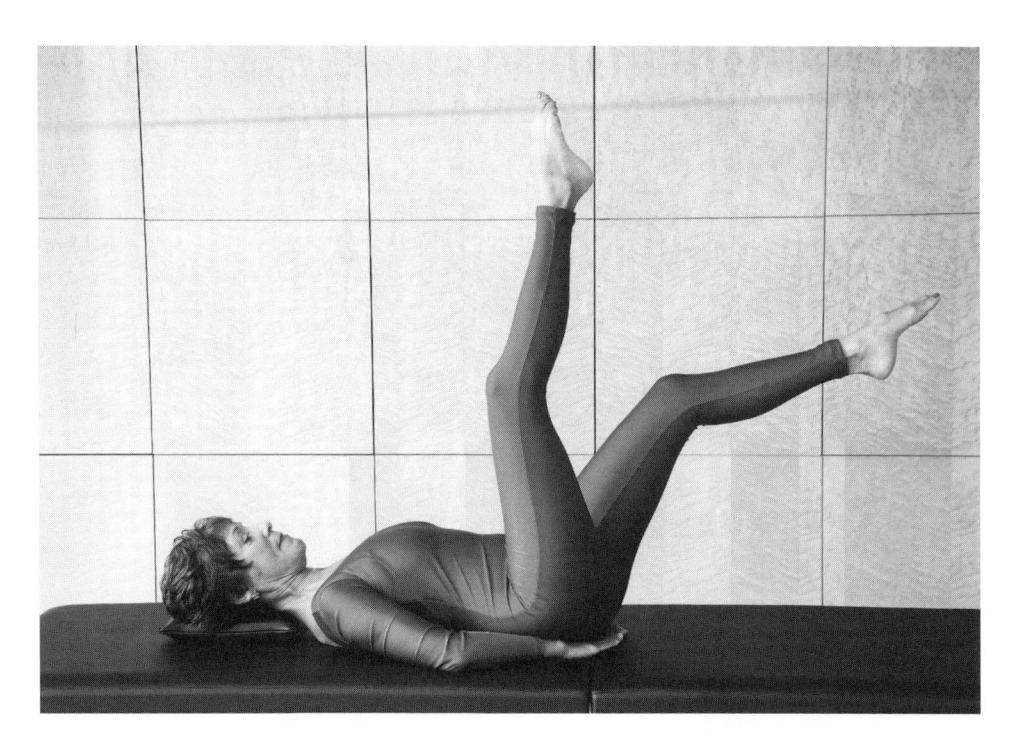

（続く）

## シングル・ストレートレッグ・ストレッチとシザース（続き）

3. 頭と首と肩の下に小さくて柔らかいボールを入れる。両手で菱形を作り、尾骨の下、または太腿の後ろに入れる。この修正版は、膝用（a）にも、股関節用（b）にも使える

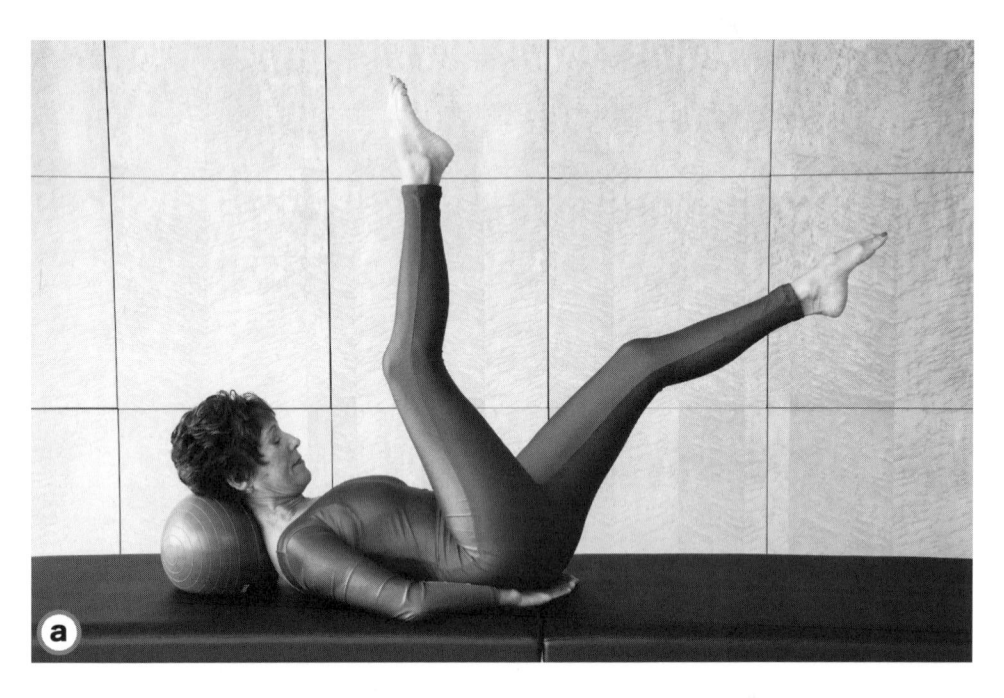

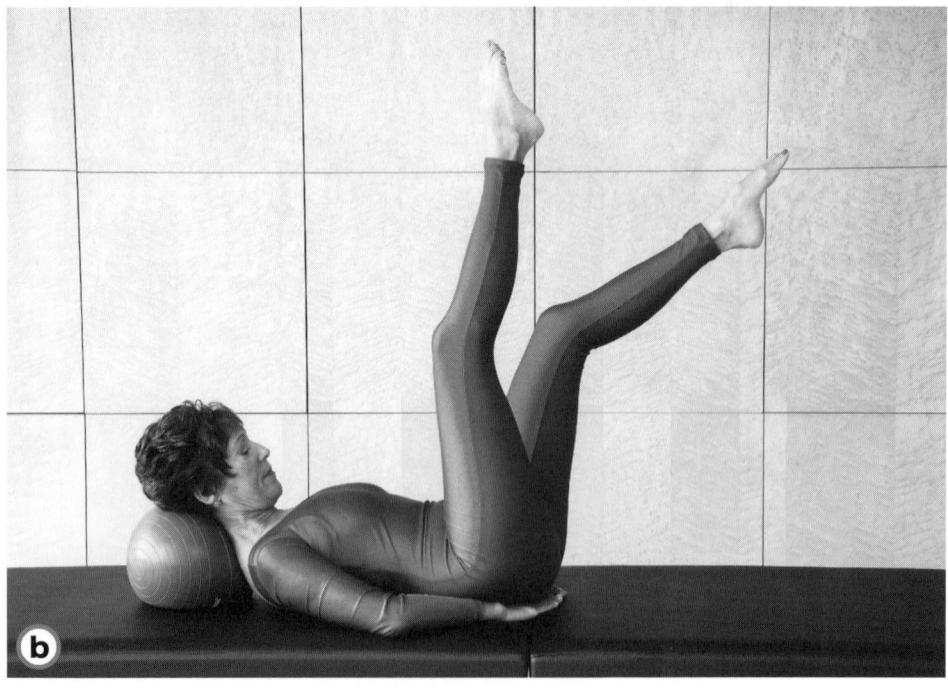

## 意識すること：心がける

- 肩を腰のほうに滑らせる。肩甲骨下端と腰がサスペンダーでつながっているようすをイメージする
- 鎖骨を開く
- 腹筋を引き込んで引き上げる
- ハムストリングスがかたい場合はとくに、膝を軽く曲げて、脚を伸ばす
- 尾骨を長く伸ばしてマットにつける

## 注意すること：避ける

- 頭と首と肩が緊張する
- 腰椎がアーチを描く（過伸展）

## 主に使う筋

腹筋、上腕二頭筋、三角筋、前斜角筋、胸鎖乳突筋、腸腰筋、大腿直筋、縫工筋、長内転筋、短内転筋、恥骨筋、薄筋、内側広筋、外側広筋、中間広筋、大腿筋膜張筋。ハムストリングスは伸展する（半膜様筋、半腱様筋、大腿二頭筋）。

## ダブル・ストレートレッグ・ストレッチ（ローワー・リフト）

手術後：6週間-3カ月
対象部位：膝と股関節
場所：股関節の高さの台の上にマット

### インストラクション

- マットに仰向けになり、必要に応じて頭の下にパッドを敷く。脚を曲げて、テーブルトップ・ポジション*にする。膝の間に小さくて柔らかいボールを入れる。腕を伸ばして身体の両脇に置き、腕と手をマットに押しつける(a)。オプションとして、両手で菱形を作って尾骨の下に入れ、ひじを広げてマットにつけてもよい(b)
- 腹筋を引き込んで引き上げ、ボールを身体の正中線に挟み込む
- 息を吸って準備する。息を吐いて、テーブルトップ・ポジションを保ったまま、両脚をゆっくりと13-15cm下ろす。3つカウントする間、ヒップヒンジを作る。息を吸って1カウントで脚を90°の位置に戻す
- 腹筋を脊椎に向けて強く引き込む。脚をマットのほうに下げるときに、腰がアーチを描かないようにする。マット上でコアが脊椎をニュートラルに保てる範囲で、脚を下げる
- 動くときに腰がマットから離れてしまうときは、可動域を小さくする
- 6回繰り返す

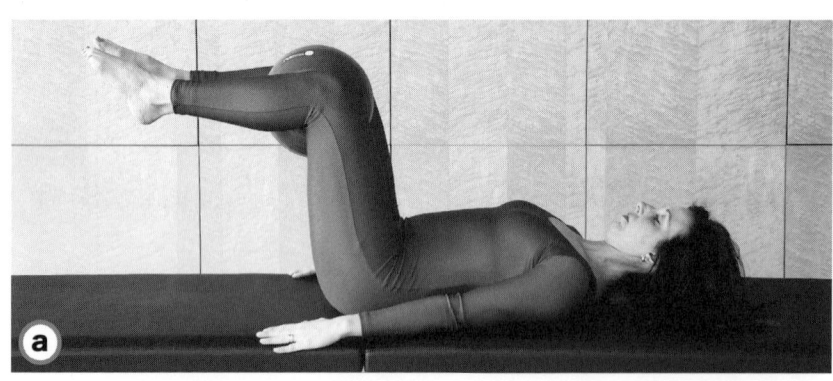

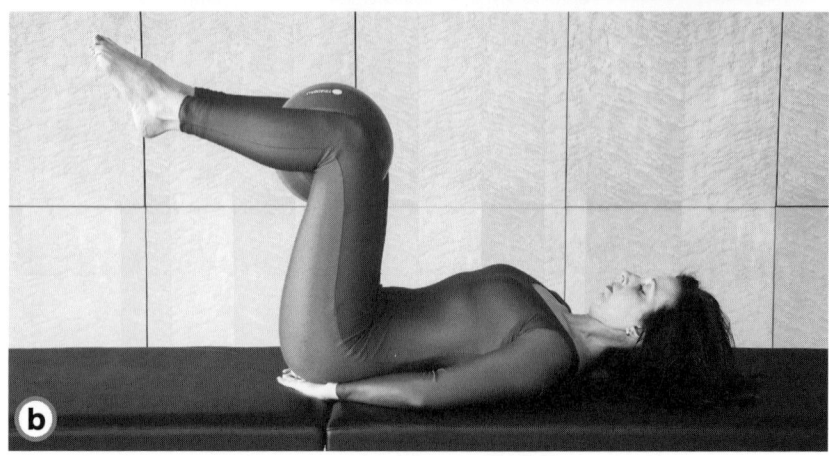

### オプション

1. コアの筋肉を意識し、コントロールできる場合は、頭と肩を肩甲骨下端までカールしてマットから離す。太腿のほうを見て、へそを深く引き込んだ状態を保ちながら、エクササイズを繰り返す

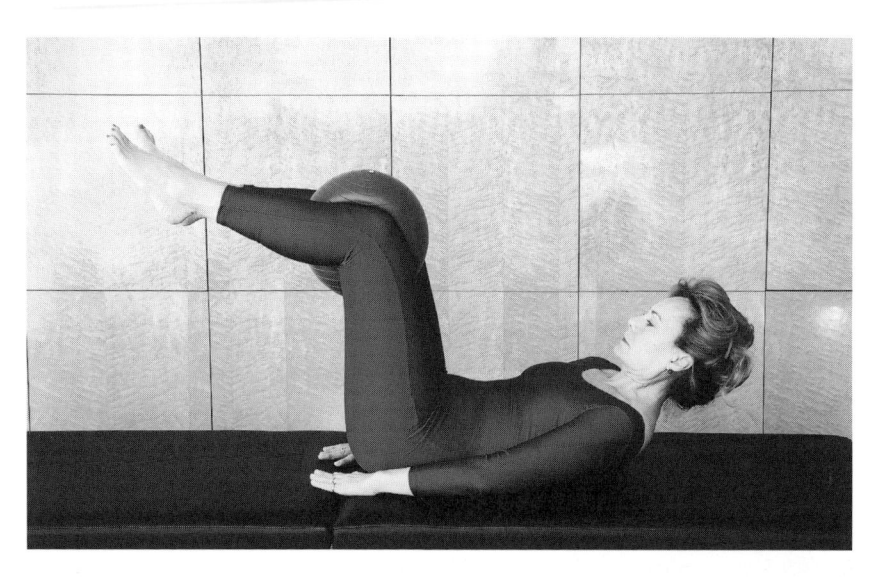

2. 小さくて柔らかいボールを頭と首と肩の下に入れて、エクササイズをする。入れ方についてはp.65-66の指示を参照すること。脚は肩幅に開くか、必要に応じてボールをもう1つ膝の間に入れる

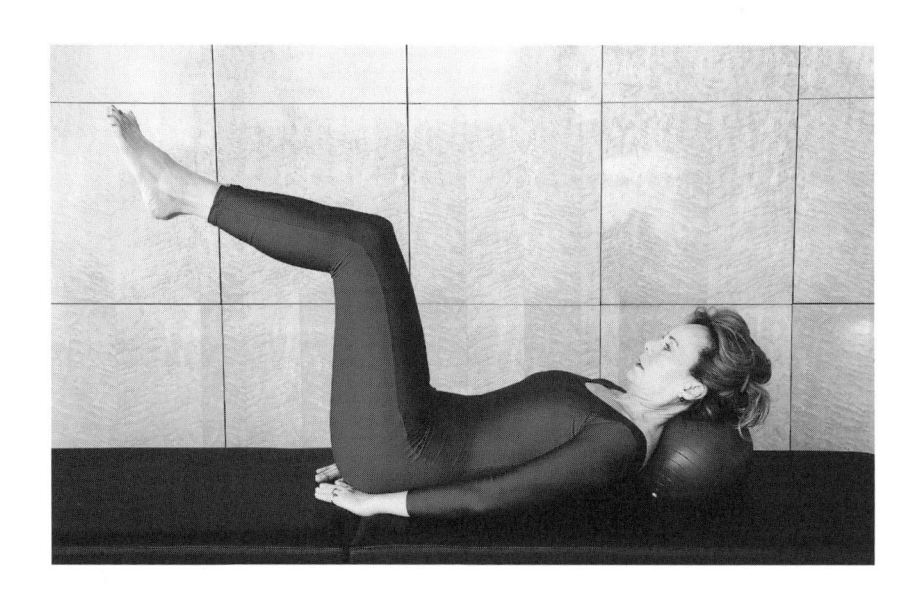

（続く）

手術後6週間−3カ月

## ダブル・ストレートレッグ・ストレッチ（ローワー・リフト）（続き）

3. 箱か小さなバレル、または硬めの枕を重ねたものの上に脚をのせ、膝の間に小さくて柔らかいボールを入れる。両手を重ねて頭蓋底に置き、親指を首の脇に沿わせる（a）。腹筋を深く引き込み、息を吸って準備する。息を吐いて、頭と肩をカールしてマットから離す（b）。そのポジションを3カウント保ってから、息を吸い、1カウントで下ろす。6-8回繰り返す

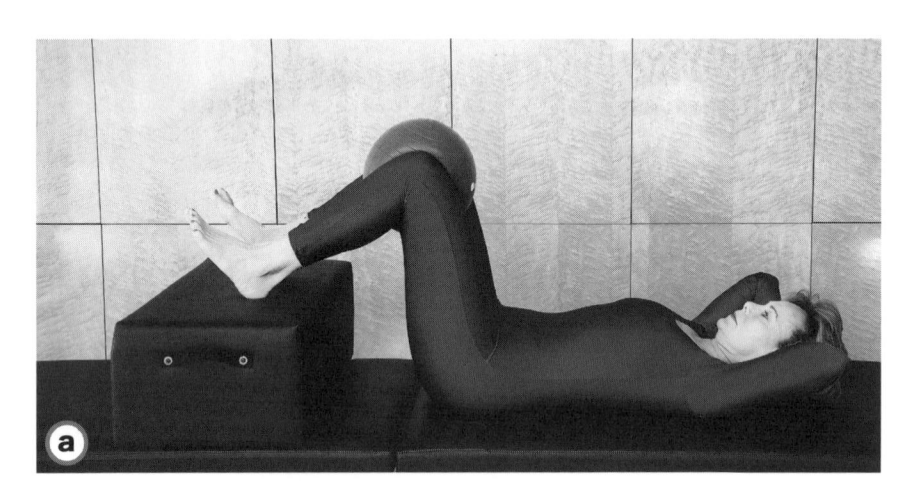

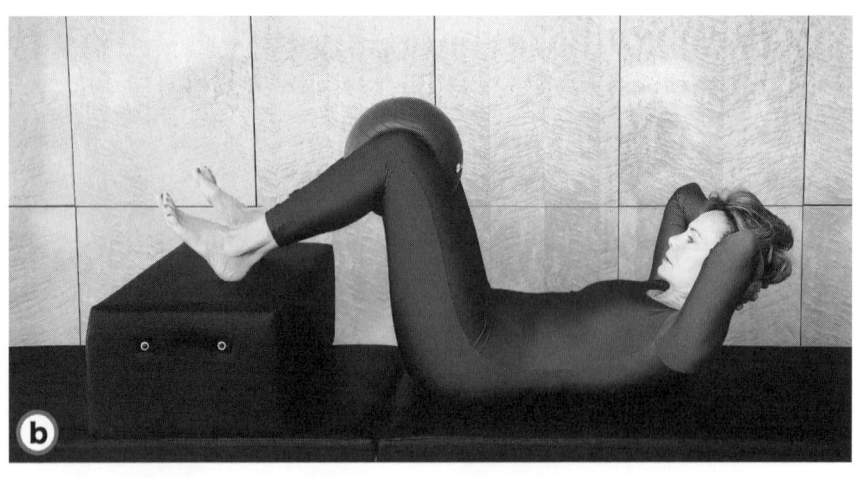

## 意識すること：心がける

- 尾骨を長く伸ばしてマットにつける
- 肩を腰のほうに滑らせる。肩甲骨下端と腰がサスペンダーでつながっているようすをイメージする
- 腹筋を引き込んで引き上げる
- 鎖骨を開く
- 脚を下ろすときは、ヒップヒンジ*を作る

## 注意すること：避ける

- 頭と首と肩が緊張する
- 脚を下ろすときに、腰椎がアーチを描く（過伸展）
- ヒップヒンジを作るのではなく、かかとを床につける

## 主に使う筋

主に使う筋は、オプションによって異なる。腹筋、前斜角筋、胸鎖乳突筋、腸腰筋、大腿直筋、縫工筋、大内転筋、長内転筋、短内転筋、恥骨筋、薄筋、大腿二頭筋、半膜様筋、半腱様筋、腓腹筋、膝窩筋、大腿筋膜張筋、足底筋

\* p.357参照

# クリスクロス

手術後：6週間-3カ月
対象部位：膝と股関節
場所：股関節の高さの台の上にマット

## インストラクション

- マットに仰向けになり、膝を曲げる。足は床につけるか、バレルや硬めの枕の上にのせる。膝の間に小さくて柔らかいボールを入れ、身体の正中線にボールを挟み込む
- 頭と肩をマットにのせる。両手を重ねて頭蓋底に置き、親指を首の脇に沿わせる。ひじを広げて、マットから少し離す
- 息を吸って準備する。息を吐いて、腹筋を引き込んで引き上げ、肩甲骨下端までをカールしてマットから離す。ウェストからツイストし、左肩を右股関節にもっていきながら、左腕を右太腿の外側に伸ばす。左手は、太腿に押しつけながら伸ばす。目は斜め前を見る。この状態を3カウント保つ
- 息を吸い、身体をセンターに戻し、左手を頭の後ろに戻す。息を吐いて、左側にツイストし、右腕を左太腿の外側まで伸ばし、3カウント保つ
- 6セット繰り返す
- 必要に応じて、1セットごとに最初のポジションまで頭を下ろす
- 6セットの間、ずっと背中を丸めたままワークすることを目標にする
- 動くときに、尾骨がカールしたり、脊椎がニュートラルでなくなったりしてはいけない

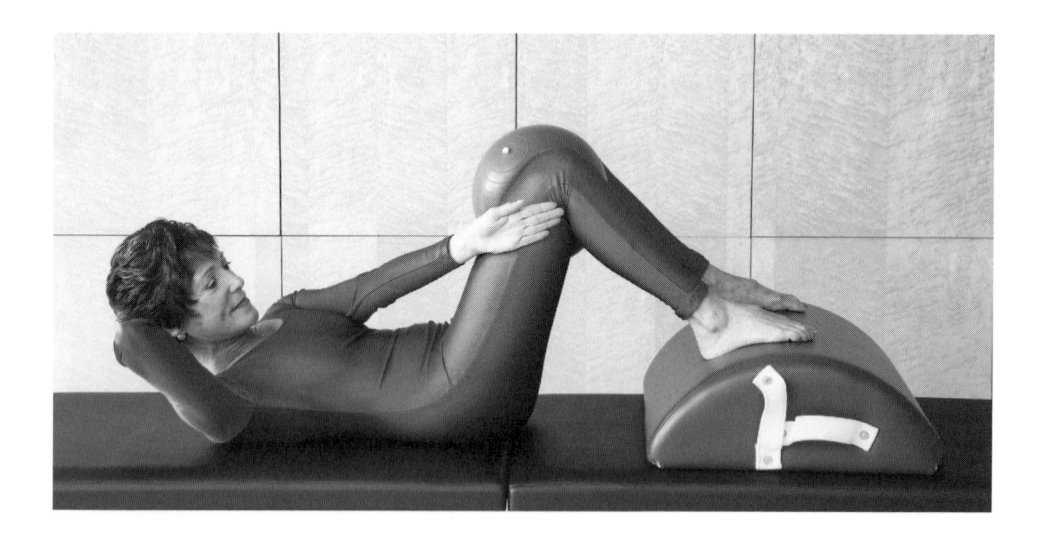

## オプション

1. ボールを使う
    - 足をマットにつけ、膝の間に小さくて柔らかいボールを入れる
    - 頭と肩をマットにつける。両手を重ねて頭蓋底に置き、親指を首の脇に沿わせる。ひじを広げて、マットから少し離す
    - 息を吸って準備する。息を吐いて、肩甲骨下端までロールアップする。ウェストからツイストし、左肩を右股関節にもっていく。斜め前を見ながら、3カウント保つ

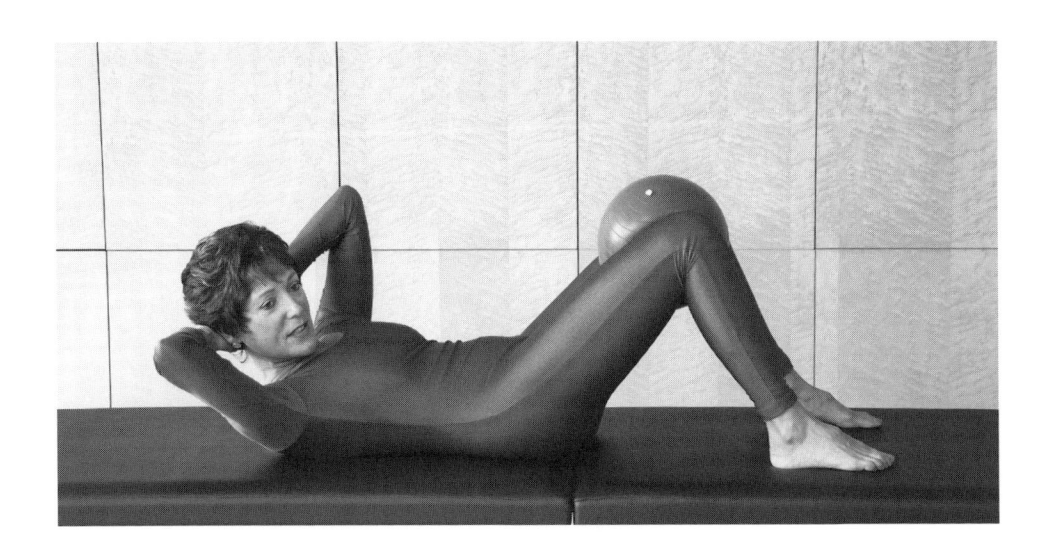

    - ツイストしてセンターに戻り、マットまでロールダウンする。息を吸って準備する。息を吐いて、肩甲骨下端までロールアップする。ウェストからツイストし、右肩を左股関節にもっていき、3カウント保つ。ツイストしてセンターに戻り、マットまでロールダウンする
    - 動く間、身体の正中線にボールを挟み込む。5セット繰り返す

(続く)

## クリスクロス（続き）

2. エクササイズ・バンドを使う
   — エクササイズ・バンドを半分に折り、頭の後ろにあてる。動くときにちょうど手でバンドを持てるように、8-10cm離したところを持つ
   — 肩甲骨下端までカールして頭を起こし、右股関節までウェストからツイストする。目は斜め前を見る。その状態で3カウント保ってから、サイドを換える。5セット繰り返す
   — 肩をマットから離し、ウェストからツイストすることを目標にする

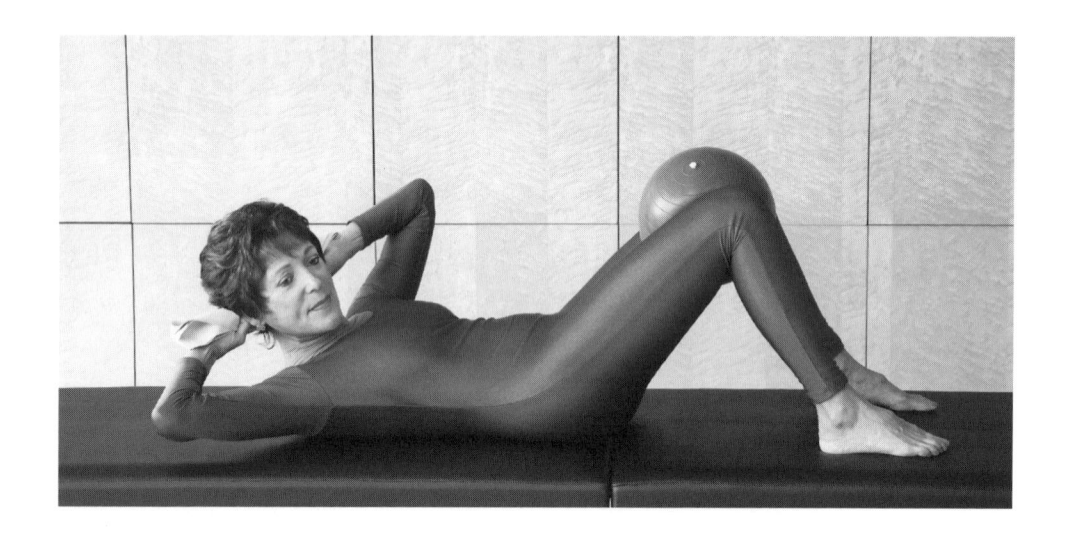

**3.** 1カ月かけて、動くときに両脚をテーブルトップ・ポジション*にできるようにする。このオプションではエクササイズ・バンドを使ったうえで、パッドを両膝の間に入れても（a）、ボールを両膝の間に入れてもかまわない（b）

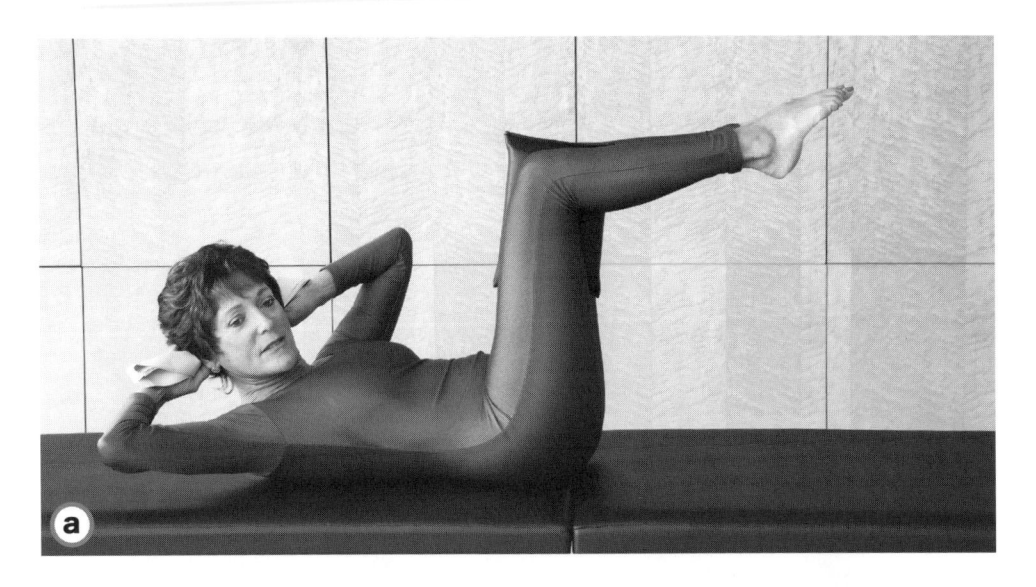

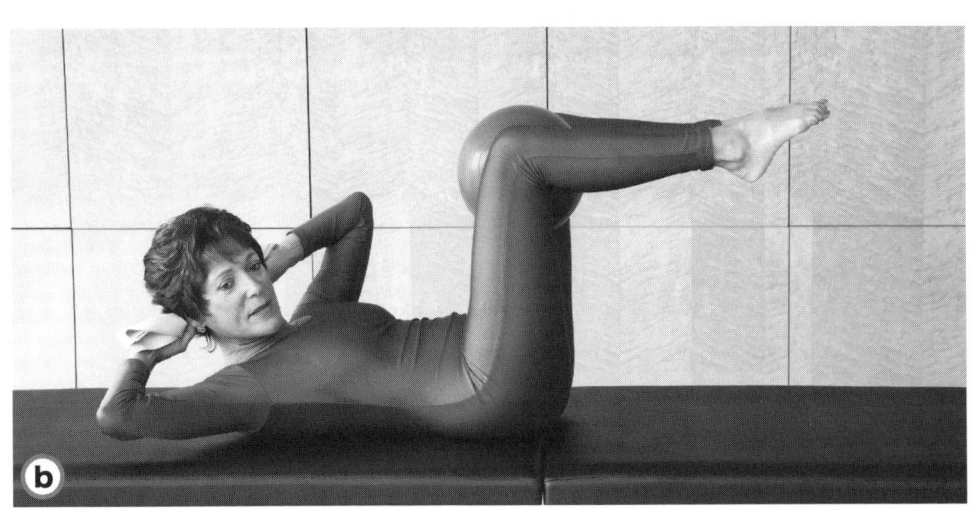

* p.357参照

（続く）

## クリスクロス（続き）

**4.** 膝を上げる
- マットに仰向けになり、膝を曲げて、足をマットに置く
- 頭と肩をマットにのせる。両手を重ねて頭蓋底に置き、親指を首の脇に沿わせる。ひじを広げて、マットから少し離す
- 息を吸って準備する。息を吐いて、頭と首と肩をカールし、肩甲骨下端までマットから離す。同時にウェストからツイストし、左肩を右股関節にもってきながら、右脚を胸に引き寄せる。目は斜め前を見る。その状態で3カウント保つ

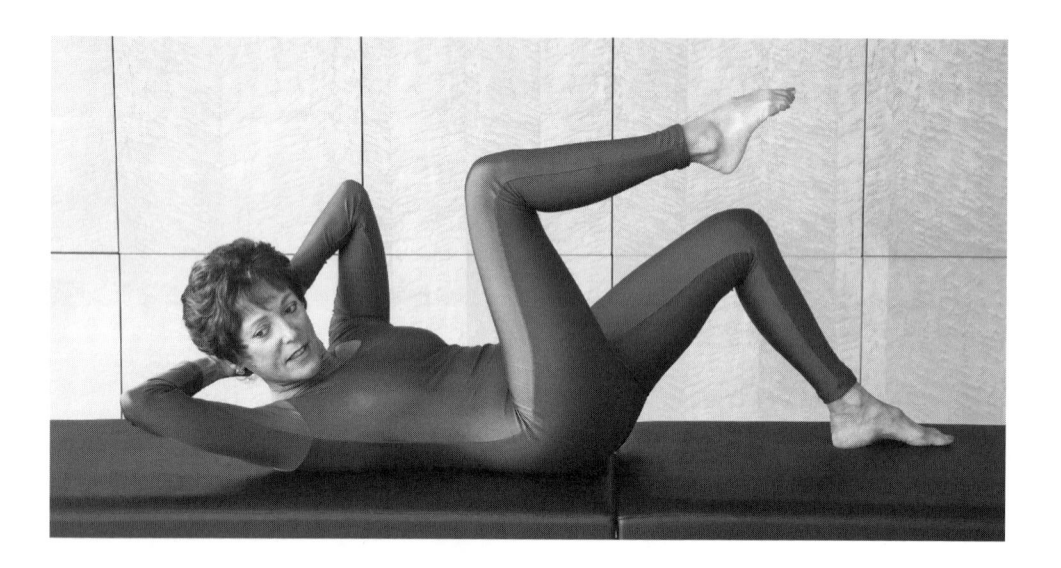

- ツイストしてセンターに戻り、マットまでロールダウンし、脚を下ろす
- 息を吸って準備する。息を吐いて、背中をロールアップし、右肩を左膝にもっていき、3カウント保つ。ツイストしてセンターに戻り、マットまでロールダウンして、脚を下ろす
- 5セット繰り返す
- **股関節**：手術後3カ月は、股関節の屈曲を90-100°に保つ

## 意識すること：心がける

- ツイストをするとき、骨盤をマットに固定する
- ウェストからツイストし、腹斜筋を反対側の腰にもっていく
- ツイストするとき、ひじを広げたまま動かさない
- 動くときは、肩甲骨下端までマットから引き上げる
- 動く間、脊椎をニュートラルに保つ

## 注意すること：避ける

- 頭と首と肩が緊張する
- ひじをたたんで反対側の腰に向ける
- 肩甲骨下端まで上体を丸めるとき、尾骨がカールし、脊椎がニュートラルではなくなる

## 主に使う筋

主に使う筋は、オプションによって異なる。腹筋、上腕二頭筋、三角筋、上腕三頭筋、前斜角筋、胸鎖乳突筋、大腿直筋、縫工筋、大内転筋、長内転筋、短内転筋、恥骨筋、腸腰筋、薄筋、大腿二頭筋、半膜様筋、半腱様筋、腓腹筋、膝窩筋、大腿筋膜張筋、足底筋

# スパイン・ストレッチ・フォワード

手術後：6週間-3カ月
対象部位：膝と股関節
場所：股関節の高さの台の上にマット

## インストラクション

- ムーンボックス*か細長い箱の上に背筋を伸ばして座り、骨盤を足より高くする。脚を伸ばして股関節幅に開き、膝を軽く曲げて、足首をフレックス（背屈）にする。腕を伸ばして肩の高さで肩幅に開き、脚と平行にする(a)
- 壁に背中をつけるときのように、背筋を伸ばして座る。息を吸い、腹筋を引き込んで引き上げる。息を吐き、顎を胸に寄せて、大きなビーチボールの上を覆うイメージで上体を丸め、脊椎中部で大きなCカーブを描く。肩甲骨を大転子に向けて滑らせ、両手が反対側の壁に伸びるときに、へそが脊椎の方に引き込まれるようイメージする(b)
- 息を吸って、ロールアップでもとの姿勢に戻る。脊椎を伸ばし、腕を伸ばして脚に平行にして、脊椎を伸ばす
- **膝**：膝を柔らかくして、軽く曲げる
- **股関節**：股関節の屈曲を90°に保つ
- 3-5回繰り返す

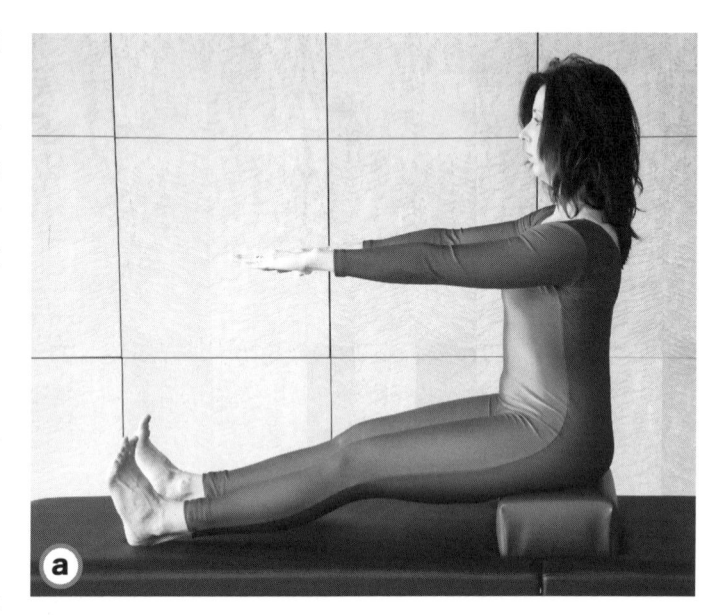

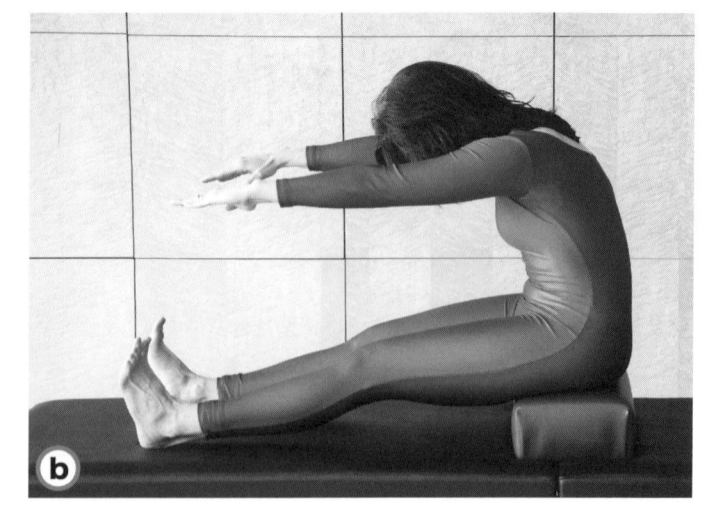

\* p.357参照

### オプション

1. 必要に応じて、小さくて柔らかいボールを膝の下に入れる

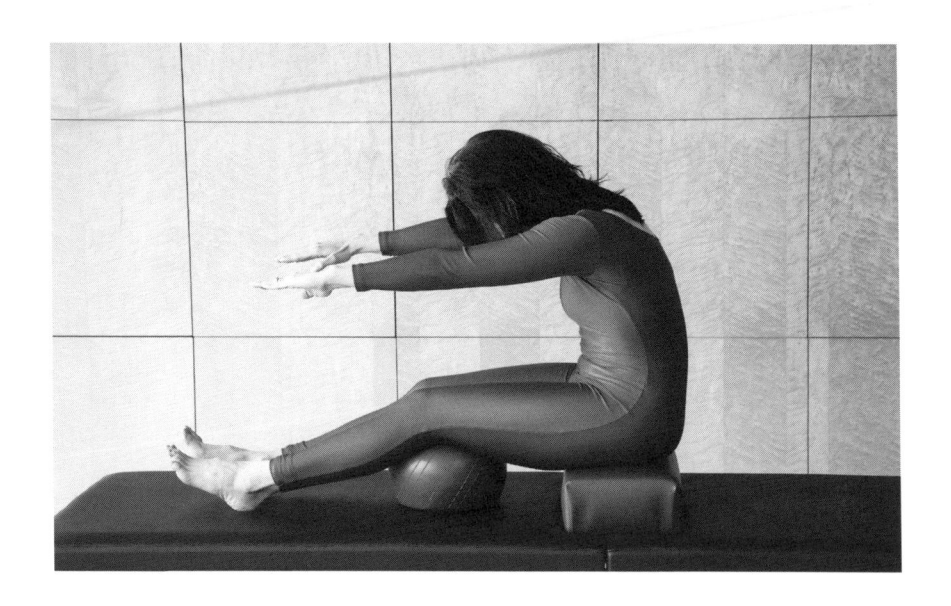

2. 手を床に平行にする代わりに、太腿に置く
3. 木の棒を持ち、腕を肩の高さで肩幅に保つ。突っ張り棒を広げるときのように、両側を外に押し広げる
4. 骨盤を上げるために、箱の代わりに巻いたマットを使う

（続く）

## スパイン・ストレッチ・フォワード（続き）

### 意識すること：心がける

- 肩を腰のほうに滑らせる。肩甲骨下端と腰がサスペンダーでつながっているようすをイメージする
- 頭頂部が天井からひもでつるされているイメージで、背筋を伸ばす
- 大きなビーチボールを覆うイメージをもつ
- ウェストを脊椎のほうに引っ込める
- 上体を引き上げて脊椎中部でCカーブを描くときは、肋骨を股関節に引き込むような感じにする

### 注意すること：避ける

- 上背部から丸くする
- 股関節屈筋群に力を入れすぎる

### 主に使う筋

腹筋、上腕二頭筋、上腕三頭筋、肩関節複合体、腸腰筋、大腿直筋、恥骨筋、薄筋、縫工筋、長内転筋、短内転筋、内側広筋、中間広筋、外側広筋、大腿筋膜張筋、前脛骨筋。ハムストリングスは伸展する（大腿二頭筋、半膜様筋、半腱様筋）。

# ソウ

手術後：6週間-3カ月
対象部位：膝と股関節
場所：股関節の高さの台の上にマット

## インストラクション

- パッドかムーンボックス*、または大きな箱の上に背筋を伸ばして座り、骨盤を足より高くする。脚を伸ばして股関節幅より広くする。足首をフレックス（背屈）にする。腕を両側に広げ、壁に向かって伸ばす。腕を肩よりやや低いところまで持ち上げ、床と平行にする
- **膝**：膝をやわらかくして、軽く曲げる(a)
    - 息を吸って準備する。息を吐いて、ウェストから右にツイストする。顎を胸に近づけ、左手を下に向けたまま、右足の小指に向けて伸ばす。このとき、右腕は左腕と反対になるように、後ろに伸ばす。後方の手を見る(b)
    - 腹筋を引き込んで引き上げ、左股関節を後ろに引く
    - 息を吸い、垂直のポジションまでロールアップしてから、脊椎をセンターに戻す。肩を骨盤の上にのせる
    - 息を吐いて、サイドを変えて、左側にツイストする
    - 各方向、5回ずつ繰り返す

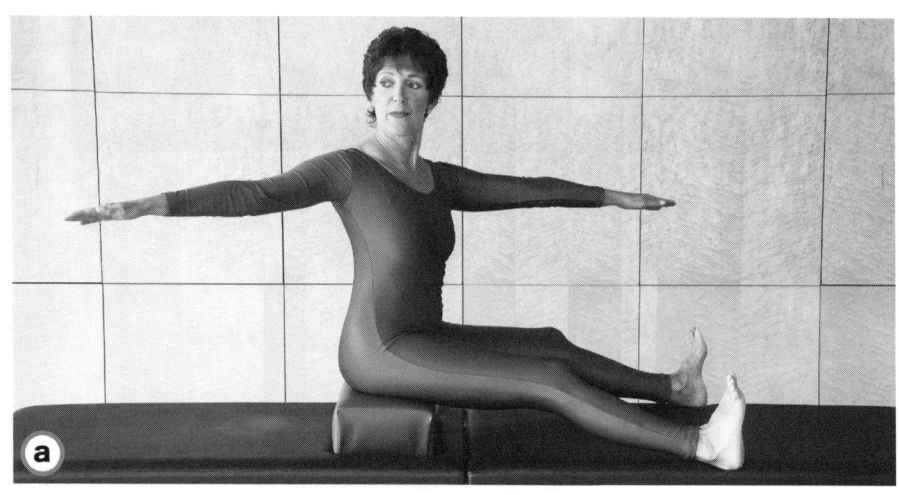

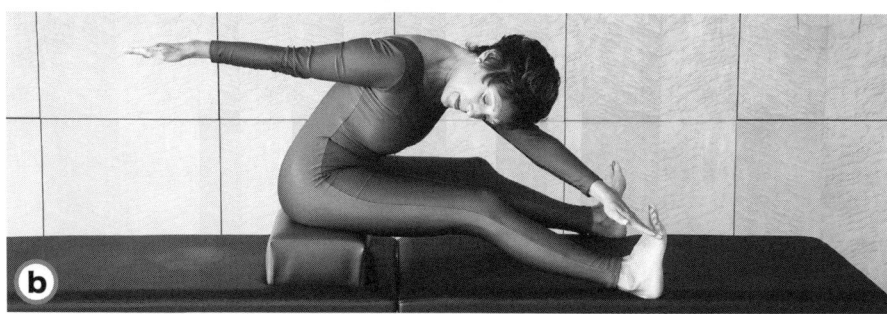

(続く)

* p.357参照

## ソウ（続き）

- **股関節**：膝をやわらかくして、軽く曲げる
    - 息を吸って準備する。息を吐いて、腹筋を引き込んで引き上げ、ウェストから右側にツイストする。このとき左股関節を後ろに引く。この状態を2カウント保つ
    - 息を吸い、回転してセンターに戻り、背筋を伸ばす
    - 息を吐き、ウェストから左側にツイストする。このとき右股関節を後ろに引く。この状態を2カウント保つ
    - 各方向、5回ずつ繰り返す
    - 手術後3カ月までは、ツイストの部分だけを行う

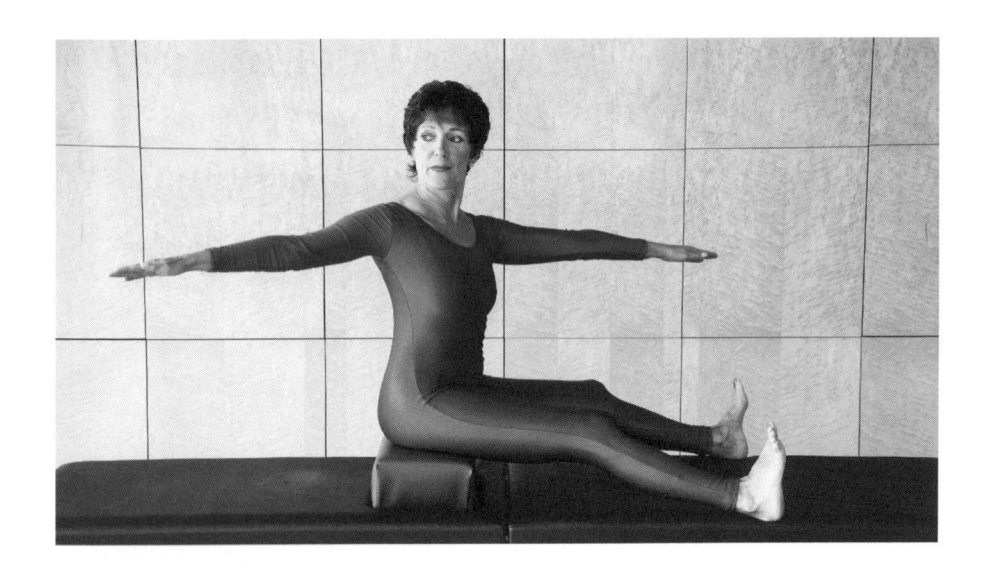

### 意識すること：心がける

- 手のひらを床に向けて、足の小指の外側に手を伸ばすときは、スパイン・ストレッチ・フォワードのエクササイズをイメージする
- 足の小指の先まで手を伸ばす
- 耳で膝の音を聞くようなイメージで、耳を膝につける
- 肩を腰のほうに滑らせる。肩甲骨下端と腰がサスペンダーでつながっているようすをイメージする
- 腹筋を脊椎まで強く引き込む
- 壁を背に座っているときのように背筋を伸ばし、脊椎をニュートラルに保つ

### 注意すること：避ける

- 足の小指に手を伸ばすときに、足が内外に転がる感じにする
- 動くときに、股関節から身体を折る
- 肩のアライメントの喪失

### 主に使う筋

腹筋、上腕二頭筋、上腕三頭筋、肩関節複合体、多裂筋、回旋筋、腸腰筋、大腿直筋、恥骨筋、薄筋、縫工筋、長内転筋、短内転筋、内側広筋、中間広筋、外側広筋、大腿筋膜張筋、前脛骨筋。ハムストリングスは伸展する（大腿二頭筋、半膜様筋、半腱様筋）。

# スワン・プレップ

手術後：6週間-3カ月
対象部位：膝と股関節
場所：股関節の高さの台の上にマット

## インストラクション

- マットにうつぶせになる。両手を枕にして、その上に額をのせる（a）
- 足を股関節幅に開き、脚を伸ばして平行にする。肩を腰のほうに滑らせる感じにする
- つま先の先端を感じながら、恥骨をマットに沈める。殿筋とハムストリングスを少し使う
- 腹筋を引き込んで引き上げる。マットとへその間に空気を入れられるような感じにする
- 息を吸い、頭と胸を手とマットから持ち上げる。2カウント保って、息を吐き、背中を長く伸ばしてマットに下ろす（b）
- 3-5回繰り返す

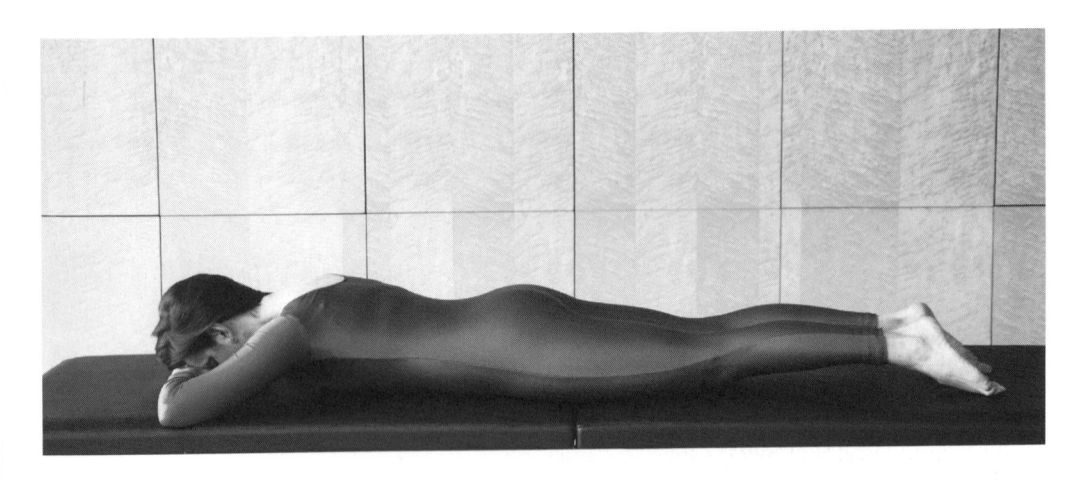

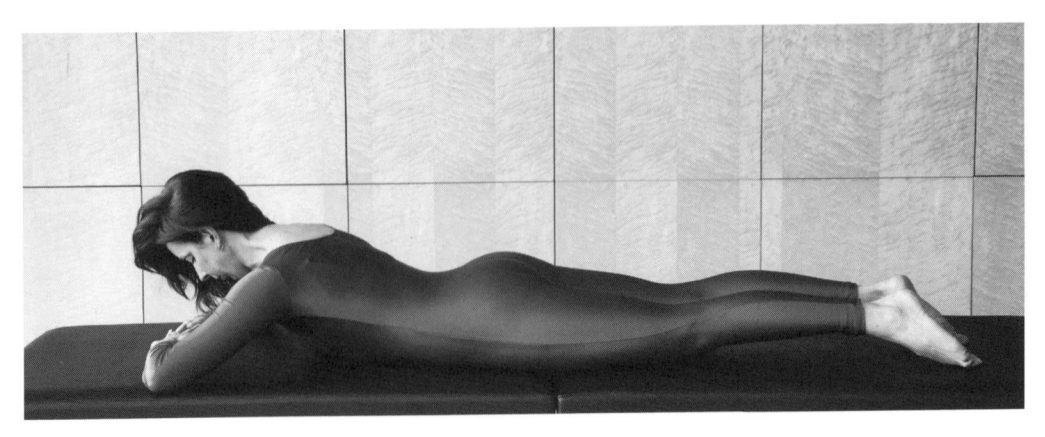

## オプション

1. タオルを4つ折りにし、腹筋と股関節の下に入れる

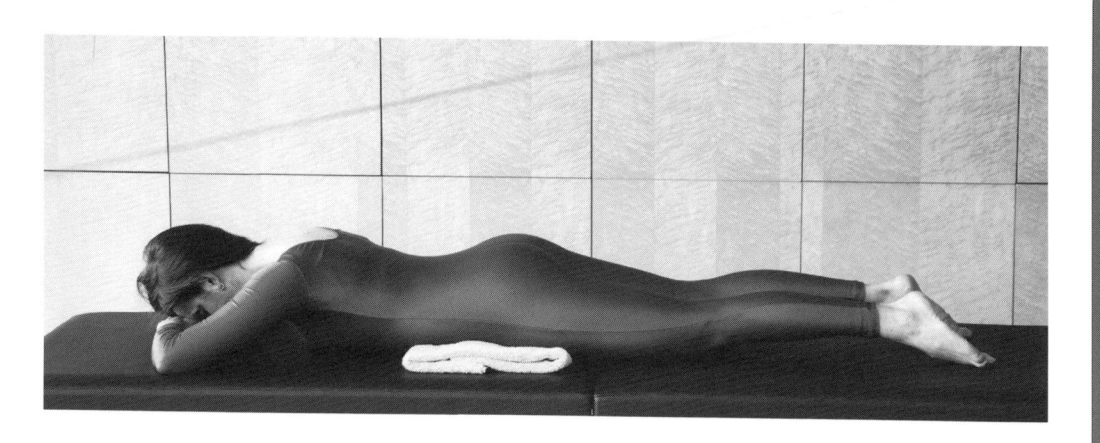

2. タオルを4つ折りにし、腹筋と股関節の下に入れる。膝の下にもたたんだタオルを入れる

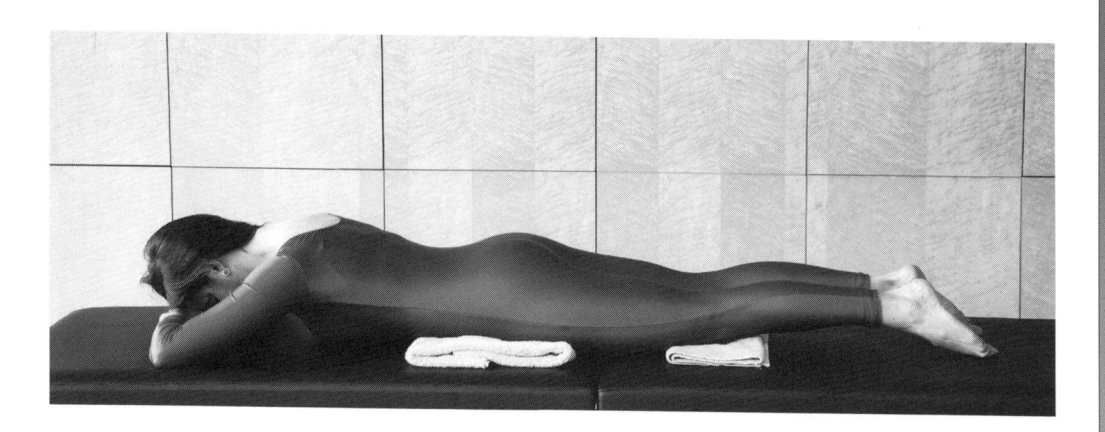

3. マットにうつぶせになる。額をマットにつけ、腕を少し身体の下に入れるように伸ばし、手のひらを上に向ける。脚を股関節幅に開いて平行にし、肩を腰のほうに滑らせる感じにする。腹筋を引き込んで引き上げる。マットとへその間に空気を入れられるような感じにする。息を吸い、頭を持ち上げはじめてから、胸をマットから離す。2カウント保って、息を吐き、背中を長く伸ばしてマットに下ろす

(続く)

## スワン・プレップ（続き）

### 意識すること：心がける

- 頭が脊椎のアライメントの延長線上
- 身体を伸ばして持ち上げるにつれ、肩を腰のほうに滑らせる
- へそを脊椎につける

### 注意すること：避ける

腰椎の過伸展

### 主に使う筋

腹筋、頭板状筋、頚板状筋、横突挙筋群、脊柱起立筋群、腰方形筋（補助）、横突間筋、棘突間筋、広背筋、大殿筋、中殿筋（後部）、大内転筋（坐骨顆状部）、大腿二頭筋、半腱様筋、半膜様筋、大腿直筋、内側広筋、中間広筋、外側広筋、大腿筋膜張筋、後脛骨筋、腓腹筋、ヒラメ筋、足底筋

# シングルレッグ・キック

手術後：6週間-3カ月
対象部位：膝と股関節
場所：股関節の高さの台の上にマット

## インストラクション

- うつぶせになり、ひじと肩が一直線上になるようにして前腕で上体を支える。手でこぶしを握り、手のひらを内側に向ける。脚をマットに伸ばし、股関節幅に開く
- 頭と胸、胸郭を1つのユニットとしてマットから持ち上げる。頭と首を、脊椎の延長として動かす。上体をマットから持ち上げた状態を保つ
- 前腕をマットに押しつけているのを感じながら、まるでマジックサークル*を持っているように正中線に向けて寄せる。（押して、寄せて、引いている）腕で窓を作り、そこに身体を入れ込むような感じにする
- 動く間、このポジションを維持する
- つま先をマットに置き、腹筋を脊椎のほうに引き込んで引き上げる。殿筋群を使い、恥骨をマットのほうに押し続けながら、股関節をマットにのせる
- 右膝を曲げ、右足のかかとを殿部に向かって2度キックする。右脚をマットに下ろし、左足のかかとを殿部に向かって2度キックする。左脚をマットに下ろす。ゆっくりとコントロールされた動きで、片脚ずつワーク*する。このセットを行う間、普通に呼吸する（アクション：2度キックしてから、脚をマットに下ろす）
- **膝：**膝を13-20cmだけ曲げる。ゆっくりとコントロールした動きを保つ。「勢いをつけてパルス*してはいけない」（a）

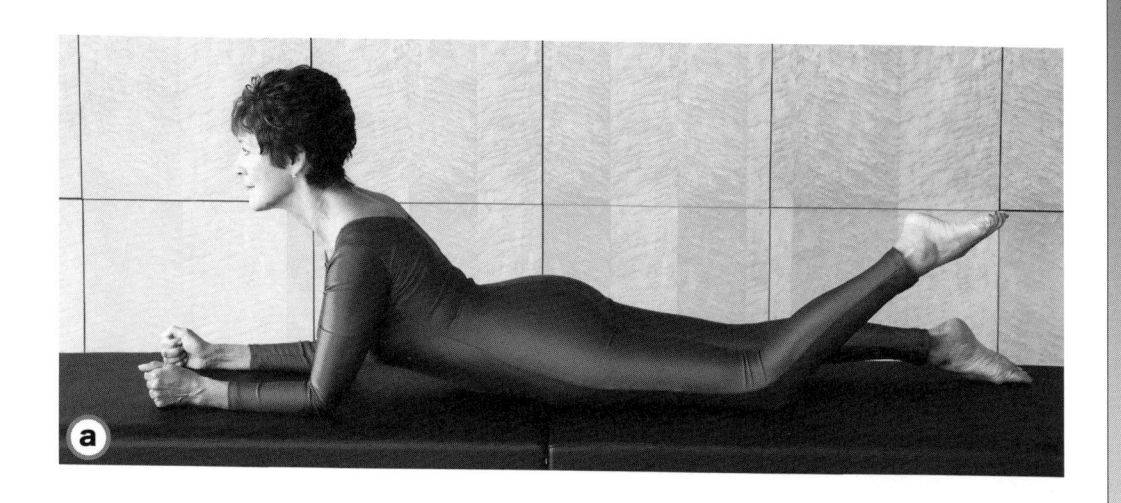

* p.357参照

（続く）

## シングルレッグ・キック（続き）

- **股関節**：不快感を覚えない範囲で、できるだけ膝を殿部まで曲げる（b）
- 片脚ずつ6回繰り返す

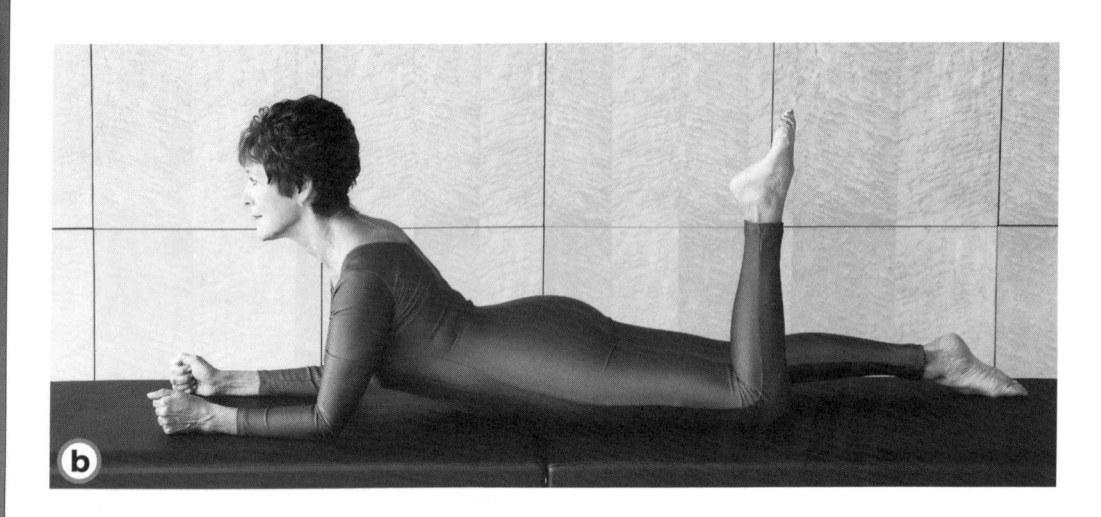

## オプション

1. 胴体をマットまで下ろし、両手で枕を作る。枕の上に額をのせる。両脚をマットに伸ばし、股関節幅に開く。腹筋を引き込んで引き上げる。右膝を殿部まで曲げる。かかとを殿部に向けて2度キックする。右脚をマットに下ろす。左足のかかとを殿部に向けて2度キックし、左脚をマットに下ろす。ゆっくりとコントロールされた動きで、片脚ずつワーク*する。このセットを行う間、普通に呼吸する。この修正版を膝のために行うときは、パルス*をしてはいけない

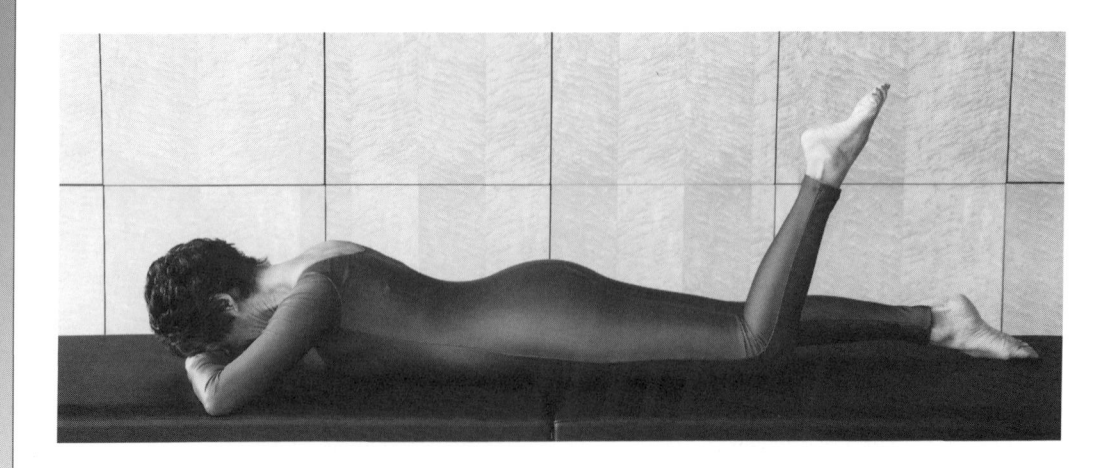

**2.** このエクササイズの股関節用（a）、または膝用（b）バージョンを行うときは、快適にできるように胴体の下にタオルを敷く

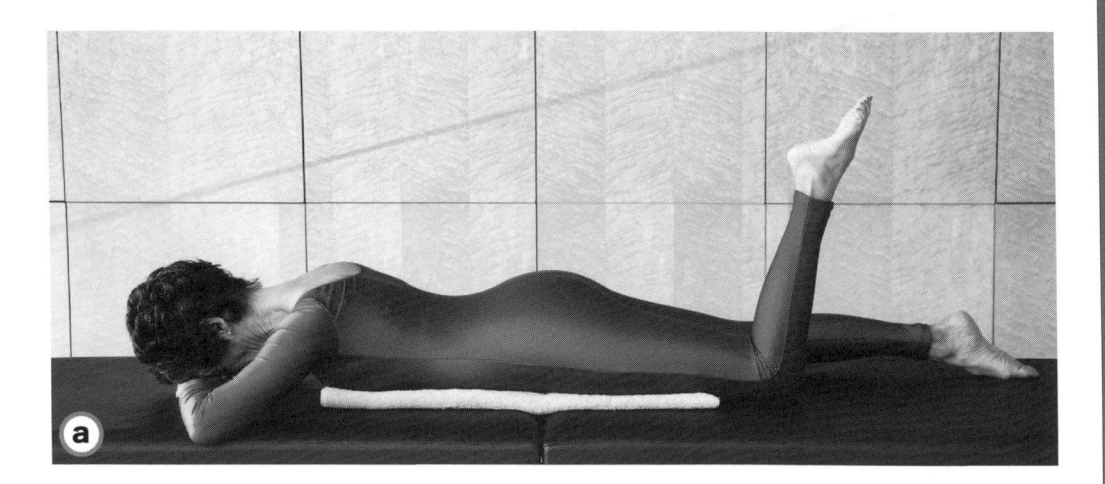

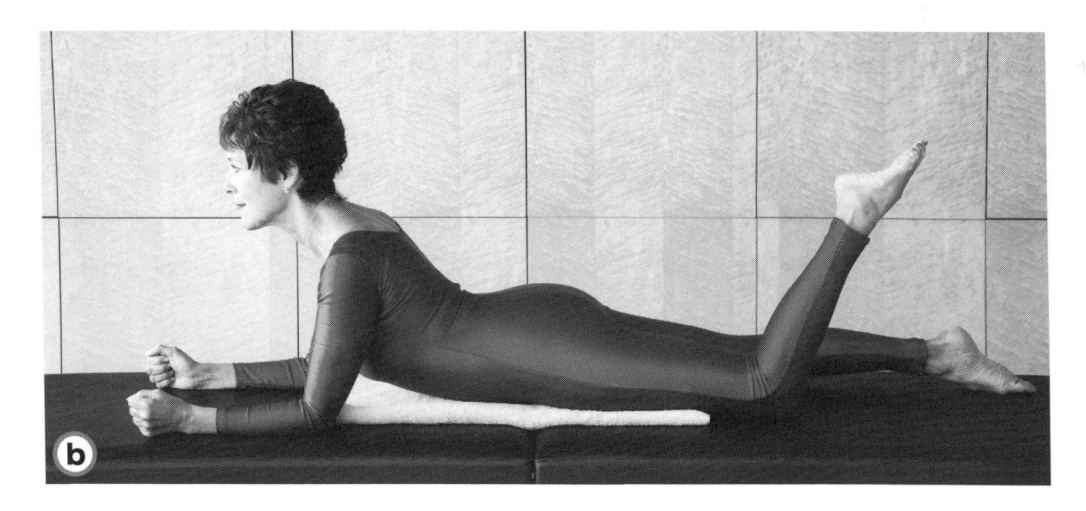

手術後6週間―3カ月

\* p.357参照　　　　　　　　　　　　　　　　　　　　　　　　　　　　　　　　　　　　　（続く）

## シングルレッグ・キック（続き）

### 意識すること：心がける

- 胸をマットと前腕から離して持ち上げる
- 肩を腰のほうに滑らせる。肩甲骨下端と腰がサスペンダーでつながっているようすをイメージする
- 膝と股関節に痛みがないように動く
- 腹筋を引き込んで引き上げ、マットから離す
- 脚を動かすときは、股関節をマットに固定する

### 注意すること：避ける

- 腰椎の過伸展
- 肩甲骨の間が沈む
- コアのコントロールの喪失
- 動くときに、胴体が左右に揺れる

### 主に使う筋

腹筋、上腕三頭筋、上腕二頭筋、肩関節複合体、頭板状筋、頚板状筋、横突挙筋群、脊柱起立筋群、腰方形筋（補助）、横突間筋、棘突間筋、広背筋、大殿筋、中殿筋（後部）、大内転筋（坐骨顆状部）、大腿二頭筋、半膜様筋、半腱様筋、薄筋、腓腹筋、縫工筋、膝窩筋、足底筋、大腿直筋、内側広筋、中間広筋、外側広筋、後脛骨筋、ヒラメ筋

## ショルダー・ブリッジ（修正版）

手術後：6週間-3カ月
対象部位：膝と股関節
場所：腰の高さのマット

### インストラクション

- マットに仰向けになり、膝を曲げて山型を作り、脚を小さなバレル*の上にのせる。足を股関節幅に開き、腕をまっすぐ身体の脇に伸ばすか、ややV字型に広げる。手のひらをマットに向ける
- 膝の間に小さくて柔らかいボールを入れる。脚をボールのほうに引き寄せる。つま先、かかと、膝、股関節のアライメントを確認する
- 息を吸って準備する。息を吐いて、脚をバレルに押しつけ、尾骨を鼻のほうにカールさせる。ウェストラインまで、椎骨を1つずつロールアップする(a)

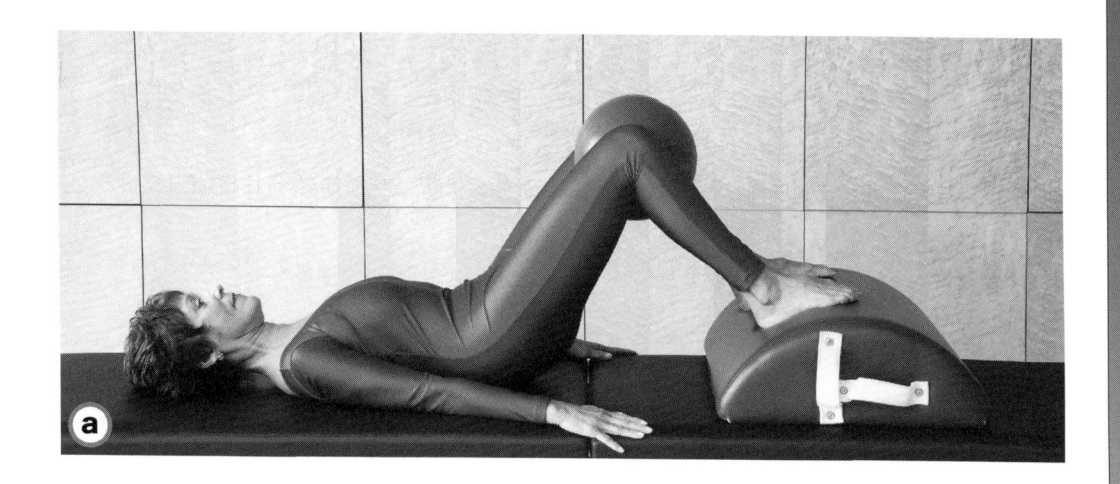

\* p.357参照

(続く)

### ショルダー・ブリッジ（修正版）（続き）

- 息を吸って準備する。息を吐いて、最初のポジションまでロールダウンする。ゆっくりロールアップして、ロールダウンする
- 3回繰り返す
- 次に肩甲骨までロールアップし、椎骨を1つずつロールダウンする。ゆっくりロールアップして、ロールダウンする（b）
- ロールダウンするときは、尾骨をかかとに引くようなイメージで、マットに戻るときの脊椎のアーティキュレーション*を深める
- バレルを使わないときは、できればかかとが膝より8cmほど前にくるようにする

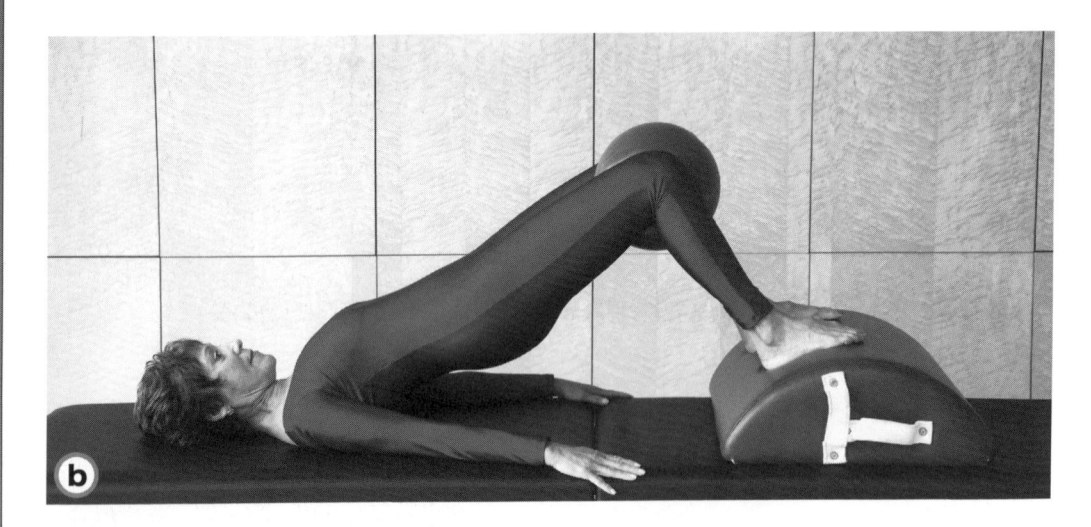

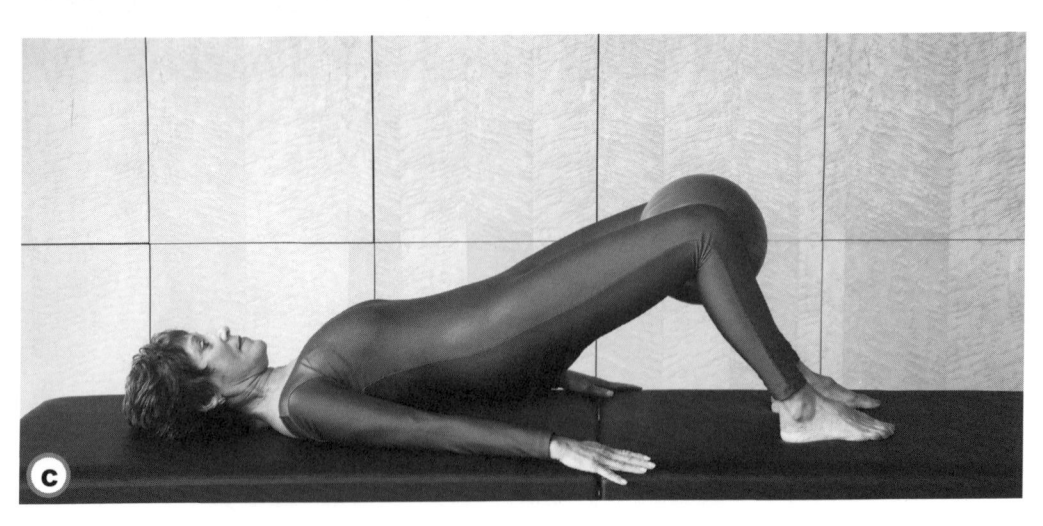

## オプション

大きな箱か、硬めの枕を2つ重ねたものを使う。動くときに小さくて柔らかいボールを使っても(a)、使わなくても(b)かまわない。脚を股関節幅に保つ

*監訳注：初心者の場合、(a)のようにボールを使った方がより使うべき筋肉が使われて効果的

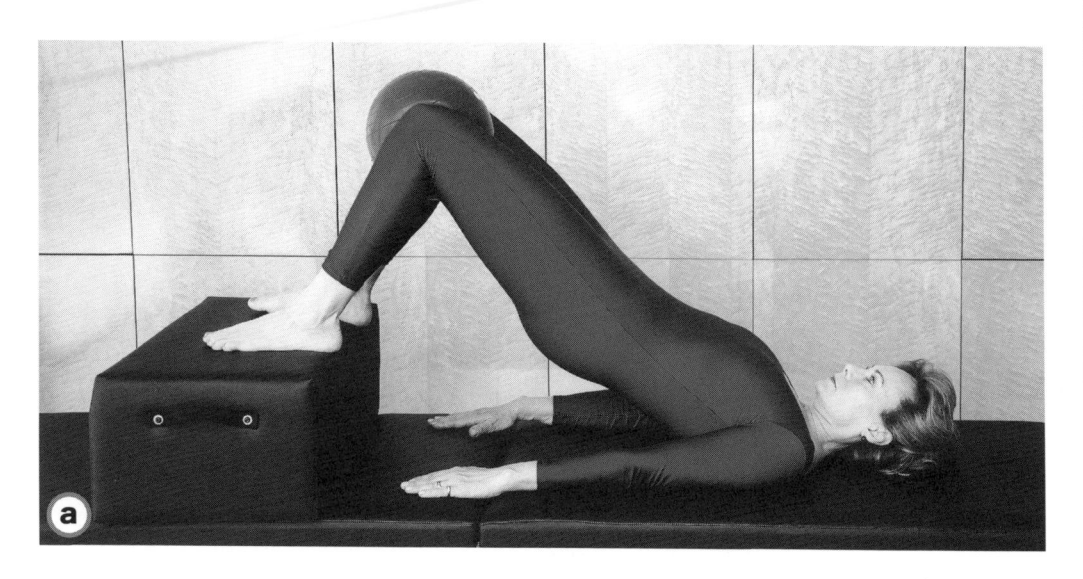

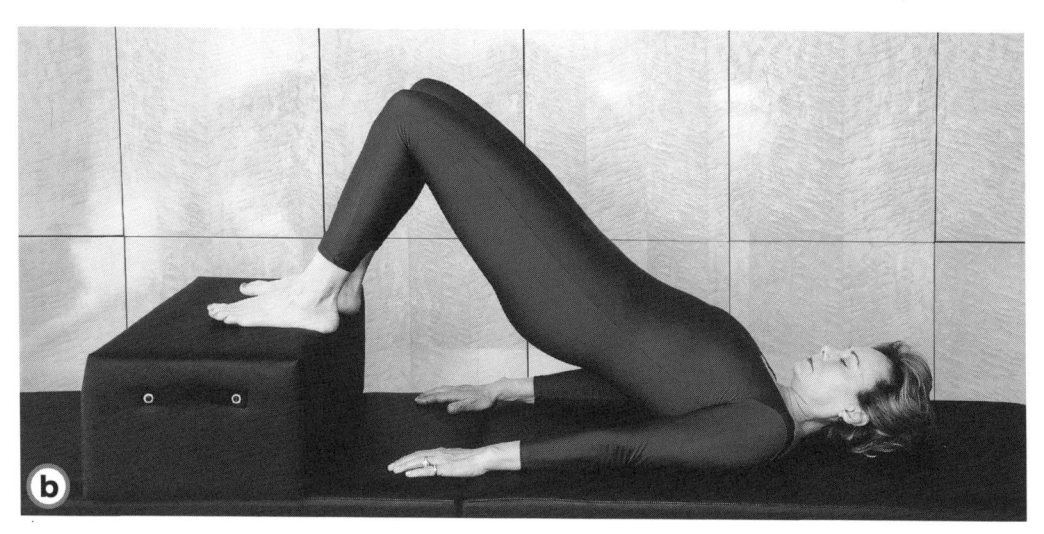

＊p.353参照

（続く）

## ショルダー・ブリッジ（修正版）（続き）

### 意識すること：心がける

- 腹筋を引き込んで引き上げる
- 数珠つなぎにした真珠をマットに1つずつ置くように、椎骨のアーティキュレーション*を意識する
- 肩甲骨から膝までが1本の長い直線になるようにロールアップする
- 動く間、股関節を固定して平行にする

### 注意すること：避ける

- 腰椎の過伸展
- ハムストリングスの痙攣（痙攣を避けるためには、可動域を小さくするか、セットの間に休憩を入れる）
- 骨盤が安定しなかったり、傾いたりすること
- 動くときに殿筋群を使いすぎること

### 主に使う筋

腹筋、大腿直筋、縫工筋、恥骨筋、腸腰筋、大殿筋、中殿筋（後部）、大腿二頭筋、半腱様筋、半膜様筋、大腿筋膜張筋、大内転筋、長内転筋、短内転筋、薄筋、膝窩筋、足底筋、腓腹筋

## ティーザー・プレップ1

手術後：6週間-3カ月
対象部位：膝と股関節
場所：股関節の高さの台の上にマット

### インストラクション

- マットに仰向けになり、膝を軽く曲げて山型を作る。膝の間に小さくて柔らかいボールを入れ、手のひらを太腿に向け、腕を天井に向かって伸ばす。肩を耳から離す（a）
- 息を吸って準備する。頭と首と肩をカールして、マットから離す。顎を胸に寄せる。息を吐く。腕を下ろして大腿と平行にしてから、ゆっくりロールアップする。へそを脊椎まで引き込み腹筋を引き込んで引き上げる。腕を斜め前に伸ばす（b）

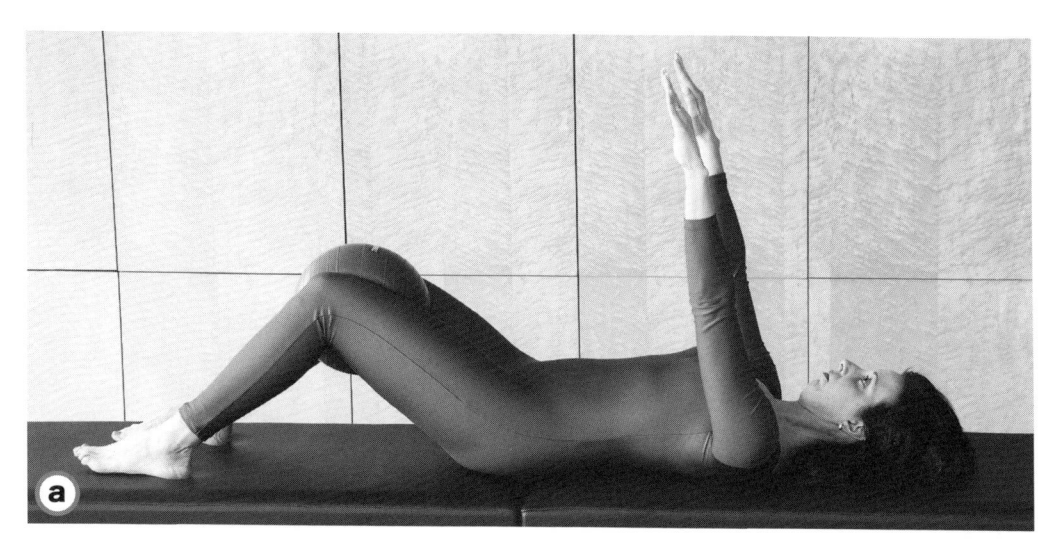

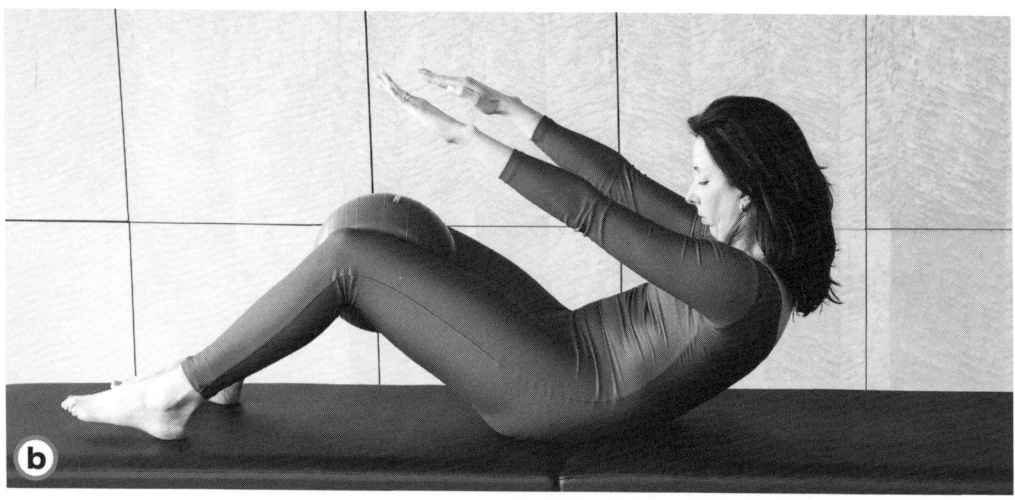

\* p.353参照

（続く）

## ティーザー・プレップ1（続き）

- **膝**：小さくて柔らかいボールを使い、膝を柔らかくして平行にする。その状態を5カウント保つ（c）
- **股関節**：手術後3カ月までは、上体をティーザーポジションにするときに、90-100°の屈曲を保ちながらロールアップする。その状態を5カウント保つ（d）
- 息を吐いて、マットまでゆっくりロールダウンする。腹筋で抵抗し、身体の正中線にボールを挟み込む
- 3回繰り返す
- 課題：8カウントでロールダウンとロールアップをする

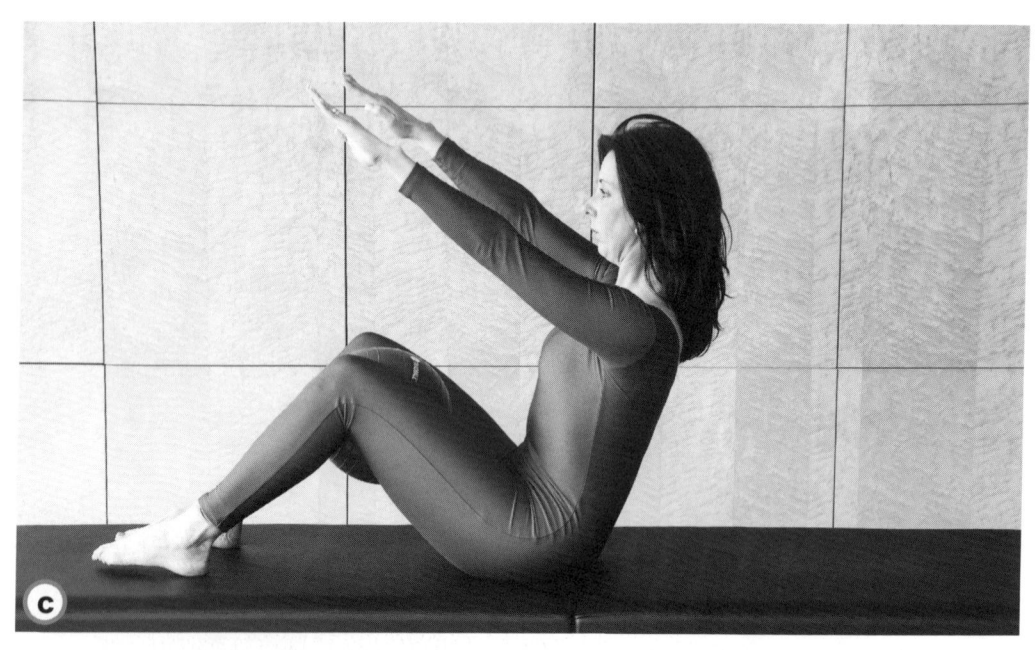

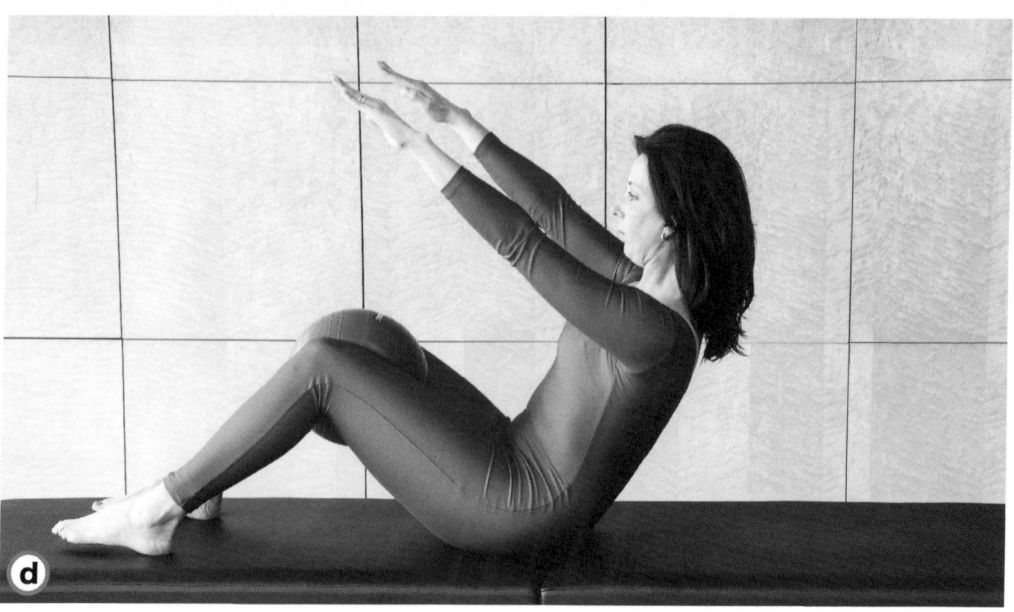

## オプション

ティーザーポジションまで脊椎のアーティキュレーション*をゆっくりとコントロールできるよう、手を脚の側面に這わせる

## 意識すること：心がける

- 肩を腰のほうに滑らせる。肩甲骨下端と腰がサスペンダーでつながっているようすをイメージする
- 腹筋を引き込んで引き上げる
- 脊椎の均等なアーティキュレーション
- 動きを目で追う
- ヘリウム入りの風船の束が胴体をティーザーポジションまで持ち上げるイメージで動く
- 意図的に勢いをつけなくてもコントロールできるポイントまでロールアップする

## 注意すること：避ける

- ティーザーポジションになるまでに勢いをつけすぎる
- コアのコントロールの喪失
- 肩のアライメントの喪失

## 主に使う筋

腹筋、上腕二頭筋、肩関節複合体、大腿直筋、縫工筋、恥骨筋、腸腰筋、大内転筋、長内転筋、短内転筋、薄筋、大腿二頭筋、半腱様筋、半膜様筋、大腿筋膜直筋、腓腹筋、膝窩筋、足底筋

\* p.353参照

## ティーザー・プレップ2

手術後：6週間-3カ月
対象部位：膝と股関節
場所：股関節の高さの台の上にマット

### インストラクション

- マットに仰向けになり、左膝を軽く曲げて山型を作る。右脚を左の大腿と膝の内側にそって伸ばし、つま先をポイントにして、反対側の壁に向かって斜めに伸ばす。腕を天井に伸ばし、手のひらを大腿に向け、肩を耳から離す（a）
- 息を吸って準備する。頭と首と肩をカールしてマットから離す。顎を胸に寄せる。息を吐く。腕を下ろして大腿と平行にし、ゆっくりロールアップする。へそを脊椎まで引き込み腹筋を引き込んで引き上げる。腕を斜め前に伸ばす（b）

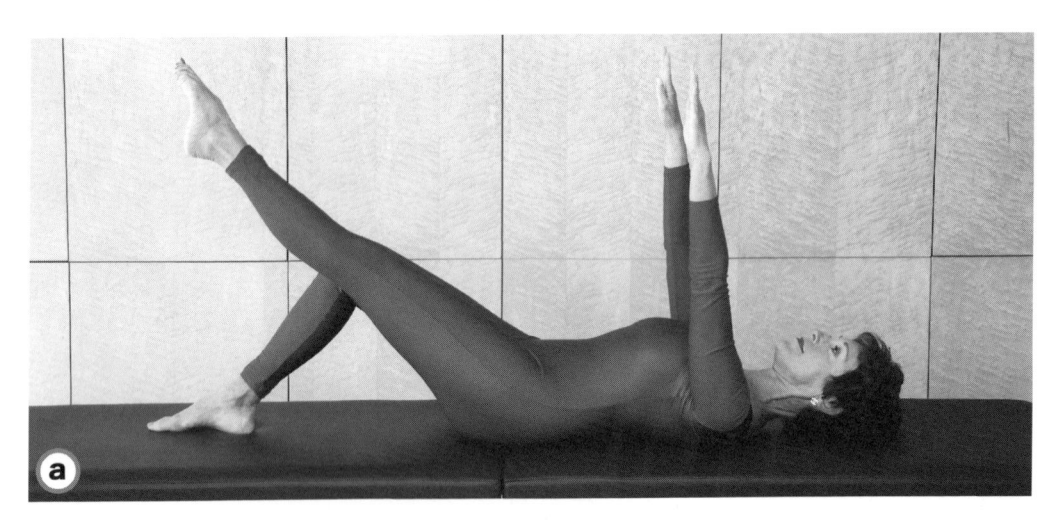

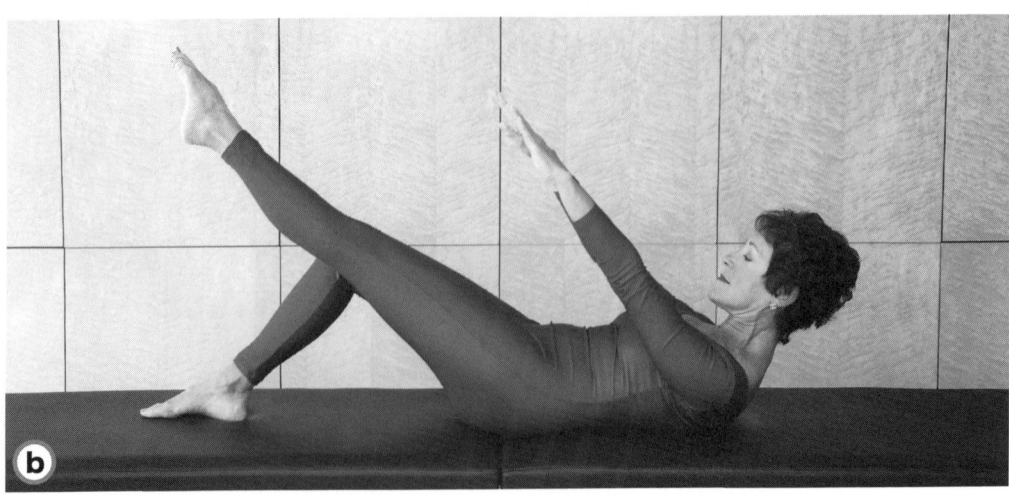

- ロールアップし、胸を張って、腰椎のCカーブを維持する
- その状態を5カウント保つ
- 息を吐いて、マットまでゆっくりロールダウンする。腹筋で抵抗し、椎骨を1つずつアーティキュレーションして、マットに下ろす
- **膝**：膝を柔らかくして、脚を平行にする。できるだけ身体の正中線を挟み込む(c)。必要に応じて、厚いパッドを膝の間に入れる
- **股関節**：手術後3カ月までは、上体をティーザーポジションにするときに90-100°の屈曲を保つため、脚で小さな山型を作る(d)
- 3回繰り返す
- 課題：8カウントでロールダウンとロールアップをする

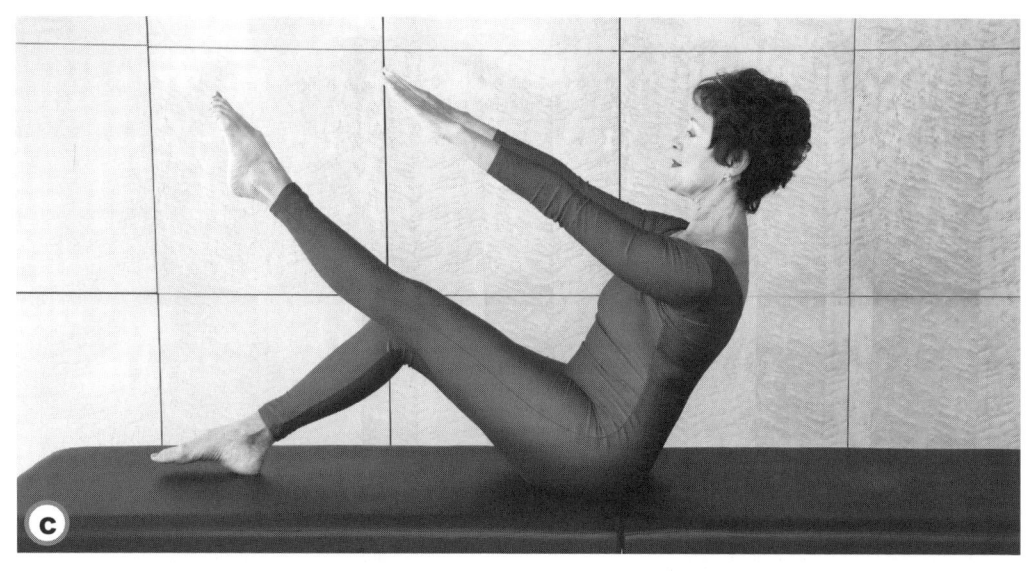

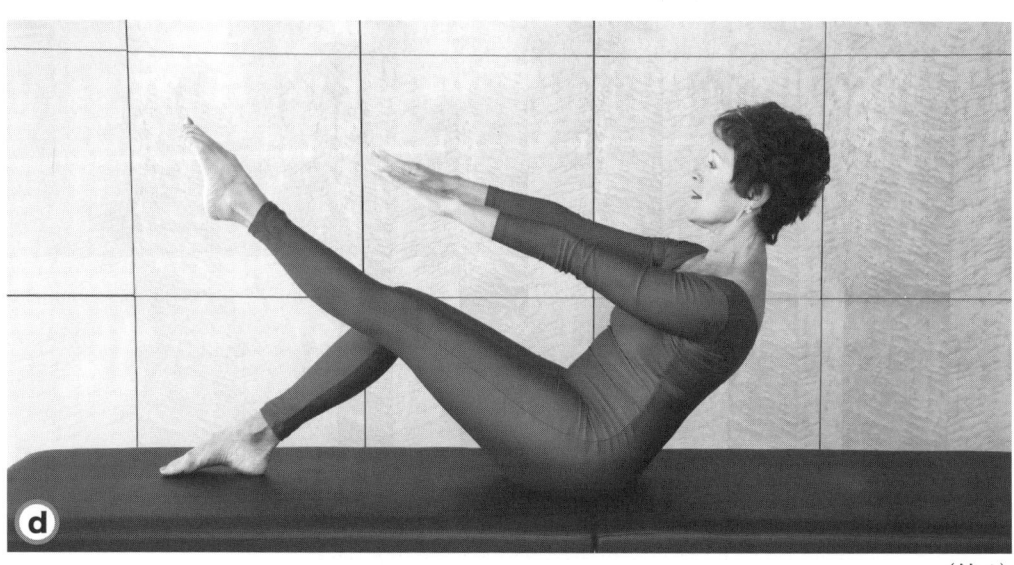

(続く)

## ティーザー・プレップ2（続き）

### オプション

1. ティーザーポジションまで脊椎のアーティキュレーション*ができるよう、手を脚の側面に這わせる

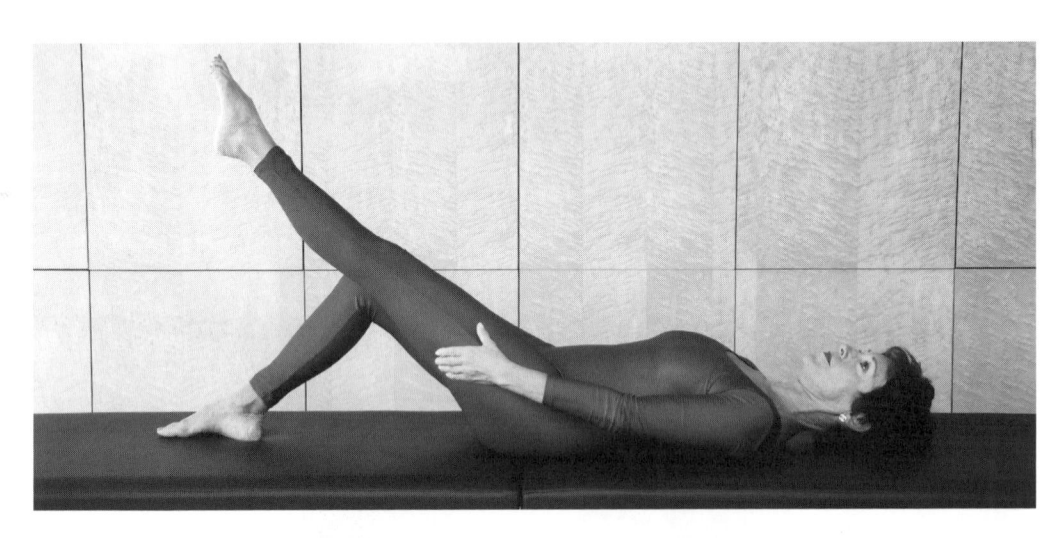

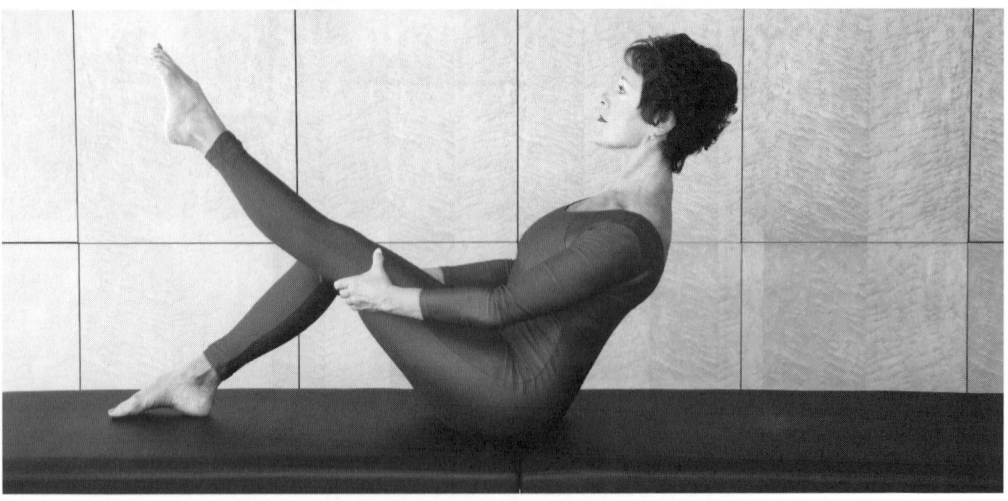

2. 長いエクササイズ・バンドを広げて、伸ばした脚の足裏にあてる。バンドを短めに持ち、ティーザーを始める。ロールアップするにつれてバンドの張りがゆるむので、ティーザーポジションまでロールアップしながら、バンドを短く持つようにする

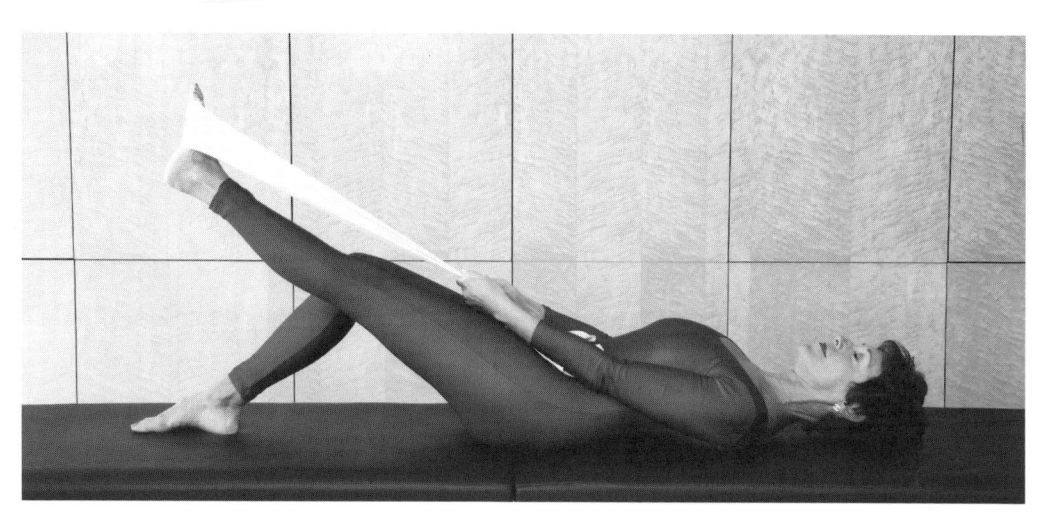

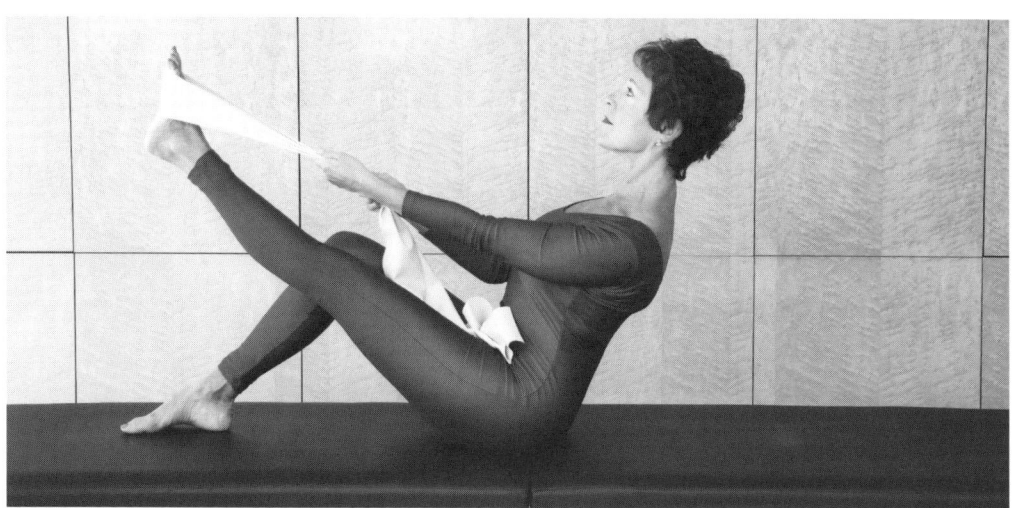

手術後6週間—3カ月

＊ p.353参照

## ティーザー・プレップ2（続き）

### 意識すること：心がける

- 肩を腰のほうに滑らせる。肩甲骨下端と腰がサスペンダーでつながっているようすをイメージする
- 腹筋を引き込んで引き上げる
- 脊椎の均等なアーティキュレーション*
- 動きを目で追う
- ヘリウム入りの風船の束が胴体をティーザーポジションまで持ち上げるイメージで動く
- 意図的に勢いをつけなくてもコントロールできるポイントまでロールアップする

### 注意すること：避ける

- 勢いをつけすぎる
- コアのコントロールの喪失
- ティーザーポジションまでロールアップしたり、マットまでロールダウンしたりするときに、脊椎のアーティキュレーションが均等でなくなること
- 肩のアライメントの喪失

### 主に使う筋

腹筋、上腕二頭筋、肩関節複合体、大腿直筋、縫工筋、恥骨筋、腸腰筋、長内転筋、短内転筋、薄筋、大腿二頭筋、半腱様筋、半膜様筋、大腿筋膜直筋、腓腹筋、膝窩筋、足底筋、外側広筋、内側広筋、後脛骨筋、ヒラメ筋

# サイドストレッチ

手術後：6週間-3カ月
対象部位：膝と股関節
場所：股関節の高さの台の上にマット

## インストラクション

- 台の脇に背筋を伸ばして座る。脚を箱の上にのせるか、床につけて、股関節を膝よりやや高くする
- 脚を股関節幅に開き、平行に保つ
- 小さくて柔らかいボールを脚の間に入れ、身体の正中線に挟み込む。頭と肩と股関節のアライメントを保つ
- 腕を肩の高さで身体の脇に伸ばす。横の壁に手を伸ばすイメージをもつ(a)

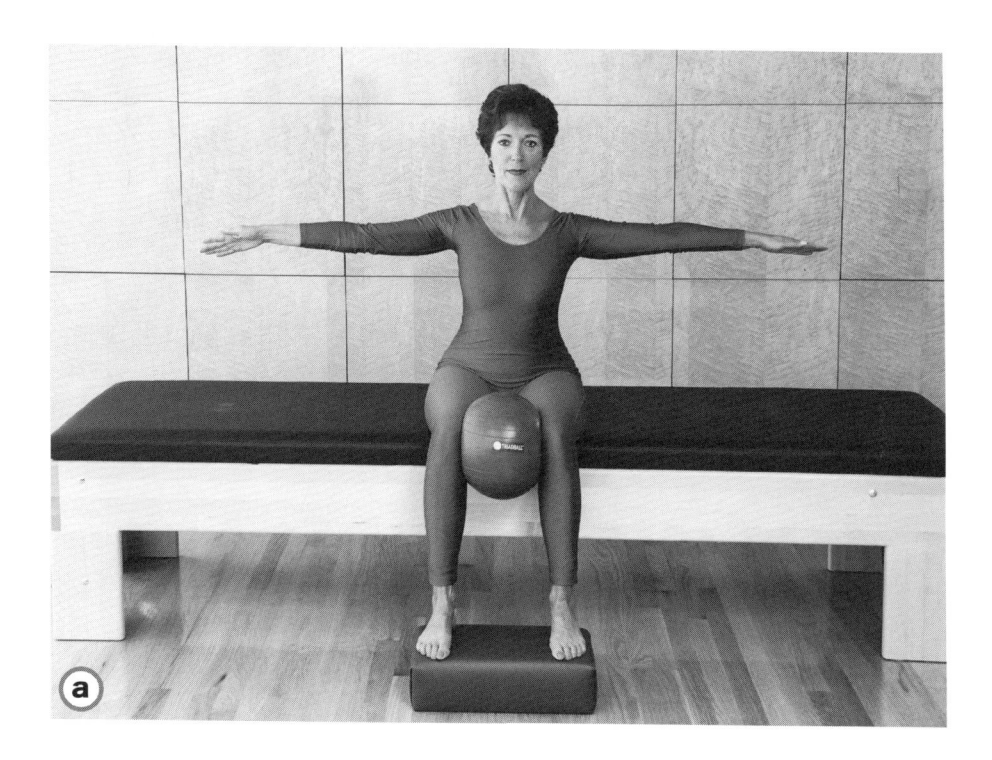

\* p.353参照

## サイドストレッチ（続き）

- 右腕を上げて耳につける。右手のひらを頭のほうに向ける。左腕をマットに伸ばし、左手のひらをマットにつける（b）
- 息を吸って準備する。息を吐いて、右腕を上から左寄りに伸ばす。このとき左手を伸ばしてマットにつけた状態を保つ（c）

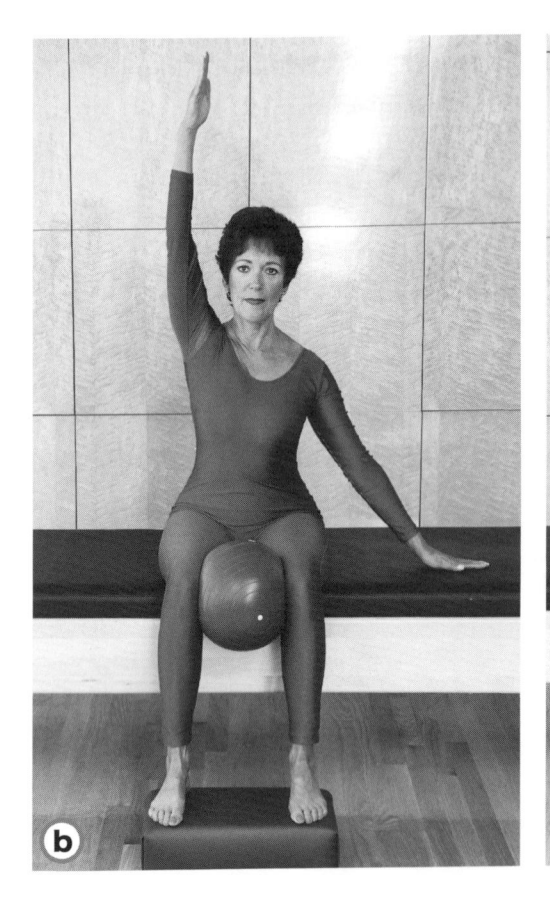

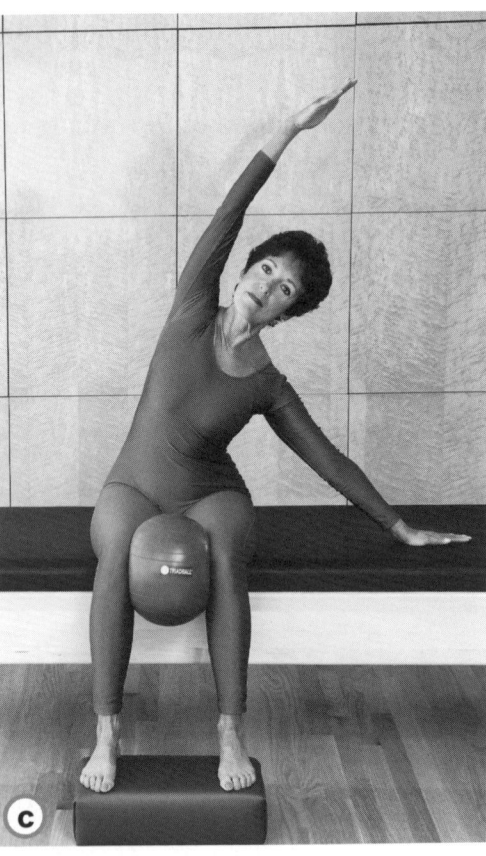

- 必要に応じて左腕を曲げるか、右腕が上から左寄りに伸びるときに、マット上を滑らせ、身体の右側をサイドストレッチする
- その状態を5カウント保ち、ゆっくり最初のポジションに戻る（a）
    - 腕を上から斜めに伸ばしているときも、右肩甲骨が右股関節に連なるようにする
    - マットに置いてあるサボテンを上から覆うところをイメージする
    - 動き全体を通じて、右股関節をマットに固定する
- 最初のポジションに戻るときは、右肋骨に空気を入れる
- 3回繰り返す。左腕に換えて、左体側をストレッチする

### 意識すること：心がける

- 肩を腰に滑らせる
- 身体の反対側に側屈するときは、股関節をマットに深く沈める
- 正面を見る
- 長い弧を描く
- 虹の上にアーチを作るイメージを持つ

### 注意すること：避ける

- 上に伸ばしている腕を曲げる
- 脊椎外側ではなく、腕の力でもとの姿勢に戻る
- 側屈するときに、アライメントを失う
- 動くときに腹筋を使わない

### 主に使う筋

腹筋、肩関節複合体、腰方形筋、脊柱起立筋群、横突間筋、広背筋、大内転筋、長内転筋、短内転筋、薄筋、恥骨筋

# 第5章

# 手術後3-6カ月と6カ月以降に行うピラティスのマットエクササイズ

　この章では、クラシック・ピラティスのマットエクササイズを解説する。修正版の数は減るものの、股関節や膝の関節形成術を受けたクライアント向けに定められた可動域のガイドラインにしたがっている。この章のエクササイズは、表3.2および表3.3（p.31）の2-3列目に掲載している。

　3カ月間、ピラティスを定期的に実践してきたクライアントであれば、コアのコントロールや安定を理解し、実践できるはずである。また、手術後3カ月以降は、可動域のガイドラインも緩くなるので、とくに股関節に関しては屈曲や内旋・外旋の可動域を大きくすることができる。第3章の可動域のガイドラインを参照してほしい（p.32-36を参照）。クライアントはこれから9カ月かけて、ピラティスの理想的な動きを表現できるようワーク[*1]する。しかし、ピラティスのエクササイズを始めたばかりのクライアントは、まずプレピラティスの動きと、手術後6週間-3カ月のカテゴリーで紹介したオプションから始めること。コアをコントロールし、身体を安定させ、関節を分離[*2]して動けるようになってから、本来のカテゴリーに進むことが重要である。両側の関節形成術後のクライアントや、場合によっては関節疾患のクライアントも、股関節の高さの台の上のマット上で動くことが大切である。詳しいガイドラインについては、第3章のp.38を参照してほしい。片側の関節形成術後のクライアントは、手術後3カ月が経過するころには、床の高さでマットエクササイズができるはずである。

　関節疾患のクライアントを指導するときは、適切な修正版を選び、クライアントが痛みを感じずに動き、徐々にコアの強さを築き、関節周囲の筋肉を強化し、可動域を改善できるようにすることが大切である。簡単なことから始め、クライアントのコアが強化され、安定性が高まってきたら、修正する数を減らしていく。

　ここで紹介するエクササイズの多くは、直径20-25cmの小さくて柔らかいボールを使っている。本書の目的に合うものとして、エクササイズやオプションではTriadballを使っている。このボールは、いっぱいまで空気を入れないこと。身体を支えられる程度の硬さと、つかんだり締めつけたりできる程度の柔らかさが必要だからである。頭と首の下に敷いて使うときは、両肩がマットから少し

[*1] p.357参照　[*2] p.353参照

離れ、目線は45°になるだろう。このとき、頭の重さをボールで支えること。首を緊張させてはいけない(Fritzke and Voogt 2009, 1)。

　この章で紹介するエクササイズでは、セットアップや動き方に関していくつかオプションを用意した。そのほか、意識することや心がけること、注意することや避けることも掲載している。また、主に使う筋肉をリストアップするなかで、とくに骨盤、股関節、膝周囲の筋肉については、動かす筋肉と固定する筋肉を詳しく取り上げた。

> ⚠ すべてのエクササイズは、手術をした整形外科医の照会を得た上で、認定ピラティスIRの指導のもとで行うこと。クライアントのニーズや制限、推奨される可動域についてはその整形外科医に確認し、指示にしたがうこと。これらのガイドラインは、プロトコル（実施計画）によって異なる場合もある。また各プロトコル（実施計画）は、個々のニーズやその整形外科医の意向を汲んで修正すること。☆p.xx参照

## ハンドレッド

手術後：3-6カ月

対象部位：膝と股関節

場所：フロアマット、必要に応じて高くした台の上にマット。両側の股関節・膝関節置換術後の場合は、必要に応じて、高くした台の上にマット

### インストラクション

- マットに仰向けになり、腕を伸ばして身体の両脇に置き、脚をテーブルトップ・ポジションにする。膝の間に小さくて柔らかいボールを入れる。身体の正中線でボールを軽く挟み込む
- 頭と首と肩をカールしてマットから離す。太腿のほうを見る
- 腹筋を引き込んで引き上げる
- 腕をまっすぐ伸ばしたまま、腹筋と同じ線上に持ち上げる
- 息を吸い、5カウントで元気よく腕をポンプ*し、息を吐いて5カウントで腕をポンプする。息を吐くときは腹筋をさらに深く引き込むようにする
- 5-10呼吸、続ける

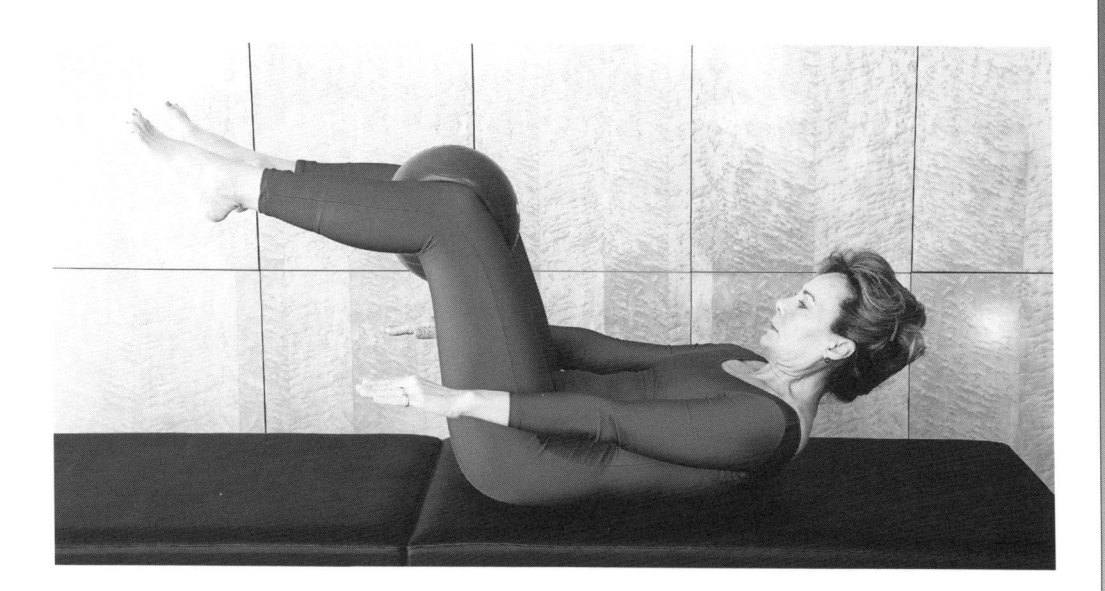

(続く)

## ハンドレッド（続き）

### オプション

直径20-25cmのボールを頭と首の下に入れる。入れ方についてはp.134の指示を参照すること

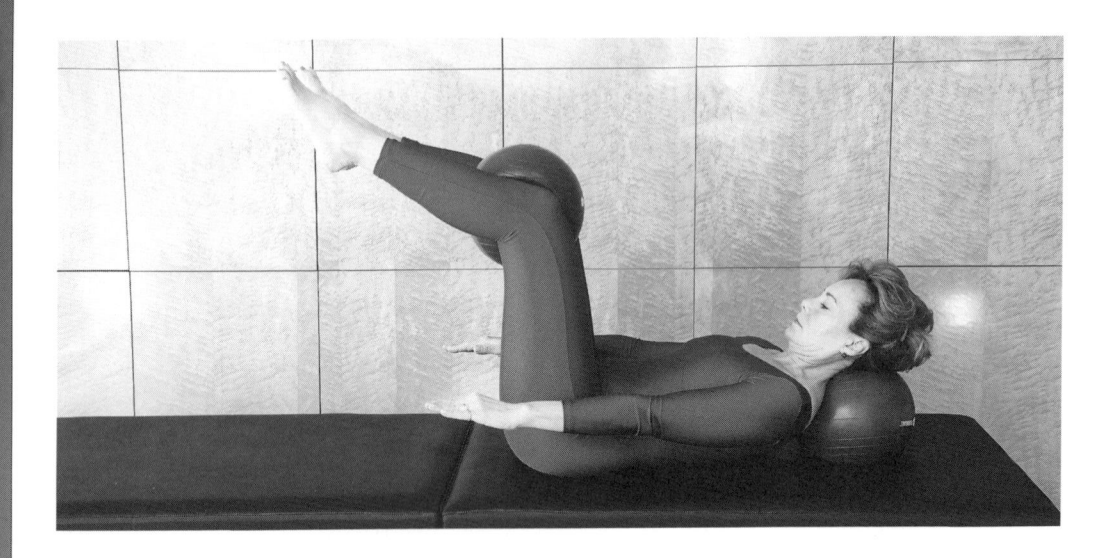

### 意識すること：心がける

- 肩を腰のほうに滑らせる。肩甲骨下端と腰がサスペンダーでつながっているようすをイメージする
- 腹筋を引き込んで引き上げる
- 尾骨を長く伸ばしてマットにつけ、脊椎をニュートラルに保つ
- 水面に水しぶきを跳ね上げるように、腕と手を一直線にしてポンプ*する
- キャラメルが両肩にこびりついているようなイメージで、鎖骨を開く
- 顎を胸に寄せ、肩甲骨下端まで上体を丸くして持ち上げる。顎と胸の間にみかん1個分のスペースを空ける
- 目は太腿を見る

### 注意すること：避ける

- （腕ではなく）手だけで上下にポンプする
- 腰（腰椎）がアーチ状になり、脊椎がニュートラルでなくなる
- 腹筋が膨らむ

\* p.357参照

# ハンドレッド

手術後：6カ月以降
対象部位：膝と股関節
場所：フロアマット、必要に応じて高くした台の上にマット

## インストラクション

- マットに仰向けになり、腕を伸ばして身体の両脇に置き、脚をテーブルトップ・ポジションにする
- 頭と首と肩をカールしてマットから離す。太腿のほうを見る
- 両脚を伸ばして天井に向けて90°屈曲するか、45°の角度に伸ばす。膝の間に小さくて柔らかいボールを入れても、入れなくてもよい。つま先をポイントにする
- 腹筋を引き込んで引き上げる
- 腕をまっすぐ伸ばしたまま、腹筋と同じ線上に持ち上げる
- 息を吸い、5カウントで元気よく腕をポンプし、息を吐いて5カウントで腕をポンプ*する。息を吐くときは腹筋をさらに深く引き込むようにする
- 10呼吸、続ける
- **股関節**：脚を長く伸ばし、低いポジションに置くと、股関節屈筋群にかかる負荷が増す。脚を軽く曲げるか、テーブルトップ・ポジションにすると、股関節屈筋群の使いすぎを防げる。さらに、小さくて柔らかいボールを膝や脛、足首の間に入れると、内転筋群がより働き、股関節屈筋群にかかる負荷が軽くなり、コアとのつながりが強まる

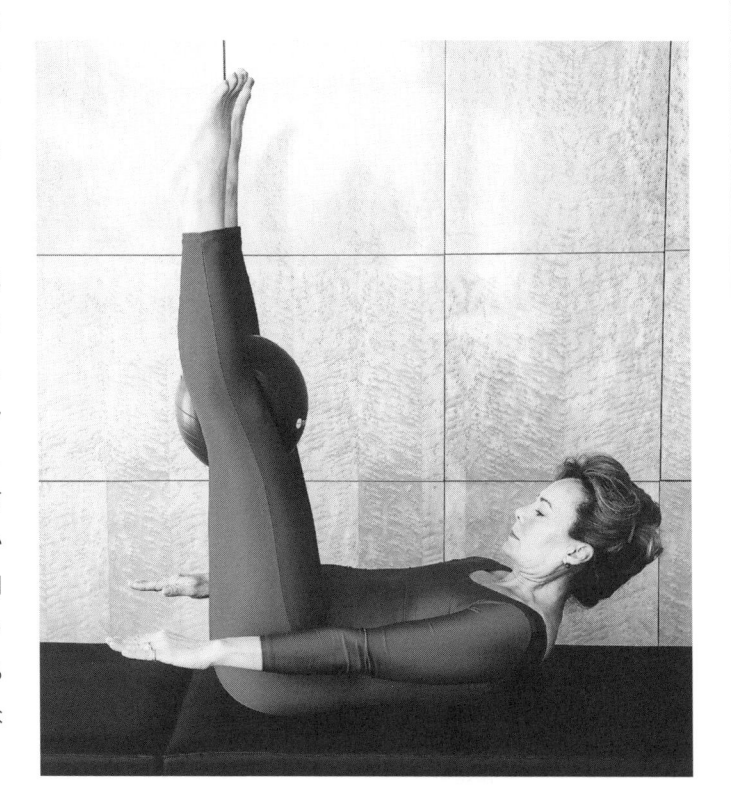

\* p.357参照

（続く）

## ハンドレッド（続き）

### オプション

1. 膝か足首の間に小さくて柔らかいボールを入れる。ボールを身体の正中線に軽く挟み込む

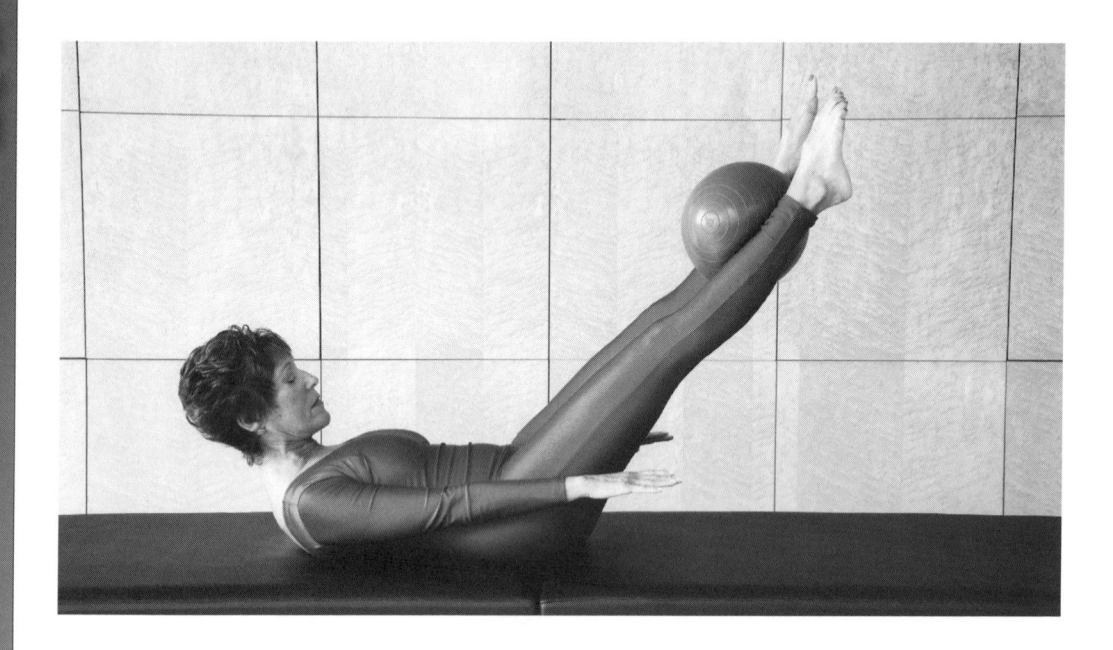

2. 膝を軽く曲げる。膝の間にクッションをはさんでも、はさまなくてもかまわない

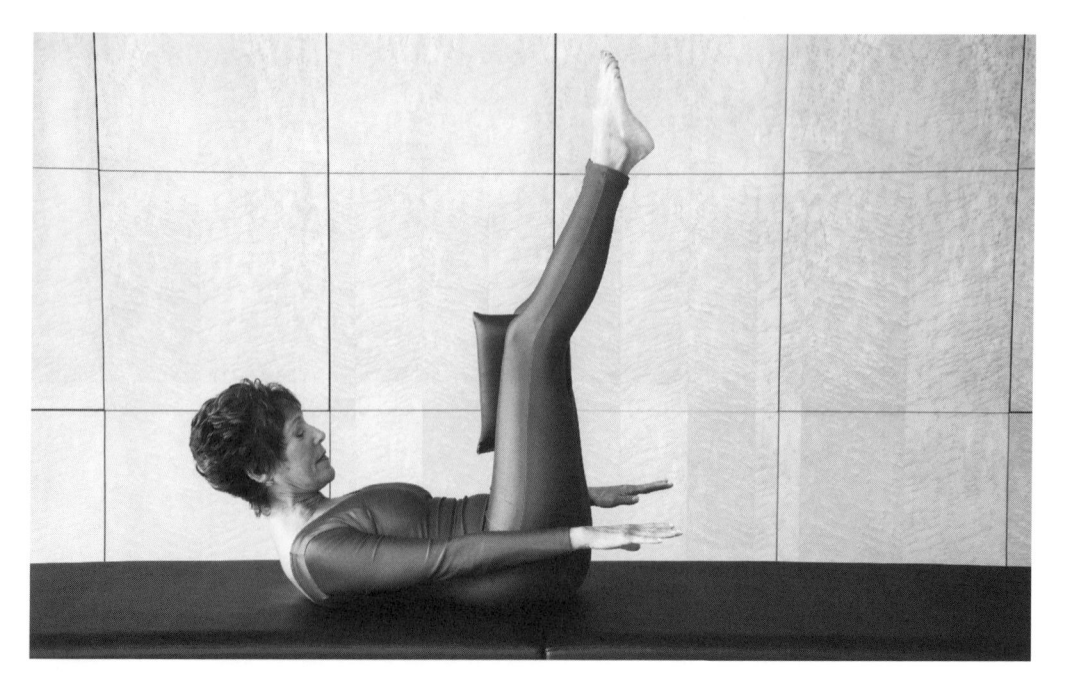

3. コアが安定し、うまく使えるときだけ、脚を床から45°に伸ばす。脊椎をニュートラルに保つ。股関節屈筋群に力が入る感じや不快感を覚えてはいけない

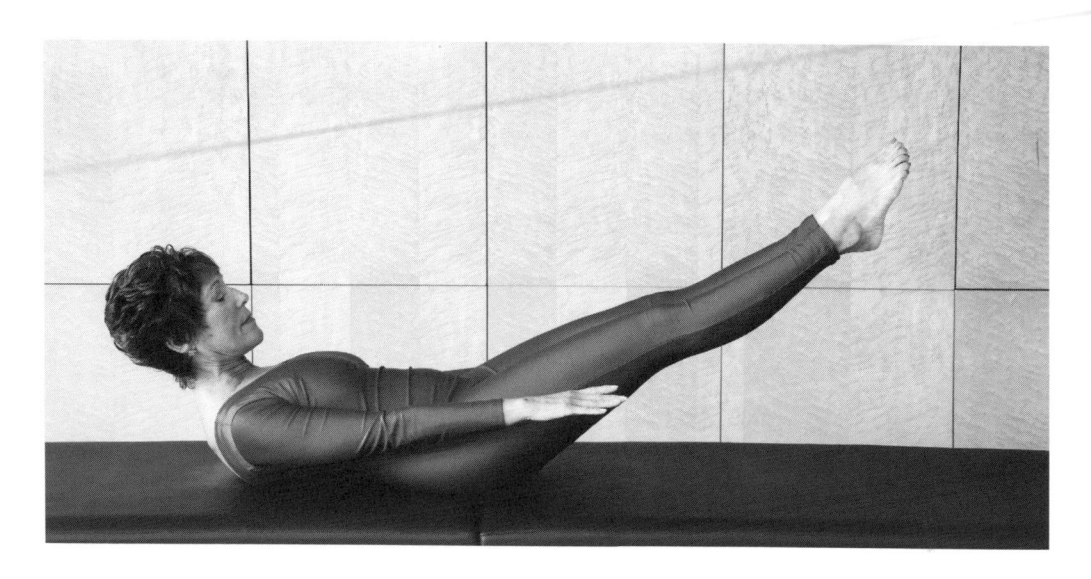

## 意識すること：心がける

- 肩を腰のほうに滑らせる。肩甲骨下端と腰がサスペンダーでつながっているようすをイメージする
- 腹筋を引き込んで引き上げる
- 尾骨をマットに長くつけ、脊椎をニュートラルに保つ
- 水面に水しぶきを跳ね上げるように、腕と手を一直線にしてポンプする
- キャラメルが両肩にこびりついているようなイメージで、鎖骨を開く
- 顎を胸に寄せ、肩甲骨下端まで上体を丸くして持ち上げる
- 目は太腿を見る

## 注意すること：避ける

- 手だけで上下にポンプ*する
- 腰（腰椎）がアーチ状になり、脊椎がニュートラルでなくなる
- 腹筋が膨らむ

## 主に使う筋

主に使う筋は、オプションによって異なる。腹筋、前斜角筋、胸鎖乳突筋、上腕二頭筋、上腕三頭筋、三角筋、肩関節複合体、腸腰筋、大腿直筋、縫工筋、恥骨筋、大内転筋、長内転筋、短内転筋、薄筋、内側広筋、中間広筋、外側広筋、大腿二頭筋、半膜様筋、半腱様筋、膝窩筋、腓腹筋、大腿筋膜張筋、足底筋、後脛骨筋、ヒラメ筋

\* p.357参照

手術後3－6カ月

# ハーフ・ロールダウンとハーフ・ロールアップ

手術後：3-6カ月、6カ月以降

対象部位：膝と股関節

場所：フロアマット、必要に応じてマットを高くする。両側の股関節・膝関節置換術後の場合は、手術後6カ月までは、必要に応じてマットを高くする

## ハーフ・ロールダウンのインストラクション

- マットに背筋を伸ばして座り、膝を曲げて山型を作る。膝の間に小さくて柔らかいボールを入れる。両手で太腿の裏側を軽くつかむ
- 顎を胸のほうに近づけ、太腿のほうを見る。息を吸って準備する。息を吐いて坐骨からロールして下り、腹筋を強く引き込んで、脊椎下部でCカーブを描く（a）
- 息を吐きつづけ、腕が伸びるところまでロールダウンする。このとき両膝でボールを挟み込む。（b）
- 息を吸って準備する。息を吐き、背中を丸めてもとに戻る。最初のポジションに戻るまで、背中を丸めて脊椎の屈曲のカーブを維持する

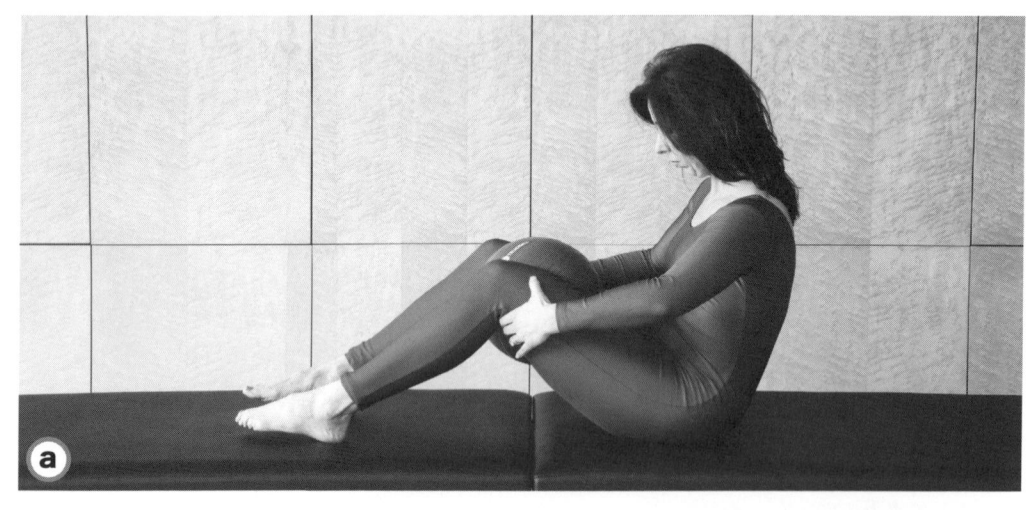

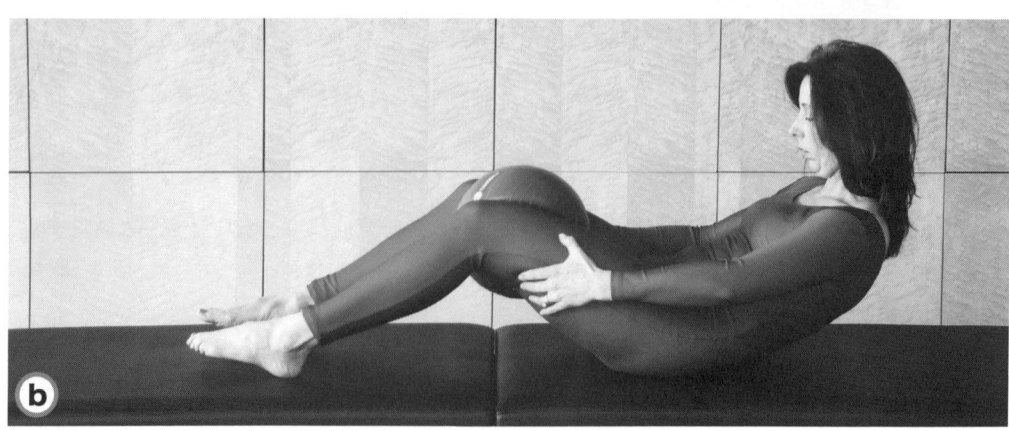

- **股関節**：手術後6カ月までは股関節の屈曲を110°に保つ。6カ月が経過した後も、屈曲が115°を超えないこと
- **膝と股関節**：両脚が上がったり、脊椎のアーティキュレーション*を失ったりすることなく動きをコントロールできるのであれば、腕の長さまでロールダウンする
- 5-10回繰り返す。ゆっくりとコントロールされたリズムを保つ
- 注：正しい動きをするためには、マットにロールダウンしたりもとの姿勢に戻ったりするときに、足を安定させるためにサポートストラップを巻いて固定したほうがいい場合もある

## ハーフ・ロールアップのインストラクション

- マットに背筋を伸ばして座り、膝を曲げて山型を作る。膝の間に小さくて柔らかいボールを入れる。両手で太腿の裏側を軽くつかむ(a)
- 顎を胸のほうに近づけ、腹筋を見下ろす。息を吸って準備する。息を吐いて坐骨からロールして下りる。へそを脊椎まで引き込むようにして腹筋を強く引き込み、脊椎下部でCカーブを描く(b)

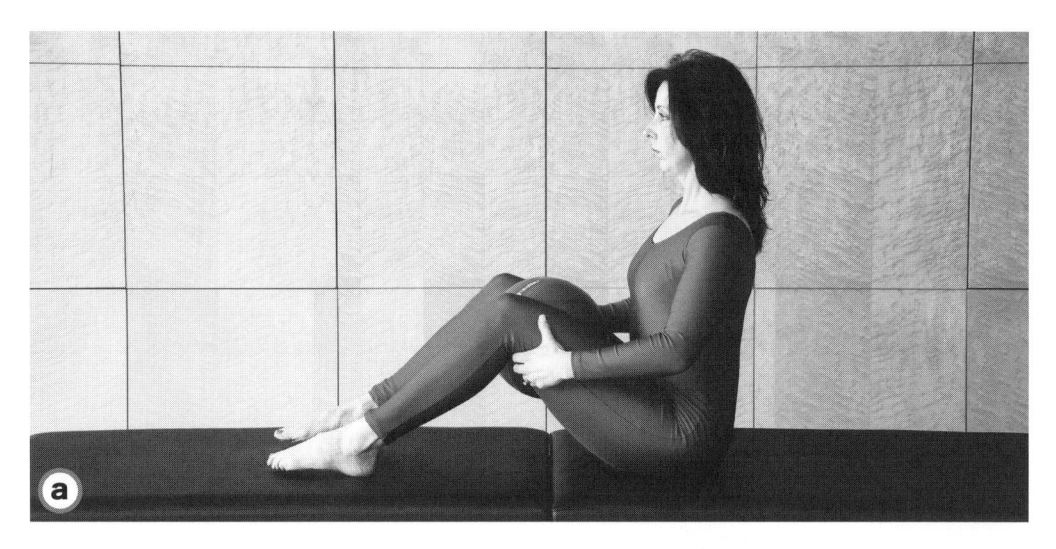

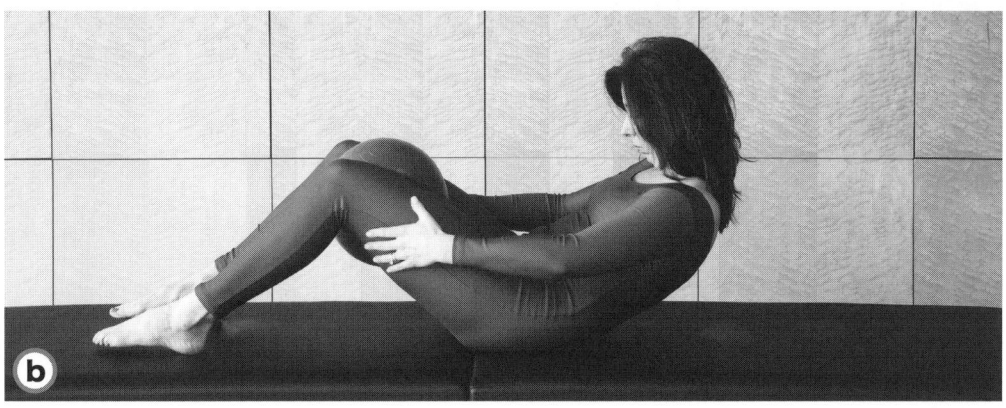

\* p.357参照

（続く）

## ハーフ・ロールダウンとハーフ・ロールアップ（続き）

- 息を吐きつづけながら、マットまでロールダウンする。濡れた砂のベッドにインプリント*するイメージで、椎骨を1つずつマットに押しつける(c)

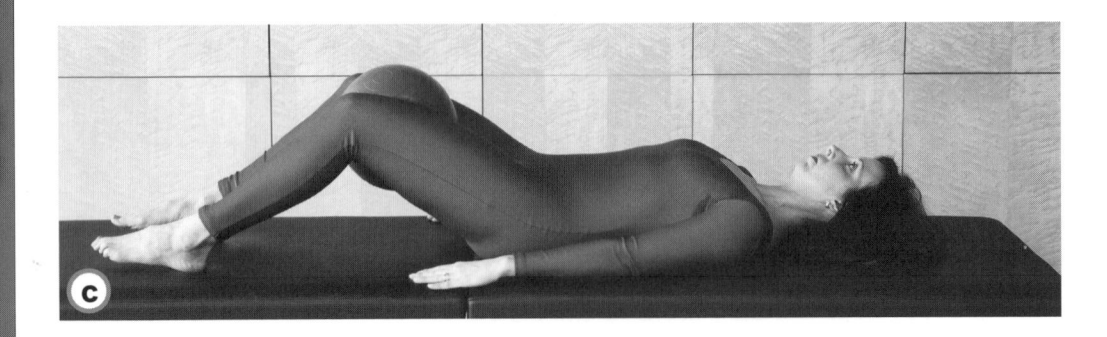

- 息を吸って準備する。息を吐いて、顎を胸に引き寄せる。両手を太腿の裏側に置く。椎骨を1つずつロールアップする。このとき必要に応じて手を使う。セットアップに戻るまで、背中を丸めて脊椎の屈曲のカーブを維持する
- **股関節**：手術後6カ月までは股関節の屈曲を110°に保つ。6カ月が経過した後も、屈曲が115°を超えないこと
- できるだけ両膝を曲げたままで、身体の正中線にボールを挟み込む。
- 5-10回繰り返す。ゆっくりとコントロールされたリズムを保つ
- 注：正しい動きをするためには、マットにロールダウンしたりもとの姿勢に戻ったりするときに、足を安定させるためにストラップを巻いて固定したほうがいい場合もある

### 意識すること：心がける

- 椎骨1つ1つを濡れた砂のベッドにインプリントするイメージで、椎骨のアーティキュレーション*2を意識してマットに下ろす
- 腹筋を強く引き込む
- 肩を腰のほうに滑らせる。肩甲骨下端と腰がサスペンダーでつながっているようすをイメージする
- 両脚を身体の正中線に引き寄せる

### 注意すること：避ける

- 股関節屈筋群に力を入れる
- 椎骨数個分をまとめてロールダウンまたはロールアップする

### 主に使う筋

腹筋、腸腰筋、大腿直筋、縫工筋、恥骨筋、薄筋、大内転筋、長内転筋、短内転筋、大腿二頭筋、半腱様筋、半膜様筋、大腿筋膜張筋、腓腹筋、膝窩筋、足底筋

*1 p.357参照　　*2 p.353参照

# ロールアップ

手術後：3-6カ月

対象部位：膝と股関節

場所：フロアマット、必要に応じてマットを高くする。両側の股関節・膝関節置換術後の場合は、必要に応じてマットを高くする

## インストラクション

- マットに仰向けになり、腕を天井に伸ばして肩幅に開く。手のひらを足のほうに向けるか、少し内側に向かい合わせにする。肩甲骨をマットにしっかりとつけ、耳から離す。脚をマットに長く伸ばし、股関節幅に広げ、足首に小さくて柔らかいボールを入れ、膝を軽く曲げる。ボールを身体の正中線に挟み込む（a）

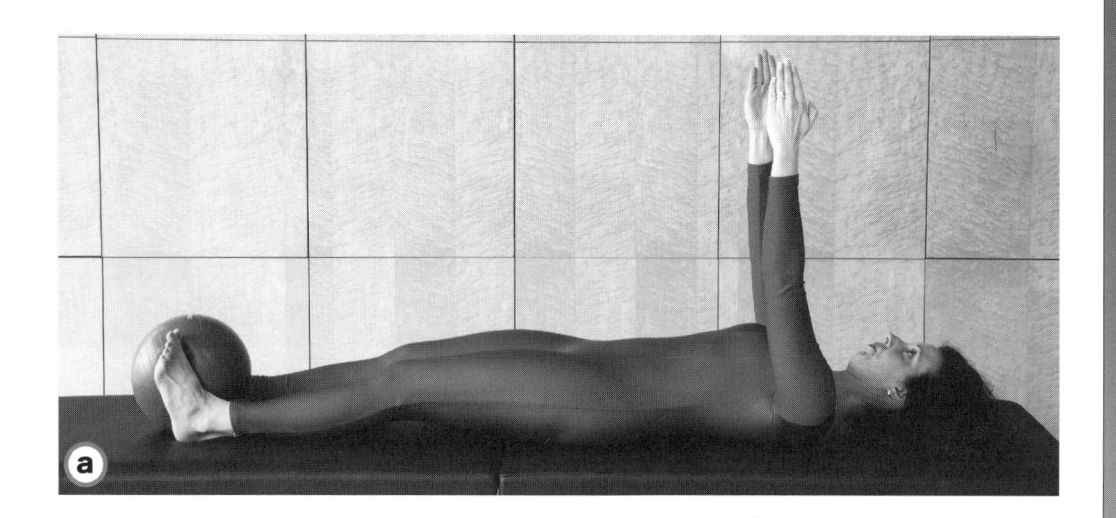

(続く)

## ロールアップ（続き）

- 息を吸って準備する。息を吐いて、腕を下ろして脚に平行にする。頭と首と肩をカールし、マットから離す。目は足のほうを見る
- **膝**：へそを脊椎のほうに引き込み、腹筋を引き込んで引き上げる。腹筋を強く引き入れたまま、身体を丸く、引き上げて何かを乗り越えるように長くして足に近づける。膝を軽く曲げておく
- **股関節**：へそを脊椎のほうに引き込み、腹筋を引き込んで引き上げる。腹筋を強く引き入れたまま、股関節の屈曲を110°に保ち、身体を丸める（b）

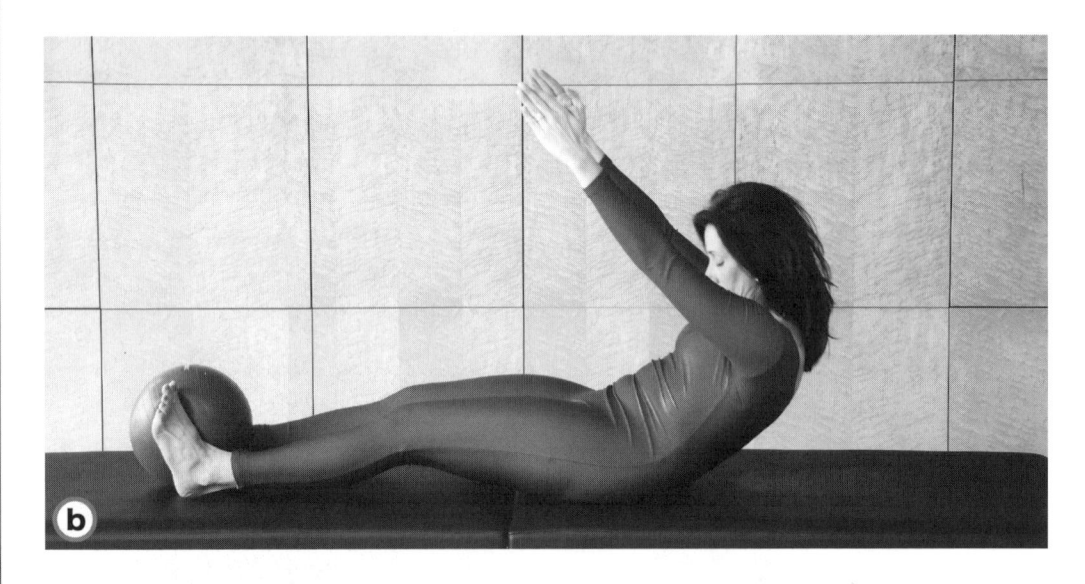

- へそを脊椎のほうに強く引き込むのとは逆に、腕は足のほうに長く伸ばす（c）
- 息を吸って、息を吐き、マットまで椎骨を1つずつロールダウンする。マットまでロールダウンする間に、椎骨1つ1つを意識する
- 5-10回繰り返す。ゆっくりしたリズムで、ロールアップとロールダウンをする

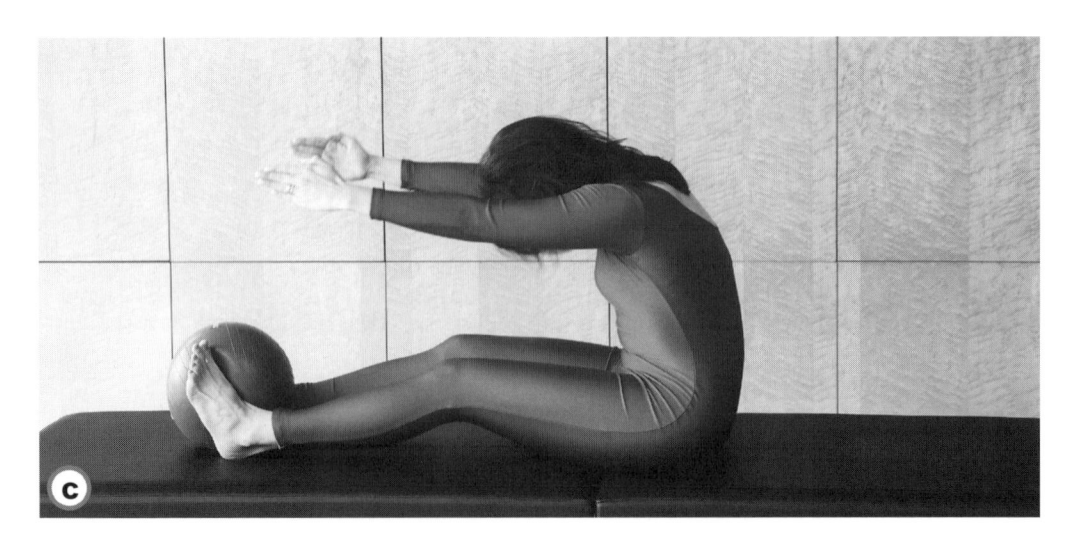

### オプション

1. 膝の下に巻いたタオルか枕を入れる。足はフレックス（背屈）にするか、必要に応じてリラックスさせる。ロールアップするときに、小さくて柔らかいボールを軽く手で持つ

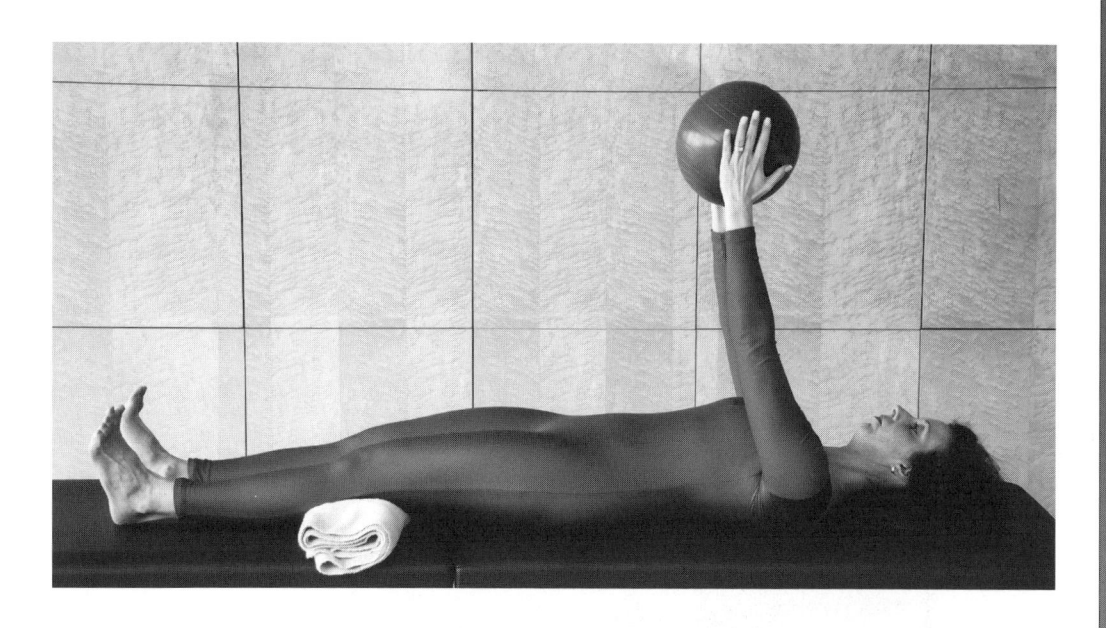

2. 膝の間に厚いパッドか、小さくて柔らかいボールを入れる

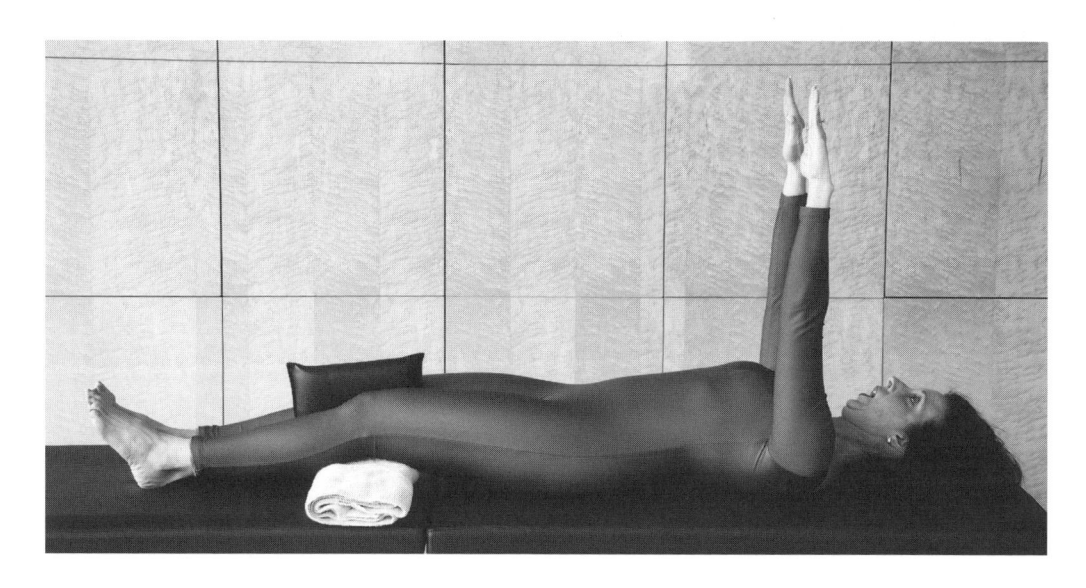

（続く）

## ロールアップ（続き）

### 意識すること：心がける

- 椎骨1つ1つを濡れた砂のベッドにインプリント[*1]するイメージで、椎骨のアーティキュレーション[*2]を意識してマットに下ろす
- 腹筋を強く引き込む
- 肩を腰のほうに滑らせる。肩甲骨下端と腰がサスペンダーでつながっているようすをイメージする
- 両脚で身体の正中線を挟み込む

### 注意すること：避ける

- 股関節屈筋群に力を入れる
- 椎骨数個分をまとめてロールダウンまたはロールアップする
- ヒップヒンジ[*3]を作り、胸を太腿につける

---

[*1,3] p.357参照
[*2] p.353参照

# ロールアップ

手術後：6カ月以降
対象部位：膝と股関節
場所：フロアマット、必要に応じてマットを高くする

## インストラクション

- マットに仰向けになり、腕を天井に伸ばして肩幅に開き、手のひらを足のほうに向ける。肩甲骨を腰のほうに滑らせる。脚をマットに長く伸ばし、身体の正中線に引き寄せる。足をフレックス（背屈）にする（a）
- 息を吸って準備する。息を吐いて、頭と首と肩をカールし、マットから離す。目は足のほうを見る。腕を脚と平行になるように下ろす
- **膝**：へそを脊椎のほうに引き込み、腹筋を引き込んで引き上げる。腹筋を強く引き入れたまま、身体を丸く、長くして足に近づける
- **股関節**：へそを脊椎のほうに引き込み、腹筋を引き込んで引き上げる。腹筋を強く引き上げたまま、身体を丸く、長くして足に近づける。腹筋を引き込むときも、股関節は115°以上屈曲しない（b）
- へそを脊椎のほうに強く引き込むのとは逆に、腕は足のほうに長く伸ばす（c）
- 息を吸って、息を吐き、マットまで椎骨を1つずつロールダウンする。マットまでロールダウンする間に、椎骨1つ1つを意識する
- 10回繰り返す。最初の4回はゆっくりしたリズムでロールアップとロールダウンし、その後はフロー*をよくする

\* p.357参照

（続く）

手術後3—6カ月

## ロールアップ（続き）

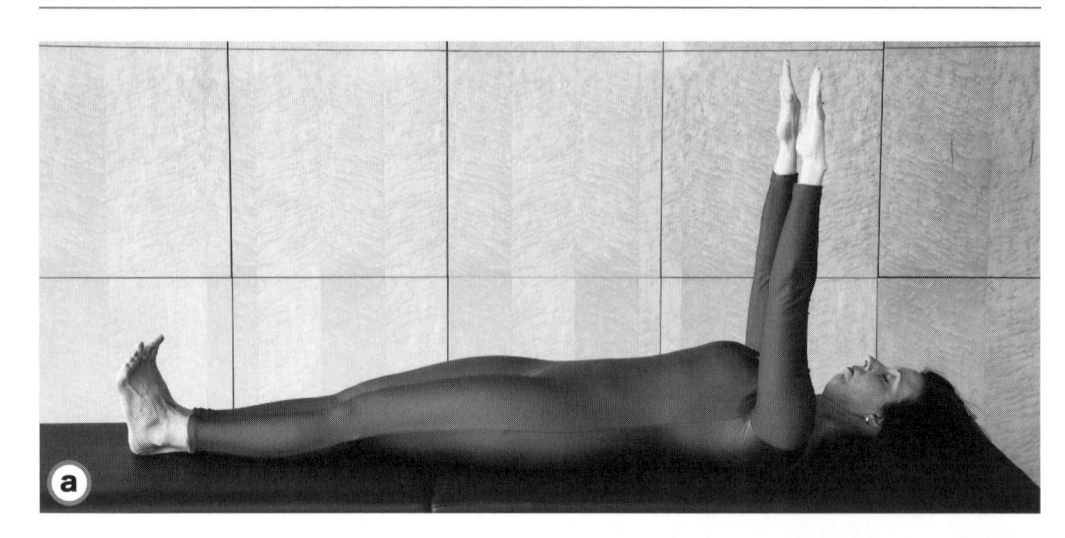

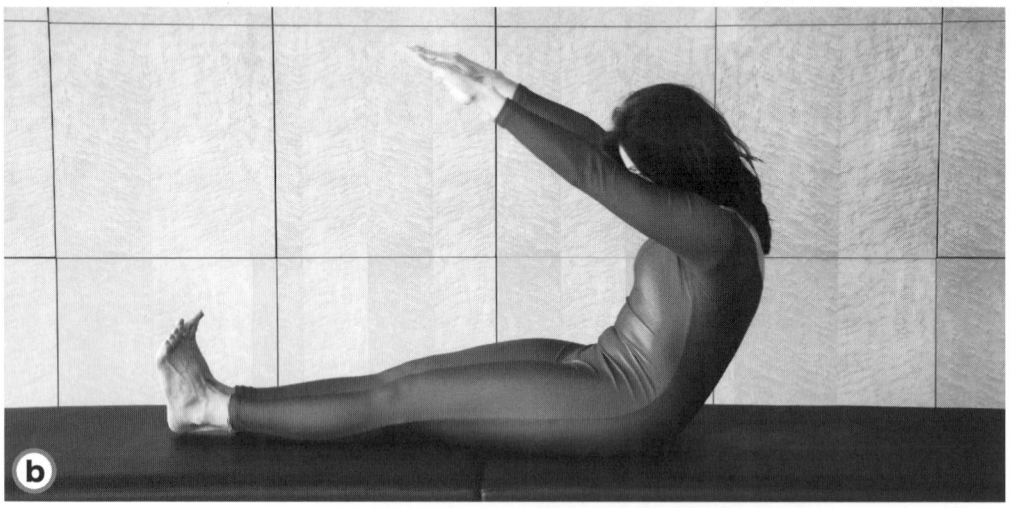

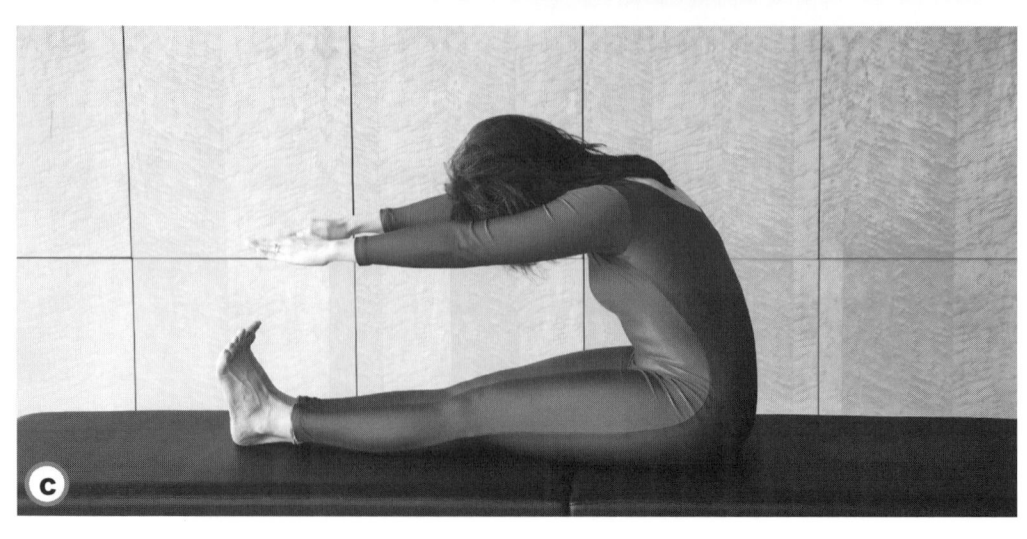

a

b

c

### 意識すること：心がける

- 椎骨1つ1つを濡れた砂のベッドにインプリント*1するイメージで、椎骨のアーティキュレーション*2を意識してマットに下ろす
- 腹筋を強く引っ込める
- 肩を腰のほうに滑らせる。肩甲骨下端と腰がサスペンダーでつながっているようすをイメージする
- 両脚で身体の正中線を挟み込む

### 注意すること：避ける

- 股関節屈筋群に力を入れる
- 椎骨数個分をまとめてロールダウンまたはロールアップする
- ヒップヒンジ*を作り、胸を太腿につける

### 主に使う筋

腹筋、上腕二頭筋、上腕三頭筋、三角筋、肩関節複合体、腸腰筋、大腿直筋、縫工筋、恥骨筋、薄筋、大内転筋、長内転筋、短内転筋、大腿二頭筋、半腱様筋、半膜様筋、大殿筋、中殿筋（後部）、大腿筋膜張筋、腓腹筋、膝窩筋、足底筋、内側広筋、中間広筋、外側広筋、前脛骨筋

*1 p.357参照
*2 p.353参照

## シングルレッグ・サークル

手術後：3-6カ月

対象部位：膝と股関節

場所：フロアマット、必要に応じてマットを高くする。両側の股関節・膝関節置換術後の場合は、必要に応じてマットを高くする

### インストラクション

- マットに仰向けになり、必要に応じて頭の下にパッドを敷く。左膝をマットに伸ばし、必要に応じて左膝の下に巻いたタオルを入れる。左脚で身体の正中線を挟み込む
- 右脚を伸ばして90°に屈曲する。膝を曲げなくても（a）、軽く曲げても（b）かまわない。脚を平行に保ち、つま先をポイントにして天井に向け、腕を伸ばして身体の脇に置く
- 腹筋を引き込んで引き上げ、コアを安定させる
- 膝：息を吸って準備する。息を吐いて、右脚を正中線を越えて左股関節まで動かし、下に下ろしてから右肩幅までぐるりと回し、円の頂点で止める。必要に応じて右膝を軽く曲げる。バスケットボール大の小さな円を描く。動きの指示は、深くクロスする、浅くアウトする、頂点で止める、である
- 股関節：息を吸って準備する。息を吐いて、右脚を正中線を越えて20°以内まで動かす。（下に下ろしてから）右肩幅までぐるりと回し、円の頂点で止める。バスケットボール大の小さな円を描く
- 片脚で5回円を描いてから、逆方向に5回円を描く。脚を換えて同じことを繰り返す
- 股関節をマットにしっかりとつけ、できるだけ動かないようにする

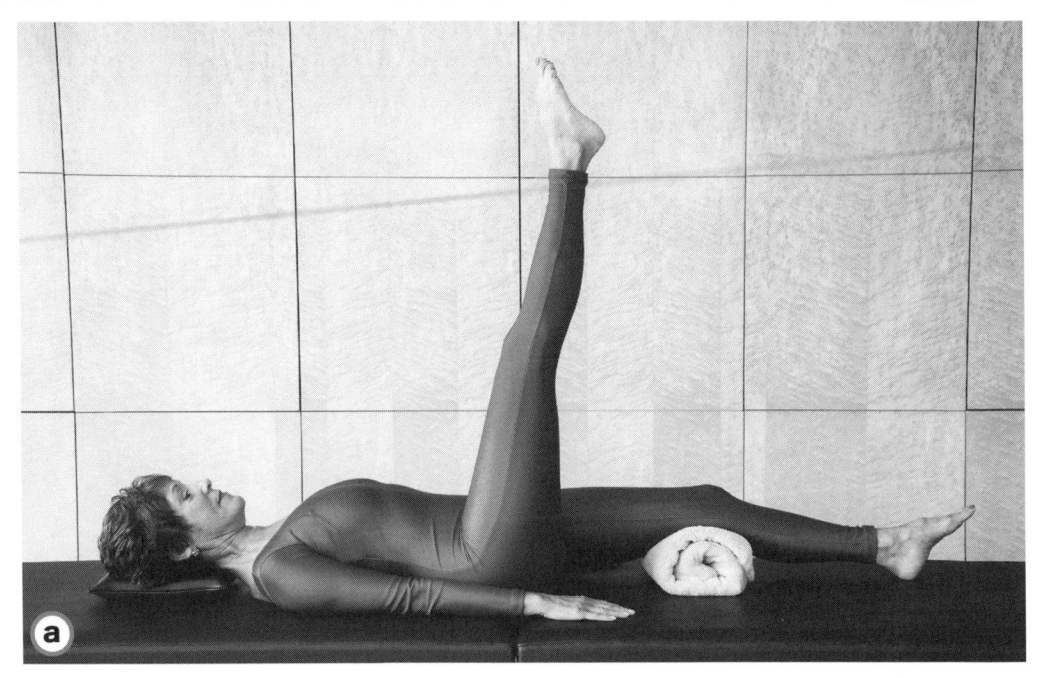

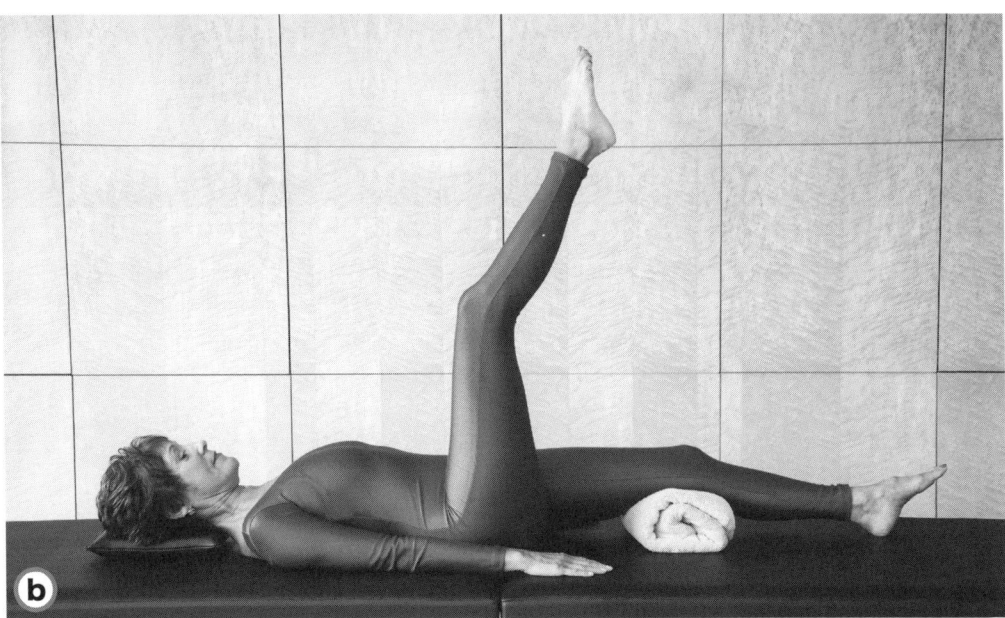

手術後3-6カ月

(続く)

## シングルレッグ・サークル（続き）

### オプション

1. 伸ばした脚の太腿の裏に小さくて柔らかいボールを入れる。ワーク*する脚を天井に向けて90°に屈曲する。必要に応じて膝を軽く曲げてもかまわない

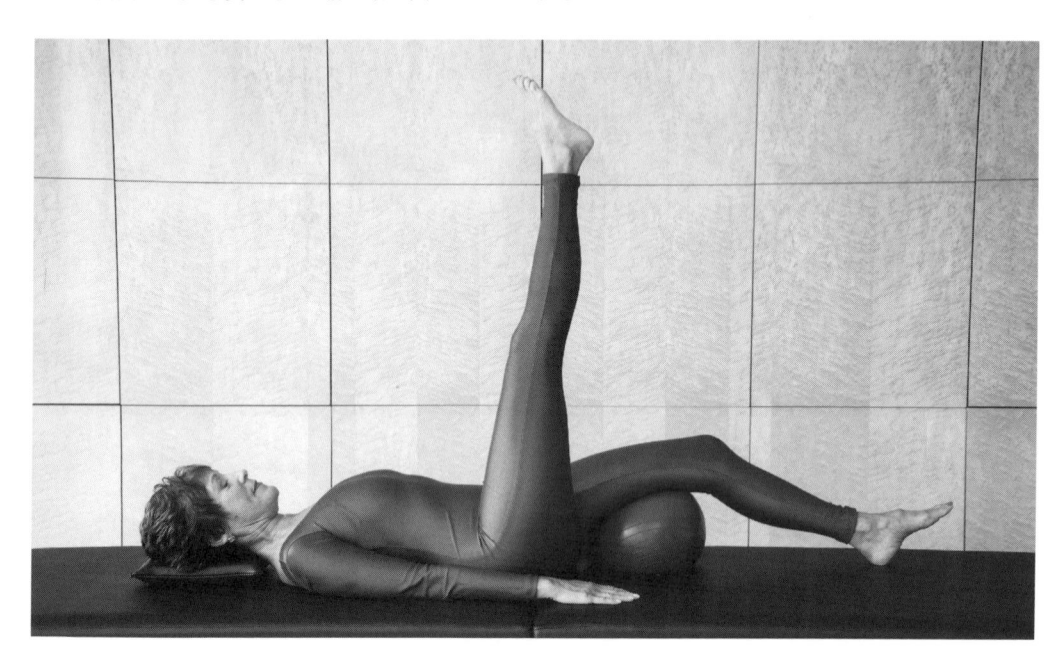

2. 伸ばした脚の膝を曲げ、ワークする脚は90°の屈曲を保つ。必要に応じて膝を軽く曲げてもかまわない

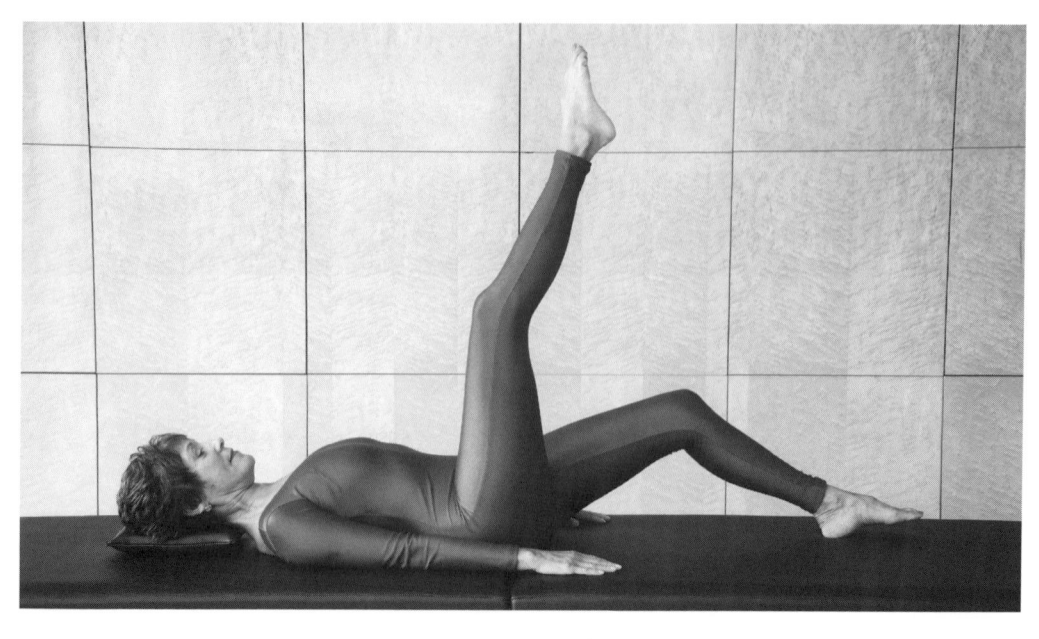

\* p.357参照

## 意識すること：心がける

- ワーク*する脚を股関節からつま先まで使う
- 肩を腰のほうに滑らせる。肩甲骨下端と腰がサスペンダーでつながっているようすをイメージする
- コアと胴体を固定し、ワークする脚を正確にコントロールする
- キャラメルが両肩にこびりついているようなイメージで、鎖骨を開く
- 腕を伸ばしてマットに置く
- 大腿骨頭を寛骨臼から離す（骨盤を固定し、ワークする脚を流れるように動かす）

## 注意すること：避ける

- 腰椎下部がアーチを描いてマットから離れ、脊椎のニュートラルな状態が崩れる
- 股関節と骨盤が動く

\* p.357参照

（続く）

## シングルレッグ・サークル（続き）

# シングルレッグ・サークル

手術後：6カ月以降

対象部位：膝と股関節

場所：フロアマット、必要に応じてマットを高くする

## インストラクション

- マットに仰向けになり、左膝をマットに伸ばし、身体の正中線を挟む。必要に応じて膝を曲げてもかまわない
- 右脚を伸ばして90°に屈曲する。腕を伸ばして身体の両脇に置く。上げた脚を平行に保ち、つま先をポイント*にする
- 腹筋を引き込んで引き上げ、胴体を安定させる
- **膝と股関節**：息を吸って準備する。息を吐いて、右脚を、正中線を越えて左股関節幅まで動かし、下に下ろしてから右肩幅までぐるりと回す。円の頂点で止める。円のサイズは、股関節の安定度と腹筋の動員の程度に応じて決める。フローとしては、深くクロスする、浅くアウトする、頂点で止める、になる
- 片脚で5-8回円を描いてから、逆方向に5-8回円を描く。脚を換えて同じことを繰り返す
- 股関節をマットにしっかりとつける
- 必要に応じて両脚の膝を曲げてもかまわない

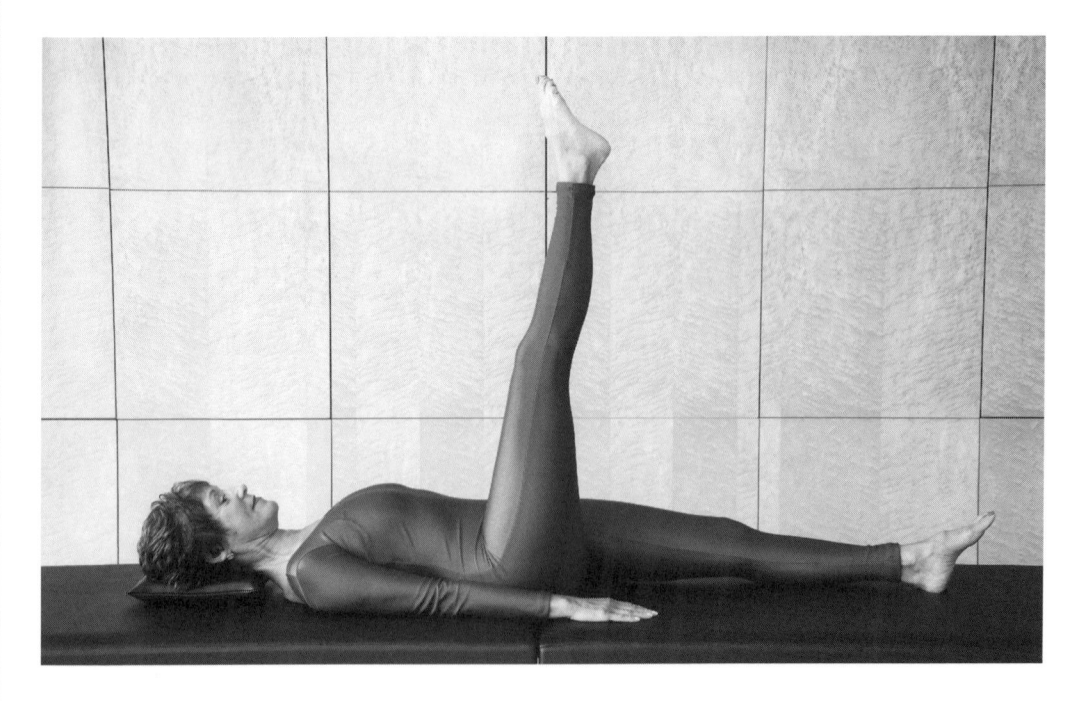

\* p.357参照

## 意識すること：心がける

- ワーク*する脚を股関節からつま先まで使う
- 肩を腰のほうに滑らせる。肩甲骨下端と腰がサスペンダーでつながっているようすをイメージする
- コアと胴体を固定し、ワークする脚を正確にコントロールする
- キャラメルが両肩にこびりついているようなイメージで、鎖骨を開く
- 腕を伸ばしてマットに置く
- 大腿骨頭を寛骨臼から離す（骨盤を固定し、ワークする脚を流れるように動かす）

## 注意すること：避ける

- 腰椎下部がアーチを描いてマットから離れ、脊椎のニュートラルな状態が崩れる
- 股関節と骨盤が動く

## 主に使う筋

腹筋、大腿直筋、内側広筋、中間広筋、外側広筋、縫工筋、恥骨筋、腸腰筋、大殿筋、中殿筋、小殿筋、大腿筋膜張筋、大内転筋、長内転筋、短内転筋、薄筋、後脛骨筋、腓腹筋、ヒラメ筋、足底筋。ハムストリングスは伸展（大腿二頭筋、半腱様筋、半膜様筋）

\* p.357参照

手術後3－6カ月

手術後3−6カ月

## ローリング・ライク・ア・ボール

制限：股関節の手術後3-6カ月の患者には適さない。p.140のハーフ・ロールダウンを行うこと

手術後：3-6カ月

対象部位：膝

場所：フロアマット、必要に応じてマットを高くする。両側の人工膝・股関節置換術を受けた場合、必要に応じてマットを高くする

### インストラクション

- 背筋を伸ばして座り、両手で太腿の裏側の膝に近い位置を軽くつかむ。脚を平行にし、膝の間に小さくて柔らかいボールを入れる。ボールを締めつけ、両脚で身体の正中線を挟み込む
- かかとを殿部のほうに引く。顎を胸のほうに近づけるが、顎と胸の間のスペースを確保する。腹筋のほうを見下ろす
- 腹筋を引き込んで引き上げ、へそを脊椎に引き入れる
- 坐骨から少しロールして下り、かかとを持ち上げてマットから離し、バランスをとる
- 息を吸う。腰部でリードしながら、肩甲骨下端まで転がる
- 息を吐き、腹筋を深く引き入れ、もとの姿勢まで転がってバランスをとる
- 6-8回繰り返す

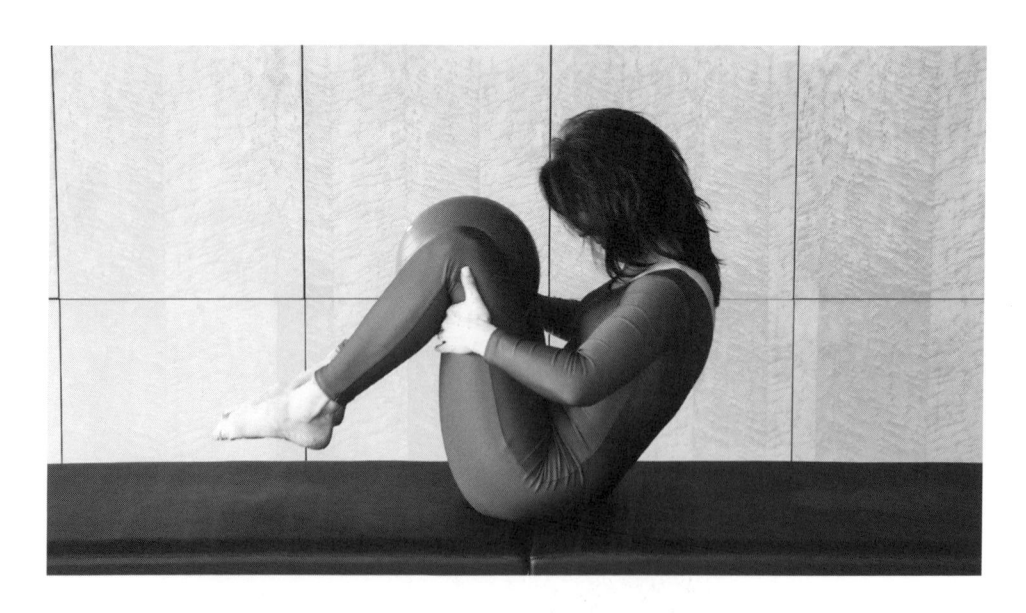

## 意識すること：心がける

- 1つのユニットとして動く。脚と胴体でシーソーのような動きをしない
- 肩を腰のほうに滑らせる。肩甲骨下端と腰がサスペンダーでつながっているようすをイメージする
- 勢いをつけるのではなく、コアでロールする
- 頭ではなく腰でリードする
- 脊椎を車輪のように動かして、脊椎をロールしてマッサージする
- ロールをする間、輪ゴムを伸ばしたときの抵抗をイメージしながら胴体を安定させる。太腿を手に押しつけ、コアをもとの位置に戻す
- 肩を耳から離す

## 注意すること：避ける

- 首までロールする
- 動くときに脛が開いて胴体から離れる
- ロールするときに勢いをつける

（続く）

# ローリング・ライク・ア・ボール

手術後：6カ月以降
対象部位：膝と股関節
場所：フロアマット、必要に応じてマットを高くする

## インストラクション

- **膝**：手を脛か足首前面の上に置き、かかとを合わせ、つま先を離す。必要に応じて巻いたタオルを膝裏に入れる。顎を胸のほうに近づけるが、顎と胸の間にスペースを確保する。腹筋のほうを見下ろす。腹筋を引き込んで引き上げる。後ろへ少しロールし、かかとを持ち上げてマットから離し、バランスをとる
- 息を吸い、肩甲骨下端まで転がる
- 息を吐き、もとの姿勢まで転がって、バランスをとる

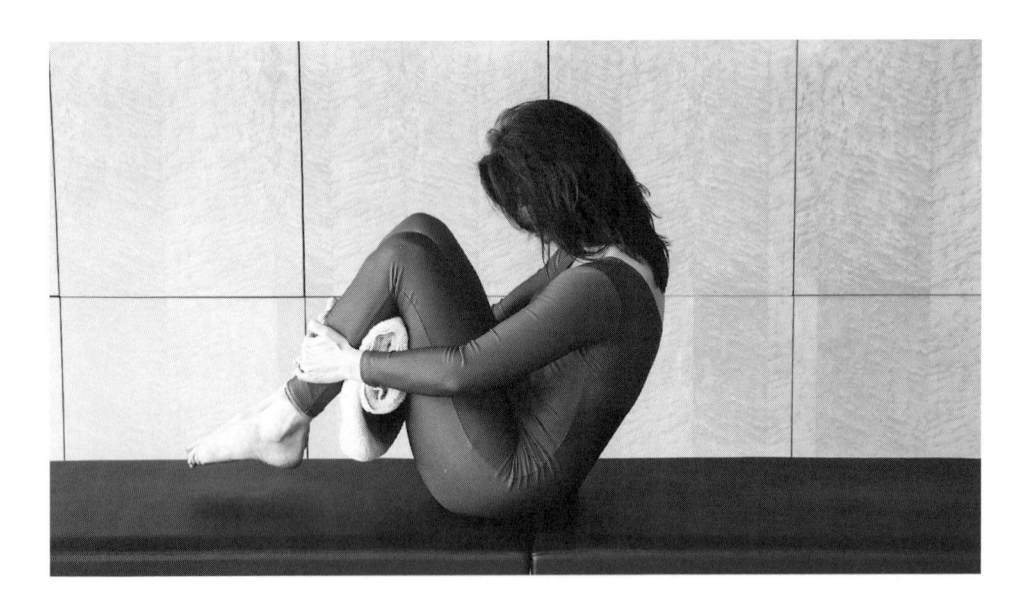

- **股関節**：坐骨から少し下りた位置に座り、両手で太腿の裏側の膝に近い位置を軽くつかむ。股関節の屈曲を最大でも115°にする。膝の間に小さくて柔らかいボールを入れ、脚を開いて平行にし、身体の正中線とコネクションをもつ。膝を股関節幅以上に保つ。顎を胸のほうに近づけるが、顎と胸の間にスペースを確保する。腹筋のほうを見下ろす。腹筋を引き込んで引き上げる。後ろへ少しロールし、かかとを持ち上げてマットから離し、バランスをとる
- 息を吸い、肩甲骨下端まで転がる
- 息を吐き、もとの姿勢まで転がって、バランスをとる

手術後3−6カ月

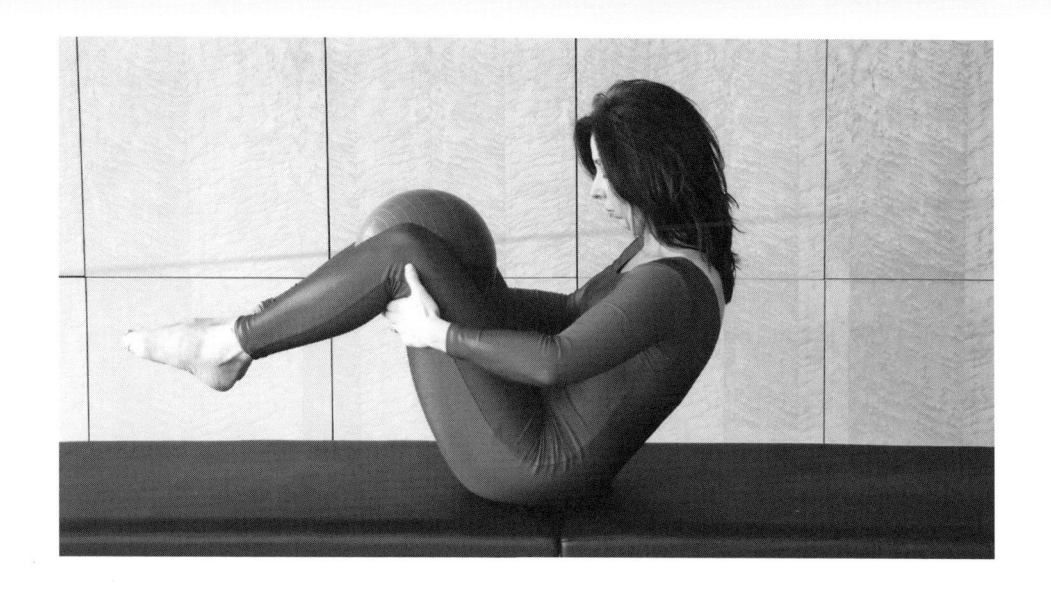

## 意識すること：心がける

- 1つのユニットとして動く。脚と胴体でシーソーのような動きをしない
- 肩を腰のほうに滑らせる。肩甲骨下端と腰がサスペンダーでつながっているようすをイメージする
- かかとのエネルギーを坐骨のほうに流す
- 勢いをつけるのではなく、コアでロールする
- 頭ではなく腰でリードする
- 脊椎を車輪のように動かして、脊椎をロールしてマッサージする
- ロールをする間、輪ゴムを伸ばしたときの抵抗をイメージしながら胴体を安定させる。太腿を手に押しつけ、コアをもとの位置に戻す

## 注意すること：避ける

- 首までロールする
- 動くときに脛が開いて胴体から離れる
- ロールするときに勢いをつける

## 主に使う筋

腹筋、大腿直筋、縫工筋、恥骨筋、腸腰筋、大腿二頭筋、半腱様筋、半膜様筋、大腿筋膜張筋、大内転筋、長内転筋、短内転筋、薄筋、腓腹筋、膝窩筋、足底筋

159

# シングルレッグ・ストレッチ

手術後：3-6カ月と6カ月以降

対象部位：膝と股関節

場所：フロアマット、必要に応じてマットを高くする。両側の人工膝・股関節置換術を受けた場合、6カ月までは必要に応じてマットを高くする

## インストラクション

- マットに仰向けになり、膝を曲げてテーブルトップ・ポジションにする
- 右脚の外側にくる手を足首に、内側にくる手を膝の内側に置く
- 頭と首と肩を肩甲骨下端までカールし、マットから離す。太腿のほうを見る
- **膝**：左脚を伸ばしてマットから45°、右膝をできるだけ胸のほうに寄せる。尾骨をマットに長くつける。へそを脊椎のほうに引き込み、脚を換える。左膝をできるだけ曲げ、右脚を伸ばして45°（a）

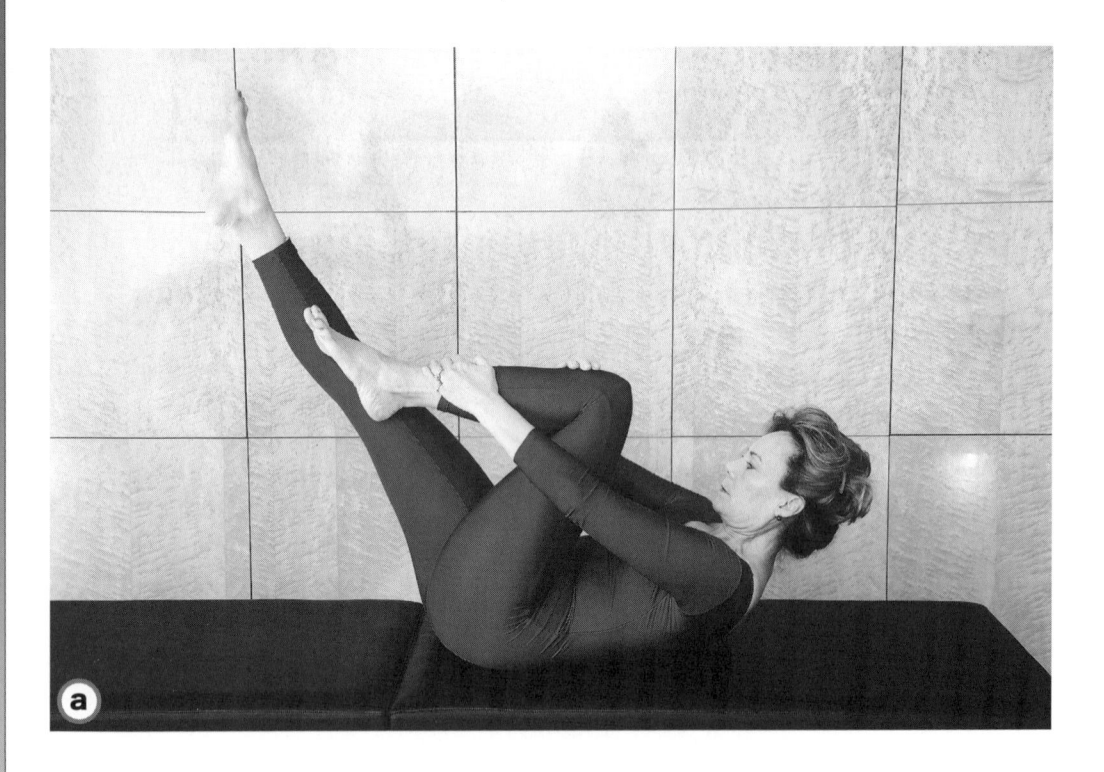

- **股関節**：左脚を伸ばしてマットから45°まで持ち上げ、右膝を胸のほうに寄せる。手術後6カ月までは股関節の屈曲を110°以内（写真）、手術後6カ月以降は115°以内にする。へそを脊椎のほうに引き込み、脚を換える。左膝を曲げ、右脚を伸ばして45°（b）
- 息を吸って2回脚を動かし、息を吐いて2回脚を動かす
- 片脚ずつ8回繰り返す

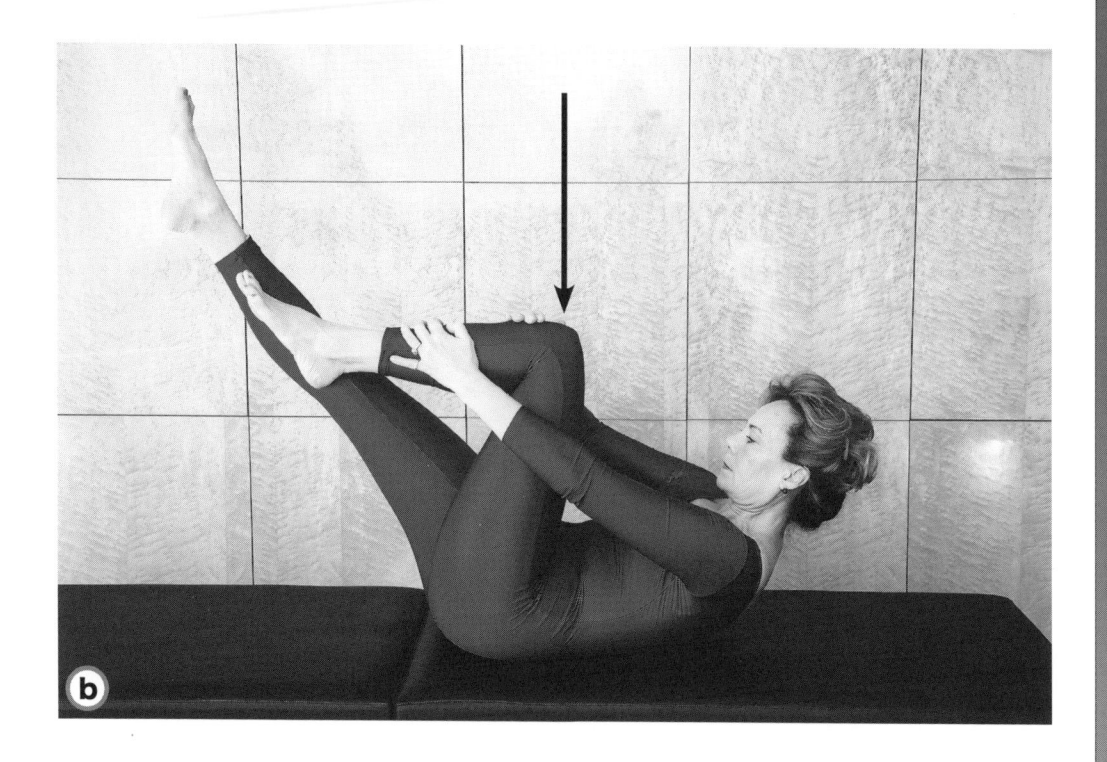

（続く）

## シングルレッグ・ストレッチ（続き）

### オプション

頭と首の下に直径20-25cmの小さくて柔らかいボールを入れる。入れ方についてはp.134を参照すること。

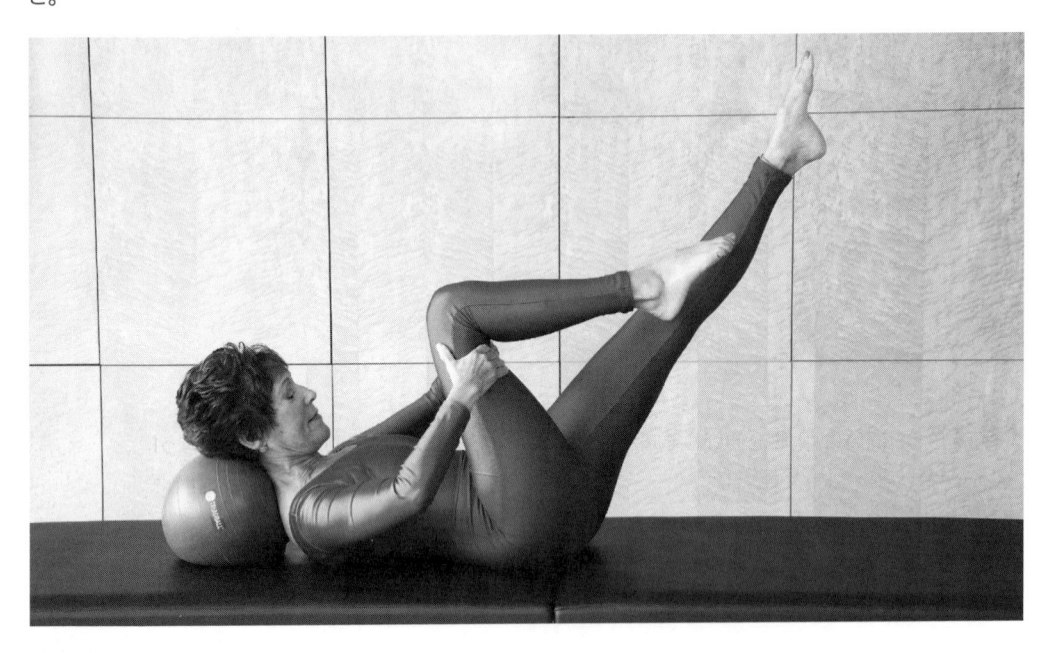

### 意識すること：心がける

- 脚を換えるときの正確さとコントロール
- 尾骨をマットに長くつけ、脊椎をニュートラルに保つ
- 肩甲骨を尾骨のほうに滑らせる。肩甲骨下端と腰がサスペンダーでつながっているようすをイメージする
- 腹筋を引き込んで引き上げる
- 骨盤を安定させる

### 注意すること：避ける

- 頭と首と肩の緊張
- 腰椎のアーチ（過伸展）
- コアのコントロールの喪失

### 主に使う筋

腹筋、上腕二頭筋、上腕三頭筋、三角筋、前斜角筋、胸鎖乳突筋、大腿直筋、内側広筋、中間広筋、外側広筋、縫工筋、恥骨筋、腸腰筋、大腿二頭筋、半腱様筋、半膜様筋、大腿筋膜張筋、長内転筋、短内転筋、薄筋、膝窩筋、腓腹筋、足底筋

# ダブルレッグ・ストレッチ

- 手術後：3-6カ月
- 対象部位：膝と股関節
- 場所：フロアマット、必要に応じてマットを高くする。両側の人工膝・股関節置換術を受けた場合は、必要に応じてマットを高くする

## インストラクション

- **膝**：マットに仰向けになり、膝を曲げてできるだけ胸のほうに寄せる。両手を脛に置き、膝の間にパッドか小さなボールを入れる。両脚で身体の正中線を挟み込んで、尾骨をマットに押しつける
- **股関節**：マットに仰向けになり、膝を曲げてできるだけ胸のほうに寄せ、股関節の屈曲を110°以内にする。両手を脛に置き、膝の間にパッドか小さなボールを入れる。両脚で身体の正中線を挟み込んで、尾骨をマットに押しつける
- 頭と首と肩を肩甲骨下端までカールし、マットから離す。太腿のほうを見る(a)
- 腹筋を引き込んで引き上げる
- 息を吸うと同時に、両脚を伸ばして床から90°、または65°まで持ち上げ、両腕を耳のほうに伸ばす(b)
- 息を吐き、腕を外側に回して円を描きながら、膝をできるだけ胸に引き寄せる。股関節の屈曲を110°に保ち、尾骨をマットに長くつける。手をもう一度脛に置く(c)
- 腰部と肋骨をマットに押しつけたまま、腹筋を内側に引き込んで持ち上げながら、手足を伸ばして身体のコアから遠ざける
- 腕を耳のほうの後ろに伸ばしていくときは、腹筋のほうまで身体を丸めるイメージをもつ
- 8回繰り返す

(続く)

手術後3―6カ月

## ダブルレッグ・ストレッチ（続き）

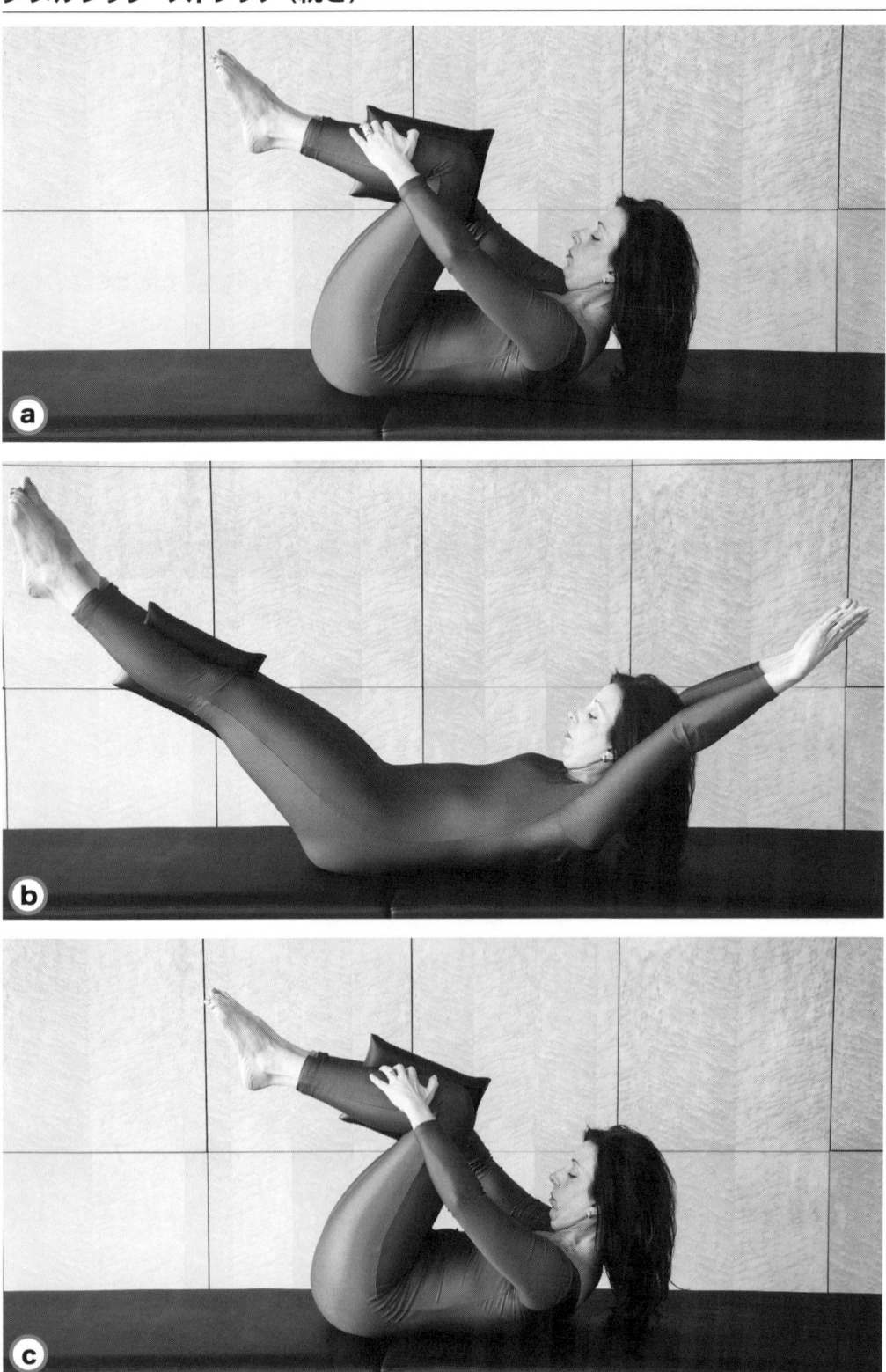

a

b

c

### オプション

1. 頭と首の下に直径20-25cmのボールを入れて、頭と首と肩を支える。入れ方についてはp.134を参照すること

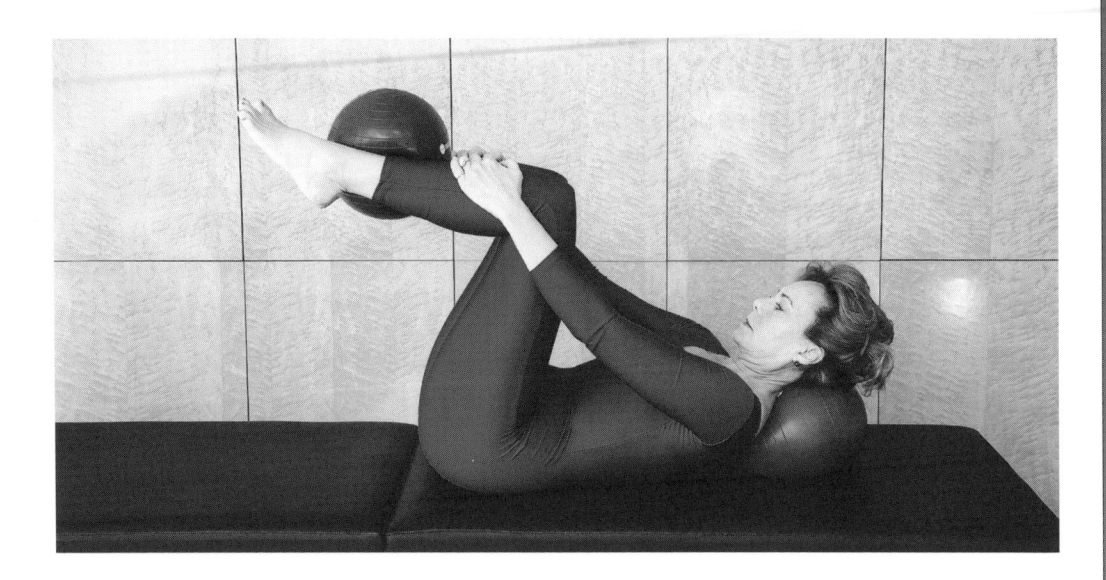

2. 脚をテーブルトップ・ポジションにし、エクササイズの腕の動きだけを実践する
3. 直径55-66cmの大きなエクササイズ・ボールを使う。脚をテーブルトップ・ポジションにし、かかとをボールの上にのせる。息を吸いながら、腕を耳のほうに伸ばす。脚を使ってボールを外側にロールするが、かかとは同じ位置を保つ。息を吐き、ボールを最初のポジションにロールして戻す。腕で円を描いてから脛に戻すとき、足をボールにのせておく

### 意識すること：心がける

- 動きの正確さ
- 肩を腰のほうに滑らせる。肩甲骨下端と腰がサスペンダーでつながっているようすをイメージする
- 尾骨をマットに長くつける
- 腹筋を引き込んで引き上げる

### 注意すること：避ける

- 頭と首と肩の緊張
- 腕を後ろに伸ばして耳と同じ線上にもっていくときに、頭が後ろのマットのほうに下がる
- 腰椎がアーチを描く（過伸展）
- 肩が耳のほうに挙上する

(続く)

## ダブルレッグ・ストレッチ(続き)

# ダブルレッグ・ストレッチ

手術後:6カ月以降
対象部位:膝と股関節
場所:フロアマット、必要に応じてマットを高くする

## インストラクション

- **膝**:マットに仰向けになり、膝を曲げて胸のほうに寄せる。両手を脛に置き、両脚で身体の正中線を挟み込み、尾骨をマットに押しつける
- **股関節**:マットに仰向けになり、膝を曲げて胸のほうに寄せるが、股関節の屈曲を115°以内にする。両手を脛に置き、両脚で身体の正中線を挟む。尾骨をマットに押しつける
- 頭と首と肩を肩甲骨下端までカールし、マットから離す。太腿のほうを見る
- 腹筋を引き込んで引き上げる
- 息を吸うと同時に、両脚を伸ばしてマットから45°、両腕は耳のほうに伸ばす
- 息を吐き、腕を外側に回して円を描きながら、膝をできるだけ胸に引き寄せる。股関節を保護するために屈曲を115°に保ち(写真)、尾骨をマットに長くつける。手をもう一度脛に置く
- 腰部と肋骨をマットに押しつけたまま、腹筋を内側に深く引き込んで持ち上げながら、手足を伸ばして身体のコアから離す
- 腕を耳まで戻すときは、腹筋のほうまで身体を丸めるイメージをもつ
- 両脚を平行に保ち、身体の正中線に向かって引き寄せる
- 8-10回繰り返す

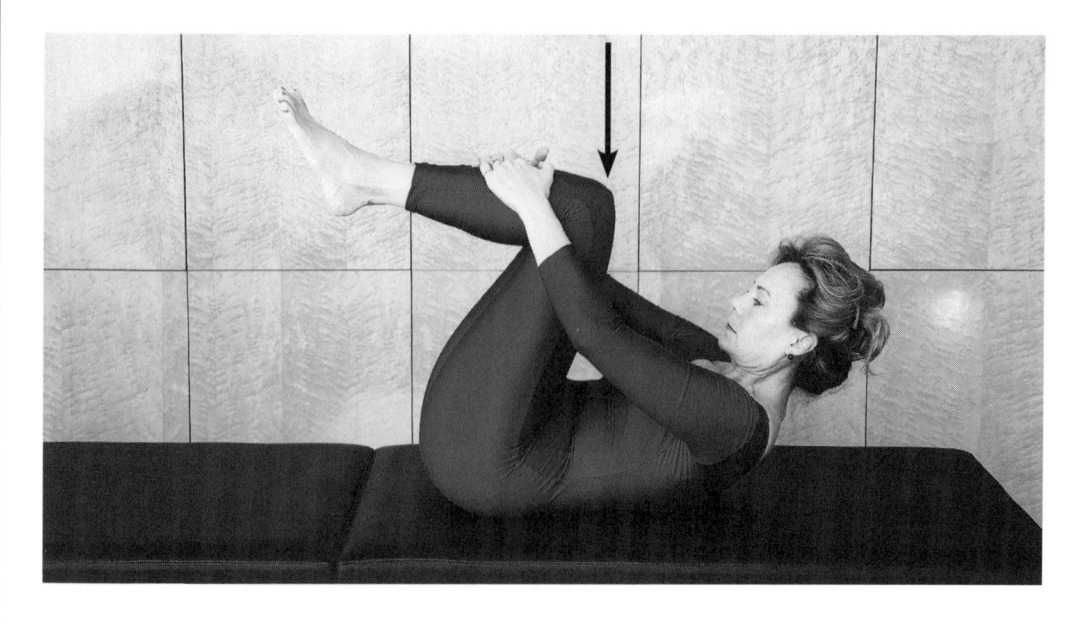

### オプション

必要に応じて引き続き太腿の間にパッドを入れたり、膝の間に小さなボールを入れたりする。膝や足首の間に小さくて柔らかいボールを入れると、内転筋群をさらに使うことになり、股関節屈筋群のオーバーユース（使い過ぎ）を減らし、コアとのつながりが増す

### 意識すること：心がける

- 動きの正確さ
- 肩を腰のほうに滑らせる。肩甲骨下端と腰がサスペンダーでつながっているようすをイメージする
- 尾骨をマットに長くつける
- 腕を耳のほうの後ろに伸ばすときは、腹筋のほうまで身体を丸めるイメージをもつ
- 腹筋を引き込んで引き上げる

### 注意すること：避ける

- 頭と肩の緊張
- 腕を後ろに伸ばして耳と同じ線上にもっていくときに、頭が後ろのマットのほうに下がる
- 腰椎がアーチを描く（過伸展）

### 主に使う筋

腹筋、上腕二頭筋、三角筋、肩関節複合体、斜角筋、胸鎖乳突筋、大腿直筋、縫工筋、大内転筋、長内転筋、短内転筋、恥骨筋、薄筋、腸腰筋、大腿二頭筋、半腱様筋、半膜様筋、大腿筋膜張筋、腓腹筋、膝窩筋、足底筋、内側広筋、中間広筋、外側広筋

## シングル・ストレートレッグ・ストレッチとシザース

手術後：3-6カ月と6カ月以降
対象部位：膝と股関節
場所：フロアマット、必要に応じてマットを高くする。両側の人工膝・股関節置換術を受けた場合、6カ月までは必要に応じてマットを高くする

### インストラクション

- マットに仰向けになり、両脚をテーブルトップ・ポジション*にする
- 頭と首と肩を肩甲骨下端までカールし、マットから離す。太腿のほうを見て、へそを深く引き込んだ状態を保ちながら、エクササイズを繰り返す
- **膝**：両脚を天井に向けて伸ばす。両手を右太腿から右ふくらはぎまで歩かせる。膝を柔らかくし、左脚を45°に下ろし、つま先をポイント*にしてシザースをする。腹筋を引き込んで引き上げる。やさしく2回パルス*して右脚を胸に引き寄せてから、脚を換える。左脚で2回パルスするとき、右脚を45°の角度にまで下ろす。膝を軽く曲げても(a)、柔らかくしても(b) いいので、脚を伸ばしておく

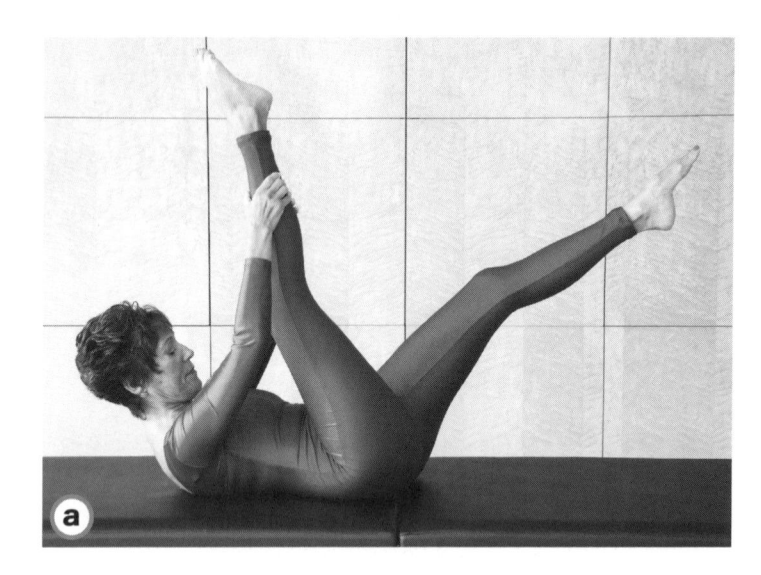

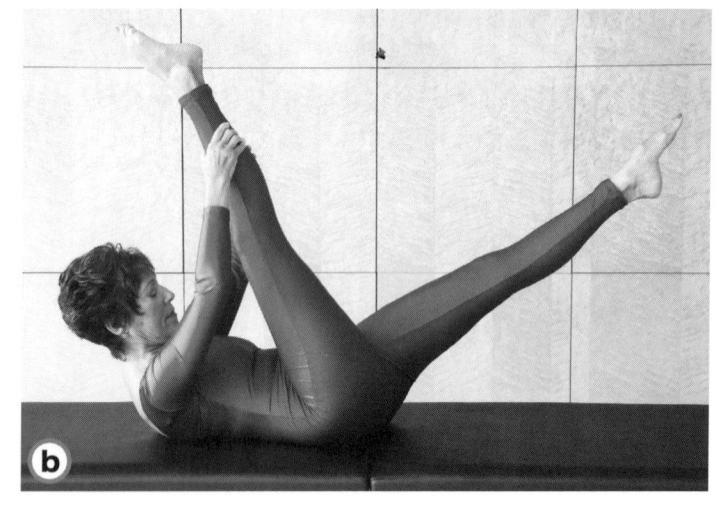

\* p.357参照

- **股関節**：両脚を天井に向けて伸ばす。両手を右太腿から右ふくらはぎまで歩かせる。膝を柔らかくし、左脚を45°に下ろし、つま先をポイント*にしてシザースをする。腹筋を引き込んで引き上げる。やさしく2回パルス*して右脚を胸に引き寄せる。左脚を45°にするとき、手術後6カ月までは股関節の屈曲を110°以内に保ち（写真cを参照）、手術後6カ月以降は115°以内に保つ。脚を換えて左脚で2回パルスするとき、右脚は45°のほうに伸ばす
- 脚を動かすたびに腹筋を深く引き込む
- 息を吸いながら2回、息を吐きながら2回脚を動かす
- 片脚ずつ8回繰り返す

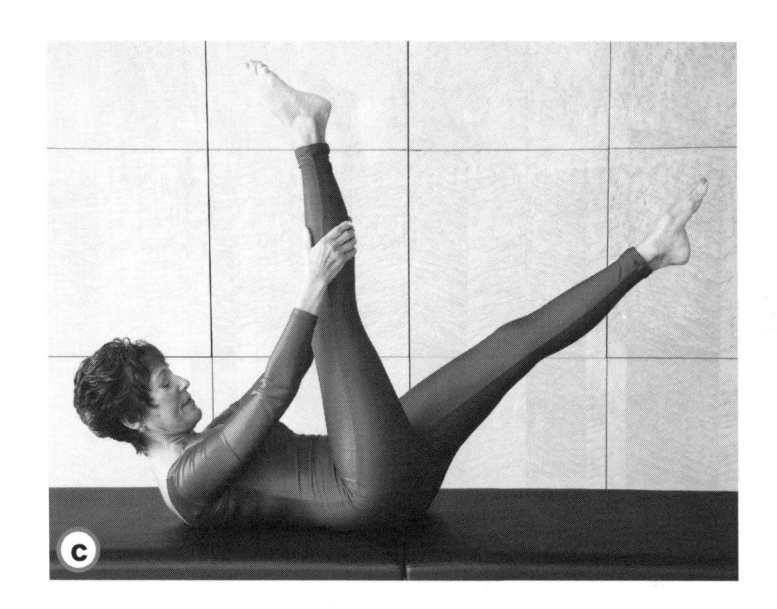

\* p.357参照

（続く）

## シングル・ストレートレッグ・ストレッチとシザース（続き）

### オプション

さらに難易度を上げたいときは、手のひらを下に向け、腕を伸ばしてマットに置いた状態でシザースをする

### 意識すること：心がける

- 肩を腰のほうに滑らせる。肩甲骨下端と腰がサスペンダーでつながっているようすをイメージする
- 鎖骨を開く
- 腹筋を引き込んで引き上げる
- ハムストリングスがかたい場合はとくに、膝を軽く曲げて、脚を伸ばす
- 尾骨をマットに長くつける

### 注意すること：避ける

- 頭と首と肩が緊張する
- 腰椎がアーチを描く（過伸展）

### 主に使う筋

腹筋、上腕二頭筋、三角筋、上腕三頭筋、前斜角筋、胸鎖乳突筋、腸腰筋、大腿直筋、縫工筋、長内転筋、短内転筋、恥骨筋、大腿筋膜張筋、薄筋、内側広筋、外側広筋、中間広筋。ハムストリングスは伸展する（大腿二頭筋、半膜様筋、半腱様筋）。後脛骨筋、腓腹筋、足底筋、ヒラメ筋

## ダブル・ストレートレッグ・ストレッチ（ローワー・リフト）

手術後：3-6カ月と6カ月以降

対象部位：膝と股関節

場所：フロアマット、必要に応じてマットを高くする。両側の人工膝・股関節置換術を受けた場合、手術後6カ月以内は必要に応じてマットを高くする

### インストラクション

- マットに仰向けになり、脚をテーブルトップ・ポジション*にする。両手を重ねて頭蓋底に置き、両ひじを開き、親指を首の脇に沿わせる
- 頭と首と肩を肩甲骨下端までカールしてマットから離す。太腿のほうを見る。へそを脊椎のほうに深く引き込み、腹筋を引き込んで引き上げる
- 脚を伸ばして90°に持ち上げ、尾骨をマットに長くつける(a)
- 息を吸い、3カウントで両脚をゆっくりと13-18cm下ろす(b)。次に息を吸って1カウントで脚を90°の位置に戻す
- フロー*を変える：1カウントで脚を下ろし、3カウントで脚を持ち上げて90°まで戻す
- **膝と股関節**：脚を平行に保ち、身体の正中線を挟む。膝を柔らかくし、膝か足首の間にパッドかボールを入れてもよい
- 8回繰り返す

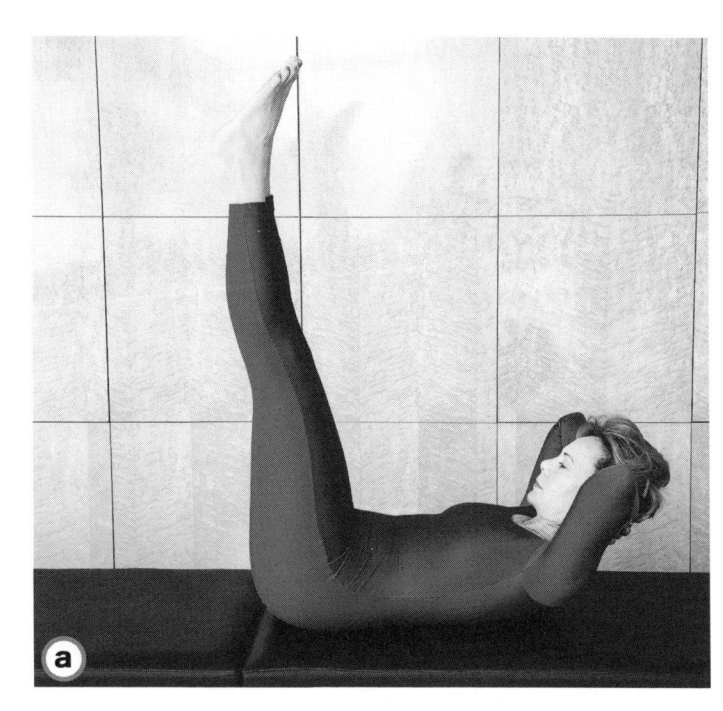

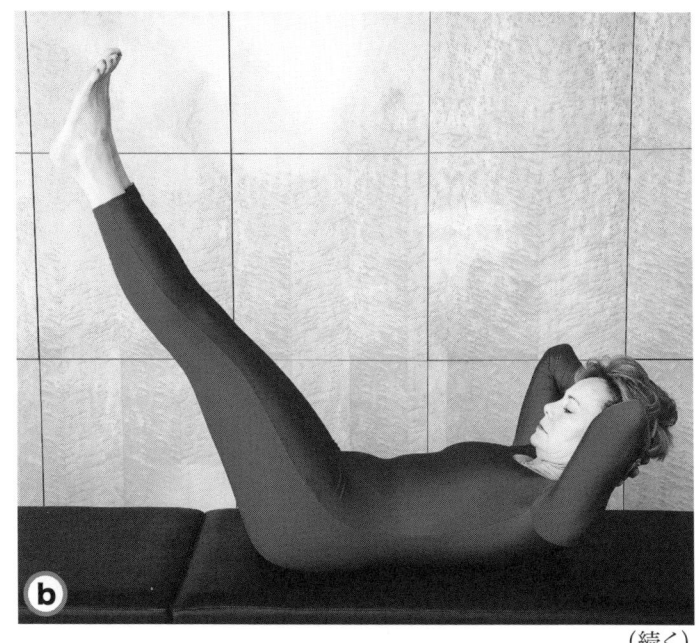

*p.357参照

（続く）

## ダブル・ストレートレッグ・ストレッチ（ローワー・リフト）（続き）

### オプション

1. 脚を平行にし、エクササイズ・バンドを広げて足裏にあてる。両手でエクササイズ・バンドを持ち、軽く引っ張るようにする。上腕からひじにかけてはマットにつけておく。小さくて柔らかいボールを頭と首と肩の下に入れ、ローワー・リフトをする（ボールの入れ方についてはp.134を参照すること）

2. 小さくて柔らかいボールを頭と首と肩の下に入れ、手で菱形を作って尾骨の下に入れる。ひじを開いてマットにつける。脛と足首の中間にボールをもう1つ入れ、膝を軽く曲げたままにしてもかまわない

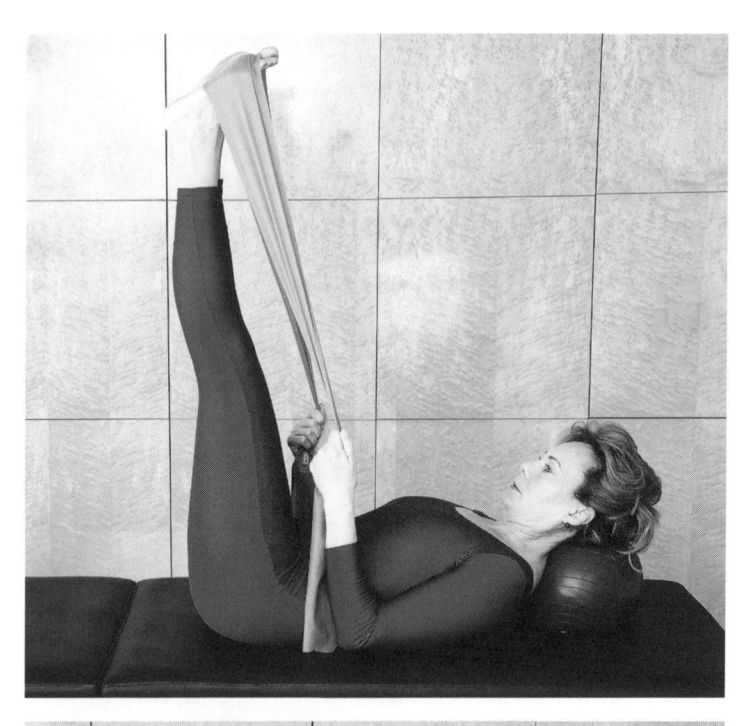

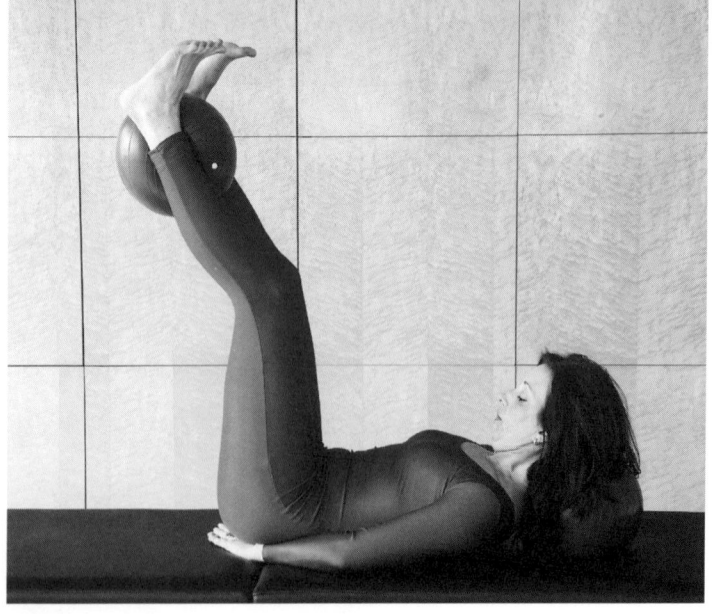

3. 脚の間に小さくて柔らかいボールを入れると、内転筋群をさらに使うことになり、股関節屈筋群のオーバーユース（使い過ぎ）を減らし、コアとのつながりが増す

## 意識すること：心がける

- 尾骨をマットに長くつける
- 肩を腰のほうに滑らせる。肩甲骨下端と腰がサスペンダーでつながっているようすをイメージする
- 腹筋を引き込んで引き上げる
- 鎖骨を開く
- ローワー・リフトをする間、腰部をマットにつけ、腹筋を深く中に引き込んで引き上げる

## 注意すること：避ける

- 頭と首が緊張する
- 脚を下ろすときに、腰椎がアーチを描く（過伸展）

## 主に使う筋

腹筋、前斜角筋、胸鎖乳突筋、腸腰筋、大腿直筋、縫工筋、大内転筋、長内転筋、短内転筋、恥骨筋、薄筋、内側広筋、中間広筋、外側広筋、大腿筋膜張筋。ハムストリングスは伸展する（大腿二頭筋、半腱様筋、半膜様筋）

# クリスクロス

手術後：3-6カ月と6カ月以降
対象部位：膝と股関節
場所：フロアマット、必要に応じてマットを高くする。両側の人工膝・股関節置換術を受けた場合、手術後6カ月以内は必要に応じてマットを高くする

## インストラクション

- マットに仰向けになり、脚をテーブルトップ・ポジションにする
- 頭と肩をマットにのせる。両手を重ねて頭蓋底に置き、親指を首の脇に沿わせる。ひじをマットから少し離す
- 息を吸って準備する。息を吐いて、頭と首と肩をカールしてマットから離す。太腿を見る
- 左脚を45°に伸ばし、右膝を胸に引き寄せる
- 息を吸って準備する。息を吐いて、胴体をウェストから右側にツイストする（左肩を右股関節に向ける）。斜め前を見て、腹筋を引き込んで引き上げる
- その状態を3カウント保つ
- センターで息を吸い（体を丸めたまま）、息を吐いて、左にツイストすると同時に脚を換える（右脚を伸ばし、左膝を胸に引き寄せる）
- その状態を3カウント保つ
- 6-8セット繰り返す
- **股関節**：手術後6カ月までは股関節の屈曲を110°以内にし、その後はできるだけ115°になるようワークする。脊椎をニュートラルに保つ
- 全セットを終えるまで、肩甲骨下端まで背中を丸めたままワークすることを目標にする
- できるだけリズミカルに、流れるように動く

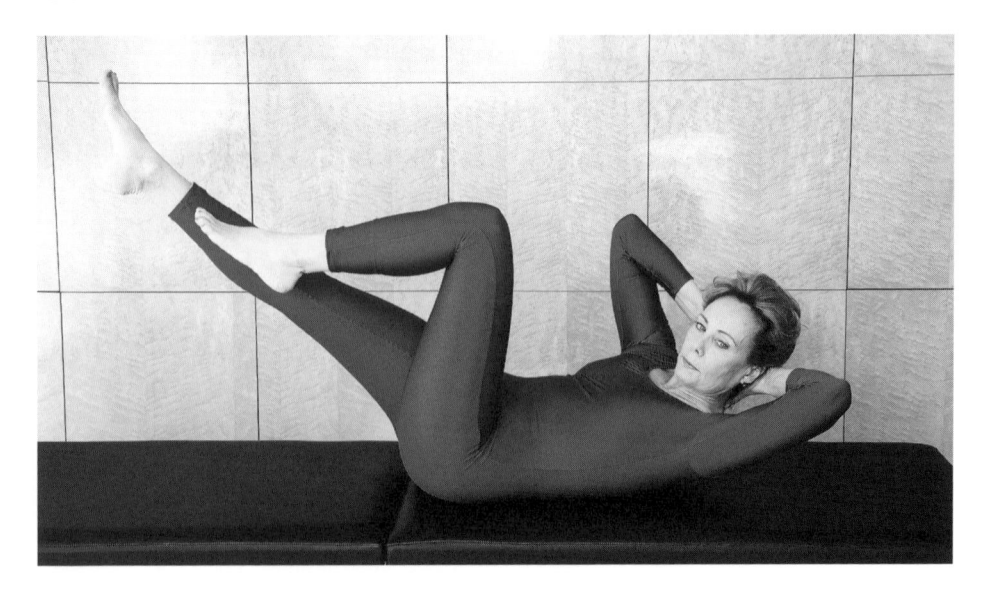

## オプション

膝の間に柔らかいボールを入れる

- マットに仰向けになり、脚をテーブルトップ・ポジションにし、膝の間に小さくて柔らかいボールを入れる
- 頭と肩をマットにつける。両手を重ねて頭蓋底に置き、親指を首の脇に沿わせる
- 息を吸って準備する。息を吐いて、頭と首と肩甲骨をカールしてマットから離す。太腿を見る
- 右脚を天井に伸ばし、胴体をウェストから左側にツイストし（右肩を左股関節に向ける）、斜め前を見ながら、腹筋を引き込んで引き上げる
- その状態を3カウント保つ
- 息を吸い、センターに戻り、息を吐いてサイドを換える。左脚を天井に伸ばしながら、右側にツイストする（左肩を右股関節にもっていく）
- その状態を3カウント保つ
- 6-8セット繰り返す

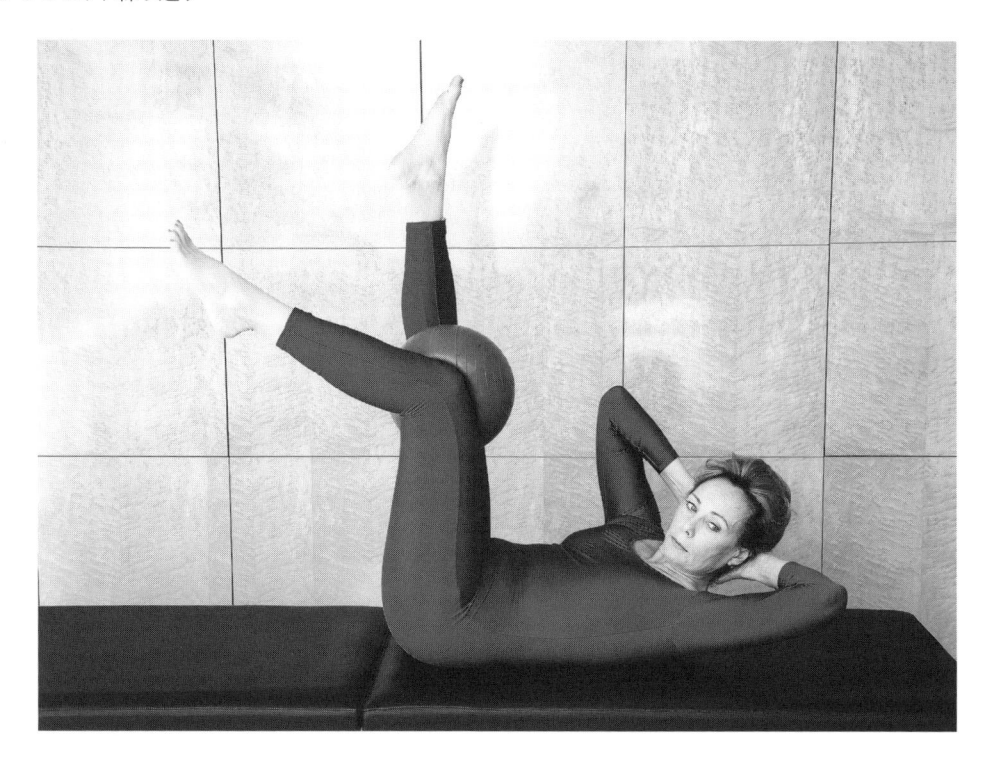

（続く）

## クリスクロス(続き)

### 意識すること：心がける

- ウェストからツイストするとき、骨盤をマットに固定する。脚を換えるときに股関節が動きすぎないようにする
- ウェストからツイストし、腹斜筋を反対側の股関節にもっていく
- ツイストするとき、ひじを広げたまま動かさない
- 肩甲骨下端までをマットから持ち上げる
- 慣れてきたら、動くときに脚を45°まで伸ばす

### 注意すること：避ける

- 頭と首と肩が緊張する
- ひじをたたんで反対側の股関節に向ける
- ひじと肩だけでツイストする
- 肩のアライメント*の喪失

### 主に使う筋

腹筋、上腕二頭筋、三角筋、肩関節複合体、前斜角筋、胸鎖乳突筋、腸腰筋、大腿直筋、縫工筋、大内転筋、長内転筋、短内転筋、恥骨筋、薄筋、大腿二頭筋、半腱様筋、半膜様筋、大腿筋膜張筋、腓腹筋、膝窩筋、足底筋、内側広筋、中間広筋、外側広筋

\* p.357参照

# スパイン・ストレッチ・フォワード

手術後：3-6カ月と6カ月以降
対象部位：膝と股関節
場所：フロアマット、必要に応じてマットを高くする。両側の人工膝・股関節置換術を受けた場合、手術後6カ月以内は必要に応じてマットを高くする

## インストラクション

- マットに背筋を伸ばして座り、必要に応じて殿部の下にたたんだタオルを、膝の下に巻いたタオルを入れる。脚を伸ばして股関節幅に開き、足首をフレックス（背屈）にする。
- 腕を伸ばして肩の高さで肩幅に開き、脚と平行にする（a）

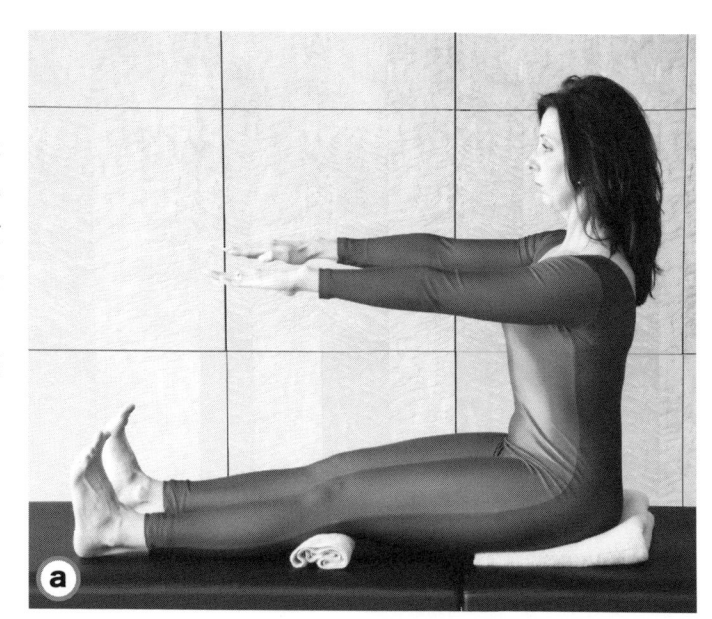

- 壁に背をつけるように、背筋を伸ばして座る。息を吸い、腹筋を引き込んで引き上げる。息を吐き、大きなビーチボールに覆いかぶさるイメージで上体を丸め、脊椎中部で大きなCカーブを描く。腹筋をさらに強く引き込んで、肩甲骨を腰の先端に向けて滑らせる（b）

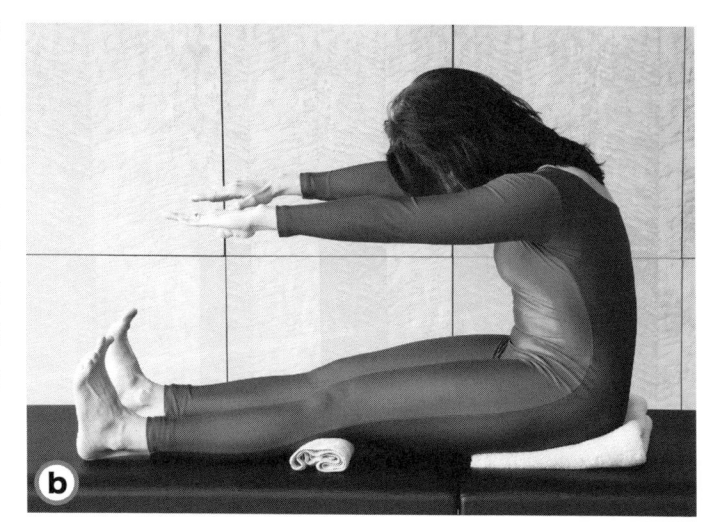

（続く）

## スパイン・ストレッチ・フォワード（続き）

- 手を反対側の壁に伸ばすのとは反対に、へそを脊椎のほうに引き込む
- 息を吸って、脊椎をゆっくりロールアップして、背筋を伸ばした最初のポジションに戻る
- 5-7回繰り返す

## オプション

壁に背をつけて座った状態でエクササイズをする

## 意識すること：心がける

- 肩を腰のほうに滑らせる
- 大きなビーチボールに覆いかぶさるイメージをもつ
- ウェストを脊椎のほうに引き込む
- 上体を引き上げて覆いかぶさるときに、肋骨が股関節に引っ張られるように感じる
- 背筋を伸ばして座る。頭頂部が天井から糸でつるされ、そこから動き出すイメージをもつ

## 注意すること：避ける

- 上背部から丸くする
- 股関節屈筋群に力を入れる
- 肩を反対側の壁に近づける

## 主に使う筋

腹筋、上腕二頭筋、上腕三頭筋、肩関節複合体、腸腰筋、大腿直筋、恥骨筋、薄筋、縫工筋、長内転筋、短内転筋、内側広筋、中間広筋、外側広筋、大腿筋膜張筋、前脛骨筋。ハムストリングスは伸展する（大腿二頭筋、半腱様筋、半膜様筋）

## オープンレッグ・ロッカー

制限：膝・股関節の手術後3-6カ月の患者には適さない。p.140のハーフ・ロールダウンを行うこと

手術後：6カ月以降

対象部位：膝と股関節

場所：フロアマット、必要に応じてマットを高くする

### インストラクション

- 背筋を伸ばして座り、膝を曲げて山型を作る。膝の間に小さくて柔らかいボールを入れる
- 太腿の裏の膝に近いところに手を置く
- 腹筋を引き込んで引き上げ、腹筋を深く引き込むようにする
- 坐骨から後ろへ数cmほどロールして下り、かかとを持ち上げてから、つま先も持ち上げる。両脚を持ち上げてテーブルトップ・ポジションにして、動きの準備をする。このポーズを保ち、バランスをとる。このとき腹筋を深く引き込んだまま、胸を張る。前方を見る
- 息を吸って準備する。息を吐いて、顎を胸に寄せ、腹筋を引き込んで引き上げ、脊椎下部でリードしながら、肩甲骨下端まで後ろにロックする
- 息を吐いて、転がってもとの姿勢に戻り、胸を張って腹筋を深く引き込む。このポーズでバランスをとる
- 6-8回繰り返す
- **股関節**：股関節の屈曲を115°以内に留める

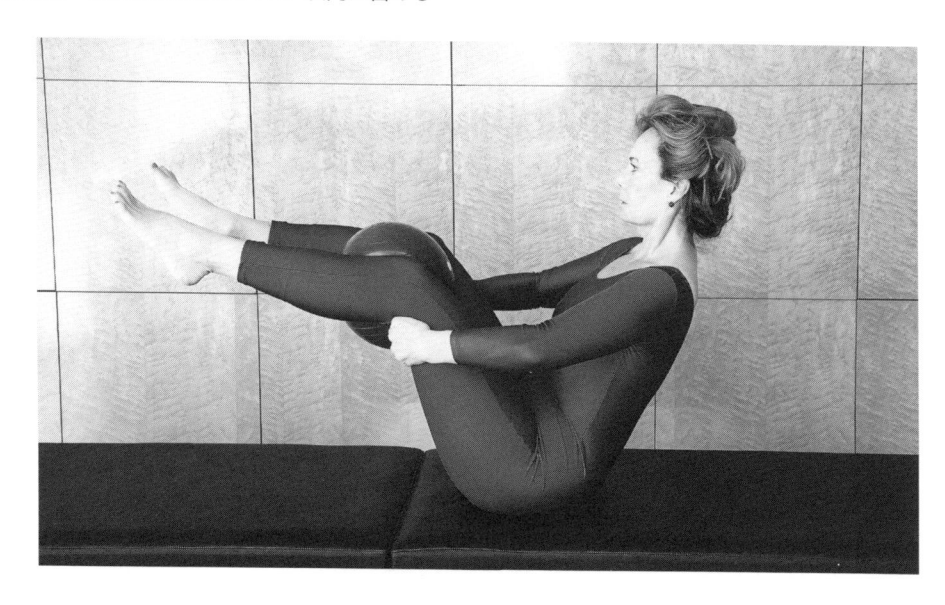

(続く)

## オープンレッグ・ロッカー（続き）

### オプション

1. **膝**：手を太腿からふくらはぎの外側まで歩かせる。脚をテーブルトップ・ポジション*のまま保つか、斜め前方に伸ばして、バランスをとる。動きの間、手のポジションは変えない。必要に応じて、膝の間にボールか厚いパッドを入れる

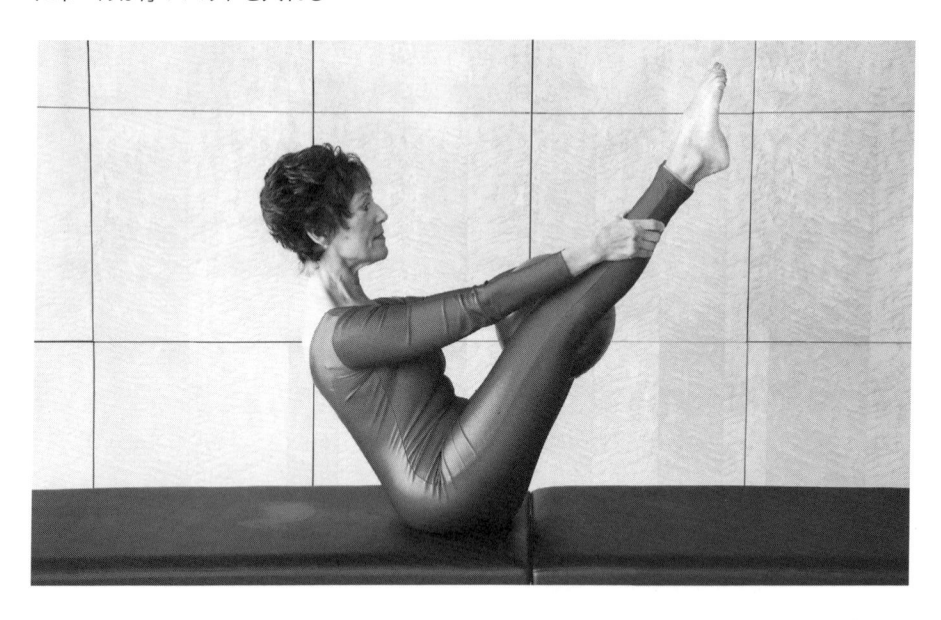

2. **股関節**：手を膝の近くに置いたままにして、股関節の屈曲を115°以内に保つ。膝を柔らかくして、脚を斜め前に伸ばす。膝や足首の間にボールを入れてもかまわない

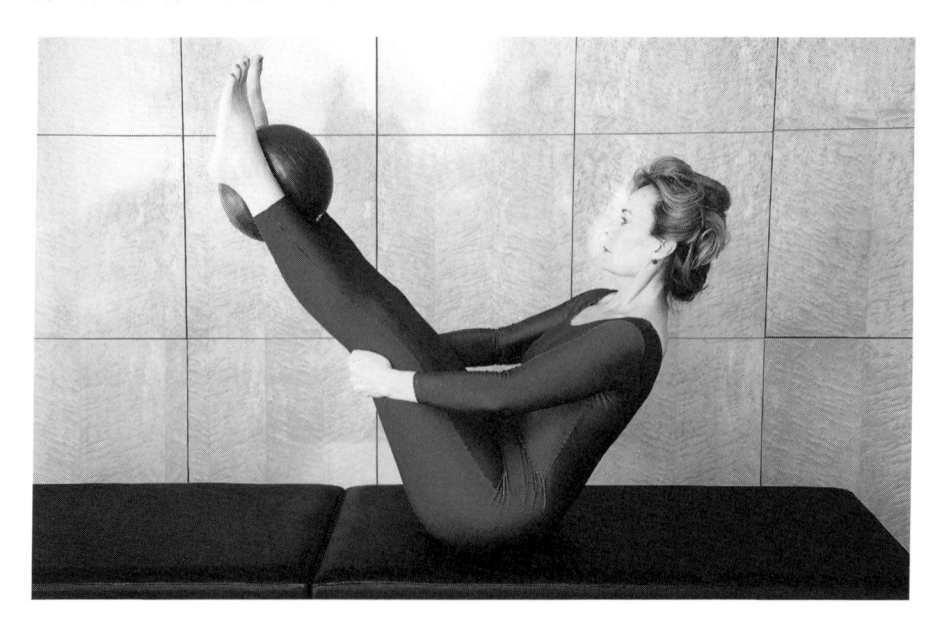

*p.357参照

3. ボールを使わない
    - マットに背筋を伸ばして座り、脚を軽く曲げる。両手を太腿の下に置く
    - 腹筋を引き込んで引き上げ、坐骨からロールして後ろに下りる。腹筋を深く引き込み、脊椎下部でCカーブを描く
    - 右脚を上げてテーブルトップ・ポジション*にする。左脚も同じようにテーブルトップ・ポジションにする
    - 脚を股関節幅に開き、腹筋を深く引き込み、胸を張って、このポジションを保つ。前方を見る
    - 右脚を斜め前に伸ばしてから、左脚も同様に伸ばしてもかまわない。手は太腿の下に置くか、ふくらはぎまで伸ばす。ただし動く間は手を脚の上で固定すること
    - 息を吸い、顎を胸に寄せる。息を吐き、脊椎下部でリードしながら、肩甲骨下端まで後ろにロックする
    - 息を吐いて、もとの姿勢にロールして戻る。胸を張り、腹筋を深く引き込む

## 意識すること：心がける

- 1つのユニットとして動く。脚と胴体でシーソーのような動きをしない
- 肩を腰のほうに滑らせる
- 頭ではなく腰でリードする
- 脊椎をマッサージするイメージをもつ
- 腹筋がスリングのようなもので、そのなかで身体を前後にロールするイメージをもつ
- 動く間、手を最初のポジションに置いておく
- 腕をふくらはぎまで伸ばす場合は、動く間、腕をまっすぐ伸ばしておく

## 注意すること：避ける

- 肩甲骨を過ぎて首までロールする
- 腰ではなく頭で動きをリードする
- コアの安定の喪失

## 主に使う筋

主に使う筋は、オプションによって異なる。腹筋、肩関節複合体、大腿直筋、縫工筋、恥骨筋、腸腰筋、薄筋、大腿二頭筋、大腿筋膜張筋、大内転筋、長内転筋、短内転筋、半膜様筋、半腱様筋、腓腹筋、膝窩筋、足底筋、外側広筋、内側広筋、中間広筋

# コークスクリュー

手術後：3-6カ月

対象部位：膝と股関節

場所：フロアマット、必要に応じてマットを高くする。両側の人工膝・股関節置換術を受けた場合は、手術後6カ月までは必要に応じてマットを高くする

## インストラクション

- マットに仰向けになり、腕を伸ばして身体の脇にたらし、手のひらを下に向けてマットに置く
- 片脚ずつ上げてテーブルトップ・ポジション*にする。息を吐いて、両脚を天井に向けて伸ばす。膝を軽く曲げて正中線のほうに引き寄せる。膝や足首の間に小さく柔らかいボールを入れても、入れなくてもかまわない。つま先をポイント*にして天井に向ける。尾骨をマットに長くつける
- 両脚を1つのユニットのように動かし、天井に小さな円を描く準備をする
- 天井に時計があるとイメージする。息を吸って準備する。両脚を1つのユニットとして、3時、6時、9時の位置を通って12時の位置まで円を描く。12時で一度止まってから、逆回りで円を描く。脚で円を描く間は息を吐き、腹筋を引き込んで引き上げる
- 息を吸って準備し、息を吐いて9時、6時、3時の位置を通り、12時の位置まで戻る
- 円は、天井に描いた大きな時計と同じサイズを保つ
- 各方向、5回繰り返す

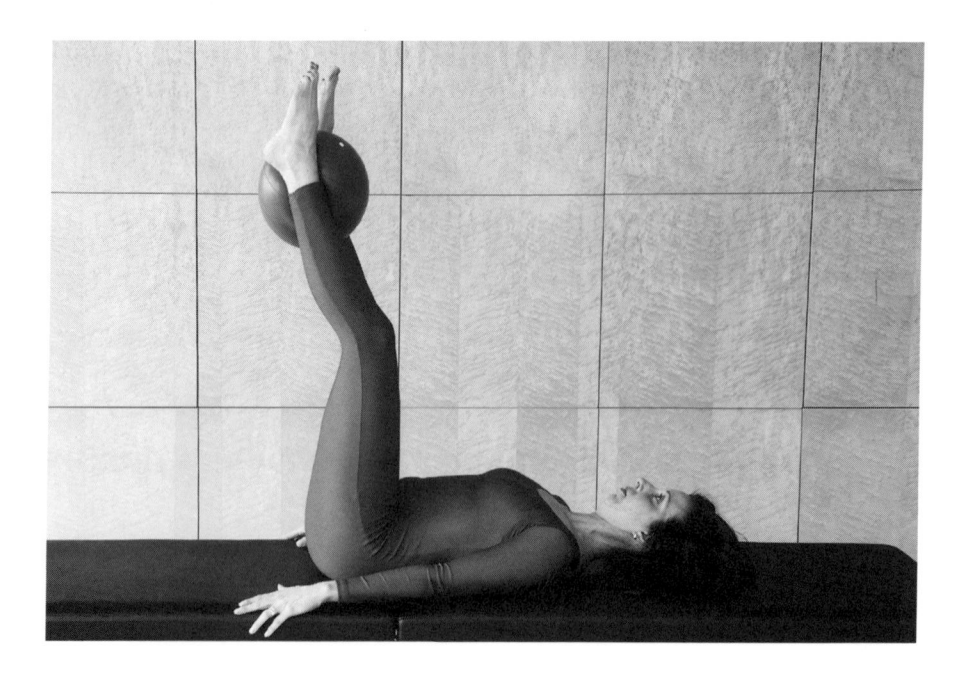

\* p.357参照

### オプション

1. **膝**：必要に応じて、膝の間に小さなパッドを入れる

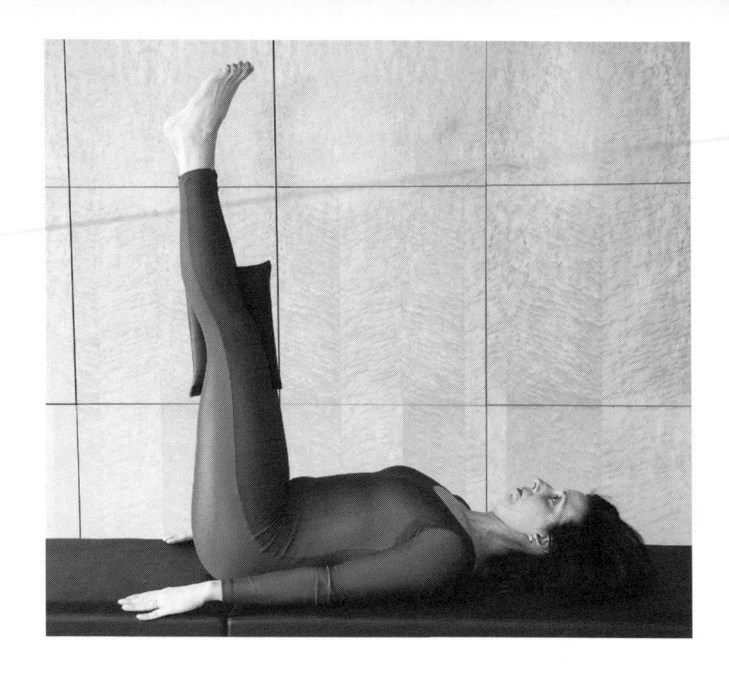

2. **膝と股関節**：脚を平行にし、エクササイズ・バンドを広げて足裏にあてる（親指のつけ根からアーチまで）。エクササイズ・バンドを両手で軽く握り、ひじと上腕をマットにつける。脚と腹筋を一緒に使って円を描く。脚を動かすときも、腕と手を固定しておく。この姿勢でコークスクリューをする

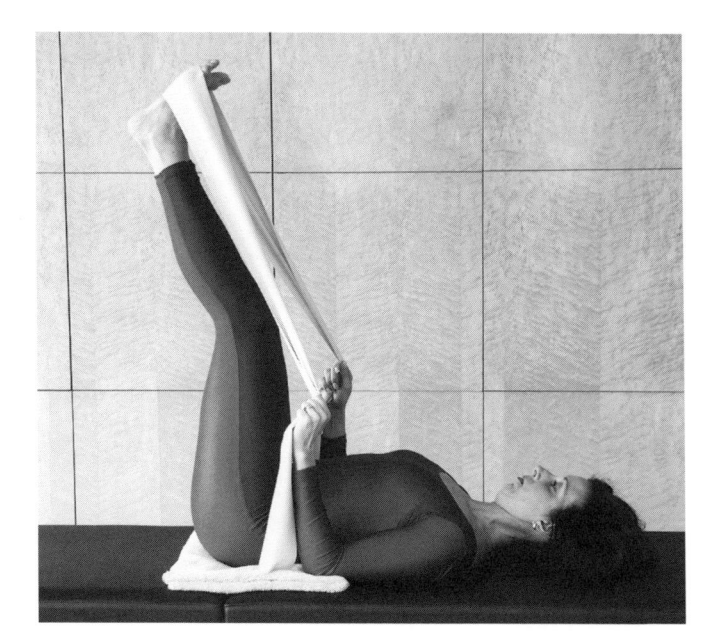

（続く）

## コークスクリュー(続き)

3. 両手で菱形を作り、尾骨の下に入れる。ひじを開いてマットにつけ、コークスクリューをする

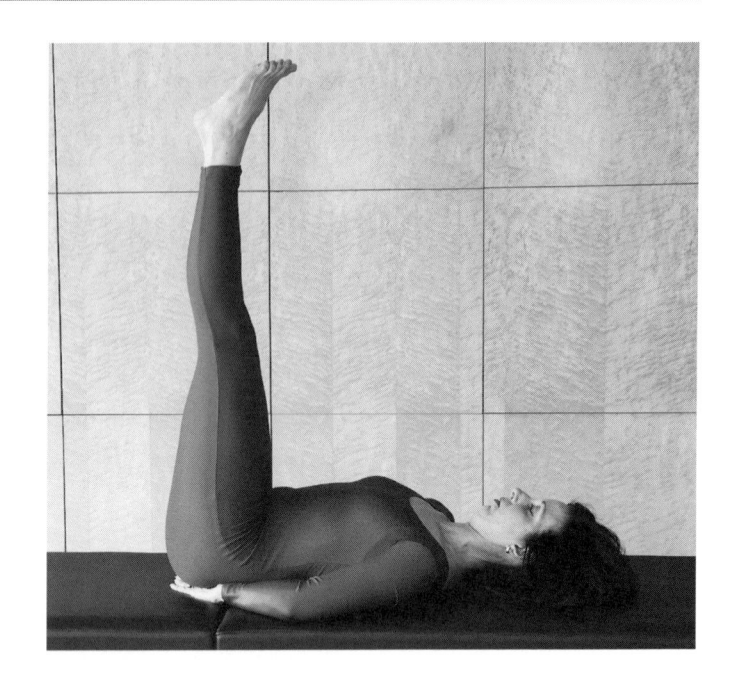

4. **股関節**：パッドかタオルを腰と尾骨の下に敷いて、クッション代わりにする

## 意識すること：心がける

- 胴体と股関節をマットに固定し、鎖骨を開き、肩を耳から離して腰のほうに滑らせる
- 肋骨背部をマットにつけ、腹筋を深く中に、引き込んで引き上げる
- 大腿骨頭が股関節窩内を滑って円を描くようすをイメージする
- 動くときは、両脚を1つのユニットとして考える

## 注意すること：避ける

- 脚を動かすときに腰椎がアーチ状になる
- コアのコントロールの喪失
- 動くときに骨盤が左右に揺れる

# コークスクリュー

手術後：6カ月以降
対象部位：膝と股関節
場所：フロアマット、必要に応じてマットを高くする

## インストラクション

- マットに仰向けになり、腕を伸ばして身体の脇にたらし、手のひらを下に向けてマットに置く
- 片脚ずつ上げてテーブルトップ・ポジション*にする。息を吐いて、両脚を天井に向けて伸ばし、平行を保ったまま、互いで挟む。つま先をポイント*にして天井に向ける。尾骨をマットに長くつけ、脚を90°に保つ。必要に応じて、膝の間にパッドを入れる
- 両脚を1つのユニットのように動かして、天井に小さな円を描く準備をする
- 天井に時計があるとイメージする。息を吸って準備する。両脚を1つのユニットとして、3時、6時、9時の位置を通って12時の位置まで円を描く。12時で一度止まってから、逆回りで円を描く。脚で円を描く間は息を吐き、腹筋を引き込んで引き上げる
- 次に、尾骨と仙骨をマットから少し持ち上げて（できれば3-8cm）まっすぐ天井に向けたまま、脚で円を描く
- 息を吸って準備する。脚で9時、6時、3時の位置を通り、12時の位置まで戻してから息を吐く。脚はマットからまっすぐ上に持ち上げておく
- 脚を引き上げるには、息を吐き、腕全体をマットに押しつけ、腹筋を深く引き込んでから、脚をまっすぐ上に伸ばす
- 各方向、5回繰り返す
- 動きを深めるためには、円を描くときに脚をできるだけ45°まで倒すことで、円を大きくする。脚で円を描くとき、股関節をマットにつけ、腹筋を深く引き込んだ状態を保つ

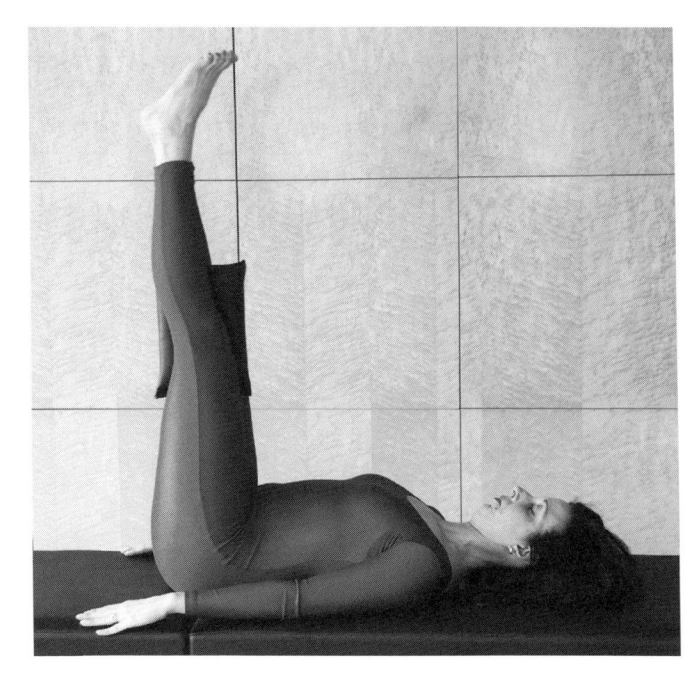

手術後3－6カ月

\* p.357参照

（続く）

## コークスクリュー（続き）

### 意識すること：心がける

- 胴体と股関節をマットに固定し、鎖骨を開き、肩を耳から離し、腰のほうに滑らせる
- 手のひら全体をマットにつける
- 肋骨背部をマットにつけ、腹筋を深く中に引き込んで引き上げる
- 大腿骨頭が股関節窩内を滑って円を描くようすをイメージする
- 脚をまっすぐ上に持ち上げる
- 動くときは、両脚を1つのユニットとして考える

### 注意すること：避ける

- 脚を動かすときに腰椎がアーチ状になる
- 脚を持ち上げるときに、脚を胸のほうに折りたたむ
- 動くときの鷲手（わして：爪を立てるような手の形）
- コアのコントロールの喪失

### 主に使う筋

腹筋、大腿直筋、縫工筋、恥骨筋、腸腰筋、大殿筋、中殿筋、小殿筋、大腿筋膜張筋、大内転筋、長内転筋、短内転筋、薄筋、内側広筋、中間広筋、外側広筋、腓腹筋、ヒラメ筋、後脛骨筋、足底筋。ハムストリングスは伸展する（大腿二頭筋、半腱様筋、半膜様筋）

# ソウ

手術後：3-6カ月と6カ月以降

対象部位：膝と股関節

場所：フロアマット、必要に応じてマットを高くする。両側の人工膝・股関節置換術を受けた場合、手術後6カ月以内は必要に応じてマットを高くする

## インストラクション

- 背筋を伸ばして座り、両脚を伸ばしてマットの左右の縁につける。腕を身体の両側の、肩の高さよりやや低い位置に上げる。足をフレックス（背屈）にする
- 膝：
    - 膝を軽く曲げて柔らかくする
    - 息を吸って、ウェストから左にツイストする
    - 息を吐いて、顎を胸に近づけ、右手を上から大きく伸ばすようにして、右手の小指を左足の小指に近づける。このとき、左腕は右腕と反対になるように、後ろに伸ばす
    - 腹筋を引き込んで引き上げ、反対側の股関節を後ろに引く
    - 息を吸い、ツイストしたまま垂直のポジションまでロールアップしてから、脊椎を回旋してセンターに戻す
    - 方向を変えて、各方向、5回ずつ繰り返す

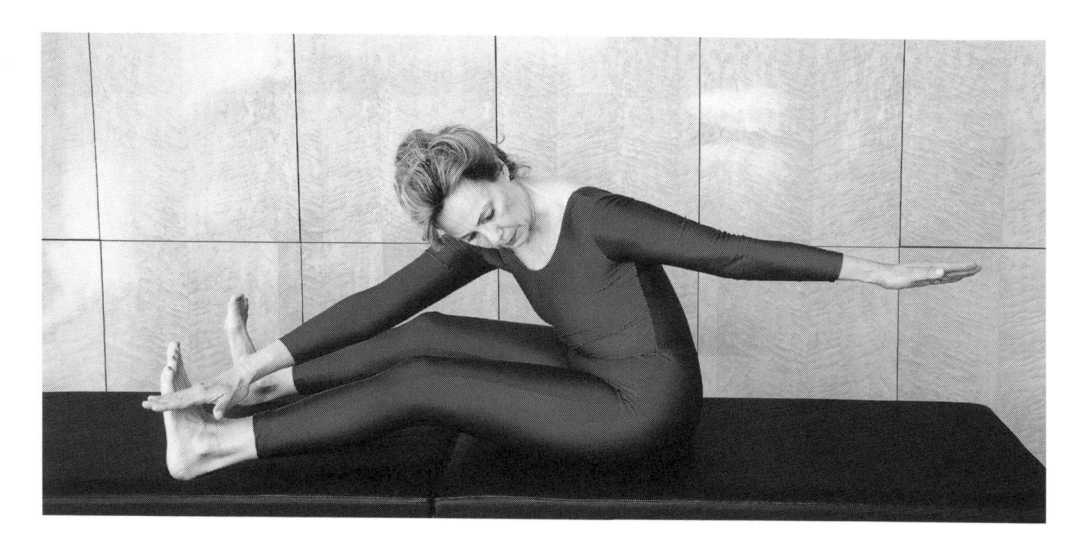

（続く）

## ソウ（続き）

■ 股関節：

- 息を吸って、ウェストから左にツイストする
- 息を吐いて、顎を胸に近づけ、右手を上から大きく伸ばすようにして、左足に近づける。手術後6カ月までは股関節の屈曲を110°以内に、手術後6カ月以降は写真のように115°以内に保つ。このとき、左腕は右腕と反対になるように、後ろに伸ばす
- 腹筋を引き込んで引き上げ、反対側の股関節を後ろに引く
- 息を吸い、垂直のポジションまでロールアップしてから、脊椎を回旋してセンターに戻す
- 方向を変えて、各方向、5回ずつ繰り返す

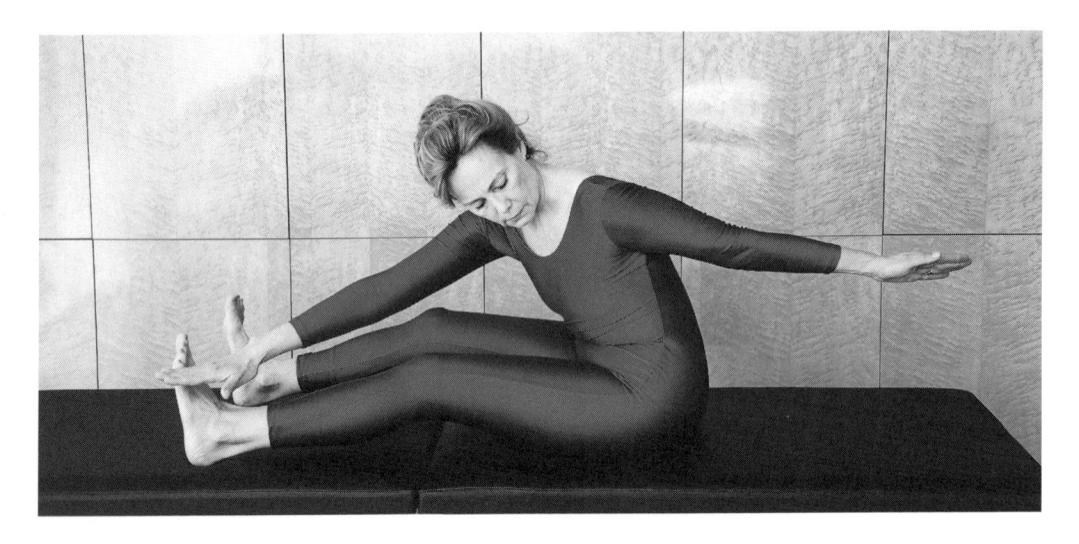

## オプション

**1.** 膝の下に巻いたタオルを入れる

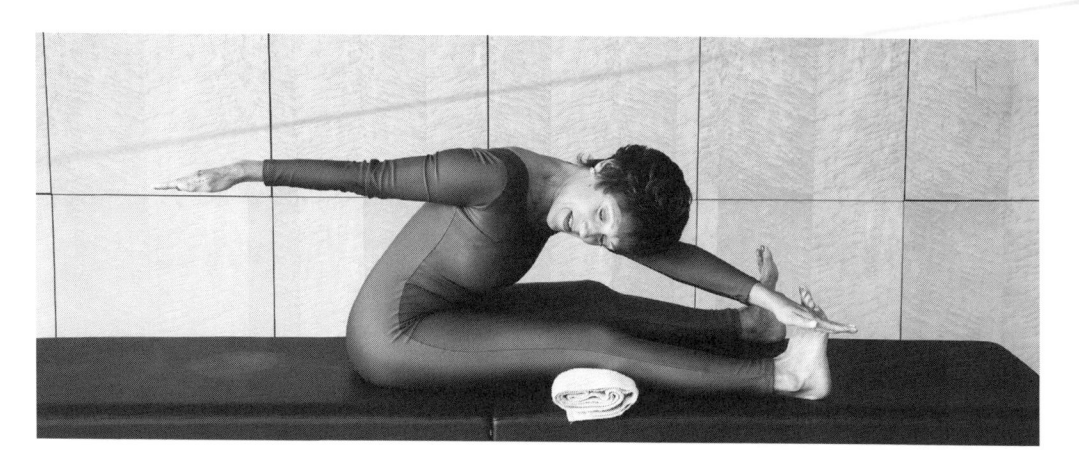

**2.** エクササイズ・バンドを使って、抵抗を強め、動きをガイドする

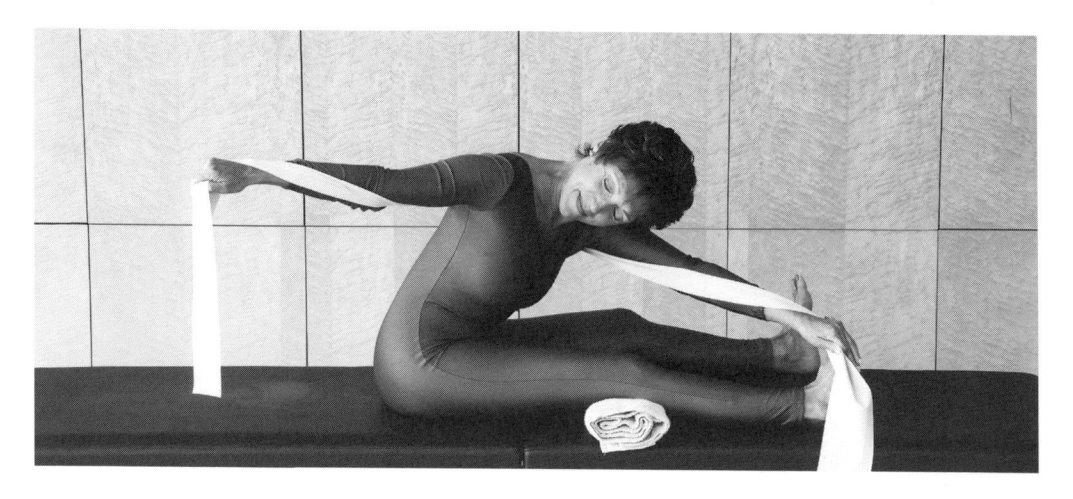

**3.** 必要に応じて、殿部の下にたたんだタオルを敷く
**4.** 骨盤をマットより高くするために、ムーンボックス*などの小さな箱の上に座る。ハムストリングスが短縮して硬くなっているときは、とても役に立つ

手術後3−6カ月

\* p.357参照

## ソウ（続き）

### 意識すること：心がける

- 手のひらを床に向けて、足の小指の外側に手を伸ばすときは、スパイン・ストレッチ・フォワードのエクササイズをイメージする
- 足の小指の先まで上から手を伸ばすイメージをもつ
- 肩を腰のほうに滑らせる。肩甲骨下端と腰がサスペンダーでつながっているようすをイメージする
- 腹筋を脊椎まで強く引き込む
- 壁を背に座るように背筋を伸ばす
- 骨盤を安定させる

### 注意すること：避ける

- 足の小指に手を伸ばすときに、足が内側外側にロールする
- 動くときに、股関節から身体を折る
- コアのコントロールの喪失
- 骨盤が不安定になる

### 主に使う筋

腹筋、上腕二頭筋、上腕三頭筋、肩関節複合体、多裂筋、回旋筋、腸腰筋、大腿直筋、恥骨筋、薄筋、縫工筋、長内転筋、短内転筋、内側広筋、中間広筋、外側広筋、大腿筋膜張筋、前脛骨筋。ハムストリングスは伸展する（大腿二頭筋、半膜様筋、半腱様筋）

## スワン・プレップ

手術後：3-6カ月

対象部位：膝と股関節

場所：フロアマット、必要に応じてマットを高くする。両側の人工膝・股関節置換術を受けた場合、手術後6カ月以内は必要に応じてマットを高くする

### インストラクション

- マットにうつぶせになる。両手を枕にして、その上に額をのせる(a)
- 足を股関節幅に開き、脚を平行にする。肩を腰のほうに滑らせる感じにする
- つま先の先端を感じながら、恥骨をマットに沈める。殿筋とハムストリングスを少し使う
- 腹筋を引き込んで引き上げる。マットとへその間に空気を入れられるような感じにする
- 息を吸い、頭と首と胸をマットから持ち上げる。手は、1つのユニットのように額につけたままにする(b)。2カウント保って、息を吐き、背中を長く伸ばしてマットに下ろす
- 頭を脊椎と同じ線上に保つ
- 3-5回繰り返す

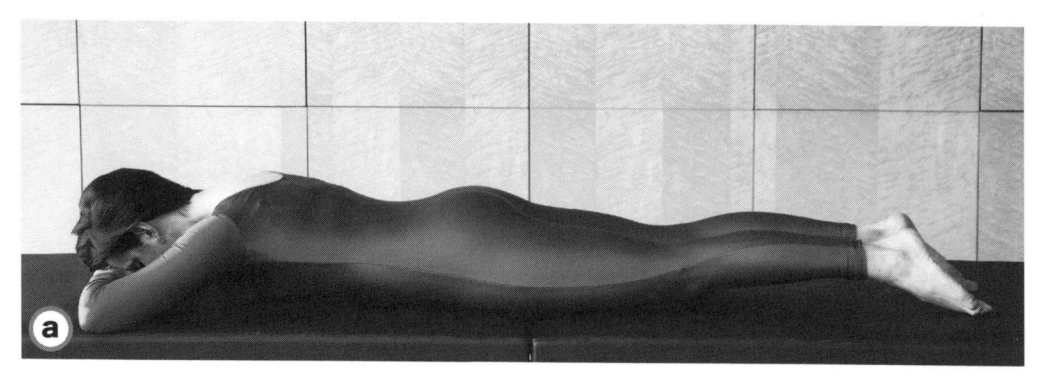

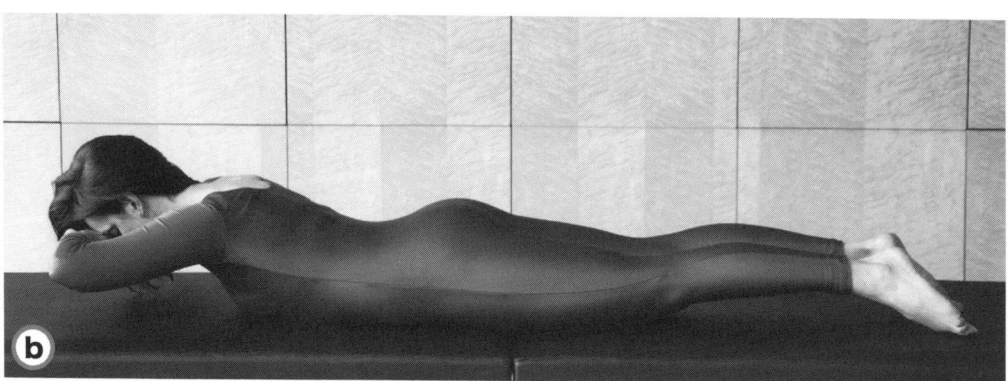

(続く)

## スワン・プレップ（続き）

### オプション
エクササイズの難易度を上げたいときは、次のようにする：
- 息を吸い、頭と胸と腕を1つのユニットのように持ち上げ、マットから離す
- 息を吐き、両手のひらを下に向けたまま、壁に触れるようなイメージで腕を外側に伸ばす
- 息を吸い、手を額の下に戻す
- 息を吐き、背中を長く伸ばしてマットに下ろす

### 意識すること：心がける
- 頭が脊椎のアライメント*の延長線上
- 上体を伸ばして持ち上げるにつれ、肩を腰のほうに滑らせる
- 腹筋を引き込んで引き上げ、ウェストが脊椎にくっつくように感じる

### 注意すること：避ける
- 腰椎の過伸展
- 動くときに、頭が脊椎より低くなる
- コアのコントロールの喪失

### 主に使う筋
腹筋、頭板状筋、頚板状筋、横突棘筋群、脊柱起立筋群、腰方形筋（補助）、横突間筋、棘突間筋、広背筋、大殿筋、中殿筋（後部）、大内転筋（坐骨顆状部）、大腿二頭筋、半腱様筋、半膜様筋、大腿直筋、内側広筋、中間広筋、外側広筋、大腿筋膜張筋、後脛骨筋、腓腹筋、足底筋、ヒラメ筋

\* p.357参照

# スワン

制限：膝・股関節の手術後3-6カ月の患者には適さない。p.191のスワン・プレップを行うこと

手術後：6カ月以降

対象部位：膝と股関節

場所：フロアマット、必要に応じてマットを高くする

## インストラクション

- マットにうつぶせになる。両手は手の指を開いた状態で、両肩の正面数cmのところに置く。ひじをマットから離し、脇を締めて肋骨の側に置く(a)

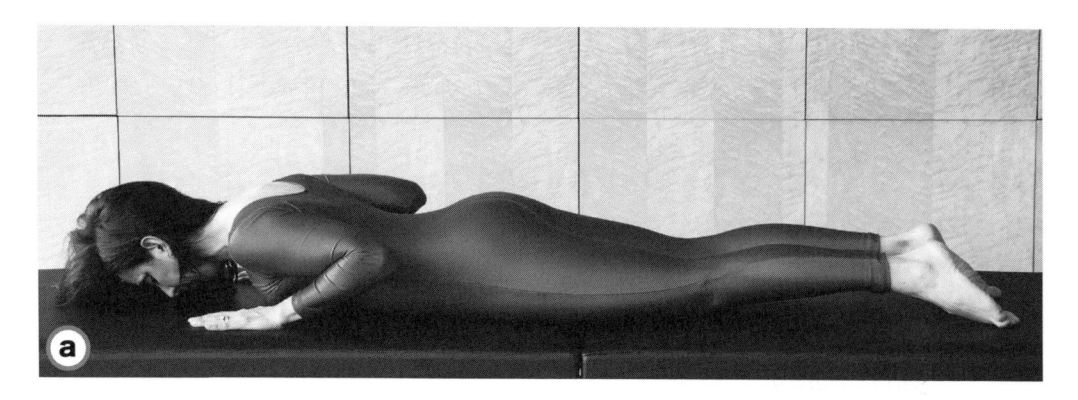

- 肩を耳から離し、腰のほうに滑らせる
- 両足を約15cm離し、脚を平行にする。つま先の先端を感じながら、恥骨をマットに沈める。殿筋とハムストリングスを少し使う

(続く)

## スワン（続き）

- 腹筋を引き込んで引き上げる。マットとへその間に空気を入れられるような感じにする
- 息を吸い、頭と首と胸を持ち上げて、マットから離す。手をマットに押しつけて、できるだけ高いところまで（身体を）持ち上げる。肩を耳から離し、腹筋を引き込んで引き上げた状態を保つ（b）。3カウント保って、息を吐き、背中を長く伸ばして、肋骨1本分ずつマットに下ろす
- 3-5回繰り返す

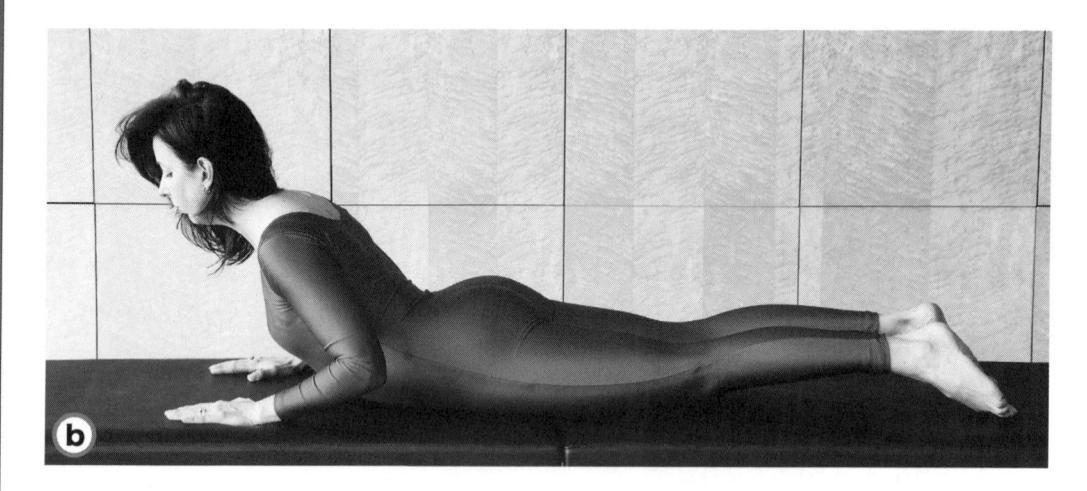

## オプション

1. 呼吸を逆にする。息を吐いて身体を長くして上に持ち上げ、息を吸ってもとの姿勢に戻す
2. 前腕をマットにつけた状態でスタートする。手を顔の近くに移動させて前腕をマットにつけてから、上体を持ち上げて伸展する

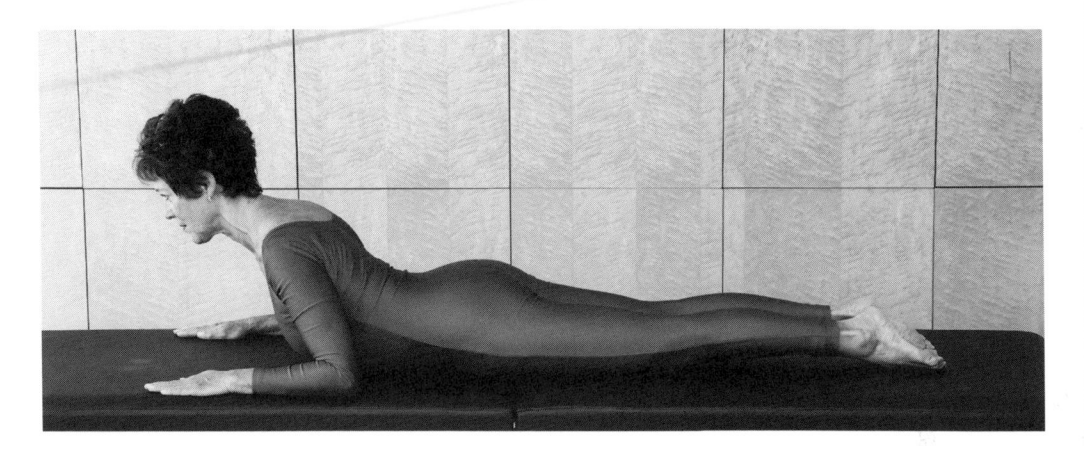

## 意識すること：心がける

- 頭が脊椎のアライメント*1 の延長線上
- 上体を伸ばして持ち上げるにつれ、肩を腰のほうに滑らせる
- 肩が腰のほうに滑り、腹筋を使っている状態を維持できる範囲で、マットから上体を離す
- 伸展するときに脊椎のアーティキュレーション*2 を均等にする

## 注意すること：避ける

- 腰椎の過伸展
- 動くときに、頭が脊椎より低くなる
- コアのコントロールの喪失

## 主に使う筋

腹筋、頭板状筋、頚板状筋、横突棘筋群、脊柱起立筋群、腰方形筋（補助）、横突間筋、棘突間筋、広背筋、大殿筋、中殿筋（後部）、大内転筋（坐骨顆状部）、大腿二頭筋、半腱様筋、半膜様筋、大腿直筋、内側広筋、中間広筋、外側広筋、大腿筋膜張筋、後脛骨筋、腓腹筋、足底筋、ヒラメ筋

---

*1　p.357参照
*2　p.353参照

# シングルレッグ・キック

手術後：3-6カ月と6カ月以降

対象部位：膝と股関節

場所：フロアマット、必要に応じてマットを高くする。両側の人工膝・股関節置換術を受けた場合、手術後6カ月以内は必要に応じてマットを高くする

## インストラクション

- うつぶせになり、ひじが肩の下に来るようにして前腕で上体を支える。手でこぶしを握り、手のひらを内側に向ける。脚をマットに伸ばし、股関節幅に開く
- 頭と胸、胸郭を1つのユニットとしてマットから持ち上げる。頭と首を、脊椎の延長とみなす。上体をマットから持ち上げた状態を保つ
- 前腕をマットに押しつけているのを感じながら、マジックサークル*を抱えているつもりで正中線に向けて挟み込む。腕で窓を作り、そこに身体を入れ込むような感じにする（押す、寄せる、引く）
- 動く間、この安定したポジションを維持する
- つま先をマットに置き、腹筋を脊椎のほうに引き込んで引き上げる。殿筋群を使い、股関節をマットにつけておく
- 両脚をマットから数cm持ち上げ、その状態を保つ。右膝を曲げ、右足のかかとを殿部に向かってキックする
- 右足のかかとを殿部に向かって2回キックし、右脚を伸ばす。右脚をマットから浮かせたまま、左足のかかとを殿部に向かって2回キックする
- 脚を換えるときのフロー*をなめらかにする
- このセット全体を通して、普通に呼吸する
- 膝：コントロールしながら、膝を殿部に向かって曲げる。ペースをゆっくりにする。曲げる角度を深めていくようにワークし、できれば2度のパルス*を加える
- 片脚ずつ8回繰り返す

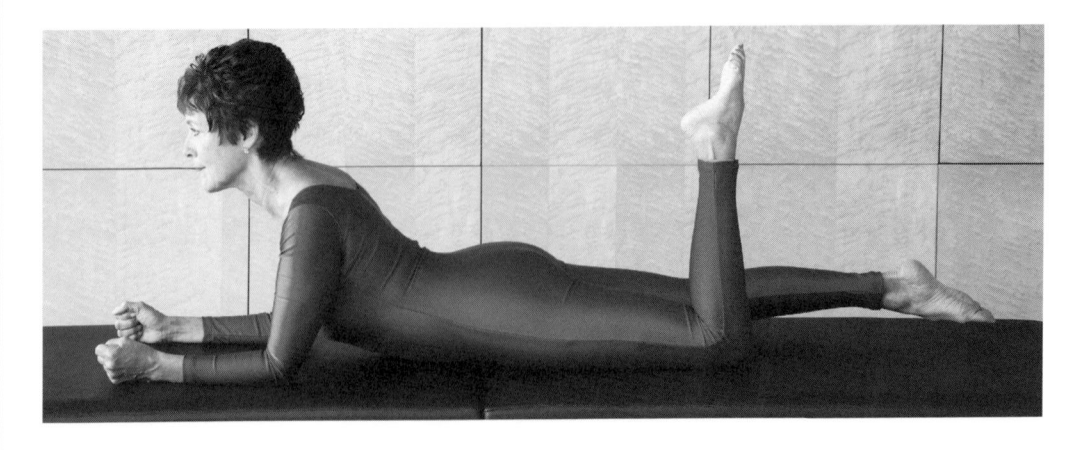

\* p.357参照

## オプション

両側の人工膝・股関節置換術を受けた場合はとくに、手術後6週間-3カ月のバージョン(p.113を参照)をつづける

## 意識すること：心がける

- 胸をマットと前腕から離して持ち上げる
- 肩を腰のほうに滑らせる。肩甲骨下端と腰がサスペンダーでつながっているようすをイメージする
- 膝と股関節に痛みがないように動く
- 腹筋を引き込んで引き上げ、マットから離す
- 脚を動かすとき、股関節をマットに固定する

## 注意すること：避ける

- 腰椎の過伸展
- 肩甲骨の間が沈む
- コアのコントロールの喪失
- 動くときに、胴体が左右に揺れる

## 主に使う筋

腹筋、上腕三頭筋、上腕二頭筋、肩関節複合体、頭板状筋、頚板状筋、横突棘筋群、脊柱起立筋群、腰方形筋（補助）、横突間筋、棘突間筋、広背筋、大殿筋、中殿筋（後部）、大内転筋（坐骨顆状部）、大腿二頭筋、半膜様筋、半腱様筋、薄筋、腓腹筋、縫工筋、膝窩筋、足底筋、大腿直筋、内側広筋、中間広筋、外側広筋、後脛骨筋、ヒラメ筋

手術後3-6カ月

## ダブルレッグ・キック

手術後：3-6カ月と6カ月以降

対象部位：膝と股関節

場所：フロアマット、必要に応じてマットを高くする。両側の人工膝・股関節置換術を受けた場合、手術後6カ月以内は必要に応じてマットを高くする

### インストラクション

- マットにうつぶせになり、顔を左に向け、右ほほをマットにつける。脚をマットに伸ばし、股関節幅に開く
- 両手を組んで背中に置く（手を重ねる）。手をできるだけ高い位置に置き、ひじを床のほうに近づける（a）
- つま先をマットに置き、腹筋を引き込んで引き上げる。殿筋群を使い、股関節をマットにつけておく
- 息を吐き、両膝を曲げて、かかとを殿部につける。1、2、3、と3回パルス*をする。息を吸い、両脚を伸ばしてマットにつける。頭、首、肩、胸を持ち上げてマットから離す。このとき腕を伸ばして背中から離し、足のほうに向ける（b）。頭は脊椎のアライメント*にしたがう

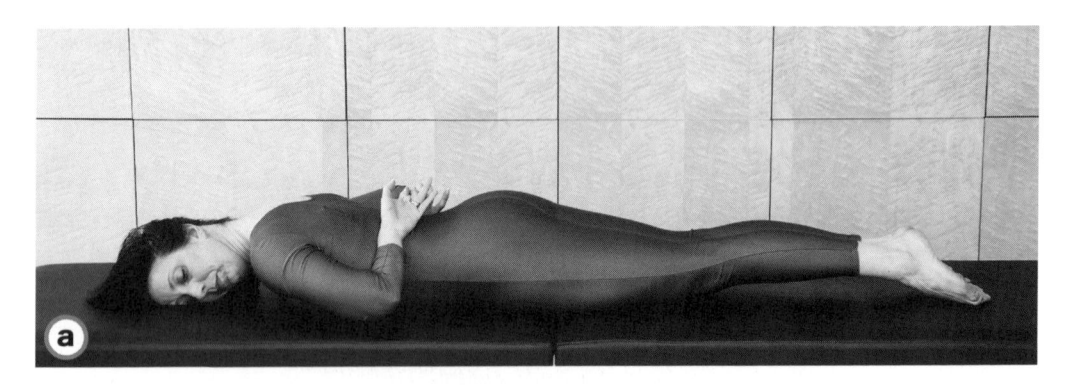

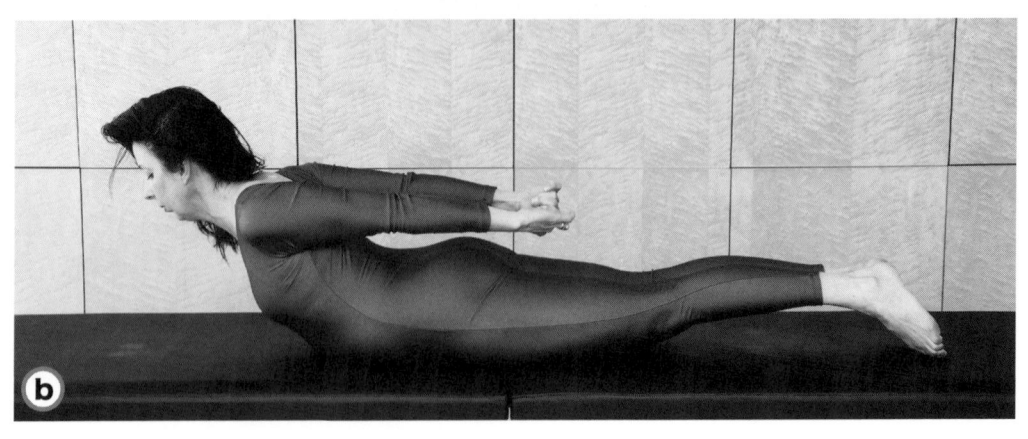

\* p.357参照

- 脊椎を伸ばすとき、肩甲骨を耳から離す
- 息を吐き、上体を下ろして最初のポジションに戻す。顔を反対側に向ける
- **膝**：膝を殿部のほうに曲げるときは、コントロールする（ペースをゆっくりにする）。曲げる角度を深めていくようにワーク*し、できる範囲でパルス*を加える。痛みがないように動く
- **股関節**：できる範囲で、膝を腰のほうに曲げる
- 6-8回繰り返す

## オプション

両側の人工膝・股関節置換術を受けた場合は、次のオプションを使う必要があるだろう：

- 両手で枕を作り、手の上に額をのせる
- 息を吐いて、両脚を曲げる。かかとを殿部に近づけ、1、2、3、と3回パルスする
- 息を吸い、両脚を伸ばしてマットに置く。このとき腹筋を引き込んで引き上げる。頭と首と肩をマットの上にのせておく
- 腰と下腹部の下にタオルを敷く

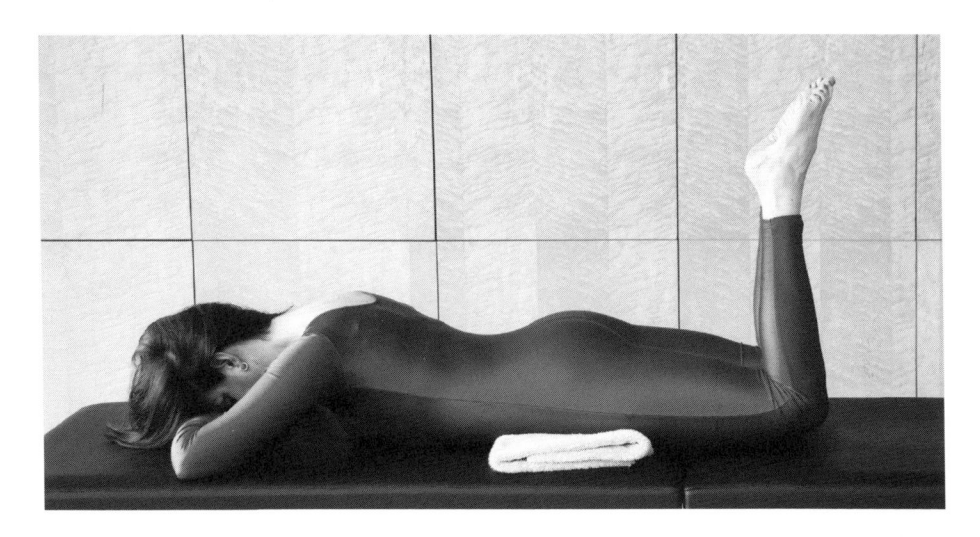

手術後3—6カ月

\* p.357参照

（続く）

## ダブルレッグ・キック（続き）

### 意識すること：心がける

- 足を動かすときは、股関節の先端をマットにつける
- 肩を腰のほうに滑らせる。肩甲骨下端と腰がサスペンダーでつながっているようすをイメージする
- つねに腹筋を引き込んで引き上げる
- 痛みがないように動く

### 注意すること：避ける

- 腰椎の過伸展
- 首の過伸展
- コアのコントロールの喪失

### 主に使う筋

腹筋、上腕三頭筋、上腕二頭筋、肩関節複合体、頭板状筋、頚板状筋、横突棘筋群、脊柱起立筋群、腰方形筋（補助）、横突間筋、棘突間筋、広背筋、大殿筋、大腿二頭筋、半膜様筋、半腱様筋、薄筋、腓腹筋、縫工筋、膝窩筋、足底筋、大腿直筋、内側広筋、中間広筋、外側広筋、後脛骨筋、ヒラメ筋

# スパイン・ツイスト

手術後：3-6カ月と6カ月以降
対象部位：膝と股関節
場所：フロアマット、必要に応じてマットを高くする。両側の人工膝・股関節置換術を受けた場合、手術後6カ月以内は必要に応じてマットを高くする

## インストラクション

- 背筋を伸ばして座り、両脚をマットの上に伸ばし、足をフレックス（背屈）にする
- 膝の下に巻いたタオルを、足首の間に小さくて柔らかいボールを入れる。脚を股関節幅に開く。ボールを身体の正中線で挟み込む
- 身体が棒でまっすぐ支えられ、頭頂部が天井からひもでつるされているイメージをもつ
- 腕を伸ばして身体の両脇の、肩の高さよりやや低い位置に上げたまま保つ。壁に触るイメージで手を伸ばす
- 息を吸って準備する。息を吐いて、ウェストから回旋して右側にツイストする。頭と首も一緒に回旋する。指先を見る。ツイストするときも背筋を伸ばし、肺からすべての空気を絞り出すように、腹筋を強く引き込む
- このポジションを2カウント保つ
- 息を吸って、センターに戻る
- 息を吐いて、ウェストから左側にツイストする。背筋を伸ばしたまま、その姿勢を2カウント保つ
- どちらかの方向にツイストするときは、反対側の腰をツイストする側と反対方向に引き、マットに固定しておく
- **膝と股関節**：必要に応じて、ムーンボックス*かたたんだタオル、ブランケットの上に座る。また、膝の下に巻いたタオルやボールを入れてもかまわない
- 各方向、4回繰り返す

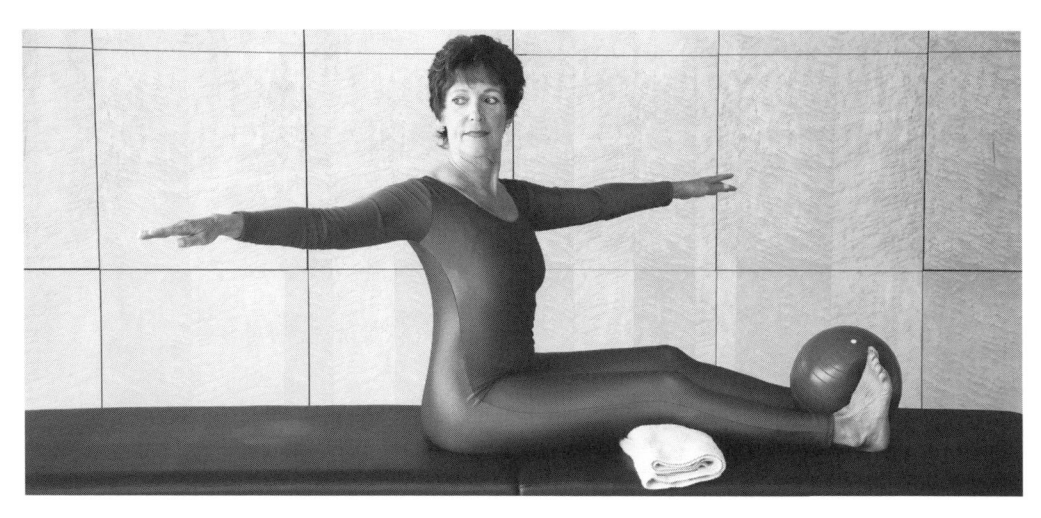

*p.357参照

（続く）

## スパイン・ツイスト（続き）

### オプション

1. ムーンボックス*の上に座り、膝の下に小さくて柔らかいボールを入れる

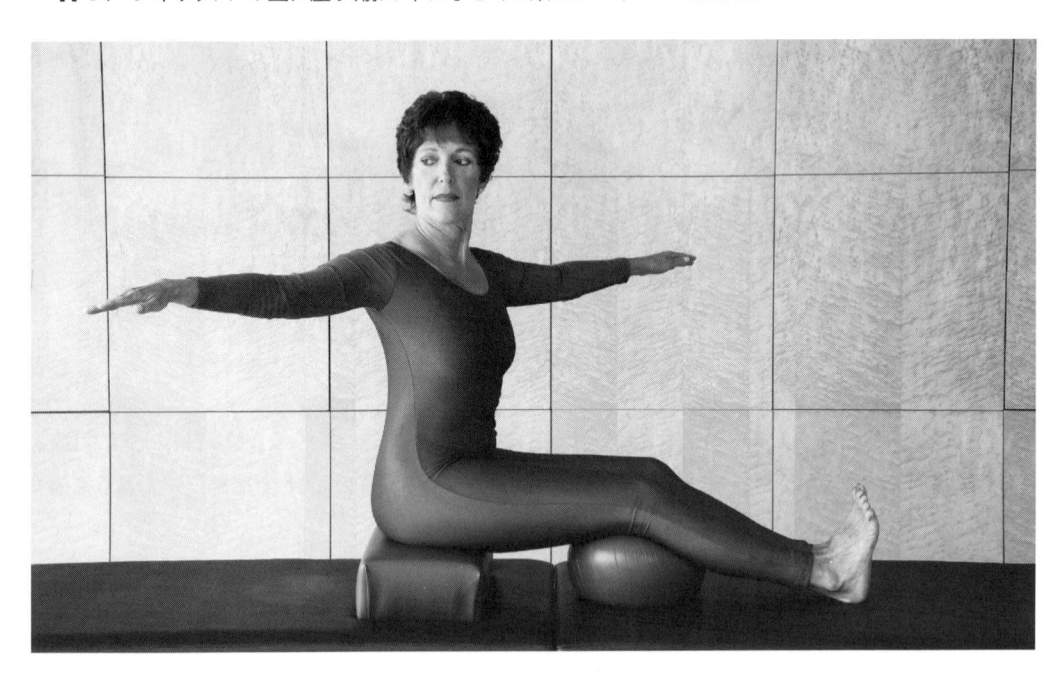

2. 背筋を伸ばし、膝の下に小さくて柔らかいボールを入れる

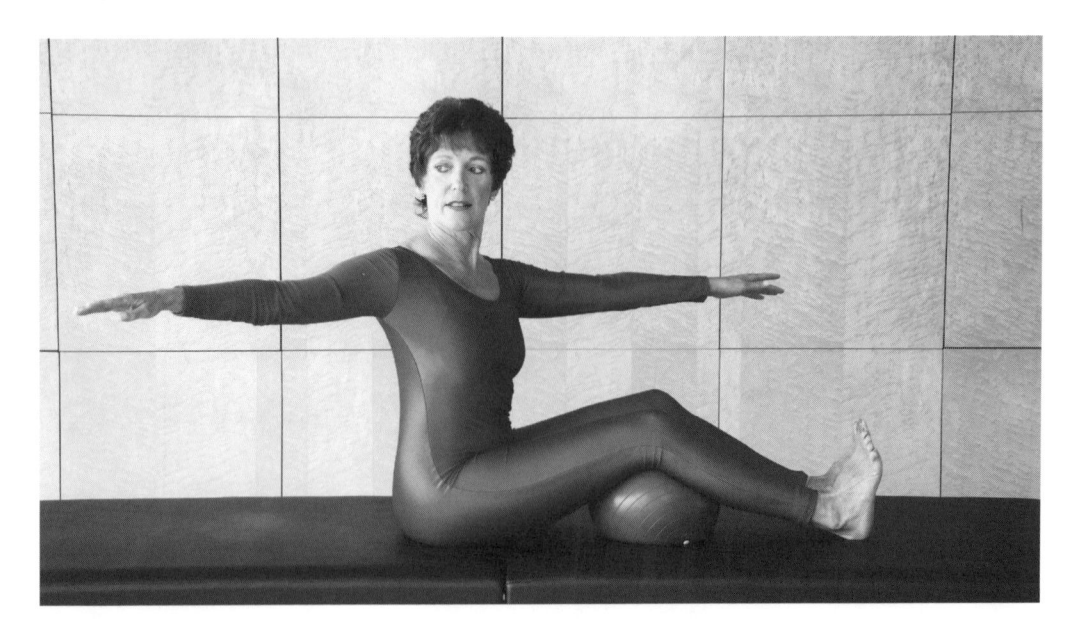

\* p.357参照

## 意識すること：心がける

- 肩を背中のほうに滑らせる
- 肩のアライメント*を維持できる範囲でツイストする
- 頭も一緒にツイストし、手の先を見る
- 腹筋を強く引き込む
- ツイストするときに、スポンジから水を全部絞り出すイメージをもつ
- 木の枝の先が雲に向かうイメージで、背筋を伸ばして座る
- 骨盤を安定させる

## 注意すること：避ける

- ツイストするときに足が内側や外側にロールしたり、離れたりする
- ツイストするときに肩が挙上する
- ツイストするときに腰の位置がずれる

## 主に使う筋

腹筋、上腕二頭筋、上腕三頭筋、肩関節複合体、多裂筋、回旋筋、腸腰筋、大腿直筋、恥骨筋、薄筋、縫工筋、長内転筋、短内転筋、大内転筋、内側広筋、中間広筋、外側広筋、大腿筋膜張筋、前脛骨筋。ハムストリングスは伸展する（大腿二頭筋、半膜様筋、半腱様筋）

\* p.357参照

## ネック・プル(修正版)

手術後:3-6カ月
対象部位:膝と股関節
場所:両側の人工膝・股関節置換術を受けた場合、手術後6カ月以内は必要に応じてマットを高くする

### インストラクション

- 背筋を伸ばして座り、膝を軽く曲げ、脚をマット上に伸ばして股関節幅に開く。足をフレックス(背屈)にする。小さくて柔らかいボールを足首か脛の間に入れる。ボールを身体の正中線で軽く挟み込む。必要に応じて、巻いたタオルを膝の下に入れる。手を太腿の外側に置く(a)
- 息を吸って準備する。息を吐いて、顎を胸に近づける(顎と胸の間にみかん1個分のスペースを保つ)。腰でリードしながら、腹筋を引き込んで引き上げる。坐骨からロールしてマットに下り、マットに横になるまで、椎骨1個分ずつゆっくりとロールダウンする(b)

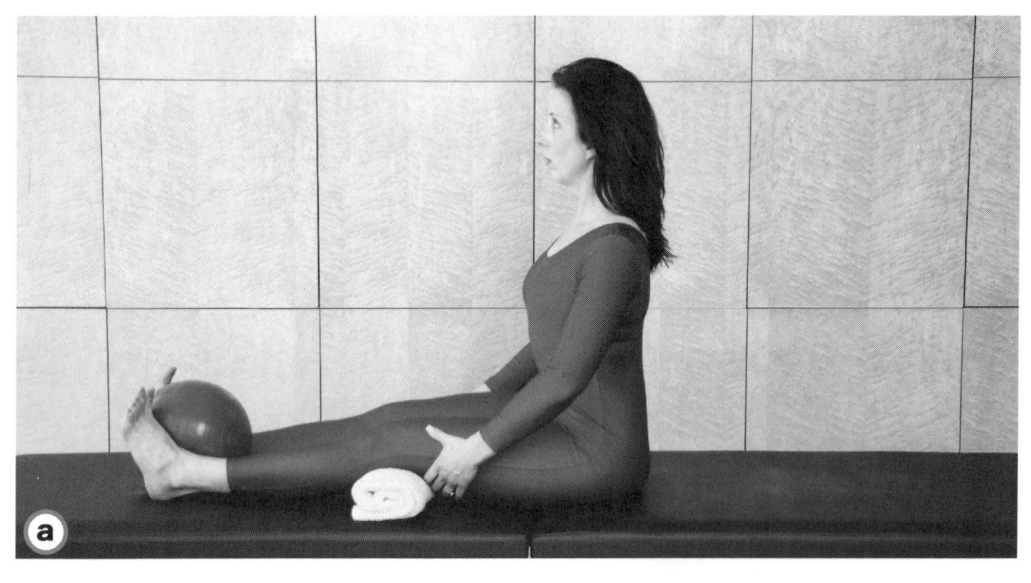

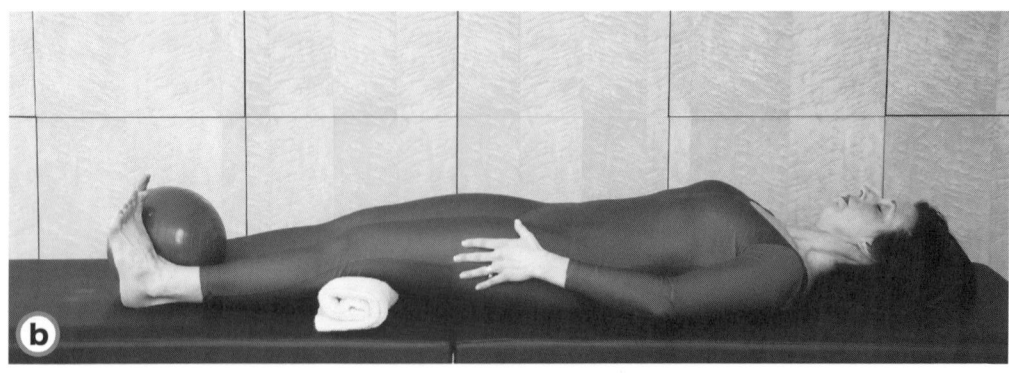

- 手を太腿の、股関節の脇に置く。息を吸って準備する。息を吐いて、頭と肩をカールして、マットから離す。足のほうを見て、膝に顔がつくくらい体を丸める間、腹筋を強く引き込んでおく
- 息を吸って、椎骨1個分ずつロールアップし、背筋を伸ばして座る
- **膝**：膝を軽く屈曲するか、必要に応じて曲げる
- **股関節**：ロールアップしてもとの姿勢に戻るときは、股関節の屈曲を110°以内に留める（cを参照）。必要に応じて、小さなタオルかパッドを殿部の下に敷く。膝を柔らかくしておく
- マットまでロールダウンするときは、仙骨、ウェスト、肋骨、上背部、肩、それから頭の順でロールするイメージをもつ。かかとの反対側にくるように、身体を低くする。かかとを突き出し、反対方向に抵抗を作る
- 5-10回繰り返す

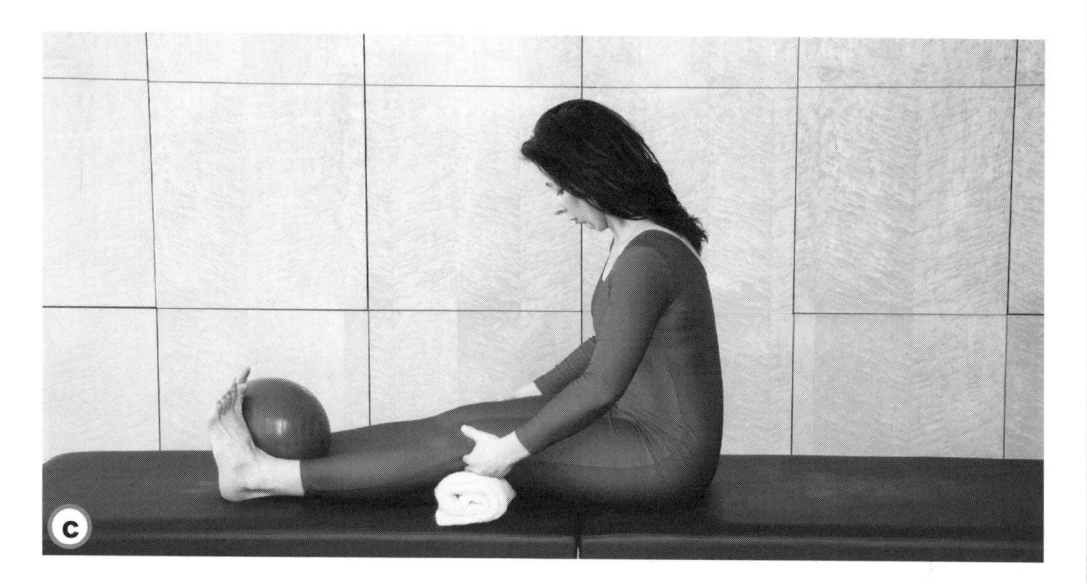

手術後3-6カ月

（続く）

## ネック・プル（修正版）（続き）

### オプション

1. 快適にエクササイズできるように、腰の下にタオルを敷く
2. 直径23cmの柔らかいボールを2個使う。1つを足首の間に、もう1つを膝の間に入れる。ボールをやさしく挟み込み、内転筋群をよりしっかりと使う

### 意識すること：心がける

- 肩を腰のほうに滑らせる。肩甲骨下端と腰がサスペンダーでつながっているようすをイメージする
- 脊椎の均等なアーティキュレーション[*1]
- 腹筋を引き込んで引き上げる

### 注意すること：避ける

- 脚を内側にロールし、つま先を天井ではなく内側に向ける
- 勢いをつけて脚を持ち上げて、ロールアップする
- コアのコントロールの喪失
- 膝が過伸展する
- 肩のアライメント[*2]の喪失

### 主に使う筋

腹筋、上腕二頭筋、三角筋、肩関節複合体、背部の伸筋群、腸腰筋、大腿直筋、中殿筋、大殿筋、縫工筋、恥骨筋、薄筋、大内転筋、長内転筋、短内転筋、大腿二頭筋、半腱様筋、半膜様筋、内側広筋、中間広筋、外側広筋、大腿筋膜張筋、前脛骨筋

---

[*1] p.353参照
[*2] p.357参照

## ネック・プル

制限：膝・股関節の手術後3-6カ月の患者には適さない。p.204のネック・プル（修正版）を行うこと
手術後：6カ月以降
対象部位：膝と股関節
場所：フロアマット、必要に応じてマットを高くする

### インストラクション

- 背筋を伸ばして座り、脚をマット上に伸ばして股関節幅に開く。足をフレックス（背屈）にする。小さくて柔らかいボールを足首か脛の間に入れても、入れなくてもかまわない。必要に応じて、巻いたタオルを膝の下に入れる
- 両手を重ねて頭蓋底に置き、親指を首の外側に沿わせる（a）
- 息を吸って準備する。息を吐いて、顎を胸に近づけ（顎と胸の間にみかん1個分のスペースを保つ）、腹筋を引き込んで引き上げる。腰でリードしながら、坐骨からロールして下り、椎骨1個分ずつゆっくりとマットまでロールダウンする（b）
- 手を頭の後ろに置いたまま、ひじが目の隅に入るようにするか、ひじを天井に向ける。息を吸って準備する。息を吐いて、頭と肩をカールして、マットから離す。足のほうを見る。腹筋を強く引き込んで、ロールアップしてもとの姿勢に戻り、膝に顔がつくくらい体を丸める（c）
- 息を吸って、椎骨1個分ずつロールアップし、背筋を伸ばして座る（d）
- **膝：**必要に応じて、膝を軽く屈曲する。必要に応じて巻いたタオルを膝の下に入れる。マットにロールダウンするときに膝が過伸展しないよう注意する
- **股関節：**ロールアップしてもとの姿勢に戻るときは、股関節の屈曲を115°以内に留める（c）。膝を柔らかくしておく
- 5-10回繰り返す
- マットまでロールダウンするときは、仙骨、ウェスト、肋骨、上背部、肩、それから頭の順でロールするイメージをもつ。かかとの反対側にくるように、身体を低くする。かかとを突き出し、反対方向に抵抗を作る
- 注：ネック・プルは、強度の高い、中級のエクササイズである。脚を上げたり、股関節屈筋群を使いすぎたりすることなく動くためには、集中力とコアのコントロールが必要である。ネック・プルのフルバージョンを始めるにあたっては、ネック・プル（修正版）を、コアをコントロールしながらできるようになっていなければならない

（続く）

手術後3−6カ月

## ネック・プル（続き）

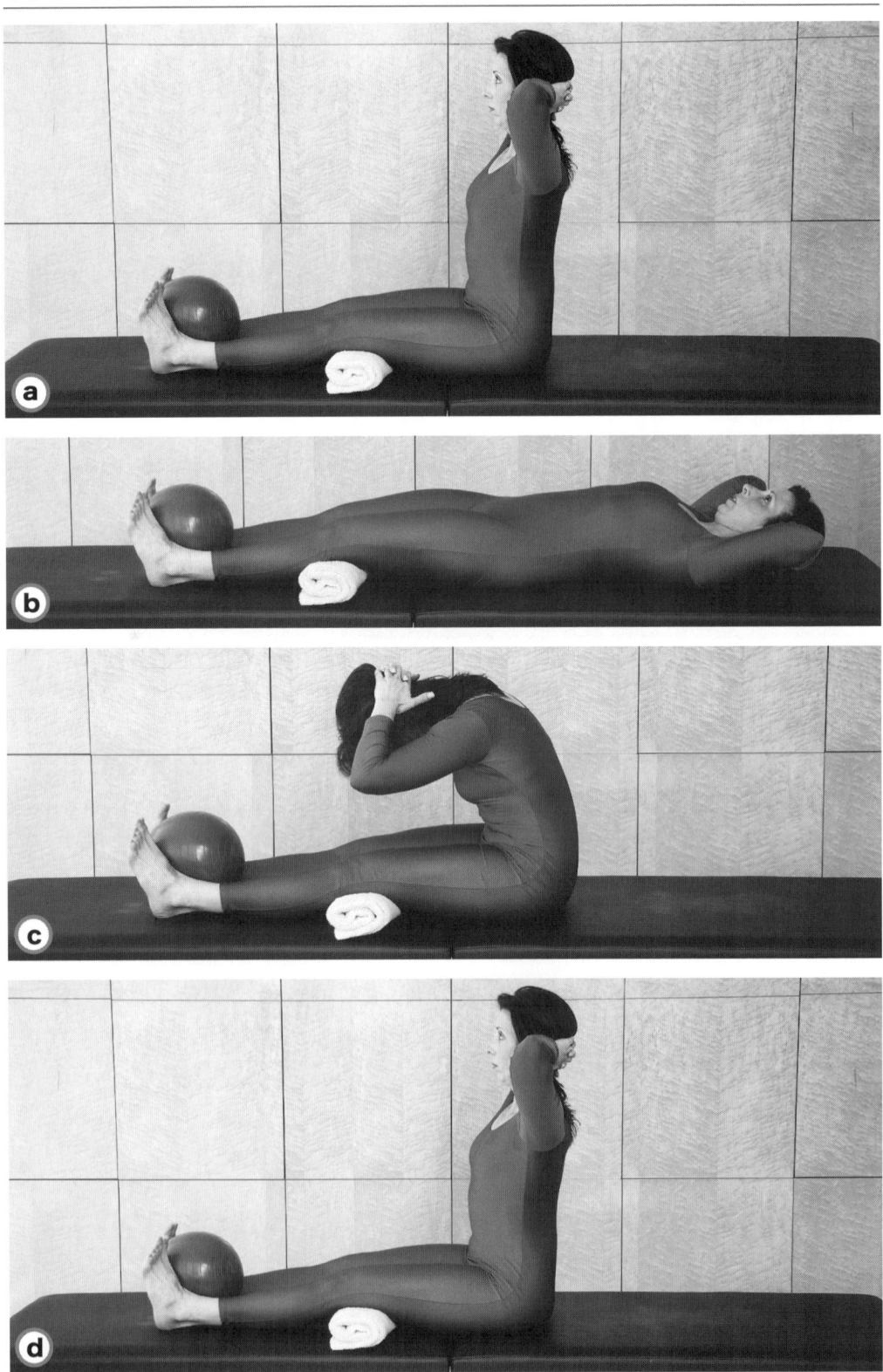

## オプション

1. 背中をまっすぐに伸ばした姿勢で始める(a)。息を吸い、背中をまっすぐにしたまま数cmほどヒンジ*バックし、息を吐く(b)。顎を胸に寄せ、腹筋を引き込んで引き上げ、椎骨1個分ずつマットまでロールダウンする。息を吸って準備する。息を吐いて、頭と肩をカールして、マットから離す。足のほうを見る。腹筋を強く引き込んで、ロールアップしてもとの姿勢に戻り、膝に顔がつくくらい体を丸める
2. 小さくて柔らかいボールを膝の間に入れ、やさしく挟み込み、内転筋群の活用度を高める

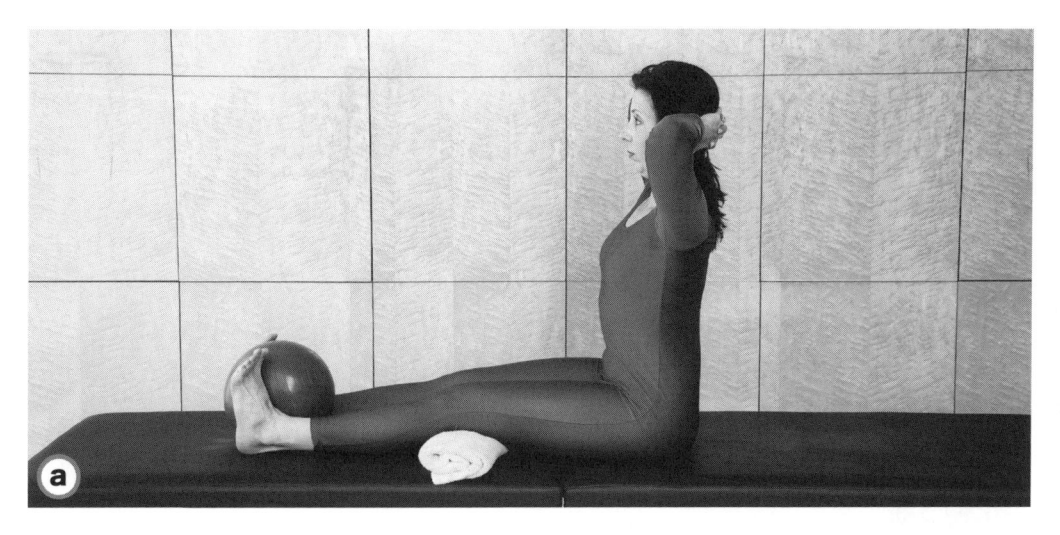

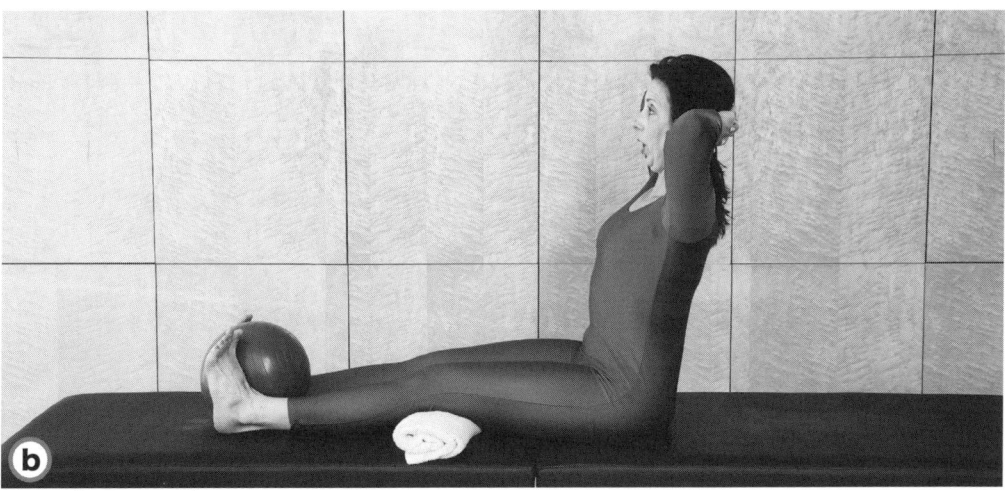

手術後3-6カ月

* p.357参照

(続く)

### ネック・プル（続き）

## 意識すること：心がける

- 肩を腰のほうに滑らせる。肩甲骨下端と腰がサスペンダーでつながっているようすをイメージする
- 脊椎の均等なアーティキュレーション*1
- 腹筋を引き込んで引き上げる
- つま先を天井に向け、かかとを壁に向ける

## 注意すること：避ける

- 脚を内側にロールし、つま先を内側に向ける
- 勢いをつけて脚を持ち上げて、ロールアップする
- コアのコントロールの喪失
- 背筋を伸ばしたバージョンをするときに、脊椎が過伸展する
- 膝が過伸展する
- 首を引っ張る
- 肩のアライメント*2の喪失

## 主に使う筋

腹筋、上腕二頭筋、三角筋、肩関節複合体、背部の伸筋群、腸腰筋、大腿直筋、中殿筋、大殿筋、縫工筋、恥骨筋、薄筋、大内転筋、長内転筋、短内転筋、大腿二頭筋、半腱様筋、半膜様筋、内側広筋、中間広筋、外側広筋、大腿筋膜張筋、前脛骨筋

*1 p.353参照
*2 p.357参照

## ショルダー・ブリッジ

手術後：3-6カ月と6カ月以降

対象部位：膝と股関節

場所：フロアマット、必要に応じてマットを高くする。両側の人工膝・股関節置換術を受けた場合、手術後6カ月以内は必要に応じてマットを高くする

### インストラクション

- マットに仰向けになり、膝を曲げる。曲げた膝の下にかかとを置き、足を股関節幅に開くのが理想的である。膝の間に小さくて柔らかいボールを入れても、入れなくてもかまわない。腕を身体の脇にまっすぐ伸ばすか、ややV字型に広げる。手のひらをマットに向ける
- つま先、かかと、膝、股関節のアライメントを確認する
- 息を吸って準備する。息を吐いて、足裏をマットに押しつけ、尾骨を鼻のほうにカールさせる。椎骨を肩甲骨まで1つずつロールアップする
- 息を吸って準備する。息を吐いて、最初のポジションまでロールダウンする。ゆっくりロールアップとロールダウンをする
- ロールダウンするときは、尾骨をかかとに引くようなイメージで、マットに戻るときの脊椎のアーティキュレーション*を深める。ブリッジを作ると、動きの全体を通して骨盤の安定を保つための刺激になる
- **膝と股関節**：膝や股関節に負荷をかけずにブリッジのポジションをとるために、必要に応じて曲げた膝から足を遠ざけること。膝を腰幅に開いた状態を保つ
- 3回繰り返す
- 追加アクション：ブリッジのポジションの間に、ブリッジを8-10cm上げ下げする。息を吸ってブリッジを少し下げ、息を吐いてブリッジを上げて元に戻す。これを8回繰り返してから身体を下ろす。このセットを繰り返す

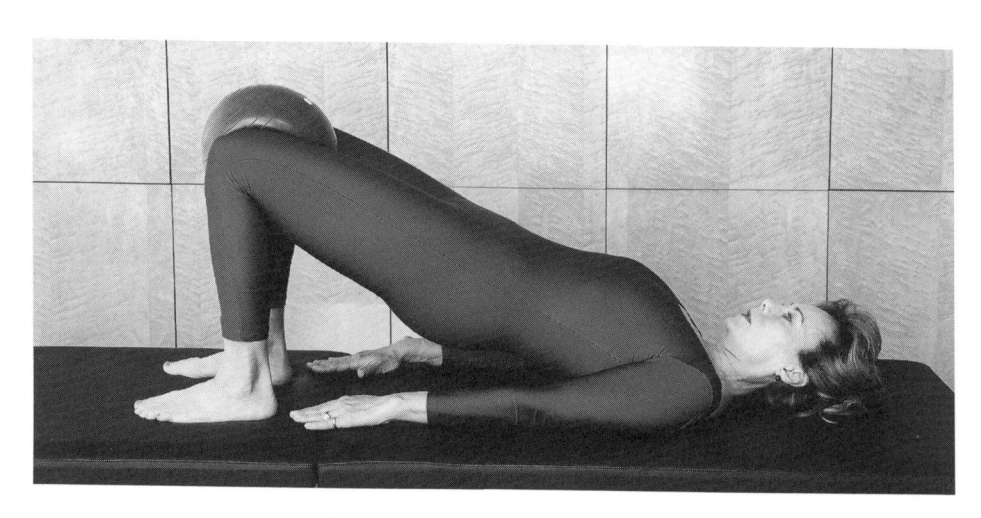

\* p.353参照

（続く）

## ショルダー・ブリッジ（続き）

### オプション

1. 難易度を上げるときは、ロールアップしてブリッジのポジションにし、その状態を保つ。右脚を上げてテーブルトップ・ポジション*にし、5カウント保ってから、右脚を下ろす。脚を換える。片脚ずつ3回繰り返す

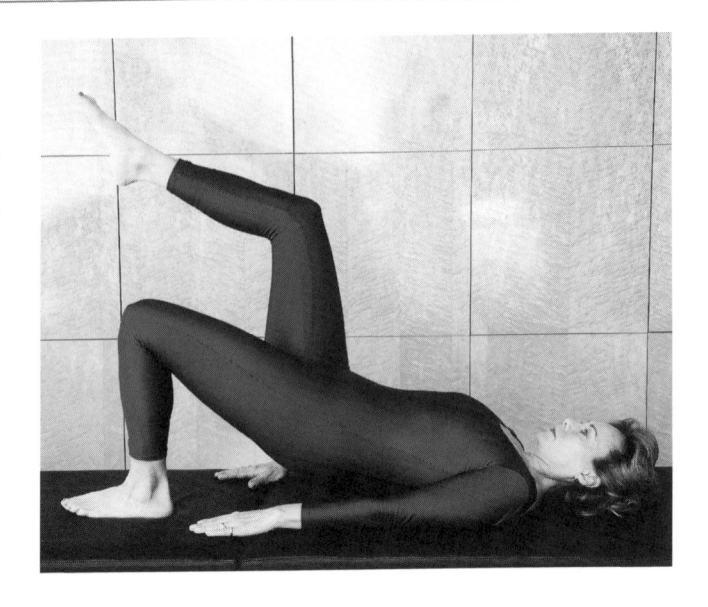

2. ロールアップしてブリッジのポジションにし、その状態を保つ。右脚を持ち上げ、つま先をポイント*にして天井に向ける。骨盤を安定させて、5カウント保つ。膝を曲げて脚を下ろし、足をマットにつける。脚を換える。片脚ずつ2回繰り返す。必要に応じて、セットごとに一度ロールダウンする

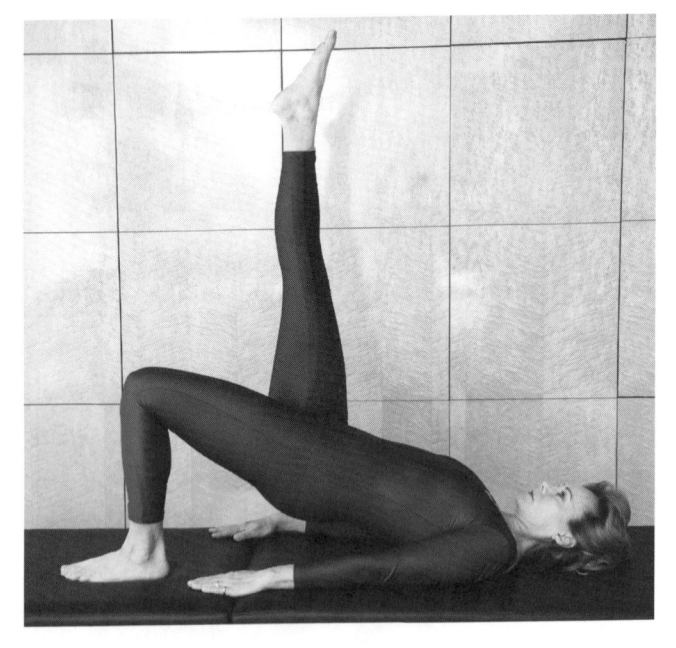

\* p.357参照

3. ピラティス・リング*を両手で挟み、身体の正中線に向けて軽く挟み込み、腕を持ち上げて天井に向ける。ロールアップして、ブリッジのポジションになる。8カウントでリングをパルス*してから、腕を天井に向けて伸ばしたまま、ゆっくりロールダウンする

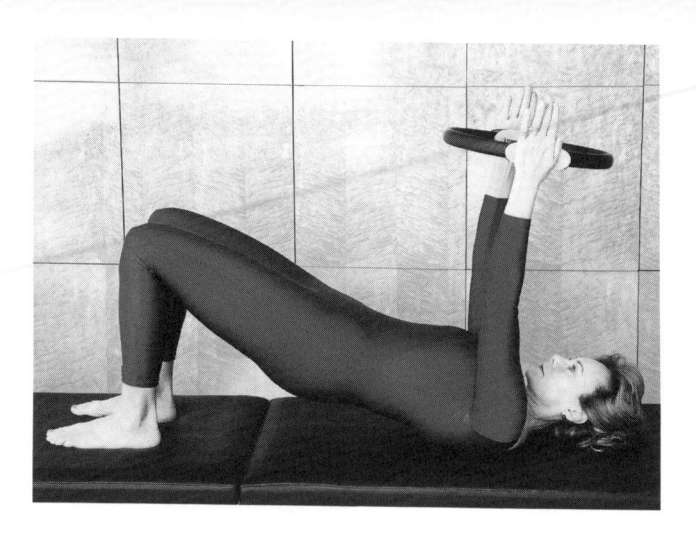

4. ピラティス・リングを両手ではさみ、腕を天井に向けたまま、ロールアップして、ブリッジのポジションになる。片脚を天井に向けて上げ、骨盤を安定させる。8カウントでリングをパルスしてから、脚を下ろし、足をマットにつけ、マットまでゆっくりロールダウンする。片脚ずつ2回繰り返す

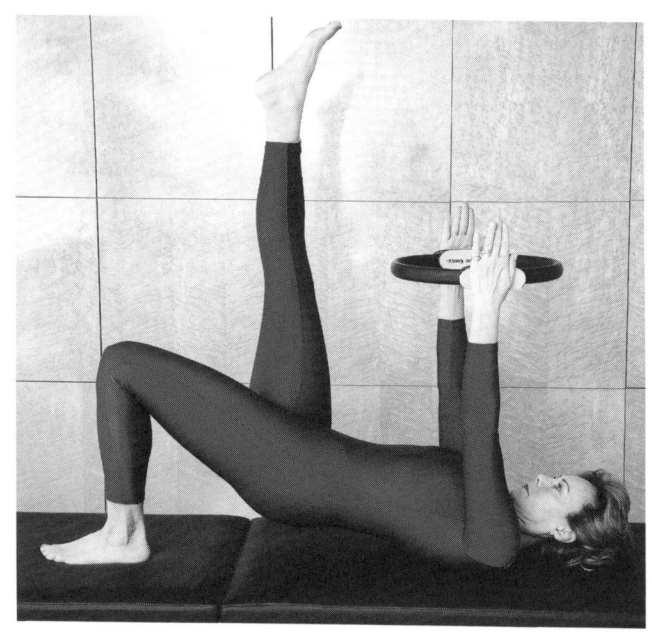

手術後3-6カ月

\* p.357参照

（続く）

## ショルダー・ブリッジ（続き）

5. 左右の足と脛を数cm離して大きなエクササイズ・ボールの上にのせた状態で、ショルダー・ブリッジをする（a）。足首の間に小さなボールを入れて、身体の正中線に挟み込んでもよい（b）。ロールアップしてブリッジのポジションになり、5カウント保ってから、椎骨1個分ずつゆっくりロールダウンする

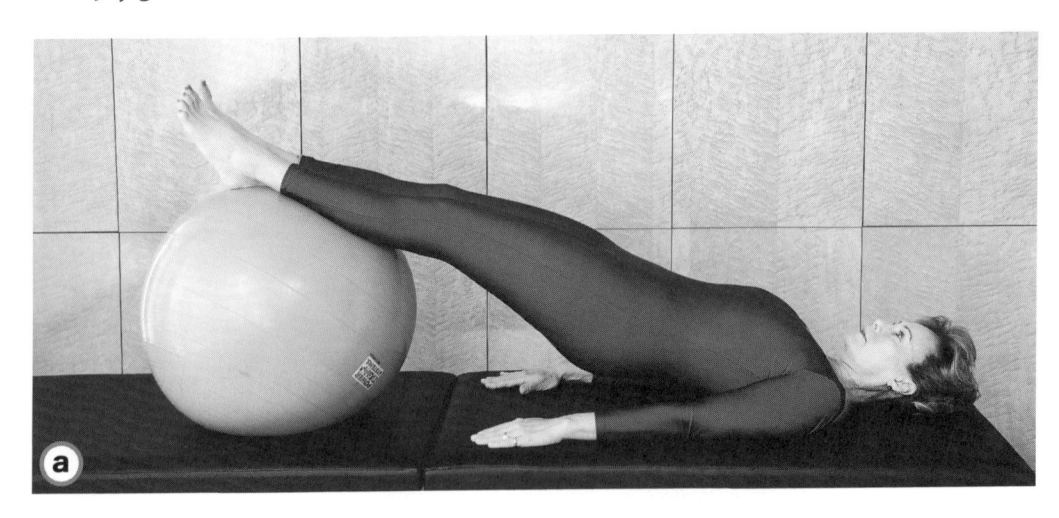

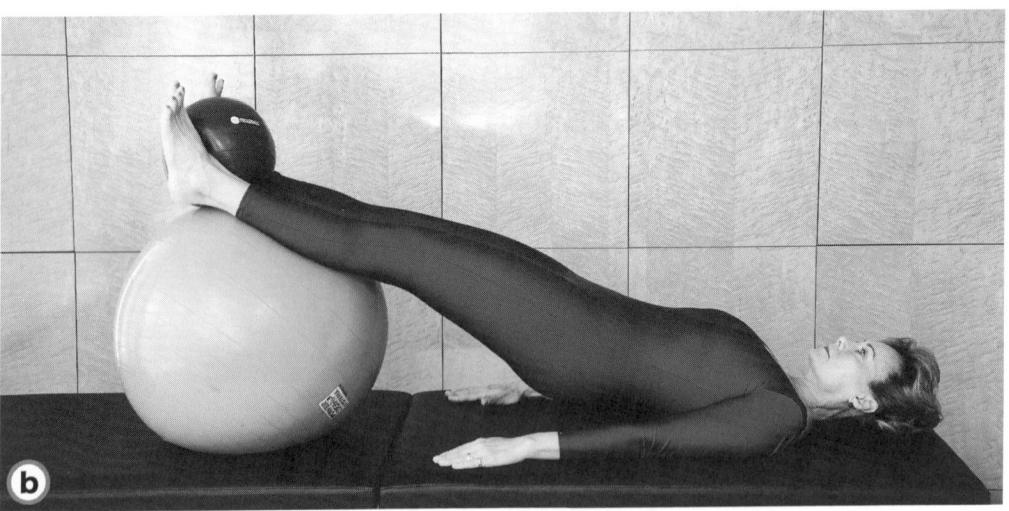

6. エクササイズ・バンドで両脚を縛り、脚を股関節幅に開く。ロールアップしてブリッジのポジションになる。外転筋群を使い、足を外側にロールさせることなくエクササイズ・バンドを外側に押す。エクササイズ・バンドは、動くときに適度の張りが出るよう、快適に感じる程度に結んでおく。内側と外側に8回押す。マットまでロールダウンする。このセットを3回繰り返す

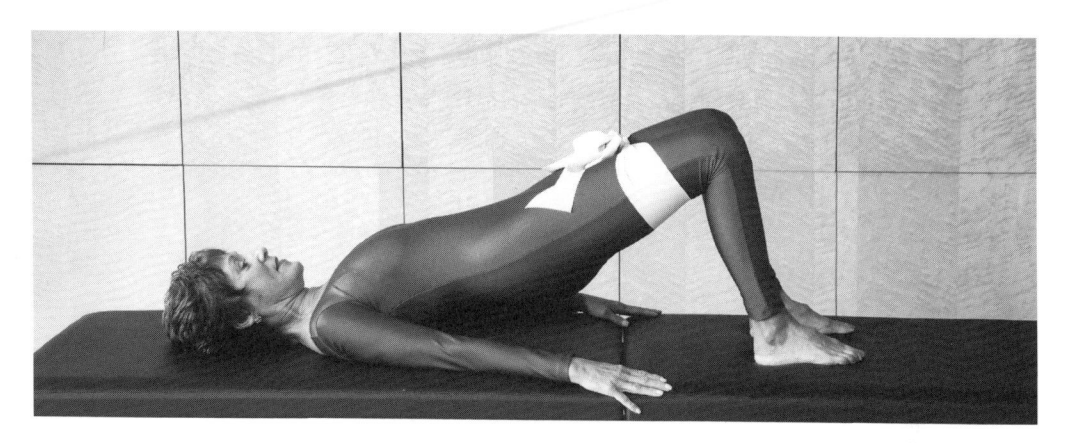

7. ロールアップしてブリッジのポジションになる。骨盤をしっかり安定させたまま、右足をマットから2.5cm持ち上げる。2カウント保ってから、足を換える。左足を持ち上げて、2カウント保つ。片脚ずつ3-5回繰り返してから、マットまでロールダウンする

(続く)

## ショルダー・ブリッジ（続き）

### 意識すること：心がける

- 腹筋を引き込んで引き上げる
- 数珠つなぎにした真珠をマットに1粒ずつ置くように、椎骨のアーティキュレーション[*1]をする
- 肩甲骨から膝までが1本の長い直線になるようにロールアップする
- 動く間、骨盤を安定させる
- 鎖骨を開き、肩を耳から離す

### 注意すること：避ける

- 腰椎の過伸展
- ハムストリングスの痙攣（痙攣を避けるためには、可動域を小さくするか、セットの間に休憩を入れる）
- 骨盤が不安定になったり、傾いたりすること。とくにかかとや脚を片方だけ上げるとき
- 殿筋群とハムストリングスを使いすぎること
- 首と肩の緊張
- 肩のアライメント[*2]の喪失

### 主に使う筋

主に使う筋は、オプションによって異なる。腹筋、大腿直筋、縫工筋、恥骨筋、腸腰筋、大殿筋、中殿筋、大腿二頭筋、半腱様筋、半膜様筋、大腿筋膜張筋、大内転筋、長内転筋、短内転筋、薄筋、膝窩筋、足底筋、腓腹筋、外側広筋、内側広筋、中間広筋、小殿筋、前脛骨筋、後脛骨筋、ヒラメ筋

---

[*1] p.353参照
[*2] p.357参照

## ティーザー・プレップ１

手術後：3-6カ月と６カ月以降

対象部位：膝と股関節

場所：フロアマット、必要に応じてマットを高くする。両側の人工膝・股関節置換術を受けた場合、手術後６カ月以内は必要に応じてマットを高くする

### インストラクション

- マットに仰向けになり、膝を軽く曲げて山型を作る。膝の間に小さくて柔らかいボールを入れ、手のひらを太腿に向け、腕を天井に向かって伸ばす。肩を耳から離す（a）
- 息を吸って準備する。頭と首と肩をカールしてマットから離す。顎を胸に寄せる。息を吐いて、腕を下ろして大腿と平行にしてから、ゆっくりロールアップする。へそを脊椎まで引き込み、腹筋を引き込んで引き上げる。腕を斜め上に伸ばす（b）

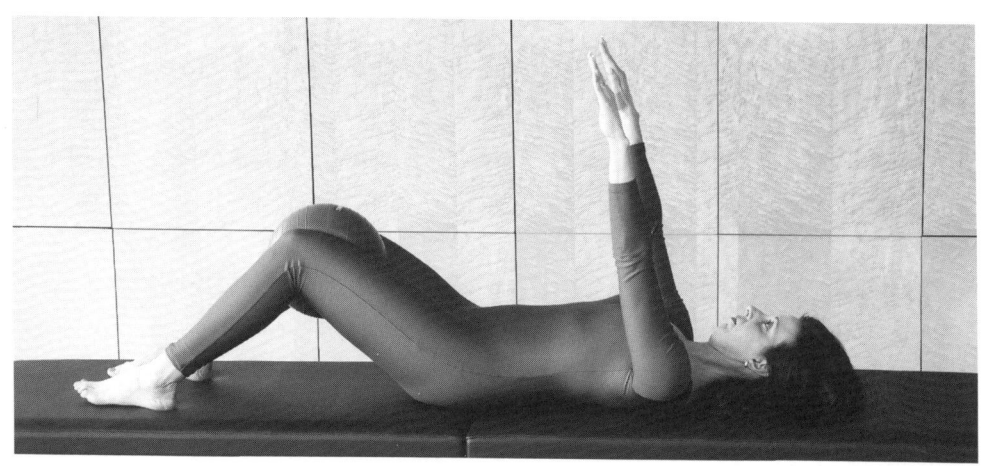

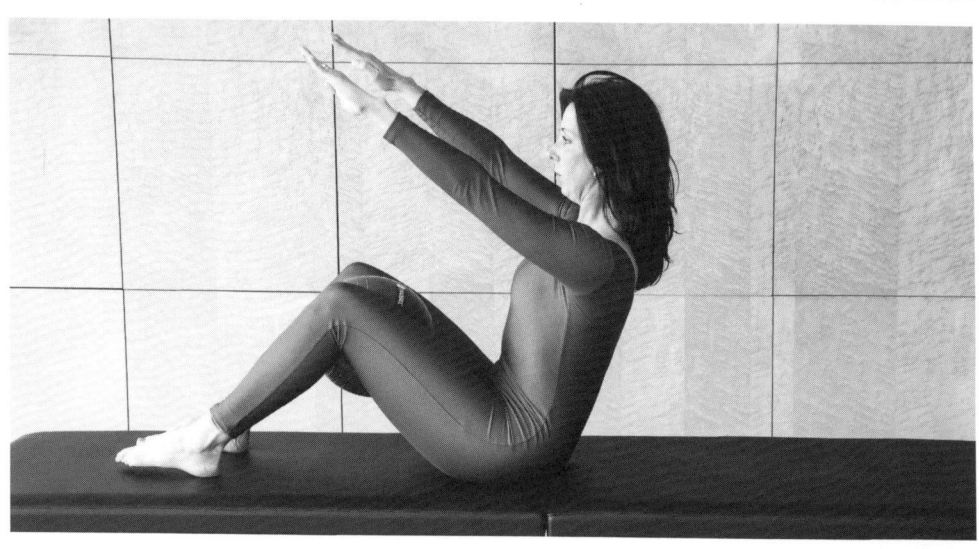

（続く）

## ティーザー・プレップ1（続き）

- この状態を5カウント保つ
- 息を吐いて、マットまでゆっくりロールダウンする。腹筋で耐えながら、身体の正中線にボールを引き寄せる
- 膝：膝を柔らかく保つ
- 股関節：上体をティーザーポジションにするとき、手術後6カ月までは股関節の屈曲を110°以内に、手術後6カ月以降は115°以内に保ちながらロールアップする
- 3回繰り返す
- 課題：8カウントでロールダウンとロールアップをする

### オプション

ティーザーポジションまで脊椎のアーティキュレーションをゆっくりとコントロールできるよう、手を脚の側面に置いて歩かせる。ゆっくり動き、コントロールする

### 意識すること：心がける

- 肩を腰のほうに滑らせる。肩甲骨下端と腰がサスペンダーでつながっているようすをイメージする
- 腹筋を引き込んで引き上げる
- 脊椎の均等なアーティキュレーション*1
- 動きを目で追う
- ヘリウム入りの風船の束が胴体をティーザーポジションまで持ち上げるイメージをもつ
- 勢いをつけなくてもコントロールできるポイントまでロールアップする

### 注意すること：避ける

- ティーザーポジションになるまでに勢いをつけすぎる
- コアのコントロールの喪失
- 肩のアライメント*2の喪失

### 主に使う筋

腹筋、上腕二頭筋、肩関節複合体、大腿直筋、縫工筋、恥骨筋、腸腰筋、大内転筋、長内転筋、短内転筋、薄筋、大腿二頭筋、半腱様筋、半膜様筋、大腿筋膜張筋、腓腹筋、膝窩筋、足底筋

*1 p.353参照
*2 p.357参照

## ティーザー・プレップ２

手術後：3-6カ月と6カ月以降

対象部位：膝と股関節

場所：フロアマット、必要に応じてマットを高くする。両側の人工膝・股関節置換術を受けた場合、手術後6カ月以内は必要に応じてマットを高くする

### インストラクション

- マットに仰向けになり、右膝を軽く曲げて山型を作る。左脚を右の大腿と膝の内側にそって伸ばす。つま先をポイントにして、反対側の壁に向かって斜めに伸ばす。腕を天井に伸ばし、手のひらを大腿に向け、肩を耳から離す(a)
- 息を吸って準備する。頭と首と肩をカールしてマットから離し、顎を胸に寄せる。息を吐いて、腕を下ろして大腿と平行にする。ゆっくりロールアップし、へそを脊椎まで引き込み、腹筋を引き込んで引き上げる。腕を斜め前に伸ばす
- ロールアップし、胸を張って、腰椎のCカーブを維持する(b)

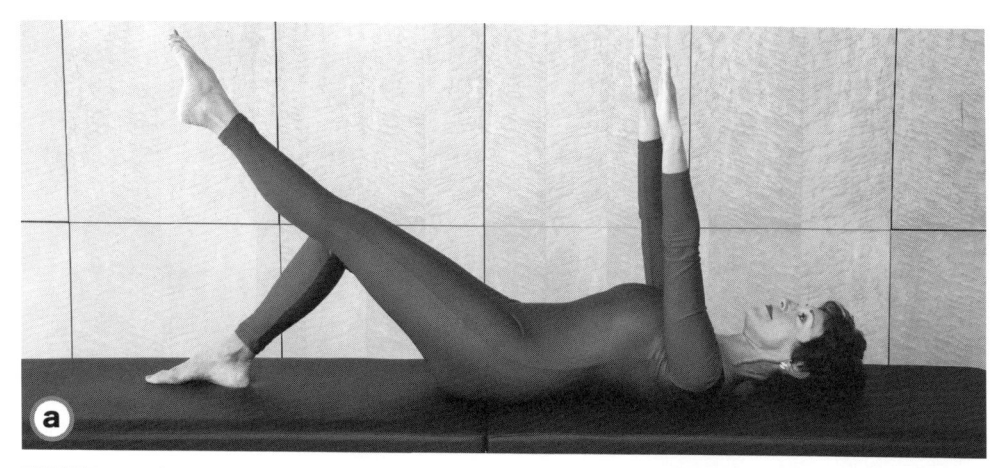

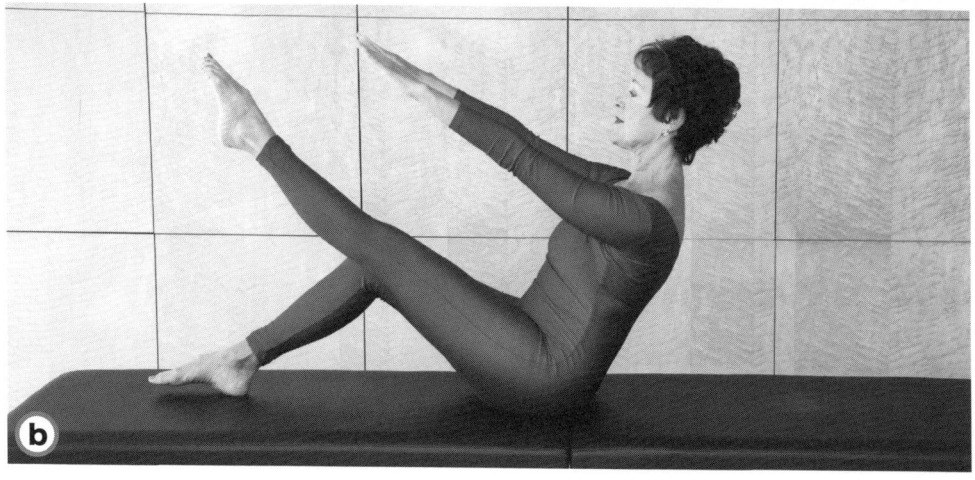

(続く)

手術後3−6カ月

### ティーザー・プレップ2（続き）

- その状態を5カウント保つ
- 息を吐いて、マットまでゆっくりロールダウンする。腹筋で耐えながら、椎骨を1つずつアーティキュレーション*して、マットに下ろす
- 膝：膝を柔らかく保つ
- 股関節：上体をティーザーポジションにするとき、手術後6カ月までは股関節の屈曲を110°、手術後6カ月以降は115°に保ちながらロールアップする
- 3回繰り返す
- 課題：8カウントでロールダウンとロールアップをする

## オプション

1. ティーザーポジションまで脊椎のアーティキュレーションができるよう、手を脚の側面に歩かせる

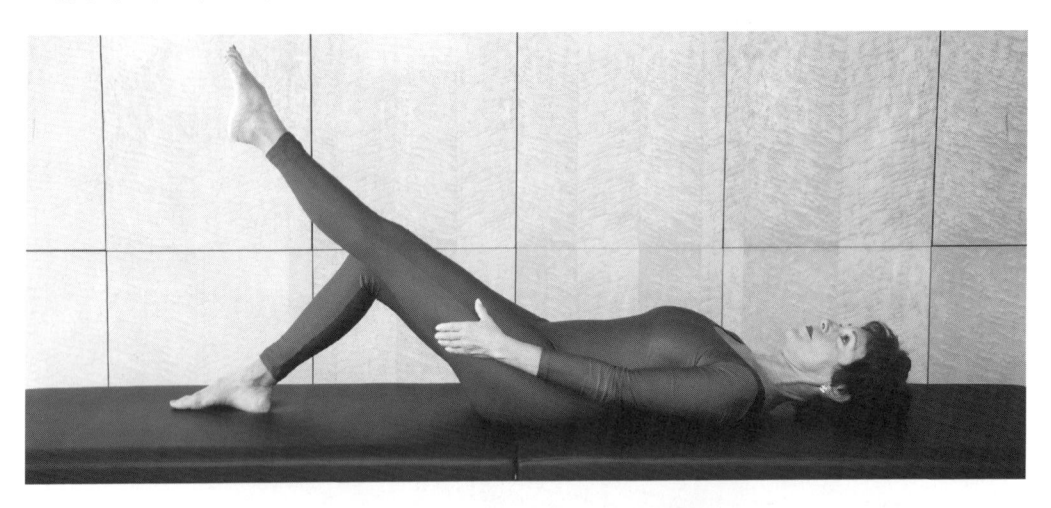

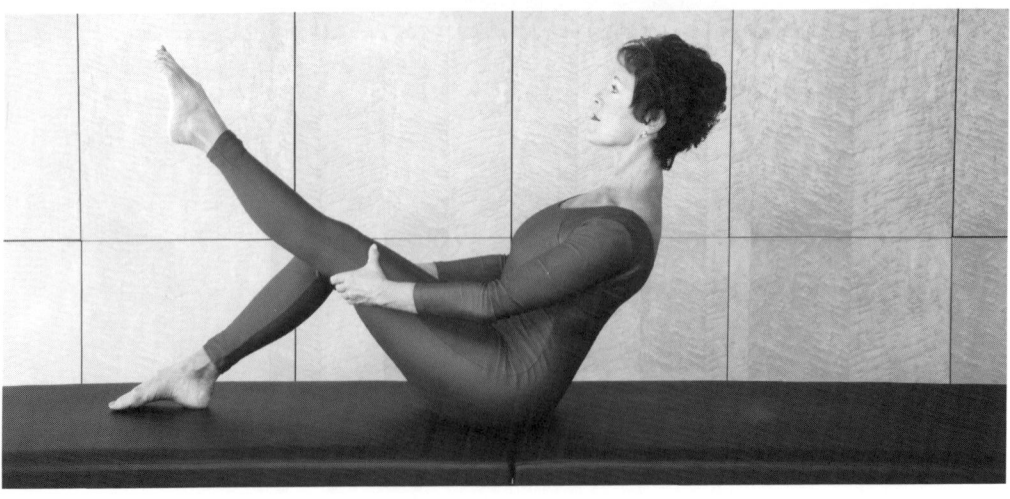

* p.353参照

**2.** 長いエクササイズ・バンドの幅を広げて、伸ばした脚の足裏にあてる。バンドを短めに持ち、ティーザーを始める。ロールアップするにつれてバンドの張りがゆるむので、ティーザーポジションまでロールアップしながら、バンドを徐々に短く持つようにする

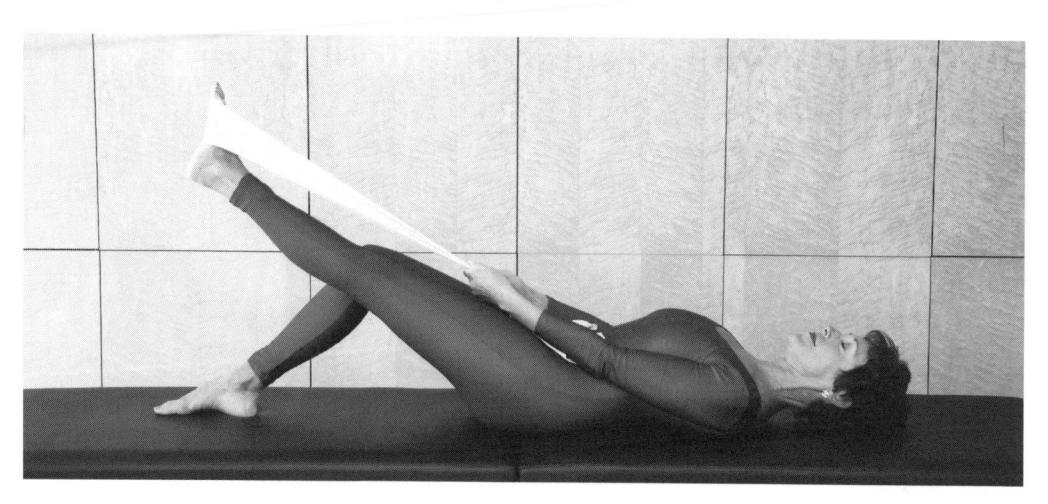

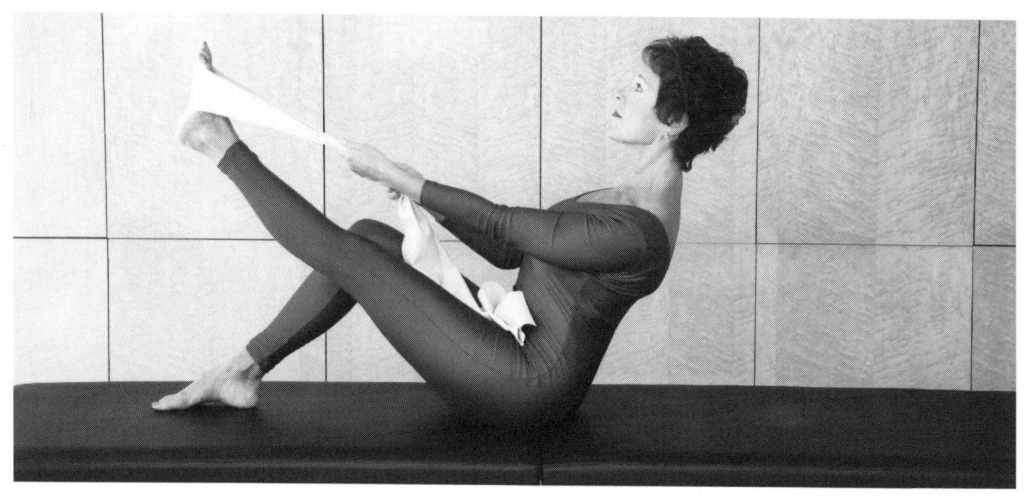

手術後3－6カ月

（続く）

## ティーザー・プレップ2（続き）

### 意識すること：心がける

- 肩を腰のほうに滑らせる。肩甲骨下端と腰がサスペンダーでつながっているようすをイメージする
- 腹筋を引き込んで引き上げる
- 脊椎の均等なアーティキュレーション[*1]
- 動きを目で追う
- ヘリウム入りの風船の束が胴体をティーザーポジションまで持ち上げるイメージをもつ
- 勢いをつけなくてもコントロールできるポイントまでロールアップする

### 注意すること：避ける

- 勢いをつけすぎる
- コアのコントロールの喪失
- ティーザーポジションまでロールアップしたり、マットまでロールダウンしたりするときに、脊椎のアーティキュレーションが均等でなくなること
- 肩のアライメント[*2]の喪失

### 主に使う筋

腹筋、上腕二頭筋、肩関節複合体、大腿直筋、縫工筋、恥骨筋、腸腰筋、長内転筋、短内転筋、薄筋、大腿二頭筋、半腱様筋、半膜様筋、大腿筋膜張筋、腓腹筋、膝窩筋、足底筋、外側広筋、内側広筋、後脛骨筋、ヒラメ筋

[*1] p.353参照
[*2] p.357参照

# ティーザー 1

手術後：3-6カ月と6カ月以降

対象部位：膝と股関節

場所：フロアマット、必要に応じてマットを高くする。両側の人工膝・股関節置換術を受けた場合、手術後6カ月以内は必要に応じてマットを高くする

## インストラクション

- マットに仰向けになり、脚をテーブルトップ・ポジションにする。膝の間に小さくて柔らかいボールを入れても、入れなくてもかまわない。手のひらを太腿に向け、腕を斜め前に伸ばす。肩を耳から離す(a)
- ボールまたは脚を身体の正中線で挟む。息を吸って準備する。頭と首と肩をカールして、マットから離す。息を吐いて、腹筋を強く引き込んで引き上げ、腕を高い位置で斜め前に伸ばしながら、椎骨1個分ずつロールアップする
- ロールアップするとき、ボールを身体の正中線で挟み込み、上体をロールしてマットから離すときに太腿を前のほうに押し出す
- ロールアップしたら、胸を張って、脊椎下部のCカーブを維持する(b)
- この状態を5カウント保つ
- 息を吐いて、腹筋で抵抗しながら、椎骨1個分ずつマットまでゆっくりロールダウンする。
- 課題：6-8カウントでロールダウンする
- **膝**：脚を平行にし、膝を柔らかく保って、ボールを挟み込む

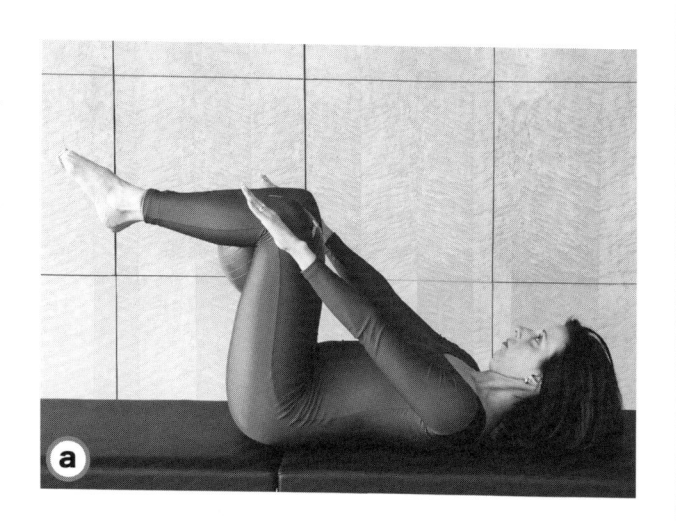

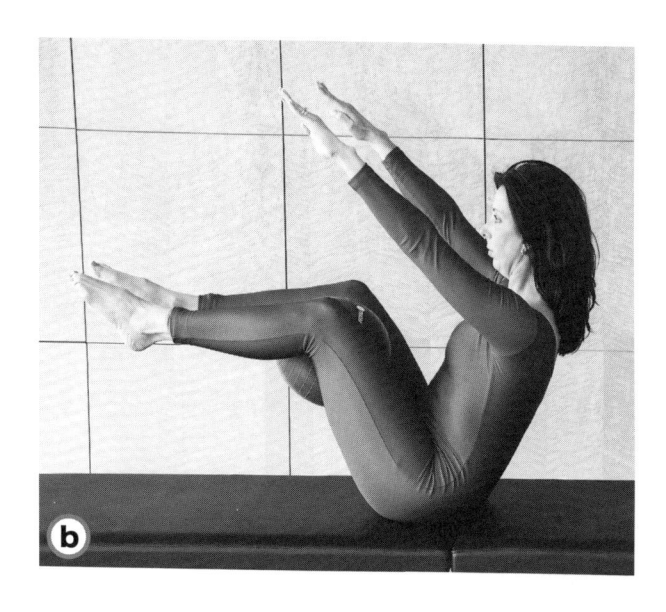

(続く)

## ティーザー１（続き）

- **股関節**：上体をティーザーポジションにするとき、手術後６カ月までは股関節の屈曲を110°以内に（c）、手術後６カ月以降は115°以内に（d）保ちながらロールアップする
- ３回繰り返す

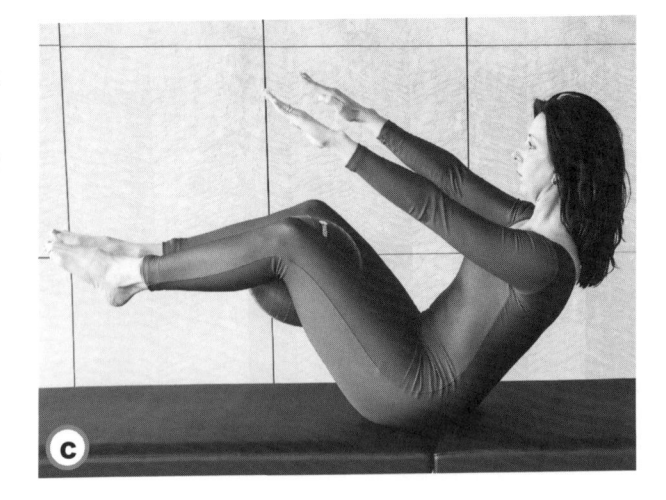

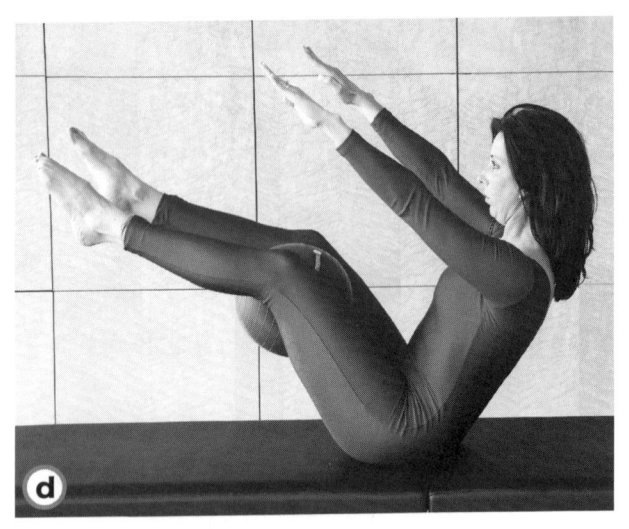

## 意識すること：心がける

- 肩を腰のほうに滑らせる。肩甲骨下端と腰がサスペンダーでつながっているようすをイメージする
- ロールアップしてティーザーにするとき、息を吐いて、腹筋を引き込む
- 脊椎の均等なアーティキュレーション*
- 動きを目で追う
- ヘリウム入りの風船の束が胴体をティーザーポジションまで持ち上げるイメージをもつ
- 勢いをつけなくてもコントロールできるポイントまでロールアップする

## 注意すること：避ける

- 勢いをつけすぎること
- コアのコントロールの喪失
- 肩のアライメントの喪失

## 主に使う筋

腹筋、上腕二頭筋、肩関節複合体、大腿直筋、縫工筋、恥骨筋、腸腰筋、長内転筋、大内転筋、短内転筋、薄筋、大腿二頭筋、半腱様筋、半膜様筋、大腿筋膜張筋、腓腹筋、膝窩筋、足底筋

\* p.353参照

# ティーザー2

手術後：3-6カ月と6カ月以降

対象部位：膝と股関節

場所：フロアマット、必要に応じてマットを高くする。両側の人工膝・股関節置換術を受けた場合、手術後6カ月以内は必要に応じてマットを高くする

## インストラクション

- マットに仰向けになり、脚を伸ばして、天井または45°に向ける。腕を天井に伸ばし、手のひらを大腿に、指先を天井に向ける(a)
- 息を吸って準備する。頭と首と肩をカールしてマットから離す。息を吐いて、腹筋を強く引き込んで引き上げ、椎骨1個分ずつ脊椎をロールアップして斜めの姿勢になり、腕を大腿と平行にする
- ロールアップするとき、身体の正中線を挟み込み、上体をマットから離すときは太腿を前に押し出すようにする
- ロールアップし、胸を張って、腰椎のCカーブを維持する(b)
- その状態を5カウント保つ
- 息を吐いて、腹筋で抵抗しながら、椎骨1個分ずつゆっくりロールダウンする
- 課題：6-8カウントでロールダウンする
- 膝：脚を平行に保ち、膝を柔らかくするか、軽く曲げる

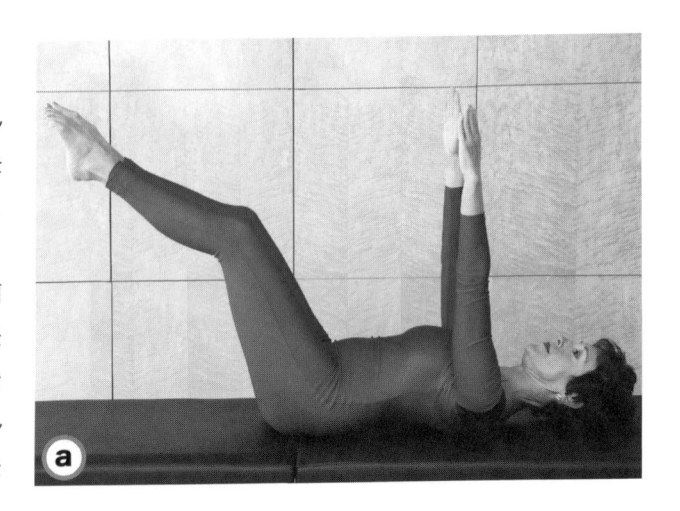

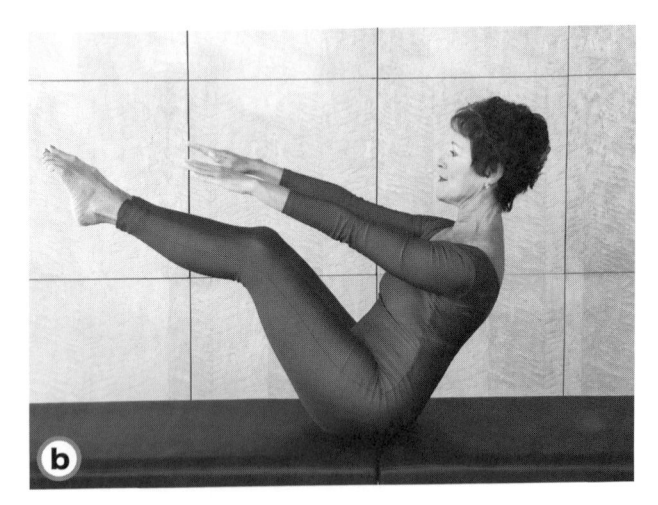

- **股関節**：上体をティーザーポジションにするとき、手術後6カ月までは股関節の屈曲を110°、手術後6カ月以降は115°に保ちながらロールアップする（c-d）。股関節屈筋群に負荷がかからないようにするために、必要に応じて膝を曲げる
- 3回繰り返す

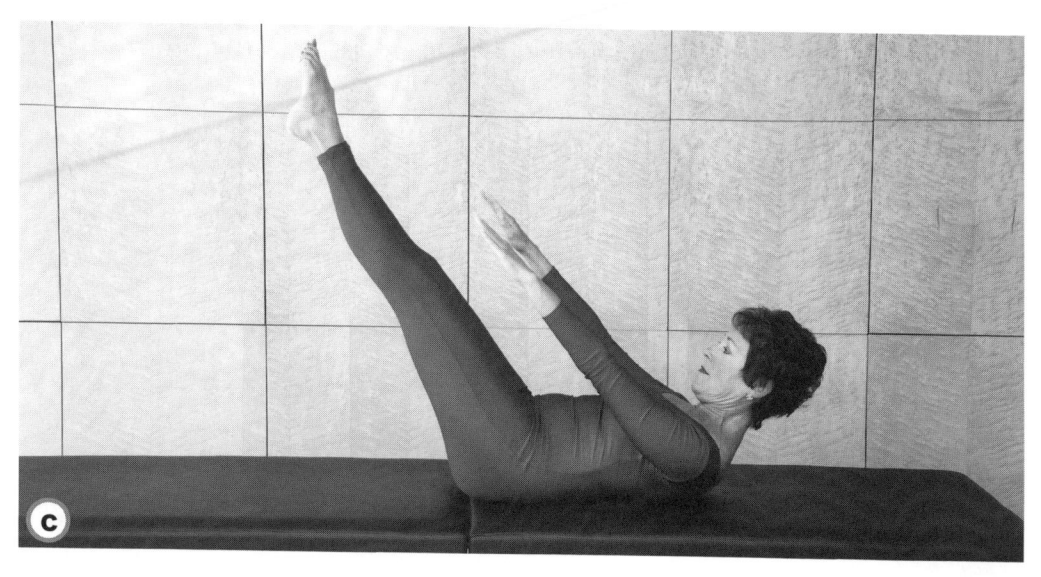

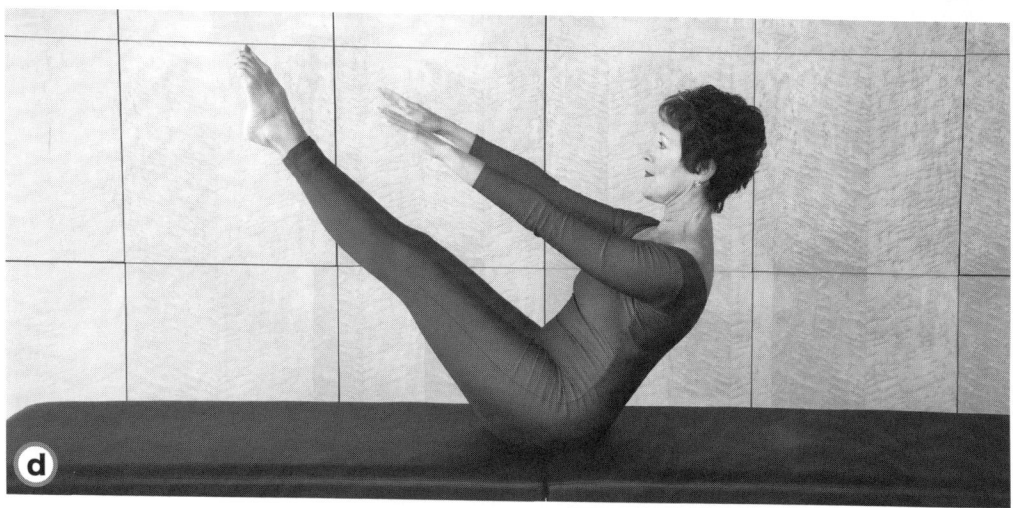

（続く）

## ティーザー2（続き）

### オプション

1. ティーザー1とティーザー2を行うとき、コアをうまく使い、腹筋で抵抗しながら椎骨1個分ずつロールアップとロールダウンができるようになるまでは、必要に応じて長くて軽いエクササイズ・バンドを足裏にあてる

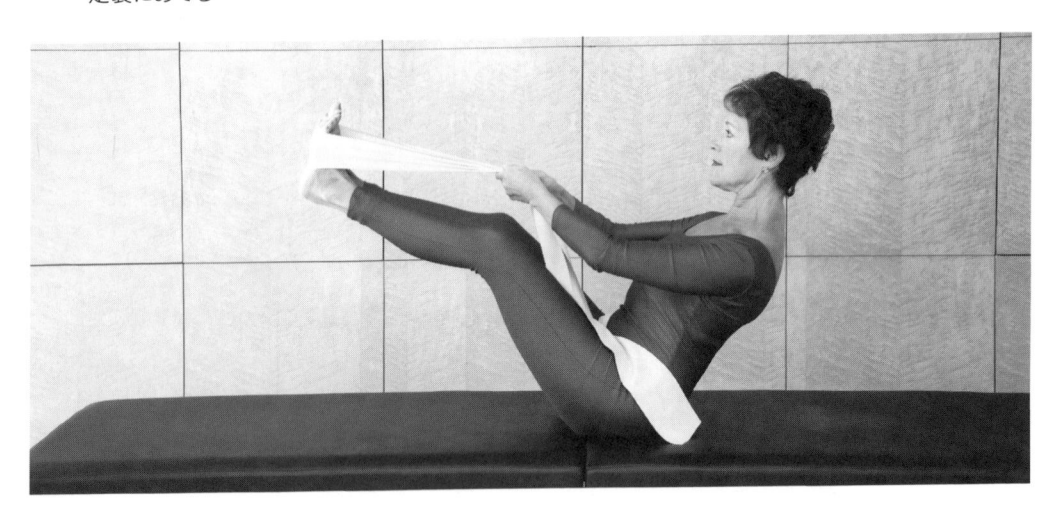

2. 足を大きなエクササイズ・ボールにのせて、ティーザーポジションまでロールアップする

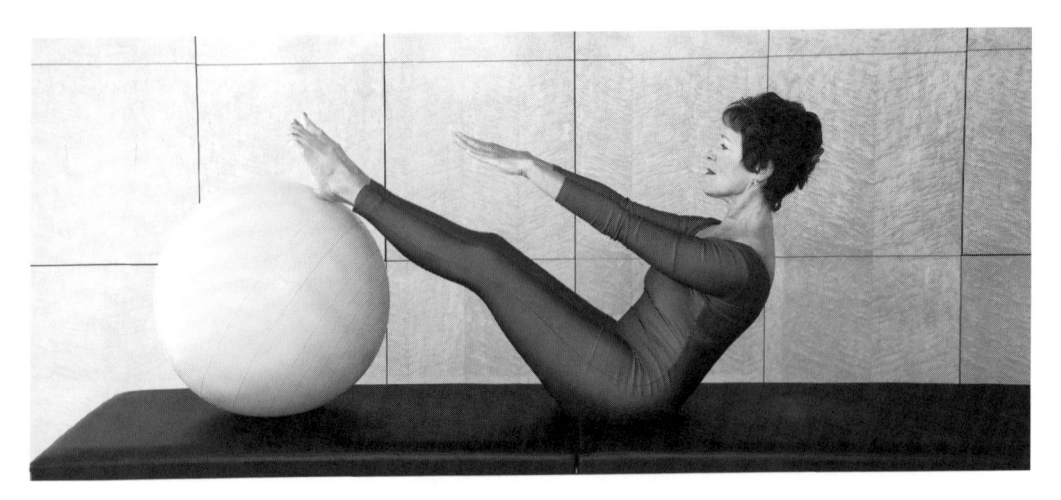

**3.** 手を脚の外側に沿って歩かせ、ティーザーポジションに入る動きをサポートする

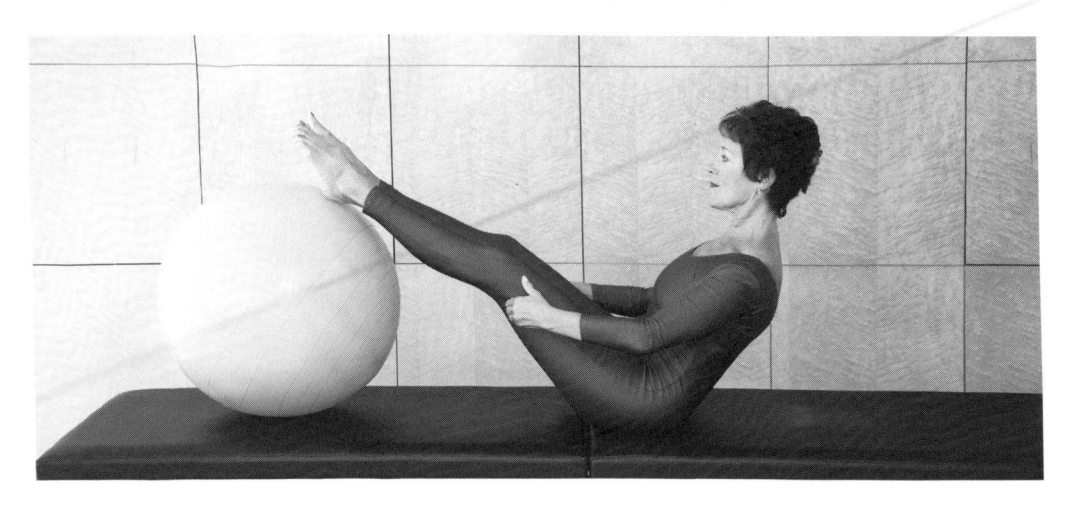

**4.** エクササイズ・バンドを使い、膝の間にパッドを入れる

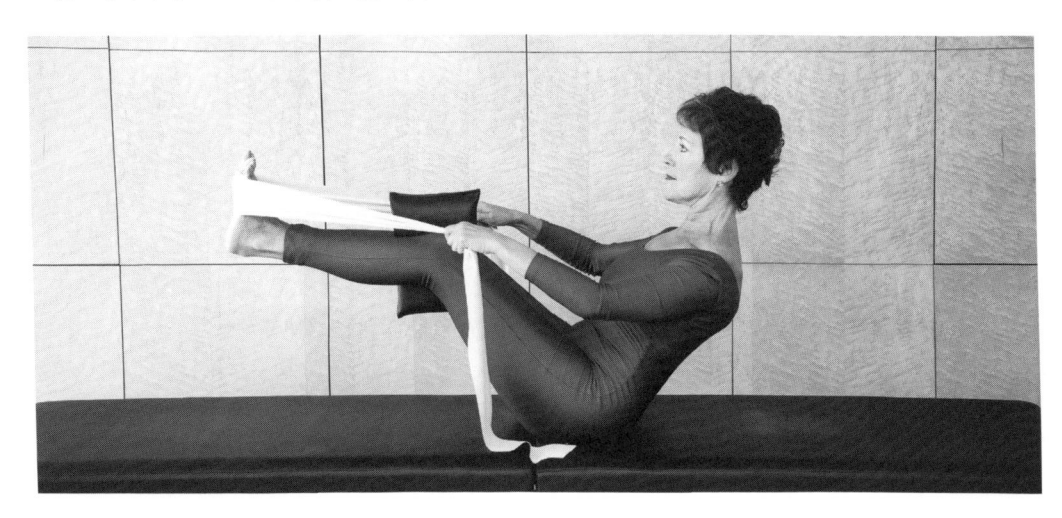

手術後3－6カ月

（続く）

## ティーザー2（続き）

### 意識すること：心がける

- 肩を腰のほうに滑らせる。肩甲骨下端と腰がサスペンダーでつながっているようすをイメージする
- ロールアップしてティーザーポジションにするとき、息を吐きながら、腹筋を引き込んで引き上げる
- 脊椎の均等なアーティキュレーション*1
- 動きを目で追う
- ヘリウム入りの風船の束が胴体をティーザーポジションまで持ち上げるイメージをもつ
- 股関節屈筋群に負荷がかからないようにするために、膝を曲げる
- 勢いをつけなくてもコントロールできるポイントまでロールアップする

### 注意すること：避ける

- 勢いをつけすぎる
- コアのコントロールの喪失
- 肩のアライメント*2の喪失
- 股関節屈筋群に力を入れる

### 主に使う筋

主に使う筋は、オプションによって異なる。腹筋、上腕二頭筋、肩関節複合体、大腿直筋、縫工筋、恥骨筋、腸腰筋、長内転筋、大内転筋、短内転筋、薄筋、大腿二頭筋、半腱様筋、半膜様筋、大腿筋膜張筋、腓腹筋、膝窩筋、足底筋、内側広筋、中間広筋、外側広筋、後脛骨筋、前脛骨筋、ヒラメ筋

*1　p.353参照
*2　p.357参照

## ティーザー３

制限：膝・股関節の手術後3-6カ月の患者には適さない

手術後：６カ月以降

対象部位：膝と股関節

場所：フロアマット、必要に応じてマットを高くする

### インストラクション

- マットに仰向けになり、脚をマット上に伸ばし、身体の正中線を挟み込む。腕を後ろに伸ばして耳と同じ線上に置き、手のひらを顔に向けない(a)
- 息を吸って、腕を伸ばしたまま胸の上に移動させながら、頭と首と肩をカールしてマットから離す。
- 息を吐いて、腹筋を強く引き込んで、椎骨１個分ずつ脊椎を胸椎の下部までロールアップする。このとき、ウェストが脊椎のほうに引き込まれた状態を保つ。脚を上げ、ロールアップをつづけ、高めの斜めの姿勢にする(b)

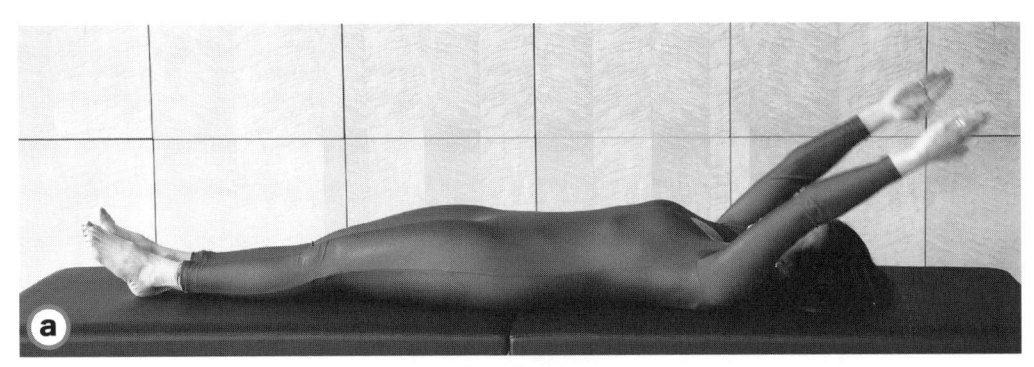

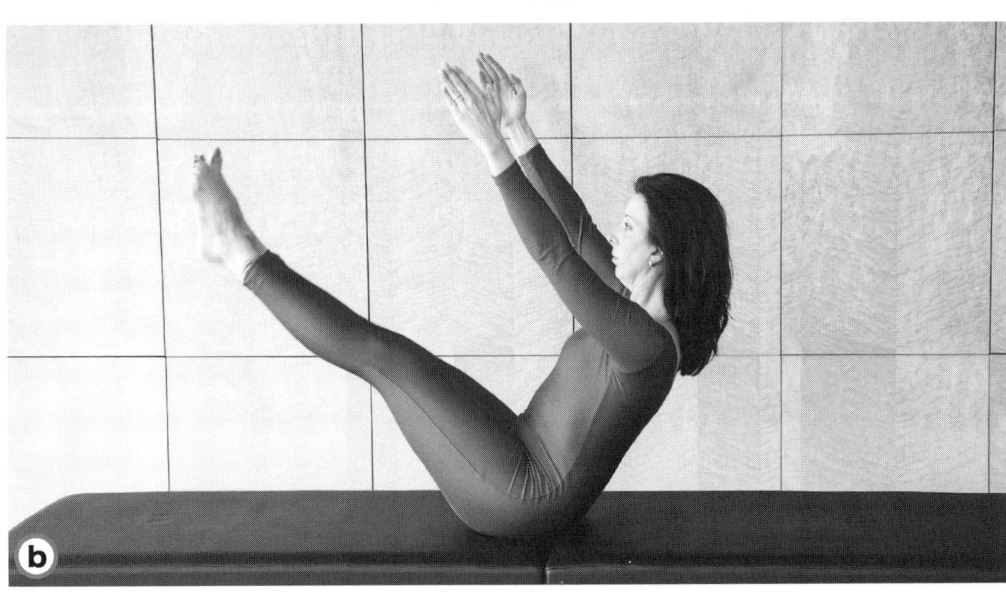

（続く）

## ティーザー3（続き）

- その状態を5カウント保つ
- 息を吐いて、腰でリードしながら、椎骨1個分ずつゆっくりロールダウンして最初のポジションに戻る
- 足と頭を同時にマットにつける
- **膝**：膝を柔らかく保ちつつ、脚はできるだけ伸ばす
- **股関節**：股関節の屈曲を115°に保ち、膝を柔らかくしたままでロールアップする
- 3回繰り返す

## オプション

1. 脚の間か手の間に、リングまたはボールを入れる

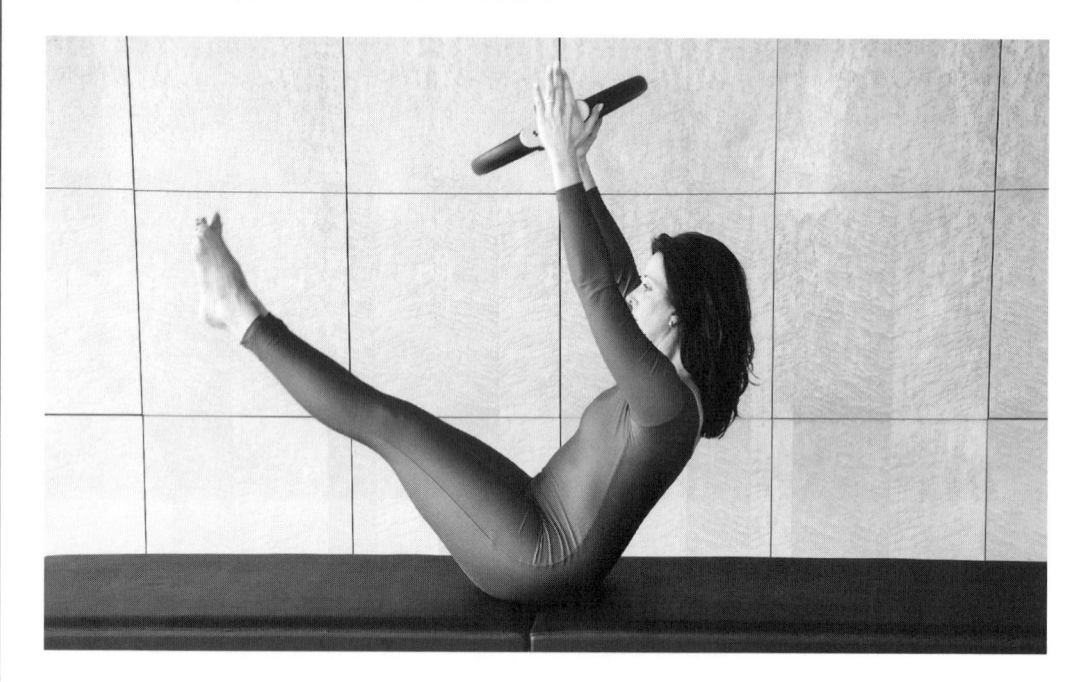

**2.** 両手でエクササイズ・バンドを持ち、バンドの張りを均等に保つ

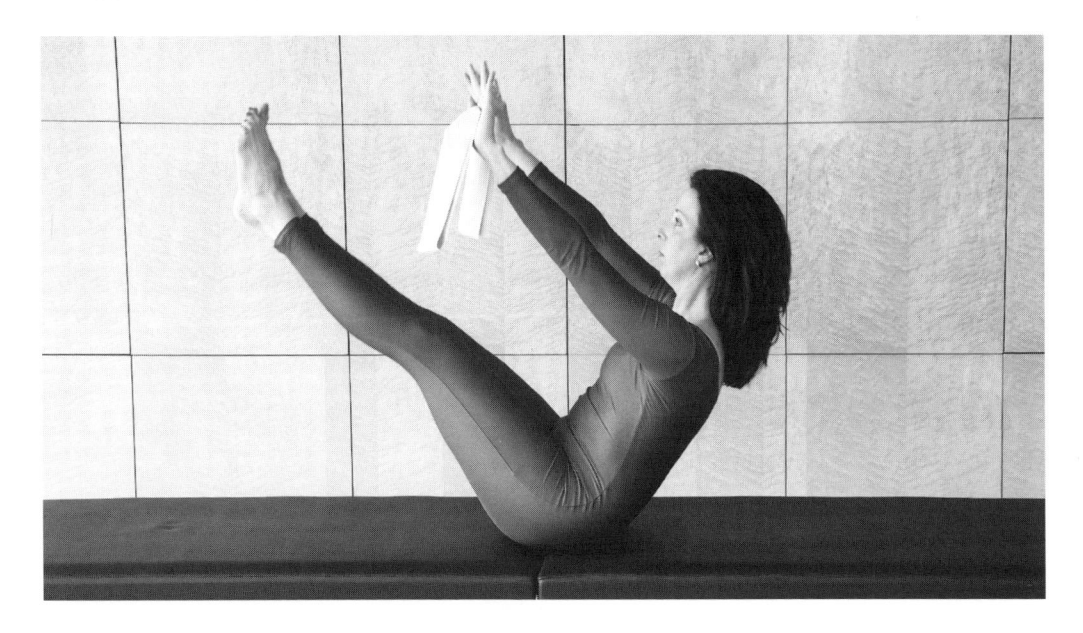

## 意識すること：心がける

- 肩を腰のほうに滑らせる。肩甲骨下端と腰がサスペンダーでつながっているようすをイメージする
- ロールアップしてティーザーポジションにするとき、息を吐きながら、腹筋を引き込んで引き上げる
- 脊椎の均等なアーティキュレーション*1
- 動きを目で追う
- ヘリウム入りの風船の束が胴体をティーザーポジションまで持ち上げるイメージをもつ
- 股関節屈筋群に負荷がかからないようにするために、必要に応じて膝を曲げる

## 注意すること：避ける

- 勢いをつけすぎる
- コアのコントロールの喪失
- 股関節屈筋群に負荷をかける
- 肩のアライメント*2の喪失
- 股関節屈筋群に力を入れる
- 腕を後ろに伸ばして耳と同じ線上にするときに、胸郭がマットから浮く

## 主に使う筋

腹筋、上腕二頭筋、肩関節複合体、大腿直筋、縫工筋、恥骨筋、腸腰筋、長内転筋、大内転筋、短内転筋、薄筋、大腿二頭筋、半腱様筋、半膜様筋、大殿筋、中殿筋(後部)、大腿筋膜張筋、内側広筋、中間広筋、外側広筋、背部の伸筋群、後脛骨筋、ヒラメ筋、腓腹筋、足底筋

*1 p.353参照
*2 p.357参照

手術後3−6カ月

# カンカン（修正版）

制限：股関節の手術後3-6カ月の患者には適さない

手術後：3-6カ月と6カ月以降

対象部位：膝

手術後：6カ月以降

対象部位：股関節

場所：フロアマット、必要に応じてマットを高くする。両側の人工膝・股関節置換術を受けた場合、手術後6カ月以内は必要に応じてマットを高くする

## インストラクション

- 両脚をそろえて、背筋を伸ばして座る。上体を後ろに倒し、前腕をマットにつける。手のひらを下に向け、指先を股関節のほうに向けるか、殿部の脇に軽くつける
- 膝を曲げて山型を作り、両脚を引き寄せる。必要に応じて、小さくて柔らかいボールかパッドを膝の間に入れる。つま先を軽くマットにつけたまま、かかとを持ち上げる（a）

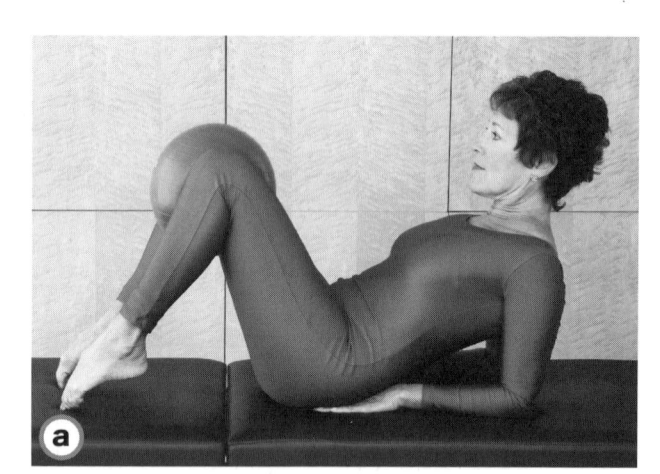

- 胸を持ち上げて、前腕から離す。胸を持ち上げたまま、脊椎をニュートラルに保つ。前方を見て、肩甲骨を腰のほうに長くし、鎖骨を開いた状態を保つ
- 息を吸って準備する。息を吐いて、両膝を1つのユニットとして右側に回旋し、足の小指の外側までロールする（b）。回旋してセンターに戻っ

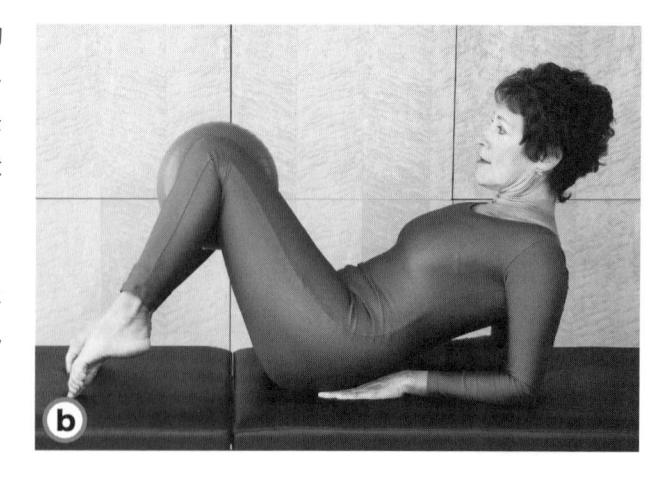

てから、左側に回旋する(c)。回旋してセンターに戻り、もう一度右側に回旋する

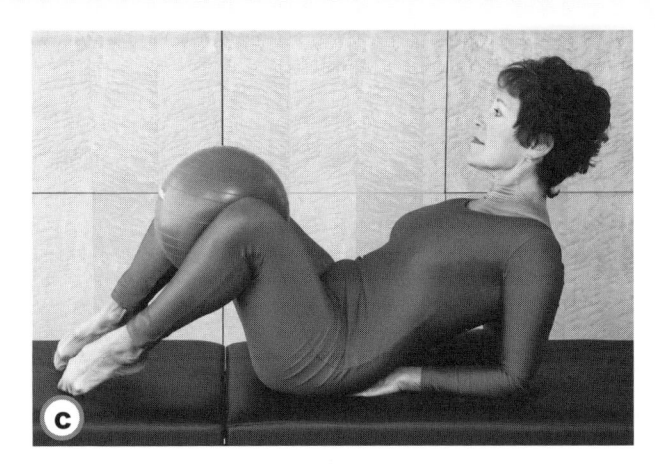

- 息を吐いて、腹筋を引き込んで引き上げ、右に回旋したまま、両脚を天井に向け、斜め横に伸ばす(d)
- 膝を曲げてから、左に回旋する。もう一度右に回旋してから、左に回旋する。息を吐いて、斜めの状態で両脚を天井に向けて伸ばす
- 胴体をしっかりと固定する。斜めの状態で天井に向けて足を伸ばすとき、反対側の股関節をマットに引き戻すイメージをもつ
- フロー*としては、センター、右、センター、左、センター、右、伸ばす、曲げる、センター、左、センター、右、センター、左、伸ばす、曲げる、センター、となる
- **股関節**：手術後6カ月以降は、股関節の屈曲を115°に維持する
- 各方向、5回繰り返す

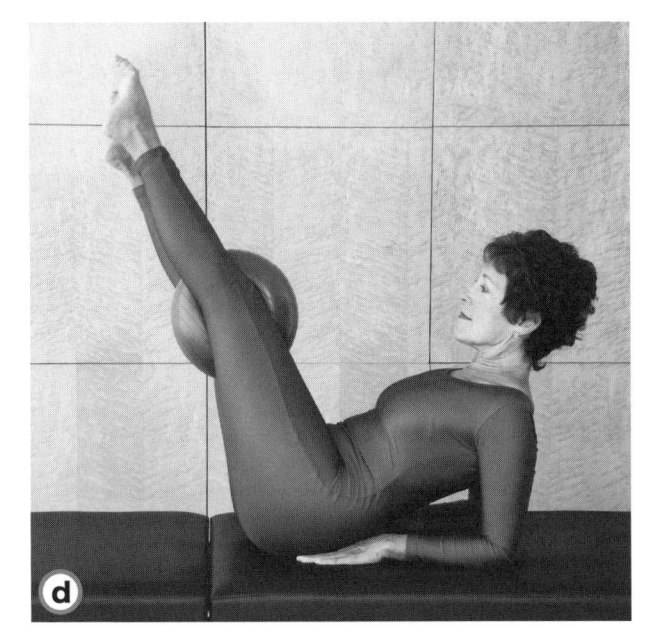

\* p.357参照

(続く)

手術後3−6カ月

## カンカン（修正版）（続き）

### オプション

1. 両腕を身体の脇におく
    - マットに仰向けになり、腕を身体の脇につけ、膝を曲げて山型を作る
    - かかとを上げて、つま先を軽くマットにつける(a)
    - 右に回旋し(b)、左に回旋し(c)、右に回旋してから、斜めの状態で足を天井に伸ばす(d)
    - 胴体をしっかりとマットに固定し、脊椎をニュートラルに保つ

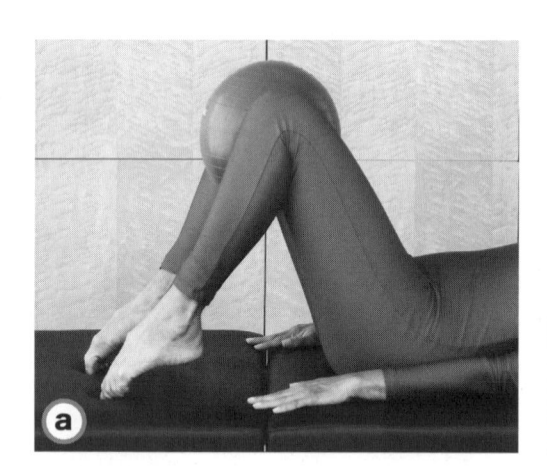

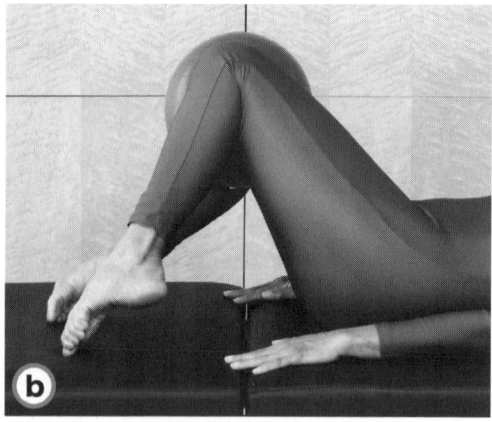

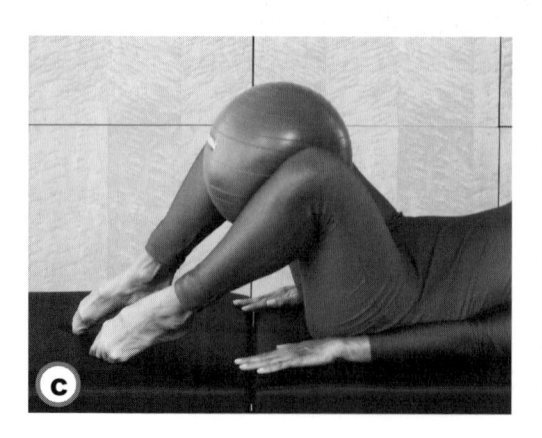

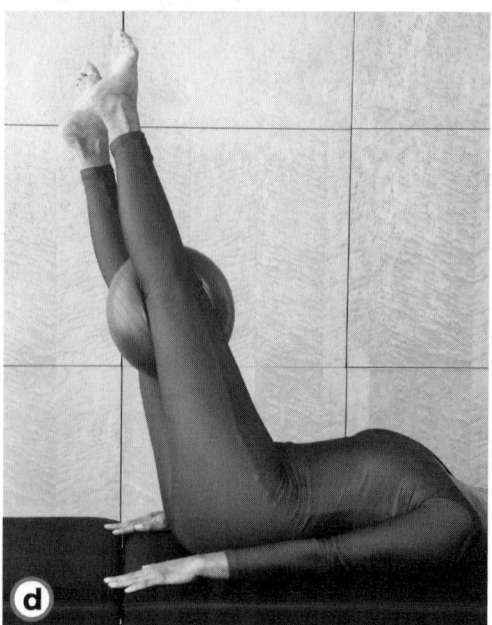

2. 手術後6カ月以降の、膝だけを使うバージョンを行う
   - 両脚をそろえて背筋を伸ばして座る。上体を後ろに倒し、手のひらをマットにつけ、腕を伸ばして股関節幅より広い位置に置く。指先を外側に向ける。膝を曲げて山型を作り、両脚を引き寄せる。かかとを持ち上げ、つま先を軽くマットにつける
   - 胸を持ち上げて、前腕から離す。胸を持ち上げたまま、脊椎をニュートラルに保ち、前方を見る。肩甲骨を腰のほうに下げ、鎖骨を開く
   - 息を吸って準備する。息を吐いて、両膝を1つのユニットとして右側に回旋し、足の小指の外側までロールする。回旋してセンターに戻ってから、左側に回旋する。回旋してセンターに戻り、もう一度右側に回旋する。息を吐いて、腹筋を引き込んで引き上げ、右に回旋したまま、両脚を天井に向け、斜め横に伸ばす
   - 膝を曲げてから、左に回旋する。右、左に回旋してから、息を吐いて、斜めの状態で両脚を天井に向けて伸ばす
   - 胴体をしっかりと固定する。斜めの状態で天井に向けて足を伸ばすとき、反対側の腰をマットに引き戻すイメージをもつ
   - 5回繰り返す
3. 股関節の手術をした場合は、手術後1年たつまでは、前腕で支えるカンカン（修正版）を行う

## 意識すること：心がける

- 動く間、胴体を引き上げ、安定させる
- 心臓の中心を引き上げる
- 必要に応じて、斜めに脚を伸ばすときに膝の間にパッドを入れて、軽く曲げておく
- 動く間、脊椎をニュートラルに保つ
- 坐骨をマットにつける
- 腹筋を引き込んで引き上げる

## 注意すること：避ける

- 腰椎の過伸展
- 脊椎がニュートラルでなくなる
- 肩の間が沈む
- コアのコントロールの喪失

## 主に使う筋

腹筋、肩関節複合体、大腿直筋、内側広筋、中間広筋、外側広筋、縫工筋、恥骨筋、大腿筋膜張筋、腸腰筋、大内転筋、長内転筋、短内転筋、薄筋、大腿二頭筋、半腱様筋、半膜様筋、膝窩筋、腓腹筋、足底筋、梨状筋、中殿筋、小殿筋、大殿筋、内閉鎖筋、外閉鎖筋、大腿方形筋、下双子筋、上双子筋、後脛骨筋、ヒラメ筋

# スイミング

手術後：3-6カ月と6カ月以降

対象部位：膝と股関節

場所：フロアマット、必要に応じてマットを高くする。両側の人工膝・股関節置換術を受けた場合、手術後6カ月以内は必要に応じてマットを高くする

## スイム・プレップのインストラクション

- マットにうつぶせになり、両腕を平行にして、頭上に伸ばす。両腕の間を肩幅より広くする。手のひらを少し内側に向けるか、マットに向ける
- 脚を平行にして伸ばし、股関節幅に開く。親指のつま先がマットに触れるようにし、恥骨をマットに沈め、殿筋群とハムストリングスを軽く使う
- 腹筋を引き込んで引き上げる。マットとへその間に空気を入れられるような感じにし、ウェストラインをマットから持ち上げる
- 肩を耳から離し、腰のほうに滑らせる
- 息を吸い、右腕と左脚を持ち上げる(a)。2カウント保ってから、息を吐き、マットに下ろす
- 息を吸い、左腕と右脚を持ち上げる(b)。2カウント保ってから、息を吐き、マットに下ろす
- 各サイド2回繰り返す

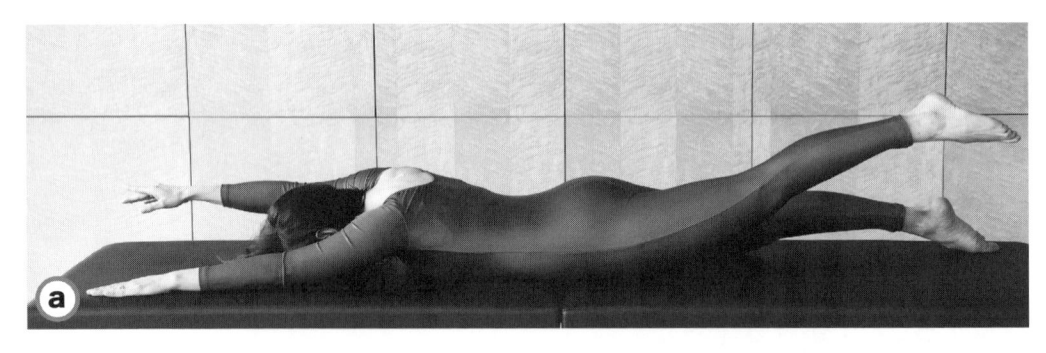

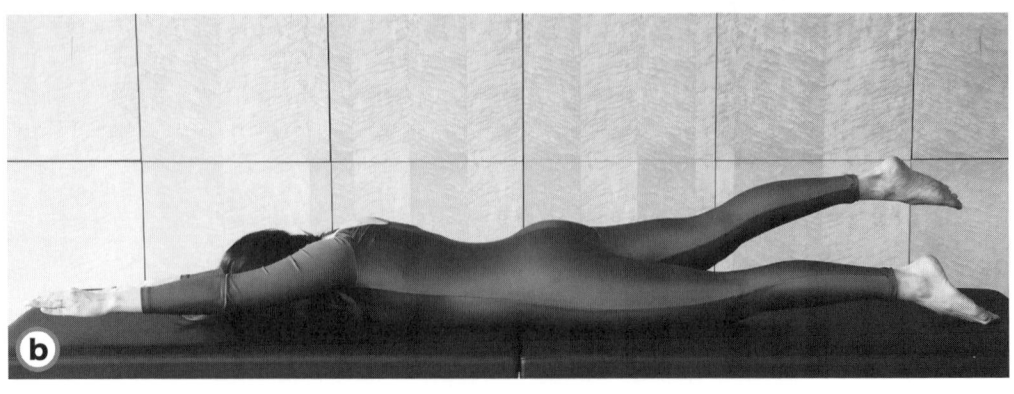

## フル・スイミングに向けてのインストラクション

- 息を吸い、頭と脊椎が同じ線上に並ぶように持ち上げ、両腕と両脚を水面から出すように持ち上げる
- マット上に置いた鏡をのぞき込むイメージをもつ
- 息を吐き、右腕と左脚を少し高く上げる。サイドを換えて、左腕と右脚を少し高く上げる。3回サイドを換えながら、少しずつペースを早くする
- スムーズに呼吸する
- リズムとペースを均等に保つ
- 8カウントを1セットとして、2-3セット繰り返す

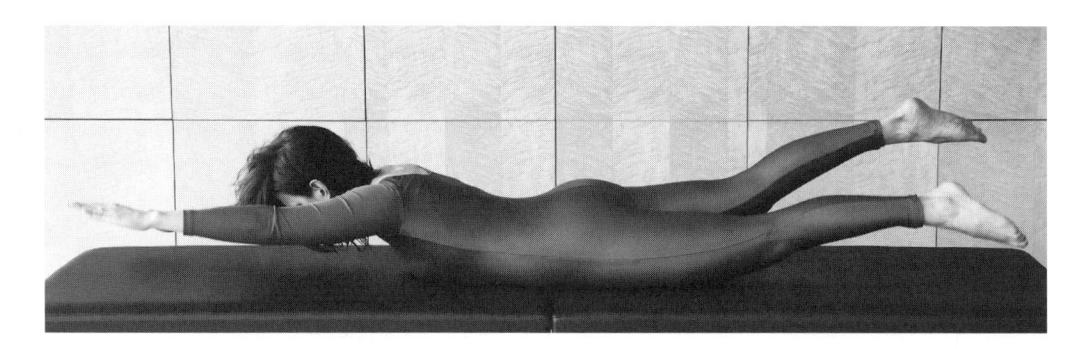

## オプション

両手で枕を作り、その上に額をのせる。エクササイズの脚の部分だけを行う。快適に動けるように、たたんだタオルかマットを股関節と腹部の下に入れる

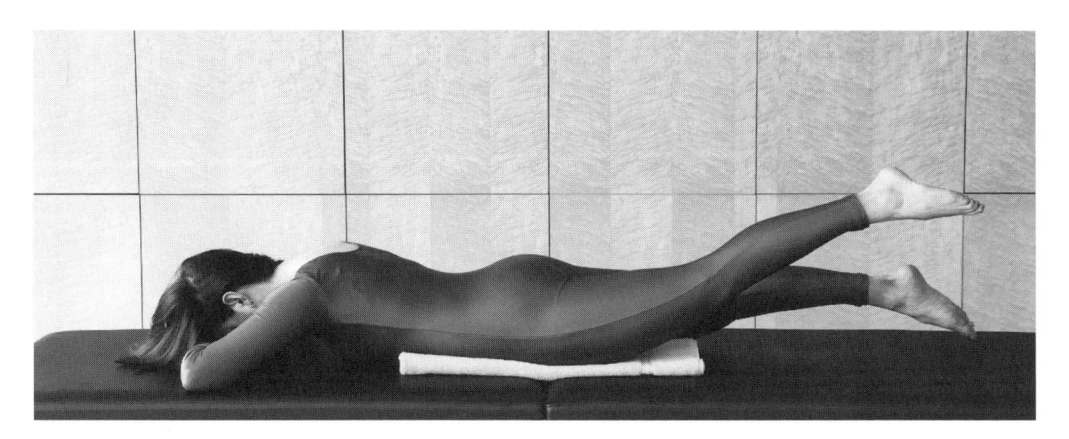

(続く)

## スイミング（続き）

### 意識すること：心がける

- 頭が脊椎のアライメント*の延長線上
- 身体を伸ばして持ち上げるとき、肩を腰のほうに滑らせる
- 腹筋を引き込んで引き上げる
- 対立する動き

### 注意すること：避ける

- 腰椎の過伸展
- 首の過伸展
- 頭が落ちる
- コアのコントロールの喪失
- フル・スイミングをするときに、脚の下部だけを使う
- 動くときに体が左右に揺れる
- 肩のアライメントの喪失

### 主に使う筋

腹筋、頭板状筋、頚板状筋、横突棘筋群、脊柱起立筋群、腰方形筋（補助）、横突間筋、棘突間筋、広背筋、大殿筋、中殿筋（後部）、大内転筋（坐骨顆状部）、大腿二頭筋、半腱様筋、半膜様筋、大腿直筋、内側広筋、中間広筋、外側広筋、大腿筋膜張筋、後脛骨筋、腓腹筋、足底筋、ヒラメ筋

＊ p.357参照

## ヒップ・サークル（修正版）

制限：股関節の手術後3-6カ月の患者には適さない。p.182のコークスクリューを行うこと

手術後：3-6カ月と6カ月以降

対象部位：膝

手術後：6カ月以降

対象部位：股関節

場所：フロアマット、必要に応じてマットを高くする。両側の人工膝・股関節置換術を受けた場合、手術後6カ月以内は必要に応じてマットを高くする

### インストラクション

- 脚をそろえて、背筋を伸ばして座る。上体を後ろに倒し、前腕をマットにつける。手のひらを下に向け、指先を股関節のほうに向ける。指先は少し殿部の下にかかるように置く
- 膝を曲げて、山型を作る。足首の間に小さくて柔らかいボールを入れる。息を吸って、かかとを持ち上げ、つま先を軽く床につける。息を吐いて、腹筋を引き込んで引き上げる。脚を天井に向けて伸ばす
- 胸を持ち上げて、前腕から離す。脊椎をニュートラルに保ち、鎖骨を開き、肩甲骨を腰のほうに下げる。前方を見る
- 両脚を1つのユニットのようにして、天井に小さな円を描く準備をする
- 天井に大きな時計があるとイメージする。息を吸って準備する。息を吐いて、腹筋を引き込んで引き上げる。両脚を1つのユニットとして、3時、6時、9時の位置を通って12時の位置まで円を描く
- 12時で一度止まってから、逆回りで円を描く。息を吸う。息を吐いて、9時、6時、3時の位置を通り、12時の位置まで戻る
- 円は、天井に描いた大きな時計と同じサイズを保つ
- 股関節をしっかり固定する
- **股関節**：ヒップ・サークルは、手術後6カ月以降になってから行う。股関節の屈曲は115°を維持する
- 各方向、5回繰り返す

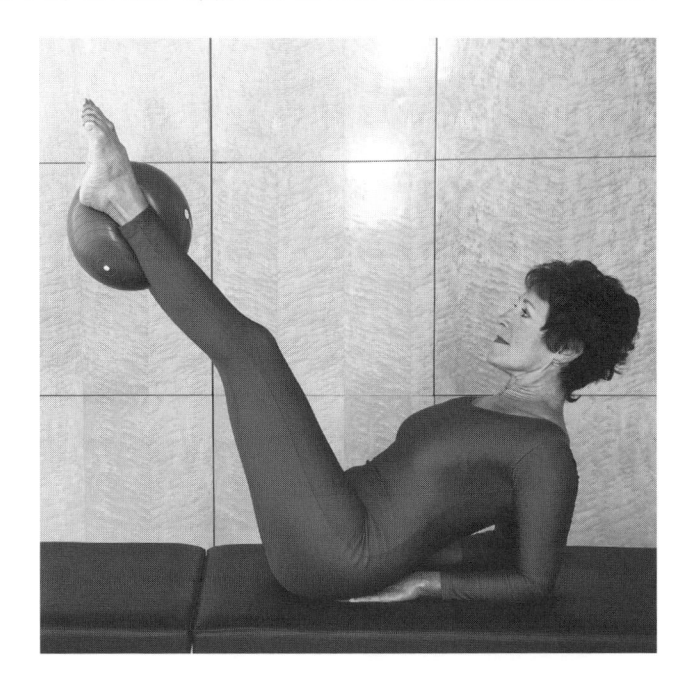

（続く）

### ヒップ・サークル（修正版）（続き）

### オプション

1. 脚を伸ばすときに、膝の間に小さなパッドを入れ、膝を軽く曲げておく
2. ボールを使わずに、脚をそろえて動く
3. 手術後6カ月以降になったら、膝だけのオプションを試す
   — 両脚をそろえて、背筋を伸ばして座る。上体を後ろに倒し、手のひらをマットにつけ、腕を伸ばして股関節幅よりやや広い位置に置く。指先を外側に向ける。
   — インストラクションにしたがって、ヒップ・サークルをする

### 意識すること：心がける

- 動く間、胴体を持ち上げて固定する
- 骨盤が安定し、腹筋を引き込んで引き上げていられるサイズの円を描く
- 両脚で身体の正中線を挟み、1つのユニットとして円を描く
- 脚で各方向に円を描くとき、反対側の腰を後ろに引くイメージをもつ

### 注意すること：避ける

- 肩の間が沈む
- 腰椎の過伸展
- コアのコントロールと骨盤の安定の喪失
- 肩のアライメント*の喪失

### 主に使う筋

腹筋、肩関節複合体、大腿直筋、縫工筋、恥骨筋、大腿筋膜張筋、腸腰筋、薄筋、大内転筋、長内転筋、短内転筋、内側広筋、外側広筋、中間広筋、大殿筋、中殿筋、小殿筋、後脛骨筋、ヒラメ筋、腓腹筋、足底筋

\* p.357 参照

## レッグ・プル（修正版）

制限：股関節の手術後3-6カ月の患者には適さない。p.53のプレピラティスのスーパイン・レッグ・リフトを行うこと

手術後：3-6カ月と6カ月以降

対象部位：膝

手術後：6カ月以降

対象部位：股関節

場所：フロアマット、必要に応じてマットを高くする。両側の人工膝・股関節置換術を受けた場合、手術後6カ月以内は必要に応じてマットを高くする

### インストラクション

- 背筋を伸ばして座り、脚をそろえて身体の正中線を挟む。足をポイント*にする。上体を後ろに倒し、前腕をマットにつける。手のひらを下に向け、指先を腰のほうに向ける。必要に応じて、膝の下に巻いたタオルを入れる
- 胸を持ち上げて、前腕から離す。前方を見る。脊椎をニュートラルに保ち、鎖骨を開き、肩甲骨を腰のほうに滑らせる
- 腹筋を引き込んで引き上げる
- 息を吸って準備する。息を吐いて、右脚を上げてマットから離し、足をポイントにして天井に向ける（a）。息を吸って、足をフレックスにし、かかとを突き出し（b）、脚をマットに下ろす。マットに触れるか触れないかのところで足をポイントにし、キックして脚を上に上げる

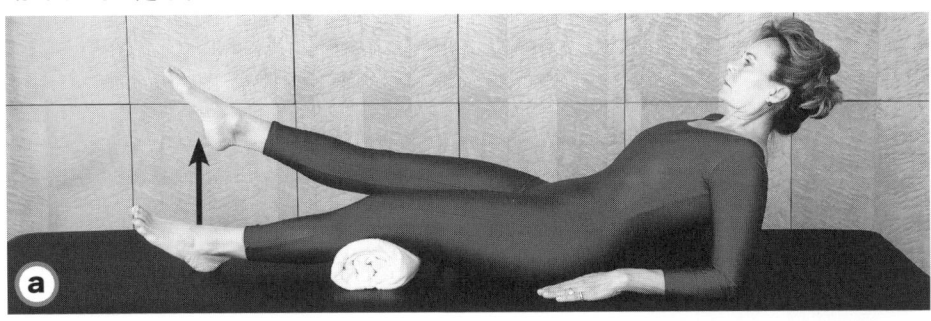

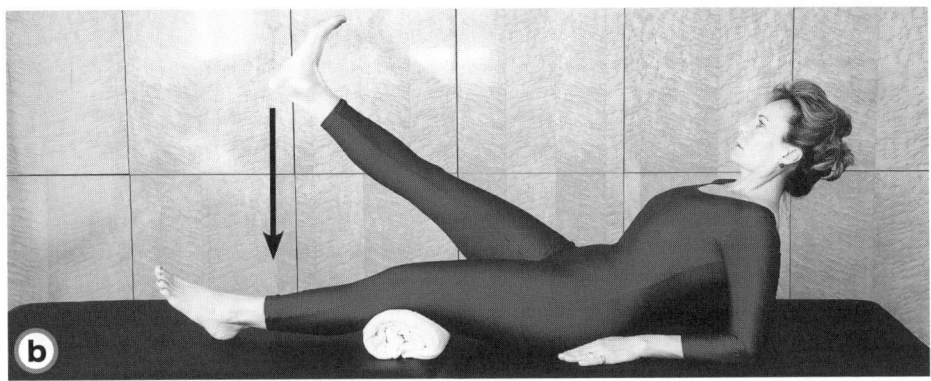

（続く）

*p.357参照

## レッグ・プル（修正版）（続き）

- 3回キックする。脚を換えて、同じく3回キックする
- 両側の股関節をマットに固定して、動かないようにする
- 脚を天井に向けてキックするとき、脚を股関節から離して長くするイメージをもつ。エネルギーの矢の1本をつま先から天井に放ちながら、もう1本を股関節からマットに放ち、反対の力を生み出す
- **膝と股関節**：膝の下に巻いたタオルを入れる。股関節屈筋群を使いすぎないように、軽く膝を曲げる
- 注：レッグ・プル（修正版）は難しいエクササイズではない。しかし、人工膝・股関節置換術を受けたあとは、レバーを長くした脚を持ち上げて股関節を屈曲するときに、股関節屈筋群を使いすぎることがある。そうなると、股関節に負荷がかかり、炎症を起こす。このエクササイズをルーティンに組み込むのは、人工股関節置換術後6カ月たってからにするべきである

## オプション

1. エクササイズ中に前腕を置けるように、ローラーを背中に置く。必要に応じて、膝を曲げる

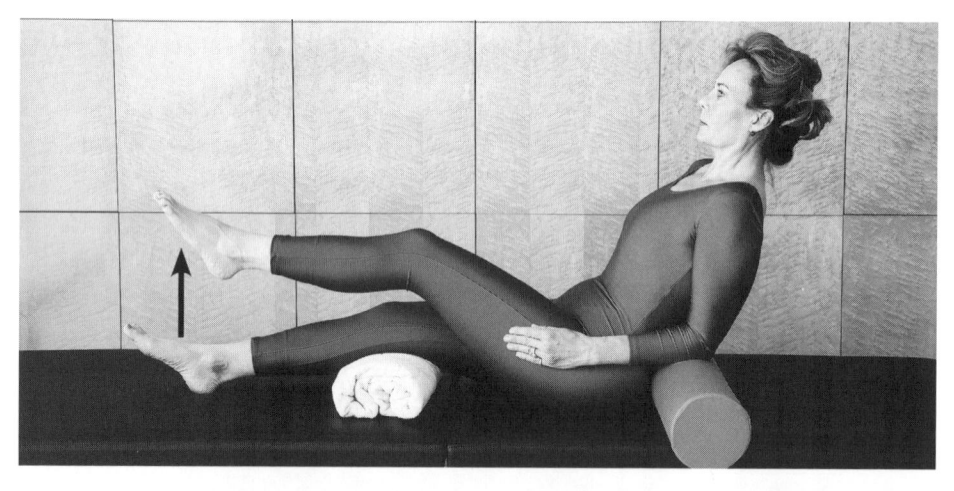

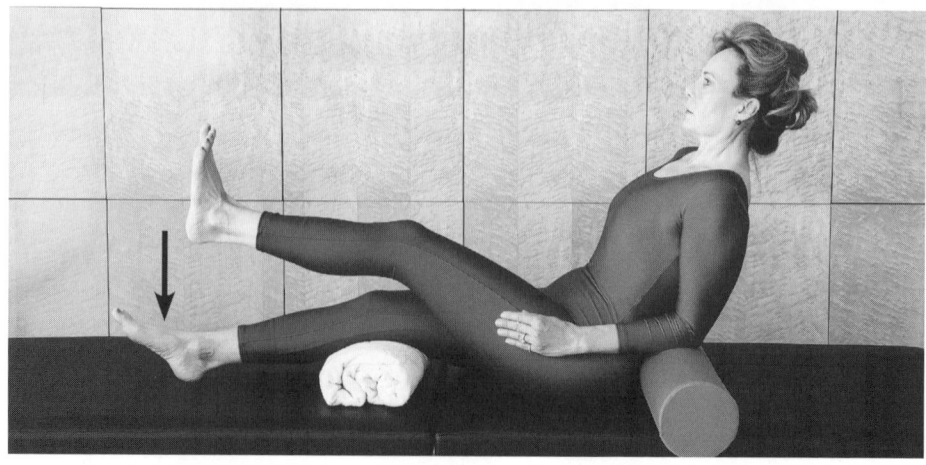

**2.** レッグ・プルをするときに、リフトアップをしてそのポジションを保つ
- 背筋を伸ばして座り、脚をそろえて身体の正中線を挟み込む。足をポイント*にする。上体を後ろに倒し、手のひらを下に向けてマットにつけ、指先を股関節のほうに向ける。腕を腰幅よりやや広く離す
- 息を吸って、リフトアップする。胸を持ち上げたまま、プランク*のポジションを保つ。脊椎をニュートラルに保ち、鎖骨を開き、肩甲骨を腰のほうに滑らせる。前方を見る
- 腹筋を引き込んで引き上げる。自然に呼吸する
- この状態を10カウント保つ。息を吐いて、マットに背中を下ろす
- 3回繰り返す

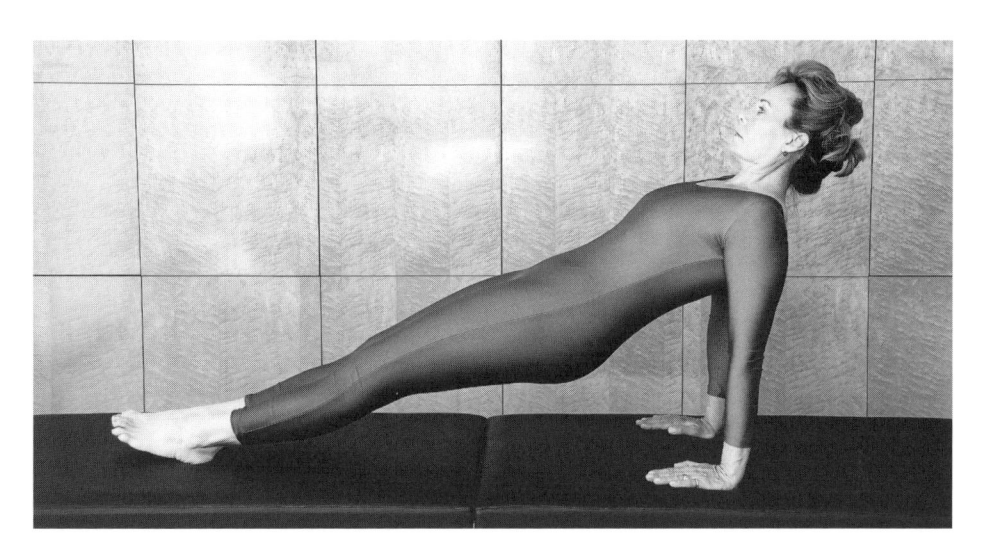

\* p.357参照

手術後3-6カ月

(続く)

## レッグ・プル（修正版）（続き）

### 意識すること：心がける

- 肩を背中から下に滑らせる
- 前方を見る
- 胸を持ち上げる
- 腕がセメントに埋まったイメージをもつ
- 坐骨をマットに固定し、骨盤を安定させる
- 腹筋を引き込んで引き上げる
- 骨盤を安定させる

### 注意すること：避ける

- 足が内側や外側にロールしたり、離れたりする
- 腰椎の過伸展
- 膝の過伸展
- 肩の間に胸が沈む
- 股関節屈筋群に負荷がかかって緊張する
- コアのコントロールの喪失
- 動くときに骨盤の安定性を失う

### 主に使う筋

主に使う筋はオプションによって異なる。腹筋、肩関節複合体、大腿直筋、縫工筋、恥骨筋、腸腰筋、薄筋、長内転筋、短内転筋、大腿二頭筋、半膜様筋、半腱様筋、大殿筋、中殿筋（後部）、大内転筋（坐骨顆状部）、内側広筋、外側広筋、中間広筋、腓腹筋、ヒラメ筋、足底筋、前脛骨筋、後脛骨筋

# サイドストレッチ

手術後：3-6カ月と6カ月以降

対象部位：膝と股関節

場所：フロアマット、必要に応じてマットを高くする。両側の人工膝・股関節置換術を受けた場合、手術後6カ月以内は必要に応じてマットを高くする

## インストラクション

- ムーンボックス*かマットの上に、背筋を伸ばして座る
- 脚をマットに伸ばし、膝を軽く曲げる
- 頭と肩と股関節のアライメントを保つ
- 背筋を伸ばし、両腕を身体の横に広げ、左右の壁に手を伸ばす。右腕を上げて耳につけ、右手のひらを頭のほうに向ける。左腕は肩と同じ直線上に残し、指先を壁に向ける(a)
- 息を吸って準備する。息を吐いて、右腕を上から覆いかぶさるように伸ばす。このとき左手をマットに近づける(b)
- 必要に応じて左腕を曲げるか、右腕を上から覆いかぶさるように伸ばすときにマット上を滑らせ、身体の右側をサイドストレッチする。
- その状態を5カウント保ち、ゆっくり最初のポジションに戻る(c)
    — 動き全体を通じて、右股関節をマットに固定する
    — 腕を上から斜めに伸ばしているときも、右肩甲骨を右股関節のほうに流すようにする
    — 虹の上にアーチをかけるイメージをもつ
- 最初のポジションに戻るときは、右肺に空気を入れる
- 3回繰り返す。左腕に換えて、左体側をストレッチする
- **股関節と膝：**快適にエクササイズできるように、ムーンボックスかバレル*、たたんだタオルを股関節の下に敷く。必要に応じて、膝の下に巻いたマットを入れる

\* p.357参照

(続く)

## サイドストレッチ（続き）

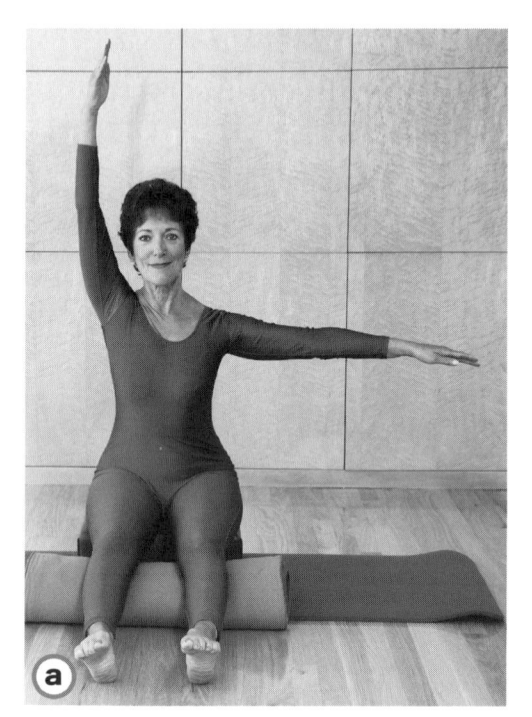

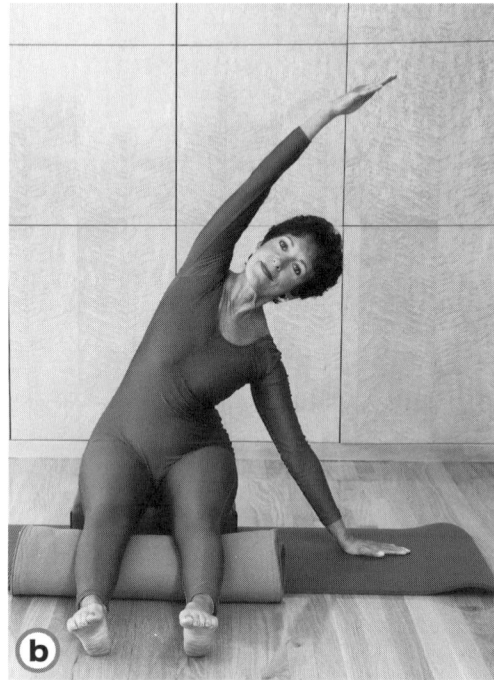

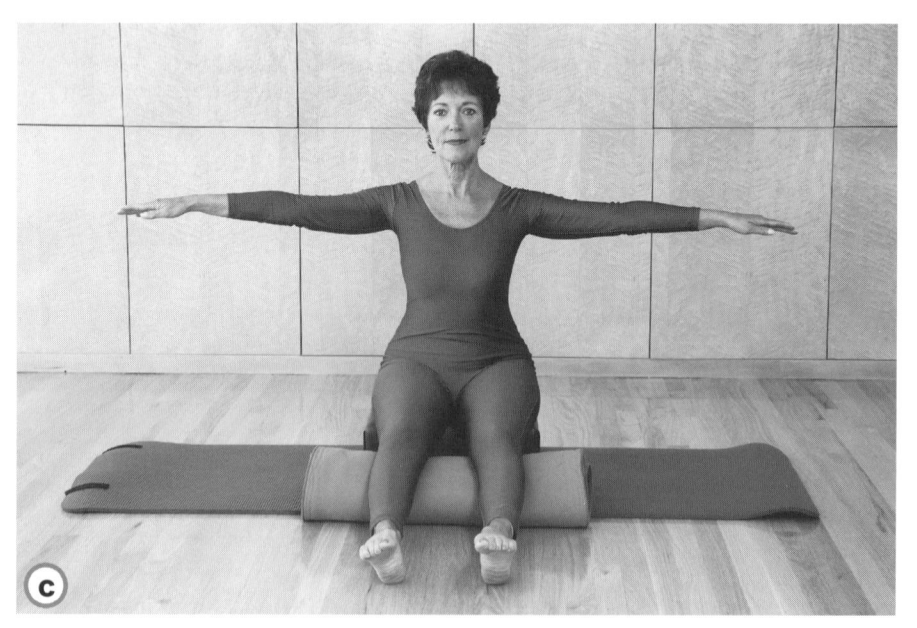

### オプション
脚を交差してエクササイズをする

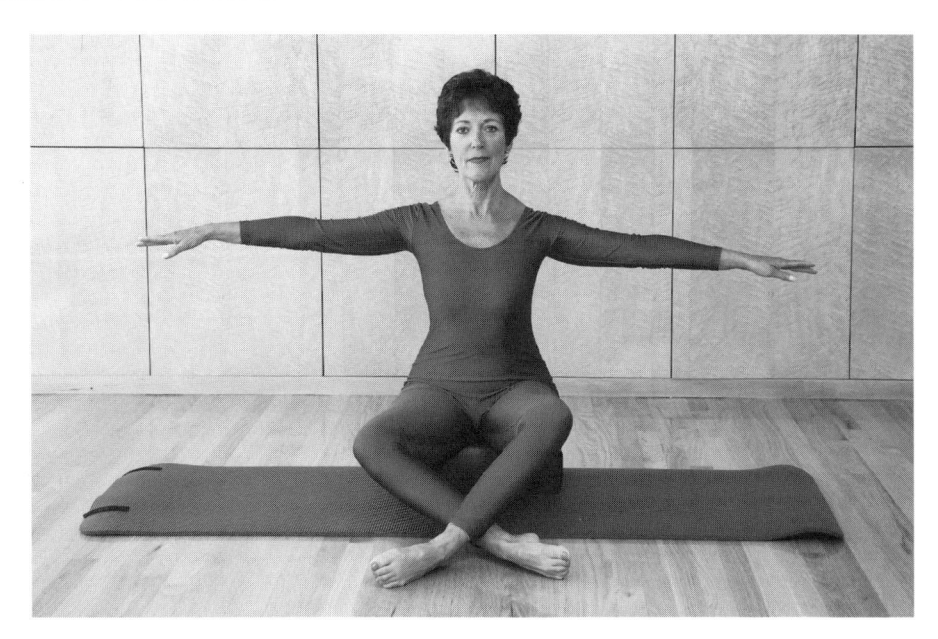

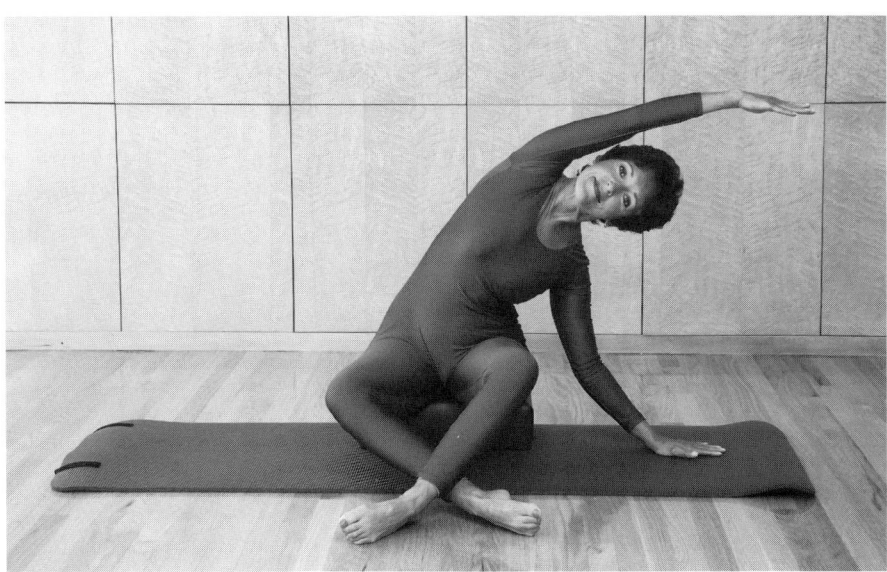

（続く）

手術後3―6カ月

## サイドストレッチ（続き）

### 意識すること：心がける

- 肩を腰に滑らせる
- 身体の反対側へ上に覆いかぶさるように伸ばすとき、側屈するときは、股関節をマットに深く沈める
- 前方を見る
- 身体で長いアーチを描く
- マットに置いてあるサボテンを上から覆うところをイメージする

### 注意すること：避ける

- 上に覆いかぶさるように伸ばしている腕を曲げる
- 側屈するときに、アライメントを失う
- 脊椎外側ではなく、腕の力でもとの姿勢に戻る
- 動くときに腹筋を使わない
- 外側のアライメントの喪失

### 主に使う筋

腹筋、肩関節複合体、腰方形筋、脊柱起立筋群、横突間筋、広背筋

## セレイタス・プッシュアップ（修正版）

制限：膝の手術後3-6カ月の患者には適さない

手術後：3-6カ月と6カ月以降

対象部位：股関節

手術後：6カ月以降

対象部位：膝

場所：フロアマット、必要に応じてマットを高くする。両側の人工膝・股関節置換術を受けた場合、手術後6カ月以内は必要に応じてマットを高くする

### インストラクション

- マットに両手と両膝をつく。膝が股関節の下に、手のひらが肩の真下に来るようにし、指先を前に向ける。脚を平行にして、股関節幅に開く
- 右前腕をマットに下ろしてから、左前腕をマットに下ろす。両手でこぶしを握り、こぶしを隣同士に合わせ、前腕とともに三角形を作る。ひじと肩を同じ線上に保つ
- ひじを前に歩かせ、股関節を下ろして床に近づけ、肩から股関節、膝にかけて斜めの線を作る。膝を床につけたまま、つま先で床に触れる。ひじが肩の真下に来るようにする（a）
- 腹筋を引き込んで引き上げる。殿筋群とハムストリングスを使う
- 息を吸い、胸をマットのほうに下ろし、肩甲骨の間でドングリを締めつけるように肩甲骨を引き寄せる（b）。息を吐いて、胸を持ち上げてマットから離し、肩甲骨を押して広げる（c）。肩甲骨を上に上げて天井に触れようとする感じにする
- **膝**：このエクササイズは、手術後6カ月たって初めて行う。必要に応じて、膝の下にタオルかマットを入れる
- 5回繰り返し、休憩をはさんで、もう一度5回繰り返す
- 最後は両手と膝をマットにつけた姿勢に戻し、脊椎下部をストレッチする。腹筋を引き込んで引き上げ、背中を丸めて屈曲する。息を吸い、ニュートラルに戻す

（続く）

## セレイタス・プッシュアップ（修正版）（続き）

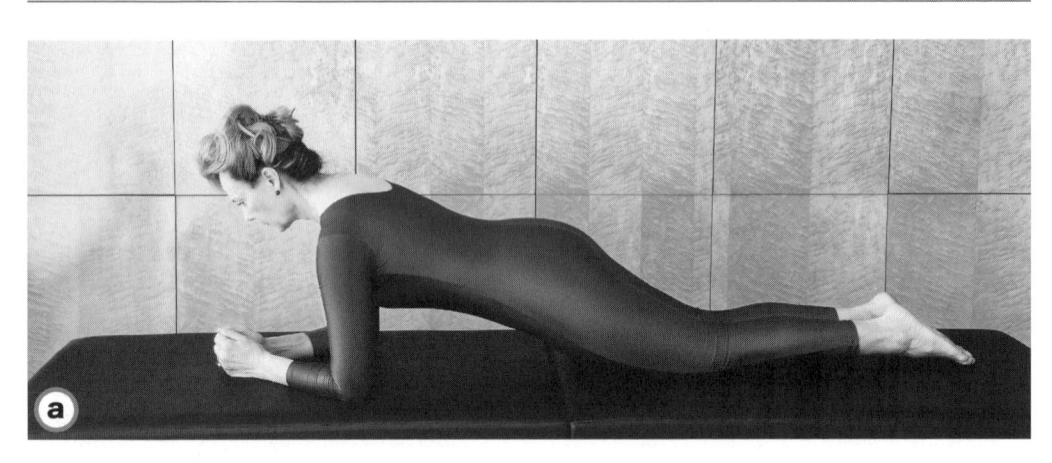

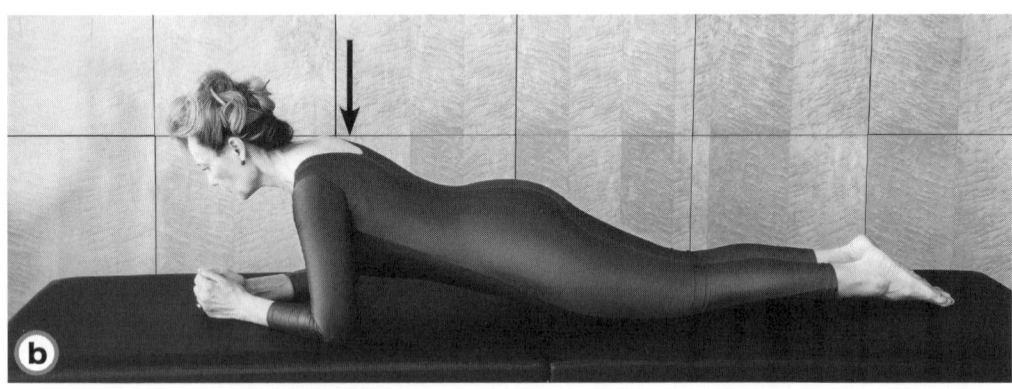

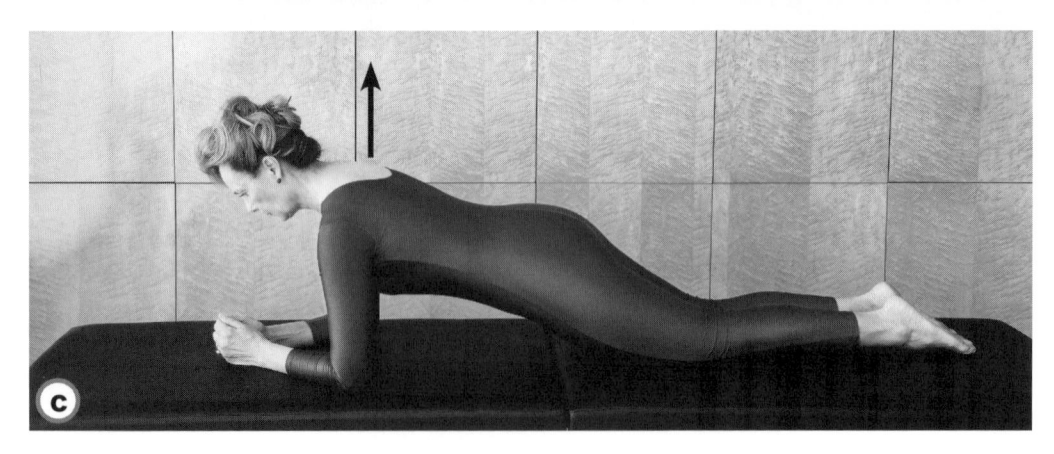

## 意識すること：心がける

- 頭が脊椎のアライメントの延長線上
- 肩を腰のほうに滑らす
- 胴体がスリングに入れられ、天井から胴体がつるされている感じにする
- へそを脊椎のほうに引き込む

## 注意すること：避ける

- 折れたつぼみのように、頭がアライメントからはずれて下がる
- 胴体がマットに沈む
- 腰椎の過伸展
- コアのコントロールの喪失
- 肩のアライメントの喪失

## 主に使う筋

肩関節複合体、腹筋、前鋸筋、後鋸筋、脊柱起立筋群、横突棘筋群、頭板状筋、頸板状筋、腰方形筋（補助）、横突間筋、棘間筋、上腕三頭筋、上腕二頭筋、三角筋、広背筋、大腿二頭筋、半腱様筋、半膜様筋、大殿筋、中殿筋（後部）、大内転筋（坐骨顆状部）

# セレイタス・プッシュアップ

制限：膝と股関節の手術後3-6カ月の患者には適さない

手術後：6カ月以降

対象部位：膝と股関節

場所：フロアマット、必要に応じてマットを高くする

## インストラクション

- マットに両手と両膝をつけた四つ這い姿勢。膝が股関節の下に、手のひらが肩の真下に来るようにし、指先を前に向ける。脚を平行にして、股関節幅に開く
- 右前腕をマットに下ろしてから、左前腕をマットに下ろす。両手でこぶしを握り、こぶしを隣同士に合わせ、前腕とともに三角形を作る。ひじと肩を同じ線上に保つ
- 右足をまっすぐ後ろに伸ばし、つま先と母指球をマットにつける。左足も後ろに伸ばして、右足にそろえる（a）
- 両脚で身体の正中線を引き締める。足の母指球とかかとを同じ線上に保つ
- 腹筋を引き込んで引き上げる。殿筋群とハムストリングスを使う

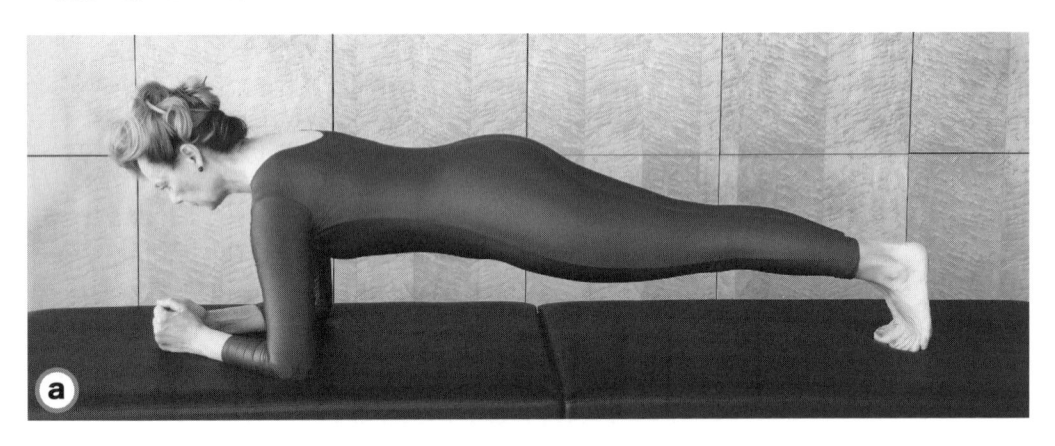

- 息を吸い、胸をマットのほうに下ろし、肩甲骨の間でドングリを締めつけるように肩甲骨を引き寄せる（b）。息を吐いて、胸を持ち上げてマットから離し、肩甲骨を押して広げる（c）。肩甲骨を上に送り出して天井に触れるような感じにする
- 5回繰り返し、休憩をはさんでもう一度5回繰り返す
- 最後は両手と膝をマットにつけた四つ這い姿勢に戻し、脊椎下部をストレッチする。腹筋を引き込んで引き上げ、背中を丸めて屈曲する。息を吸い、ニュートラルに戻す

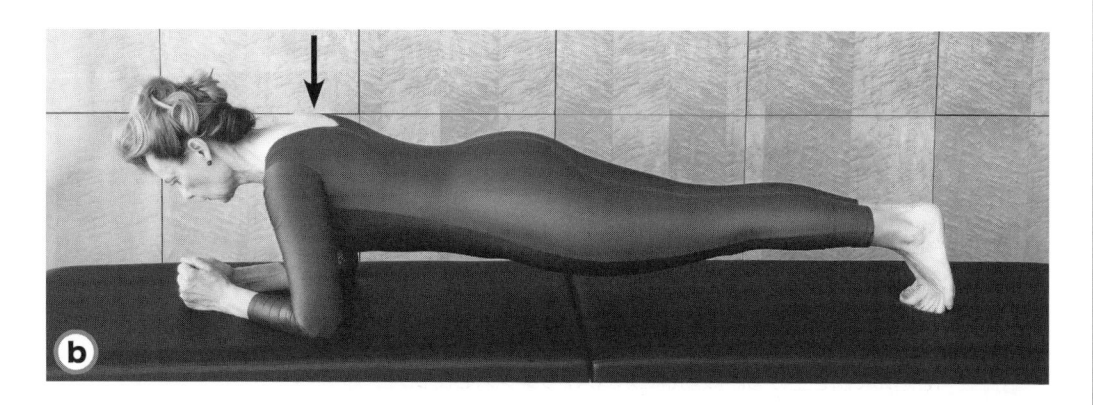

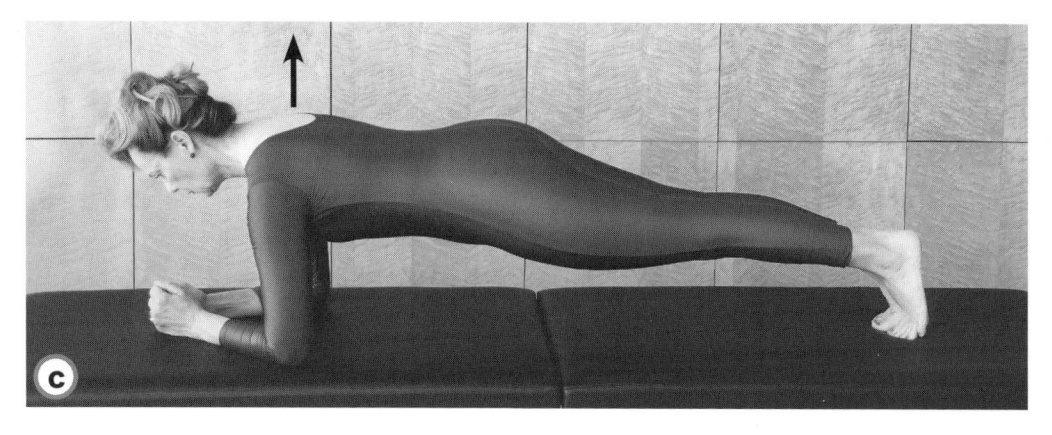

手術後3－6カ月

（続く）

■ 255

## セレイタス・プッシュアップ（続き）

## オプション

1. 前腕でフル・プランク・ポジションを作るために、必要に応じてタオルかパッドを膝の下に敷く
2. 必要に応じて、セレイタス・プッシュアップ（修正版）を続ける

## 意識すること：心がける

- 頭が脊椎のアライメントの延長線上
- 肩を腰のほうに滑らす
- 胴体がスリングに入れられ、天井から胴体がつるされている感じにする
- へそを脊椎のほうに引き込む

## 注意すること：避ける

- 折れたつぼみのように、頭がアライメントからはずれて下がる
- 胴体がマットに沈む
- コアのコントロールの喪失
- 腰椎の過伸展
- 肩のアライメントの喪失

## 主に使う筋

肩関節複合体、腹筋、前鋸筋、後鋸筋、脊柱起立筋群、横突棘筋群、頭板状筋、頚板状筋、腰方形筋（補助）、横突間筋、棘間筋、上腕三頭筋、上腕二頭筋、三角筋、広背筋、大腿二頭筋、半腱様筋、半膜様筋、大殿筋、中殿筋（後部）、大内転筋（坐骨顆状部）、内側広筋、中間広筋、外側広筋、大腿筋膜張筋、前脛骨筋

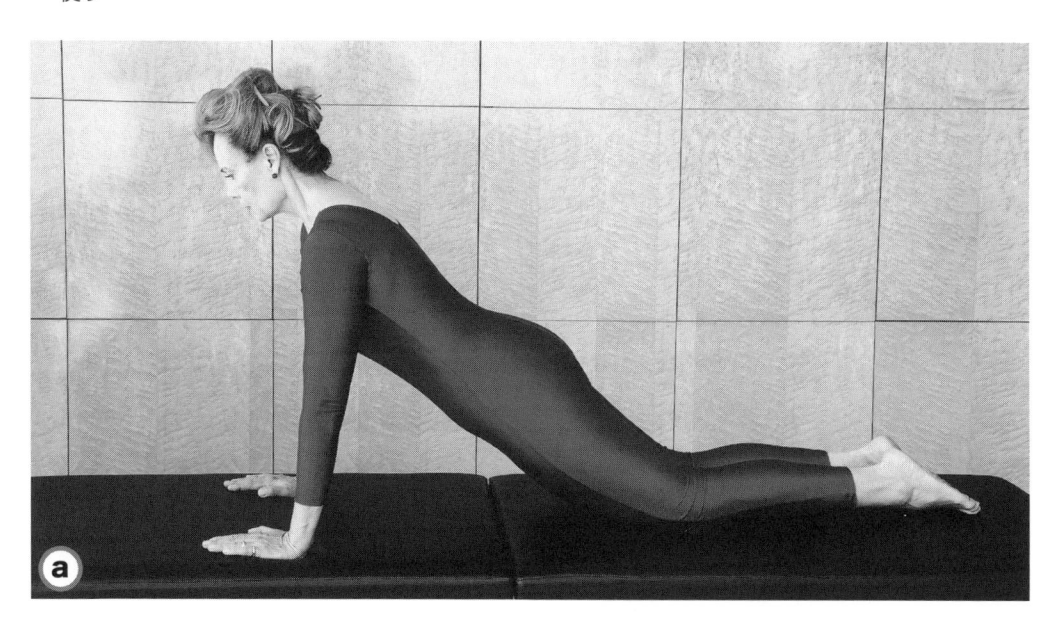

## プッシュアップ（修正版）

制限：膝の手術後3-6カ月の患者には適さない

手術後：3-6カ月と6カ月以降

対象部位：股関節

手術後：6カ月以降

対象部位：膝

場所：フロアマット、必要に応じてマットを高くする。両側の人工膝・股関節置換術を受けた場合、手術後6カ月以内は必要に応じてマットを高くする

### インストラクション

- マットに両手と両膝をつけた四つ這い姿勢。膝が股関節の下に、手が肩の真下に来るようにし、指先を前に向ける。脚を平行にして、股関節幅に開く
- マットに膝をついたまま、両手を前に歩かせて、肩から股関節まで斜めの線を作る。膝をついたまま、つま先で軽く床に触れる。両手を肩の真下に置く。ひじで胸郭を引き締めるような感じ（a）
- 腹筋を引き込んで引き上げる（ウェストラインを脊椎のほうに引き込む）。殿筋群とハムストリングスを使う

（続く）

## プッシュアップ（修正版）（続き）

- 息を吸い、ひじを曲げて、胴体をマットのほうに下ろす（b）。ひじが胸郭の近くにあるようにする。胴体の斜めの線を安定して維持できる範囲で、胴体を下げる。息を吐いて、マットを押して腕をまっすぐ伸ばす。手を押して肩から離すような感じにする

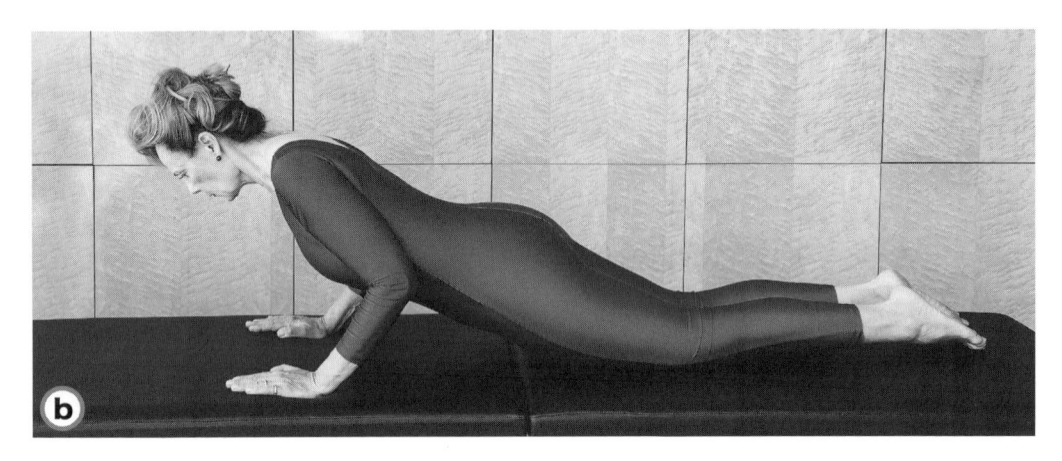

- 動くときは、ひじを足のほうに曲げる。視線はマットの少し前方を見る
- 膝：このエクササイズは、手術後6カ月以上経って初めて行う。必要に応じて、膝の下にタオルかマットを入れる
- 5回繰り返し、休憩をはさんでもう一度5回繰り返す
- 最後は両手と膝をマットにつけた四つ這い姿勢に戻し、脊椎下部をストレッチする。腹筋を引き込んで引き上げ、背中を丸めて屈曲する。息を吸い、ニュートラルに戻す

## 意識すること：心がける

- 頭が脊椎のアライメントの延長線上
- 肩を腰のほうに滑らす
- 胴体がスリングに入れられ、天井から胴体がつるされている感じにする
- へそを脊椎のほうに引き込んで、腹筋を引き込んで引き上げる
- 胴体を安定させる

## 注意すること：避ける

- 折れたつぼみのように、頭がアライメントからはずれて下がる
- 胴体がマットに沈む
- コアのコントロールの喪失
- 腰椎の過伸展
- 股関節でリードしながら胴体を上に戻す
- 肩のアライメントの喪失

## 主に使う筋

肩関節複合体、上腕三頭筋、上腕二頭筋、三角筋、腹筋、脊柱起立筋群、横突棘筋群、頭板状筋、頸板状筋、腰方形筋（補助）、横突間筋、棘間筋、広背筋、大腿二頭筋、半腱様筋、半膜様筋、大殿筋、中殿筋（後部）、大内転筋（坐骨顆状部）

## プッシュアップ

制限：膝と股関節の手術後3カ月の患者には適さない

手術後：6カ月以降

対象部位：膝と股関節

場所：フロアマット、必要に応じてマットを高くする

### インストラクション

- マットに両手と両膝をつけた四つ這い姿勢。膝が股関節の下に、手が肩の真下に来るようにし、指先を前に向ける
- 右足をまっすぐ後ろに伸ばし、つま先と母指球をマットにつける（かかととつま先を同じ線上に保つ）。左足も後ろに伸ばして、右足にそろえる。両脚を平行にし、身体の正中線に挟むか、少し離す。両手を肩の真下に置く。ひじを胸郭のほうに引き寄せる(a)
- 肩から足にかけて、1本の長い線を作る
- 腹筋を引き込んで引き上げ、ウェストラインを脊椎のほうに引き込む。殿筋群とハムストリングスを使う

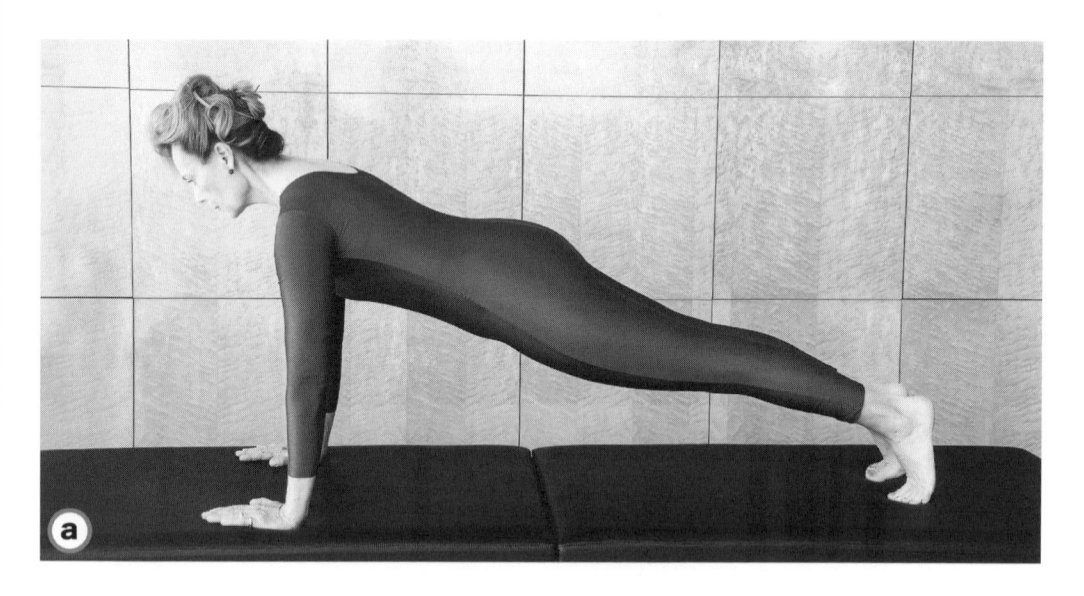

■ 息を吸い、ひじを曲げて、胴体をマットのほうに下ろす（b）。ひじが胸郭の近くにあるようにする。胴体のやや斜めの線を安定して維持できる範囲で、胴体を下ろす。息を吐いて、マットを押して腕をまっすぐ伸ばす。手を押して肩から離し、胴体を天井まで持ち上げるような感じにする

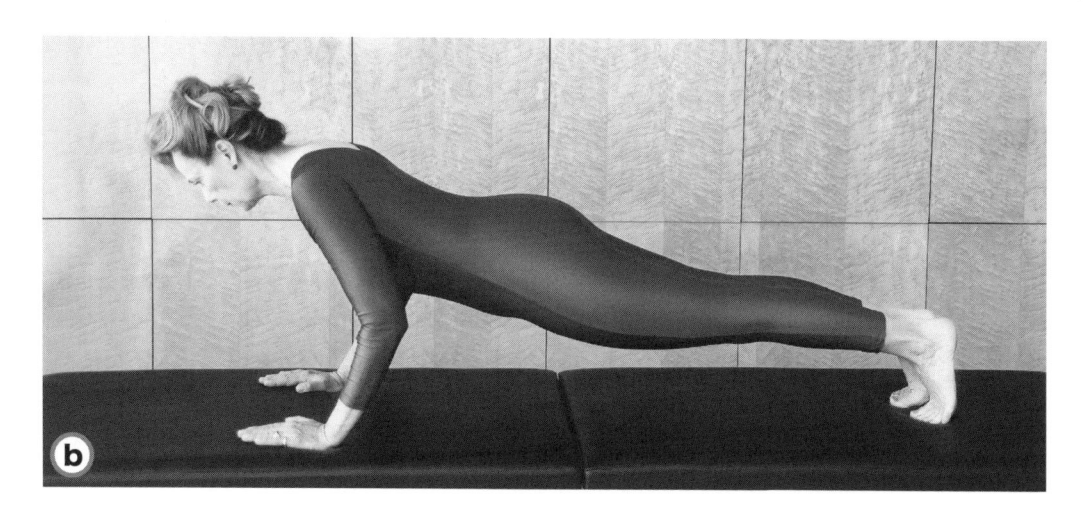

■ 5回繰り返し、休憩をはさんでもう一度5回繰り返す
■ 最後は両手と膝をマットにつけた四つ這い姿勢に戻し、脊椎下部をストレッチする。腹筋を引き込んで引き上げ、背中を丸めて屈曲する。息を吸い、ニュートラルに戻す

手術後3-6カ月

（続く）

### プッシュアップ（続き）

## オプション

1. 手を肩より少し前に置き、もう少し外側に離す。ひじを曲げるときに、ひじを体の脇につけるのではなく、外側に流すようにする
2. ポジションに入るために、必要に応じて膝の間にタオルかパッドを入れる
3. 必要に応じてプッシュアップ（修正版）を続ける

## 意識すること：心がける

- 頭が脊椎のアライメントの延長線上
- 肩を腰のほうに滑らす
- 胴体がスリングに入れられ、天井から胴体がつるされている感じにする
- へそを脊椎のほうに引き込み、腹筋を引き込んで引き上げる
- ひじを曲げるときは、ひじが胸郭の近くにあるようにする
- 胴体を安定させる

## 注意すること：避ける

- 折れたつぼみのように、頭がアライメントからはずれて下がる
- 胴体がマットに沈む
- コアのコントロールの喪失
- 腰椎の過伸展
- 股関節でリードしながら胴体を上に戻す
- 肩のアライメントの喪失

## 主に使う筋

肩関節複合体、腹筋、上腕三頭筋、上腕二頭筋、三角筋、脊柱起立筋群、横突棘筋群、頭板状筋、頚板状筋、腰方形筋（補助）、横突間筋、棘間筋、広背筋、大腿二頭筋、半腱様筋、半膜様筋、大殿筋、中殿筋（後部）、大内転筋（坐骨顆状部）、内側広筋、中間広筋、外側広筋、大腿筋膜張筋、前脛骨筋

# 第6章

# ピラティスの
# マットエクササイズの
# サイドキックシリーズ

　**サ**イドキックシリーズ（SKS）エクササイズとそのバリエーションは、股関節・膝関節疾患および関節形成術を受けたクライアントにとってきわめて重要である。これらのエクササイズ中は、脚を正確に、コントロールしてワーク\*する間、身体のコアは安定したユニットとしなければならない。このシリーズは、可動域、柔軟性、股関節・膝・骨盤の関節を取り巻く筋肉の強化に重要な役割を果たす。そこで、エクササイズのバリエーションを、手術後の段階ごとに写真つきで詳しく解説した。クライアントは、手術後の経過期間、コアのコントロールと安定性を維持する能力、四肢の分離を維持する能力、エクササイズを正確に実行するために求められる可動域に耐える力といった条件を満たしたときに、次の段階に進むことができる。

　ピラティス・エクササイズを始めて間もない時期は、サイドキックのバリエーションのなかから選ぶエクササイズを3-5種類に留め、繰り返しも最小限にする。人工膝・股関節置換術を受けたクライアントは、関節を取り巻く靱帯を動かされている。そのことを忘れないでほしい。靱帯の切断や郭清をされたかもしれないのだ。そのため、関節の強度と安定性を回復するには、ワークをゆっくりと着実におこなわなければならない。手術前にピラティスを始めておくと、筋肉の記憶を形成し、手術後の回復を早めるのに効果的である。

　股関節・膝関節疾患のクライアントのためのSKSエクササイズのセットアップと動き方は、クライアントの可動域と、痛みを感じずに動ける範囲によって異なる。そのため、これらエクササイズは徐々に取り入れ、繰り返しを最小限に留め、ショートレバーを活用すること（脚を関節に近づける）。タオルやパッド、柔らかいボール、ヨガブロックを使い、動くときのクライアントのポジショニングを補助し、隣接する関節を保護するのである。次に紹介するエクササイズは、ロングレバー（p.265-269）でもショートレバー（p.303-307）でも、つねにセットアップを振り返るよう指示している。レバーの長さや手術後の経過期間に応じていろいろなボディ・ポジションをとるため、セットアップにはさまざまな選択肢がある。クライアントのニーズをもとに、セットアップを選ぶこと——最も適した

セットアップを選ぶと、クライアントは痛みを感じずに動き、最適な可動域を実現できる。次に紹介するSKSエクササイズのリストは、各レバーに対応するエクササイズを分類している。

**ロングレバー・サイドキックシリーズ**

1. ボディ・ポジション：手術後6週間-3カ月のクライアントのためのロングレバーシリーズのセットアップ
    アップ・アンド・ダウン
    フロント・アンド・バック
    リトル・サークル
    インターナル・アンド・エクスターナル・ローテーション
    インナーサイ・リフト
    インナーサイ・サークル

2. ボディ・ポジション：手術後3-6カ月以降のクライアントのためのロングレバーシリーズのセットアップ
    アップ・アンド・ダウン
    フロント・アンド・バック
    リトル・サークル
    Dサークル
    インターナル・アンド・エクスターナル・ローテーション
    バイシクル
    シザース
    パラレル・レッグ・リフト
    リフト・リフト・ローワー・ローワー
    90°のロングレッグ・リフト
    90°のロングレッグ・サークル
    インナーサイ・リフト
    インナーサイ・サークル

**ショートレバー・サイドキックシリーズ**

1. ボディ・ポジション：手術後6週間-3カ月のクライアントのためのショートレバーシリーズのセットアップ
    膝を90°に曲げたリフト・アンド・ローワー
    膝を90°に曲げたサークル
    膝を90°に曲げたタッチ

2. ボディ・ポジション：手術後3-6カ月以降のクライアントのためのショートレバーシリーズのセットアップ
    膝を90°に曲げたリフト・アンド・ローワー
    膝を90°に曲げたサークル
    膝を90°に曲げたタッチ
    膝を90°に曲げたローテーション

この章ではまず、手術後の段階別にロングレバーSKSのセットアップを紹介する。p. 303からは、ショートレバーSKSのセットアップを手術後の段階別に紹介した。その後、手術後の段階別のセットアップの解説を使いながら、各エクササイズとそのバリエーションを写真つきで解説している。

この章で紹介するエクササイズでは、セットアップや動き方に関していくつかオプションを用意した。そのほか、意識することや心がけること、注意することや避けることも掲載している。また、主に使う筋肉をリストアップするなかで、とくに骨盤、股関節、膝周囲の筋肉については、動かす筋肉と固定する筋肉を詳しく取り上げた。

> ⚠ すべてのエクササイズは、手術した整形外科医の照会を得た上で、認定ピラティスIRの指導のもとで行うこと。クライアントのニーズや制限、推奨される可動域についてはその整形外科医に確認し、指示にしたがうこと。これらのガイドラインは、プロトコル（実施計画）によって異なる場合もある。また各プロトコルは、個々のニーズやその整形外科医の意向を汲んで修正すること。☆p.xx参照

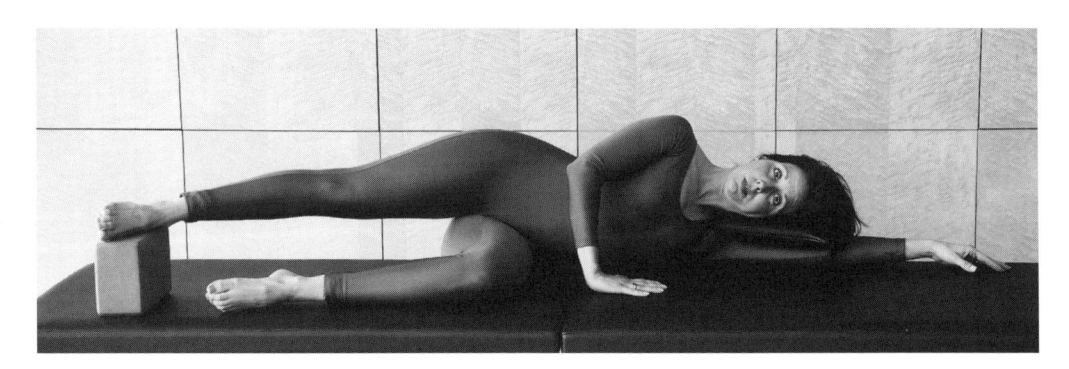

# ロングレバー・ボディ・ポジション・セットアップ

手術後：6週間-3カ月
対象部位：膝と股関節
場所：股関節の高さの台の上にマット

## インストラクション

- 体側を下にして横になり、マットの後ろの縁で左右の股関節と肩を積み重ねる。股関節から身体を折り、両脚をマットの前の縁にもってくる。下側の脚を直角に曲げ、膝と股関節、足首と膝を同じ線上に保つ。身体を支えるために、上側の手の指先を広げ、身体の15cm前、胸骨とへその間に置く。手のひらをマットに押しつける
- 頭を下側の腕か、パッドまたは小さなボールにのせる。頭と腕を、肩と股関節と同じ線上に保つ
- 腹筋を引き込んで引き上げ、ウェストが軽くなり、ウェストとマットの間に空気を入れられるような感じにする
- 呼気と吸気が均等になるように、呼吸する
- **膝と股関節：**
    - ワークする脚を下側の脚と平行にし、膝とつま先が部屋の向こう側に向くようにする
    - レバーを短くするために、膝を軽く屈曲するか、曲げておく
    - 脚が身体の正中線を越えないようにする。このポジションを維持するために、ヨガブロック、枕、バレルにワークする脚をのせる。下の写真にあるように、必要に応じて繰り返しの間に休憩を入れる

（続く）

サイドキックシリーズ

## ロングレバー・ボディ・ポジション・セットアップ（続き）

### セットアップのオプション

1. 関節にかかる圧を減らすために、必要に応じて腰や膝の下にタオルを敷く

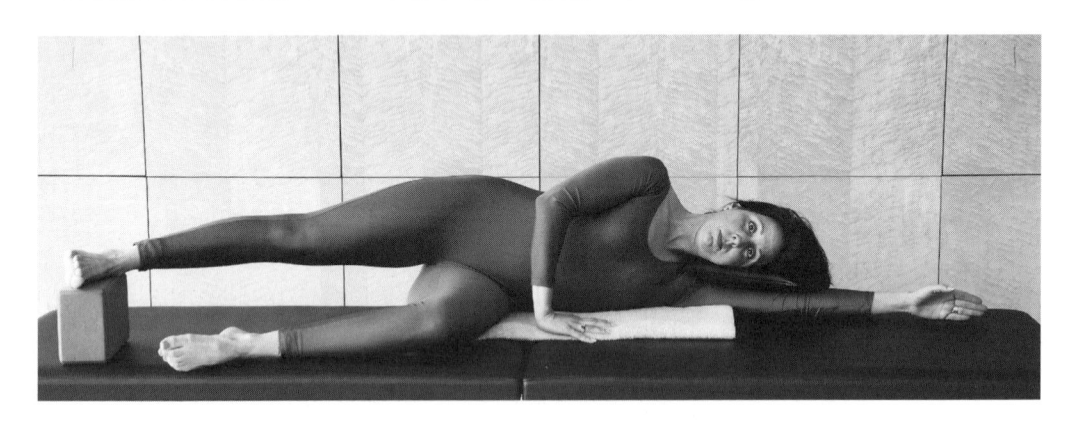

2. 下側の腕を曲げ、手で頭を支える。腕と脊椎を同じ線上に保つ

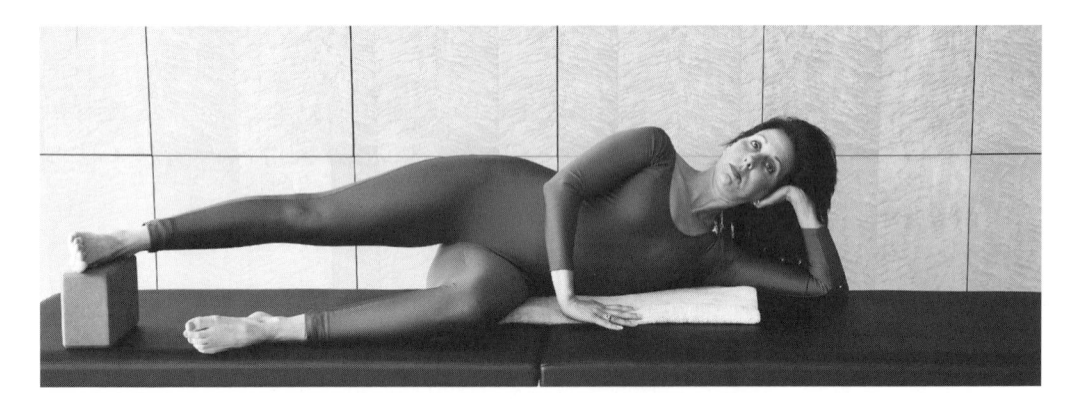

3. 上側の手を小さくて柔らかいボールかピラティスリング*にのせ、胴体の安定性の難易度を上げる

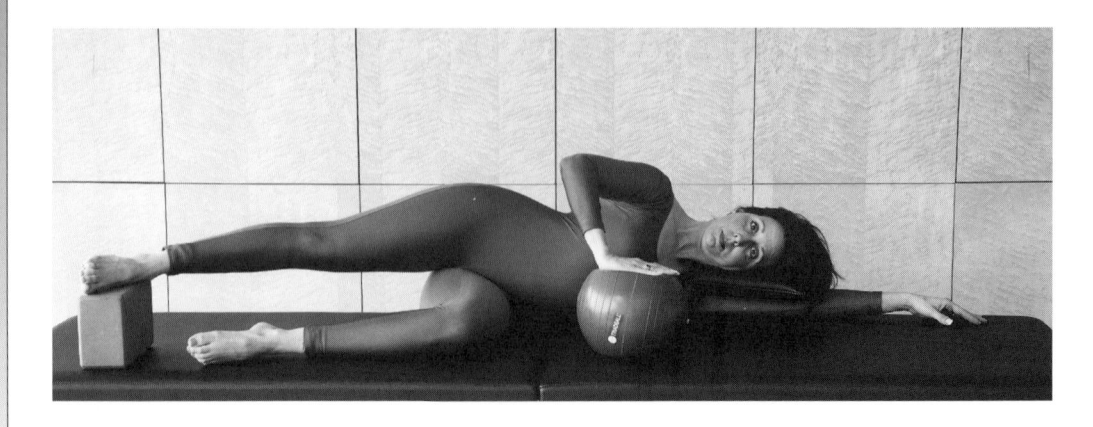

\* p.357参照

# ロングレバー・ボディ・ポジション・セットアップ

手術後：3-6カ月と6カ月以降

対象部位：膝と股関節

場所：フロアマット、必要に応じてマットを高くする。両側の人工膝・股関節置換術を受けた場合は、必要に応じてマットを高くする

## インストラクション

- 体側を下にして横になり、マットの後ろの縁で左右の股関節と肩を積み重ねる。股関節から身体を折り、両脚をマットの前の縁にもってくる。身体を支えるために、上側の手を身体の15cm前、胸骨とへその間に置く。手のひらをマットに押しつける。頭を下側の腕と手で支える。腕を脊椎と同じ線上に保つ
- 下側の脚を股関節から離して長くし、足の外側縁をマットにインプリントすることで、下側の脚を安定させる
- 腹筋を引き込んで引き上げ、ウェストが軽くなり、ウェストとマットの間に空気を入れられるような感じにする
- 呼気と吸気が均等になるように、呼吸する
- **膝と股関節：**
    - ワークする脚を下側の脚と平行にし、膝とつま先が部屋の向こう側に向くようにする
    - 必要に応じて、レバーを短くするために膝を軽く屈曲するか、曲げておく

サイドキックシリーズ

(続く)

## ロングレバー・ボディ・ポジション・セットアップ（続き）

### セットアップのオプション

1. 必要に応じて、引き続き関節の下にタオルを敷く

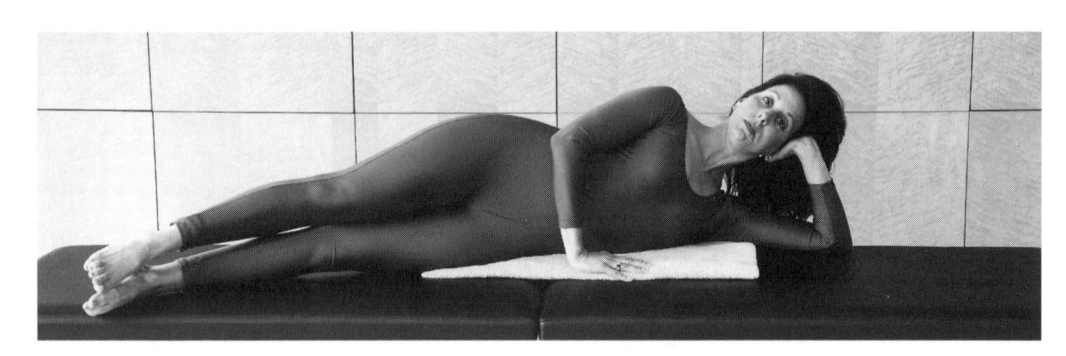

2. 必要に応じて、上腕二頭筋の上に頭を置く

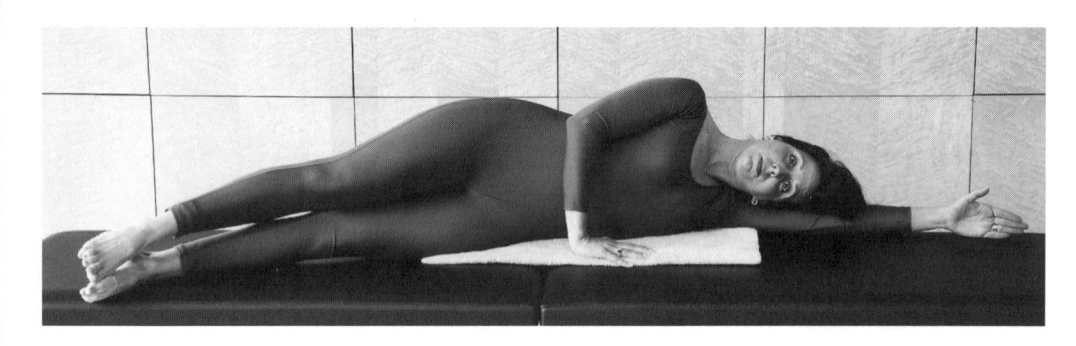

3. 難易度を上げたいときは、上側の腕を曲げ、手を頭の後ろにまわす。下側のひじを脊椎と同じ線上に保ち、胴体全体を長くする

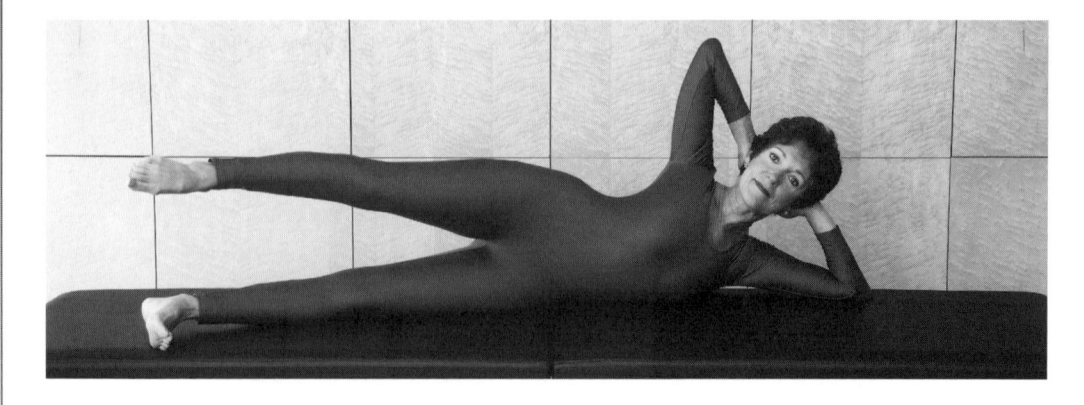

4. 上側の手を小さくて柔らかいボールかピラティスリングにのせ、胴体の安定性の難易度を上げる

## 意識すること：心がける

- 胴体をしっかりと安定させたうえで、脚を正確に、コントロールしながらワークする
- 動くときは脚を股関節から離して長くする
- 動く間、反対方向に引き伸ばされるようにする
- 脊椎をニュートラルに保つ
- 腹筋を引き込んで引き上げ、ウェストバンドを引き上げる
- 左右の肩と股関節を積み重ね、マットの後ろの縁と同じ線上に置く
- 肩を腰のほうに滑らせ、耳から離す
- 各クライアントの、コアを安定させ、快適な可動域の範囲内で動く能力をもとに、脚の可動域を決める
- 大腿骨頭を寛骨臼から離す（ワークする脚を流れるように動かす間、骨盤を固定する）
- 手術後3-6カ月以降は、下側の脚を使えるよう、下側の脚を長くして股関節から離し、足の外側縁をマットにインプリントする
- 手術後3-6カ月以降は、必要に応じてレバーを短くするために膝を曲げる
- 頭を腕にのせ、積み重ねた股関節と肩と同じ線上に保つ

## 注意すること：避ける

- 腰椎のアーチ（過伸展）
- 膝の過伸展
- 胴体の安定の喪失。脚を動かすたびに胴体が動くこと
- コアのコントロールの喪失
- マットの後ろの縁で左右の股関節、左右の肩のアライメントがなくなる

## 注

この項で紹介した「意識すること」や「注意すること」は、この章で解説するロングレバーシリーズのすべてにあてはまる。

**サイドキックシリーズ**

## サイドキックシリーズ

# アップ・アンド・ダウン

手術後：6週間-3カ月
対象部位：膝と股関節
場所：股関節の高さの台の上にマット

## インストラクション

- 最も適したセットアップのオプションを選ぶ（p.265-266を参照）
- 腹筋を引き込んで引き上げる
- 上側の脚をヨガブロックにのせて、動きをスタートする（a）
- 上側の脚を股関節の高さに持ち上げ、つま先をポイントにする（b）。上側の脚を45°まで持ち上げ、足をフレックスにしてから、ゆっくりと最初のポジションに戻す（c）。脚を下ろすときは、脚を浮かせて上げたままで抵抗する

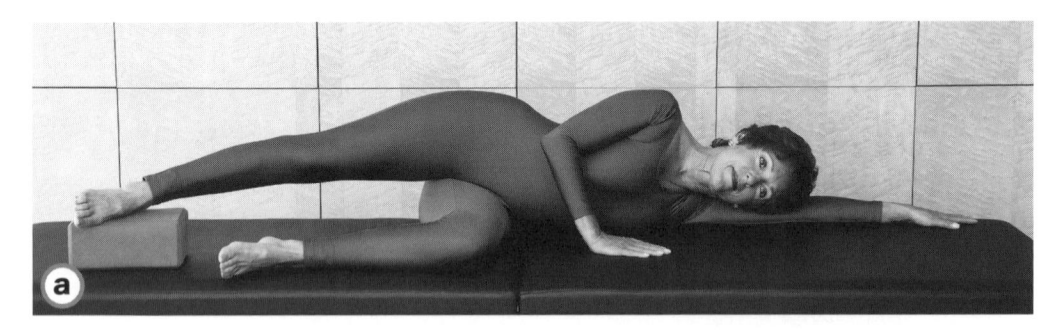

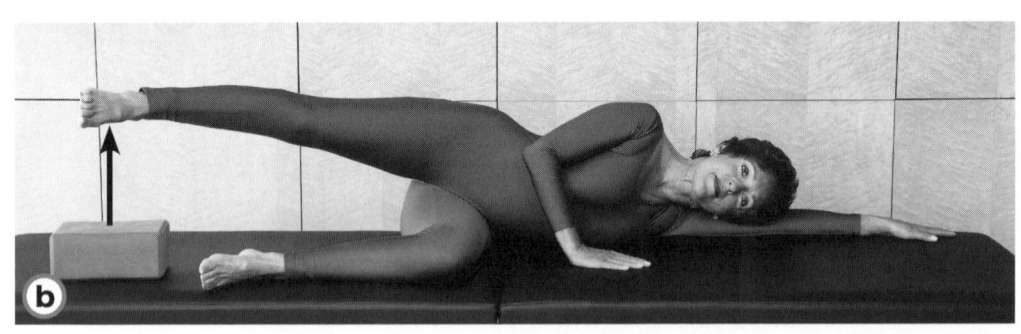

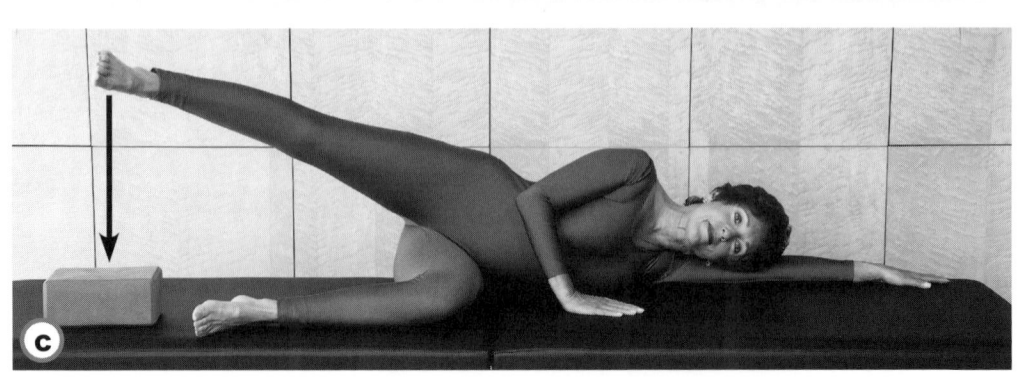

- 呼気と吸気が均等になるように、呼吸する
- 5回繰り返したから、アクションを逆にする。足をフレックスにして持ち上げ、ポイントにして下ろす動きを5回繰り返す
- 動く間、胴体を安定させる。足を伸ばして（頭と）反対側の壁に触れるイメージをもつ
- **膝と股関節**：ワーク*する脚を下側の脚と平行にし、膝とつま先を同じ平面上に置く。膝を柔らかくしておく。足を外旋させないこと。股関節が身体の正中線を越えないようにすること

## オプション

別のサポートとしてタオルや小さくて柔らかいボールを使って、胴体の安定性の難易度を上げる

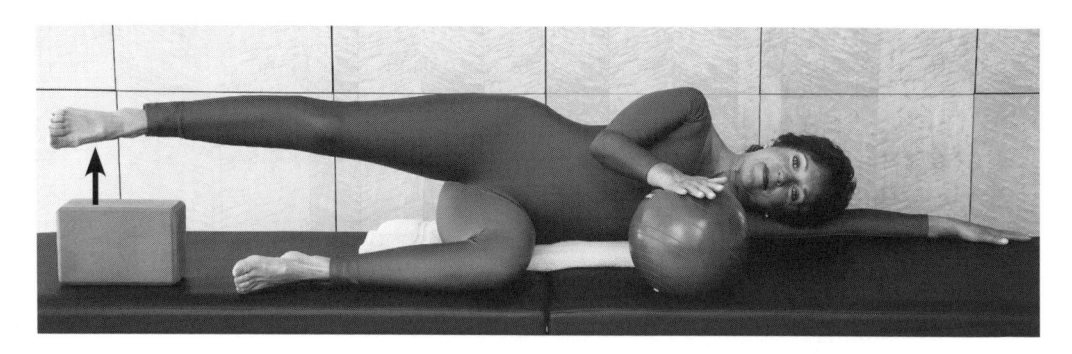

＊ p.357参照

（続く）

### アップ・アンド・ダウン（続き）

## アップ・アンド・ダウン

手術後：3-6カ月と6カ月以降

対象部位：膝と股関節

場所：両側の人工膝・股関節置換術を受けた場合、手術後6カ月以内は必要に応じてマットを高くする。その後はフロアマット、必要に応じてマットを高くする

### インストラクション

- 最も適したセットアップのオプションを選ぶ（p.265-269を参照）
- 上側の脚を股関節の高さに持ち上げ、つま先をポイントにする（b）。上側の脚を下側の脚と平行に保ち、次にできるだけ高く上げる（b）。足をフレックスにしてから、ゆっくりと最初のポジションに戻す。脚を下ろすときは、脚を浮かせて上げたままで抵抗する
- 呼気と吸気が均等になるように、呼吸する
- 足をポイントにして持ち上げ、フレックスにして下ろす動きを8回繰り返す。次にアクションを逆にし、足をフレックスにして持ち上げ、ポイントにして下ろす動きを8回繰り返す
- 動く間、胴体を安定させる。足を伸ばして反対側の壁に触れるイメージをもつ
- **膝と股関節**：ワーク*する脚を下側の脚と平行にし、膝とつま先を同じ平面上に置く。足を外旋させないこと。膝を柔らかくしておく

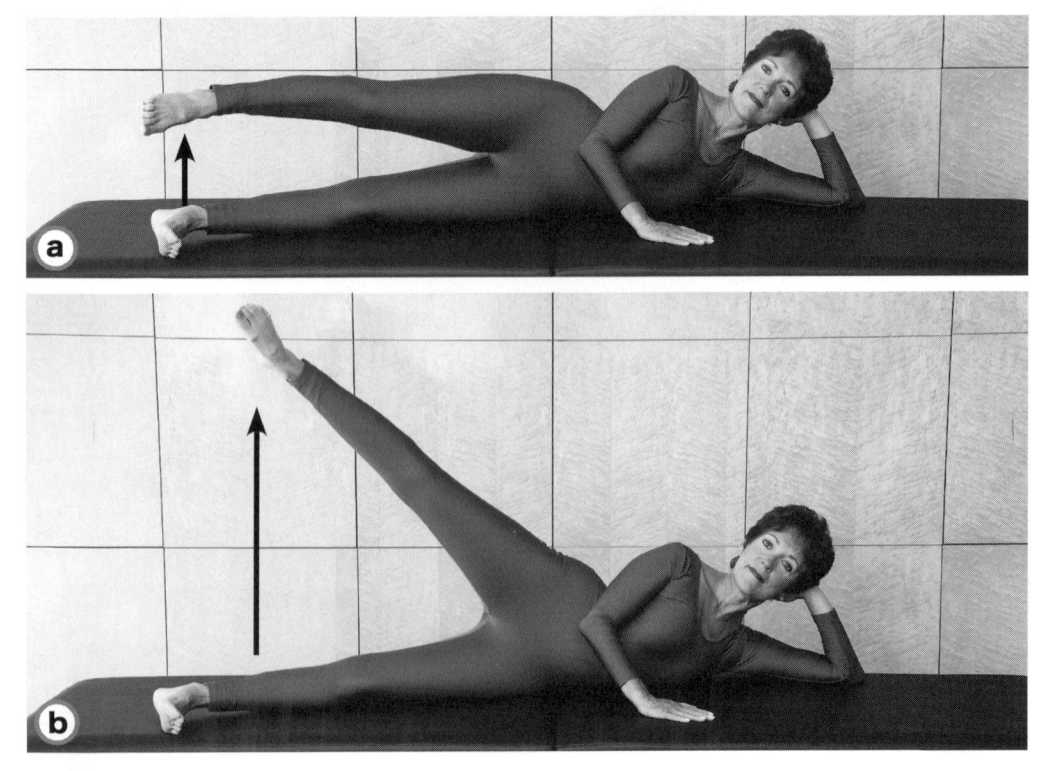

\* p.357参照

## オプション

**1.** 両手を頭の後ろにあてる

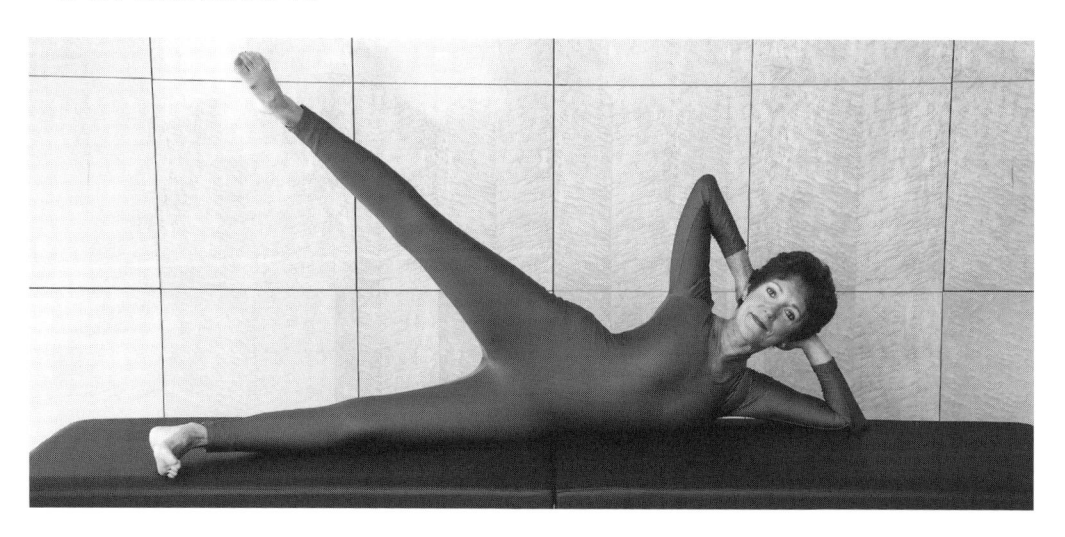

**2.** 手をピラティスリング*にのせ、脚を軽く外旋する

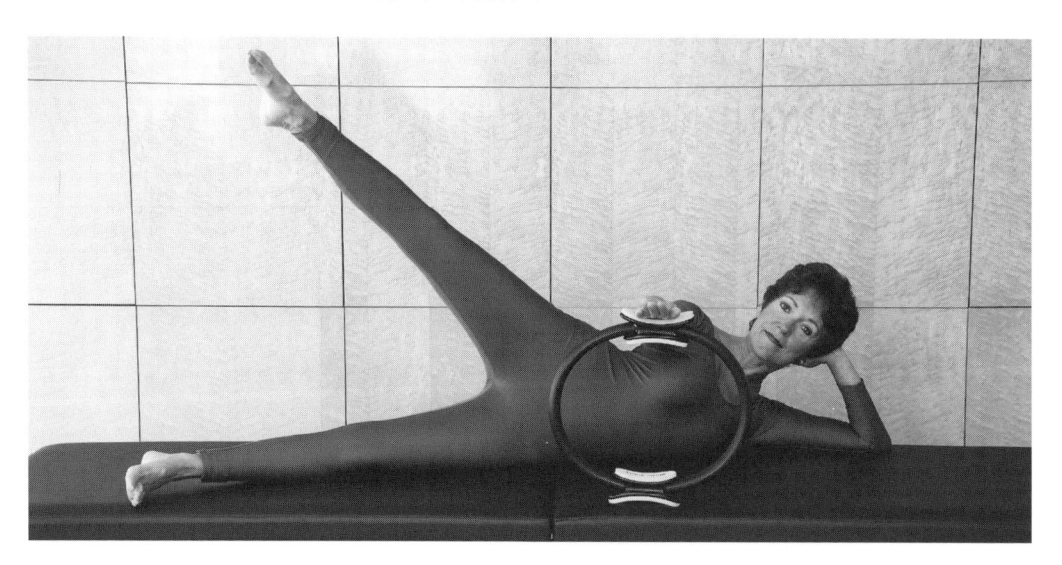

## 主に使う筋

腹筋、大殿筋、中殿筋、小殿筋、大腿直筋、縫工筋、大腿筋膜張筋、恥骨筋、大内転筋、長内転筋、短内転筋、薄筋、腓腹筋、大腿二頭筋、半膜様筋、半腱様筋、内側広筋、外側広筋、中間広筋、足関節屈筋群、足関節伸筋群、膝窩筋、足底筋、ヒラメ筋、後脛骨筋、前脛骨筋

\* p.357参照

サイドキックシリーズ

# フロント・アンド・バック

手術後：6週間-3カ月
対象部位：膝と股関節
場所：股関節の高さの台の上にマット

## インストラクション

- 最も適したセットアップのオプションを選ぶ（p.265-266を参照）
- 上側の脚を股関節の高さに持ち上げ、膝を45°-90°屈曲する。足をリラックスさせ、レバーを短くする（a）。動く間、脚を屈曲したポジションを保つ。息を吸い、ワークする脚を前に動かし、股関節の屈曲を最大90°にする（b）。息を吐いて、膝を屈曲したまま脚を伸展し、腰の高さで身体と同じ線上に来るようにする（c）。屈曲した膝を最初のポジションに戻す（d）
- 呼気と吸気が均等になるように、呼吸する
- 6-8回繰り返す
- 動く間、胴体を安定させる。脚を動かすときに上体が動く場合は、可動域を小さくする
- **膝と股関節**：ワーク*する脚を下側の脚と平行に保つ。股関節が身体の正中線を越えないようにする。必要に応じて、太腿を股関節の高さに保つために、脚の間にタオル、枕、パッドを入れる
- セットの間に休憩を入れられるよう、ヨガブロックやバレルを近くに置いておく

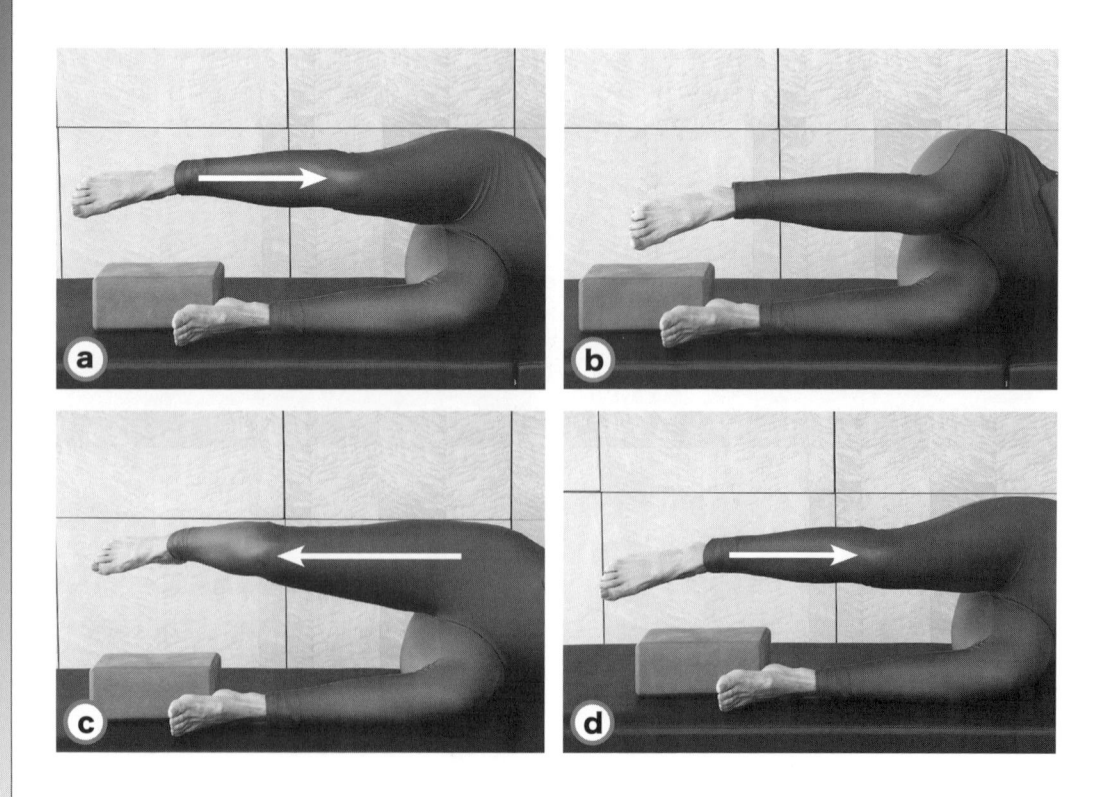

サイドキックシリーズ

* p.357参照

## オプション

脚を股関節の高さで保てるのであれば、ワーク\*する脚をロングレバーの位置まで伸ばし、動くときには股関節から離すようにする。息を吸い、股関節から身体を折り、脚を最大90°屈曲する。息を吐き、脚を伸ばして身体と同じ線上に戻す

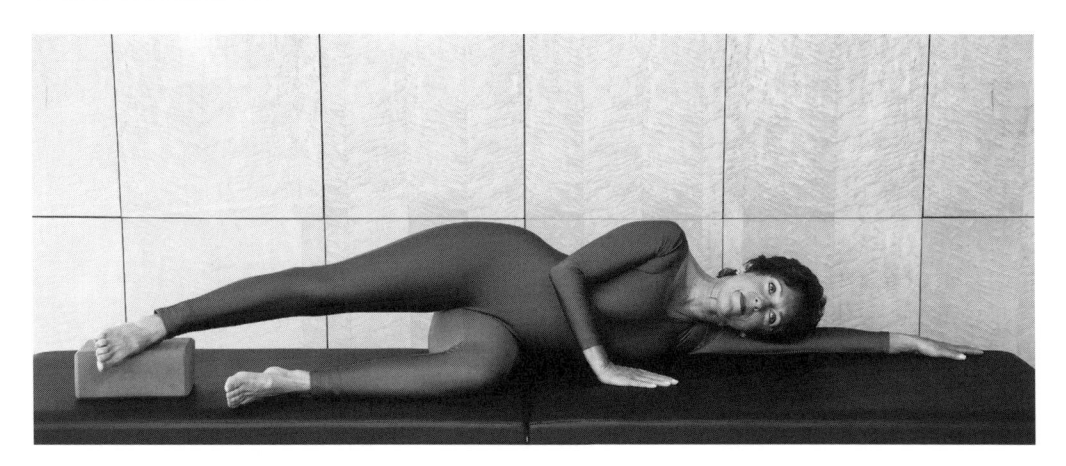

（続く）

## サイドキックシリーズ

### フロント・アンド・バック（続き）

## フロント・アンド・バック

手術後：3-6カ月と6カ月以降

対象部位：膝と股関節

場所：フロアマット、必要に応じてマットを高くする。両側の人工膝・股関節置換術を受けた場合、必要に応じてマットを高くする

### インストラクション

- 最も適したセットアップのオプションを選ぶ（p.267-268を参照）
- 上側の脚を股関節の高さに持ち上げ、足をフレックスにする。息を吸い、股関節から身体を折り、ワーク*する脚をへそまでもっていく。必要に応じて、手の下に小さくて柔らかいボールを置き、股関節の下にタオルを敷く
- 息を吐き、つま先をポイントにし、ワークする脚を股関節の高さで伸展し、固定した脚の後ろに引く。このとき、足が外旋しないようにする。脚を長くして、股関節から離す。フロントからバックにいく間、脚を股関節の高さに保つ
- 足をフレックスにし、脚を2回パルス（キック）してから、足をポイントにし、できるだけ後ろに長くする。このとき胴体が動かないようにする
- 呼気と吸気が均等になるように、呼吸する
- 8-10回繰り返す
- 動き全体を通して、脚を同じ高さに保つ
- 胴体をしっかり固定するように心がける。脚を動かすときに上体が動く場合は、可動域を小さくする
- **膝と股関節**：ワークする脚を下側の脚と平行にし、膝とつま先が部屋の向かい側を向くようにする。膝を軽く曲げておく。必要に応じて、レバーを短くするためにワークする脚を曲げる

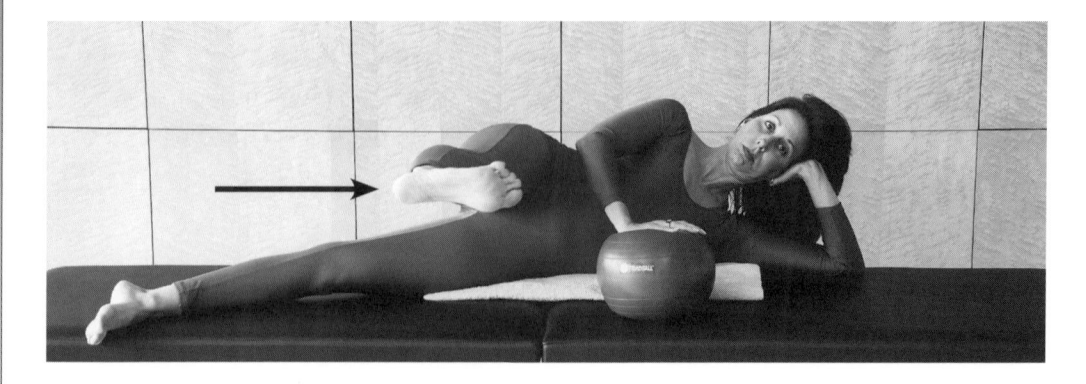

* p.357参照

## オプション

1. 下側の脚をマットに長く伸ばした状態で、フロント・アンド・バックの動きをする。頭を腕の上にのせ、必要に応じて股関節の下にタオルを敷く

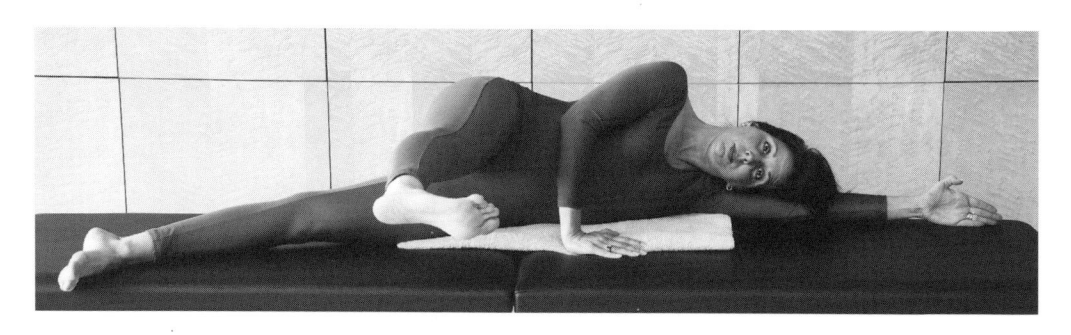

2. フロント・アンド・バックの動きをする間、下側の脚を曲げておく。腕を枕にしてその上に頭をのせ、手の下に柔らかいボールを置いて押す。必要に応じて股関節の下にタオルを敷く

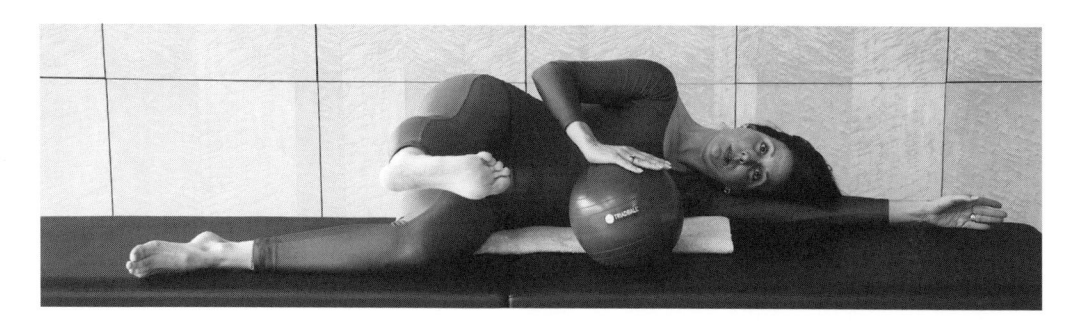

3. フロント・アンド・バックの動きをする間、ピラティスリングを使い、指先を伸ばしてリングを手で押し、肩を耳から離す

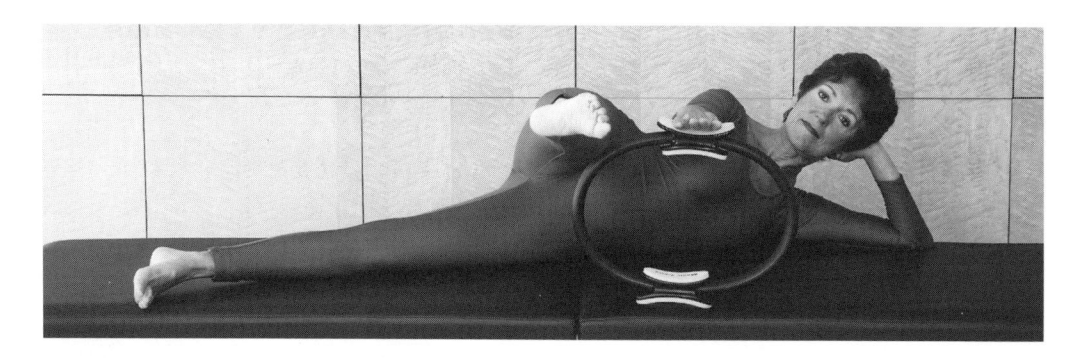

## 主に使う筋

腹筋、大腿直筋、縫工筋、恥骨筋、腸腰筋、大殿筋、中殿筋、大腿二頭筋、半腱様筋、半膜様筋、大腿筋膜張筋、大内転筋、長内転筋、短内転筋、薄筋、膝窩筋、腓腹筋、足底筋、中間広筋、内側広筋、外側広筋、梨状筋、ヒラメ筋、前脛骨筋、後脛骨筋

# リトル・サークル

手術後：6週間-3カ月
対象部位：膝と股関節
場所：股関節の高さの台の上にマット

## インストラクション

- 最も適したセットアップのオプションを選ぶ（p.265-266を参照）
- 腹筋を引き込んで引き上げる
- 上側の脚を股関節の高さに持ち上げ、つま先をポイントにする。つま先でリトル・サークルを描く。円の頂点に来たときに、動きにアクセントをつける
- 股関節から動かして、円を描く
- 呼気と吸気が均等になるように、呼吸する
- 各方向に5回円を描く
- 動く間、上体が動かないよう気をつける。脚を長くするために、足で反対側の壁に触れるイメージをもつ
- **膝と股関節**：ワークする脚を下側の脚と平行に保ち、膝とつま先が向かい側の壁を向くようにする。膝を柔らかくして、軽く曲げる。股関節が身体の正中線を越えないようにする

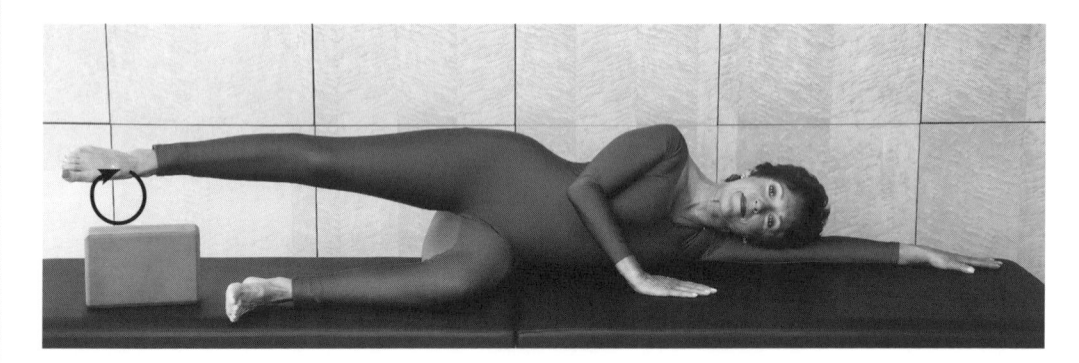

## オプション

コアの安定性の難易度を上げるために、手を小さくて柔らかいボールの上にのせる。快適にワークできるようにタオルを使う

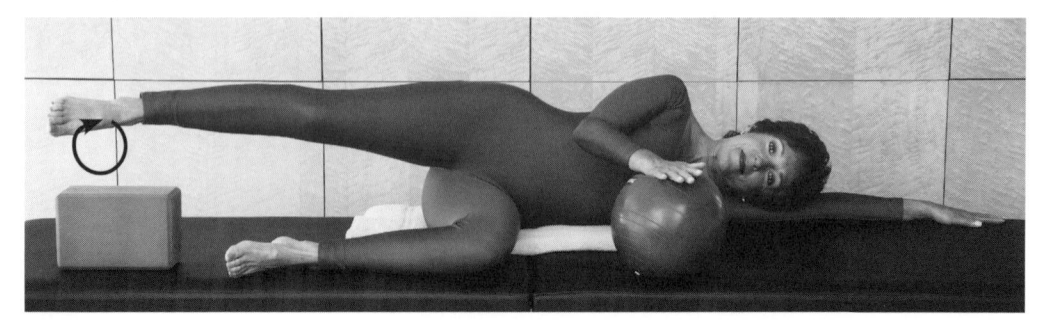

サイドキックシリーズ

## リトル・サークル

手術後：3-6カ月と6カ月以降

対象部位：膝と股関節

場所：フロアマット、必要に応じてマットを高くする。両側の人工膝・股関節置換術を受けた場合、必要に応じてマットを高くする

### インストラクション

- 最も適したセットアップのオプションを選ぶ（p.267-268を参照）
- 腹筋を引き込んで引き上げる
- 上側の脚を腰の高さに持ち上げ、つま先をポイントにする。つま先でリトル・サークルを描く。円の頂点で動きにアクセントをつける。片手をマットについてもかまわないし（a）、両手を頭の後ろにあててもかまわない（b）

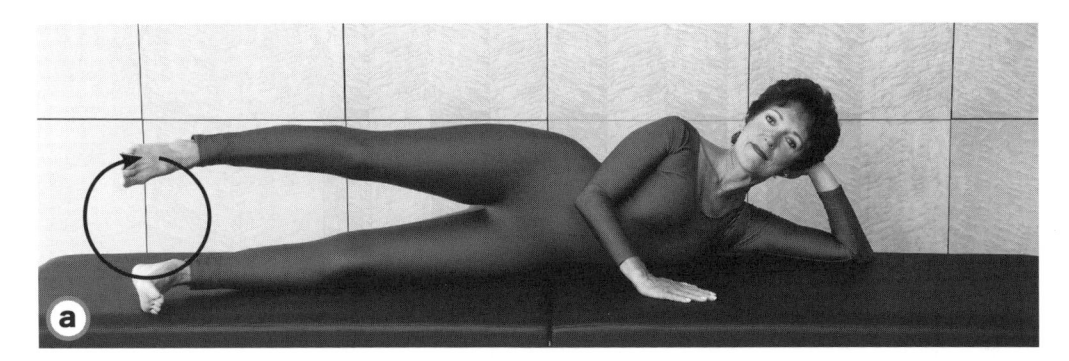

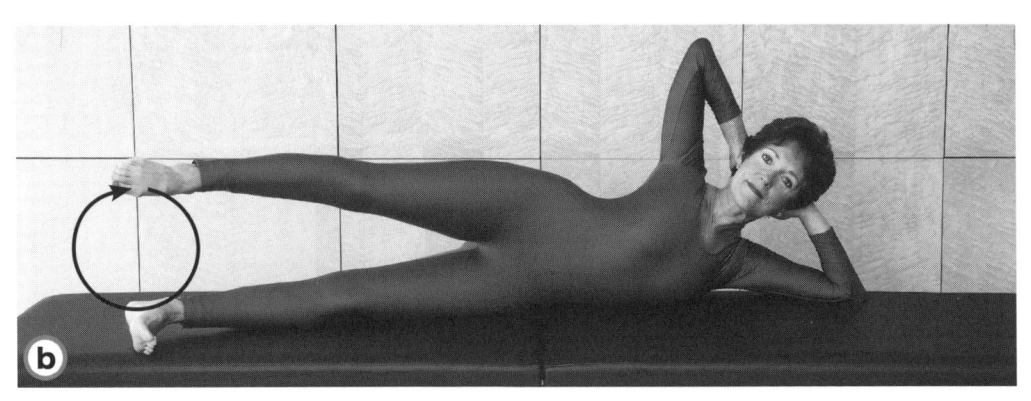

（続く）

サイドキックシリーズ

### リトル・サークル（続き）

- 股関節から動かして、円を描く
- 反対回りで円を描く
- 呼気と吸気が均等になるように、呼吸する
- 各方向に8-10回円を描く
- 動く間、上体が動かないよう気をつける。脚を長くするために、足で反対側の壁に触れるイメージをもつ
- **膝と股関節**：ワーク*する脚と下側の脚を平行に保ち、膝とつま先が向かい側の壁を向くようにする。膝を柔らかくする

### 主に使う筋

腹筋、大腿直筋、腸腰筋、縫工筋、恥骨筋、薄筋、大腿二頭筋、半腱様筋、半膜様筋、中殿筋、大腿筋膜張筋、小殿筋、大殿筋、大内転筋、長内転筋、短内転筋、中間広筋、内側広筋、外側広筋、後脛骨筋、腓腹筋、ヒラメ筋、足底筋

\* p.357参照

## Dサークル

制限：膝・股関節の手術後6週間の患者には適さない。Dサークルは、手術後3カ月たつまでは実践しないこと

手術後：3-6カ月と6カ月以降

対象部位：膝と股関節

場所：フロアマット、必要に応じてマットを高くする。両側の人工膝・股関節置換術を受けた場合、必要に応じてマットを高くする

### インストラクション

- 最も適したセットアップのオプションを選ぶ（p.267-268を参照）。ここで紹介するように、ピラティスリングを使ってもかまわない（a）
- 上側の脚を腰より高く持ち上げてから、その脚をできるだけ高く持ち上げる。つま先をポイントにする（b）。大きな円を半分まで描いたら（c）、スタート地点に戻り（d）、それを繰り返す。この動きは大文字のDのように見える
- 呼気と吸気が均等になるように、呼吸する
- 各方向、5回繰り返す
- 動く間、胴体を安定させる。脚を長くするために、足で反対側の壁に触れるイメージをもつ
- **膝と股関節**：ワーク*する脚を下側の脚と平行にし、膝とつま先を同じ平面上に置く。膝を軽く曲げておく

＊ p.357参照

（続く）

## Dサークル（続き）

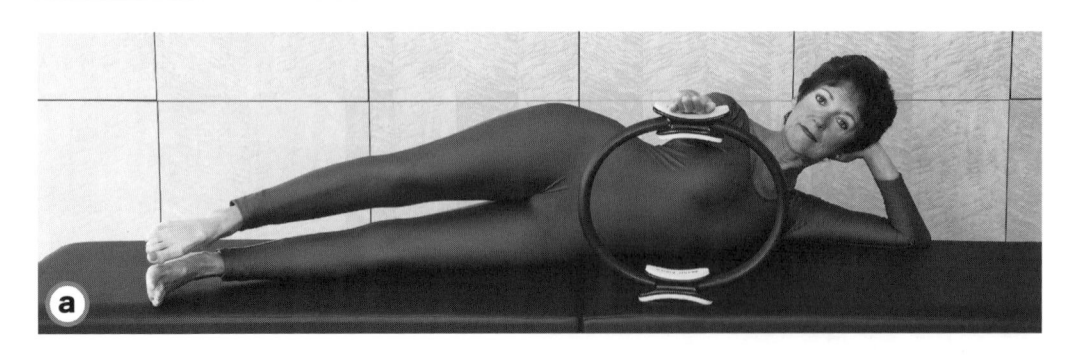

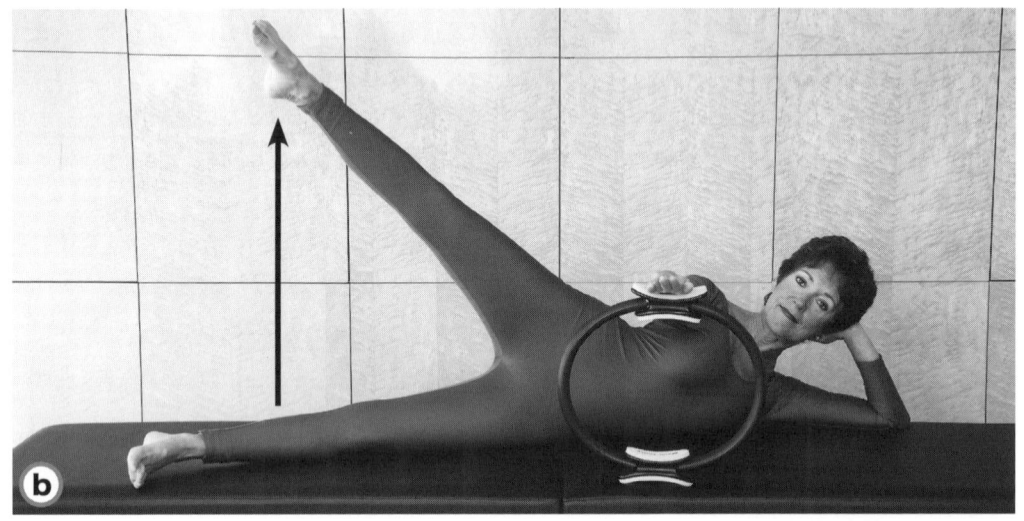

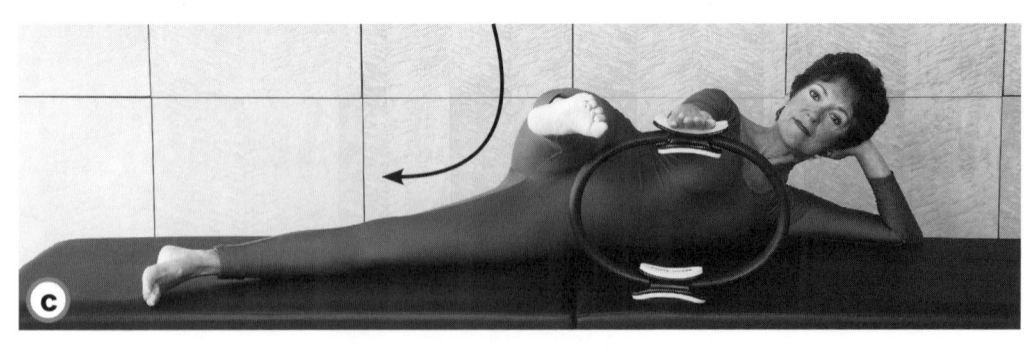

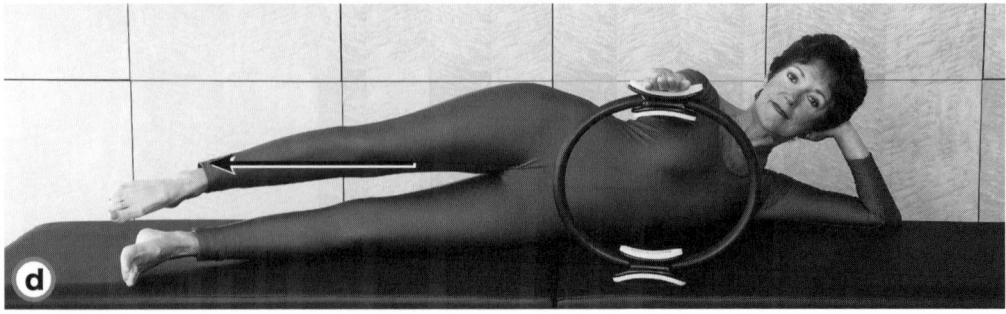

サイドキックシリーズ

282

**主に使う筋**

腹筋、大腿直筋、腸腰筋、縫工筋、恥骨筋、薄筋、大腿二頭筋、半腱様筋、半膜様筋、中殿筋、大腿筋膜張筋、小殿筋、大殿筋、大内転筋、長内転筋、短内転筋、中間広筋、内側広筋、外側広筋、後脛骨筋、腓腹筋、ヒラメ筋、足底筋

## インターナル・アンド・エクスターナル・ローテーション（内旋と外旋）

手術後：6週間-3カ月
対象部位：膝と股関節
場所：股関節の高さの台の上にマット

### インストラクション

- 最も適したセットアップのオプションを選ぶ（p.265-266を参照）
- 腹筋を引き込んで引き上げる
- 上側の脚を股関節の高さに持ち上げ、つま先をフレックスにする(a)。足、足首、膝、股関節を回旋して上に向け、つま先を天井に向ける(b)。股関節、膝、足首、足を回旋して、平行な位置に戻す。動きのエネルギーをかかとからその先まで流す

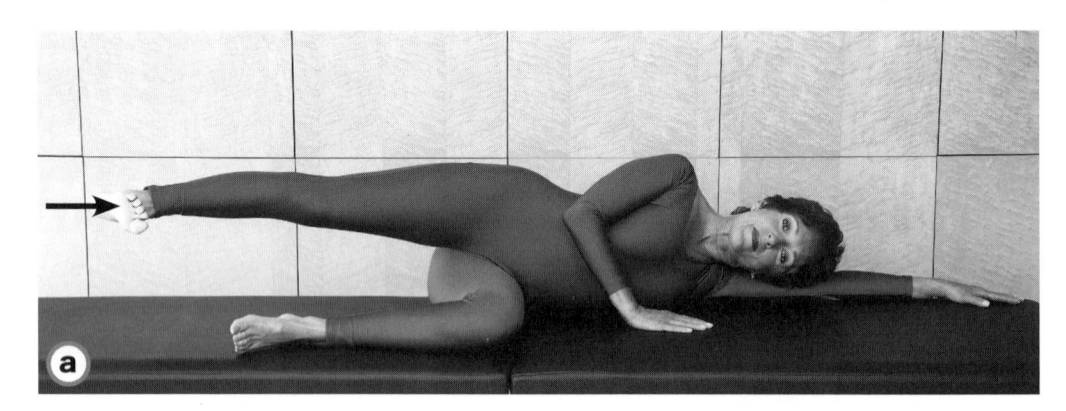

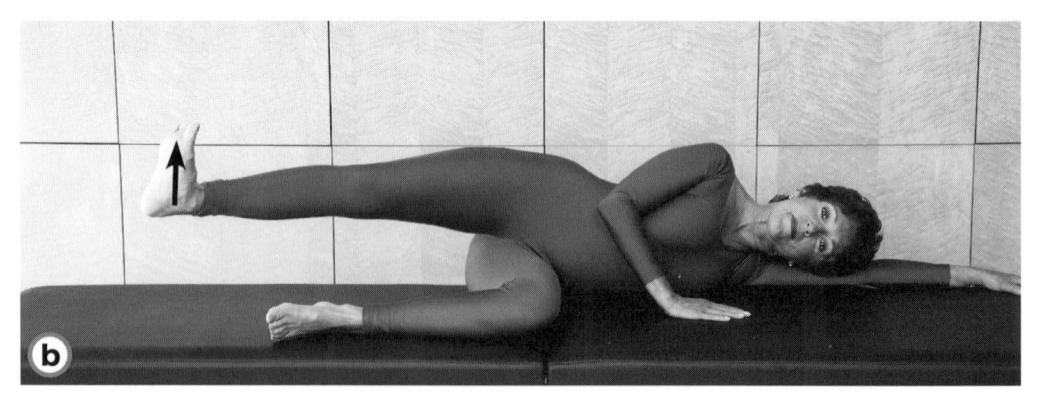

- 呼気と吸気が均等になるように、呼吸する
- 5回繰り返す
- 動く間、上体が動かないよう気をつけ、腹筋を使うようにする
- **膝と股関節**：エクササイズを始めるとき、ワーク*する脚と下側の脚を平行に保ち、膝とつま先を同じ平面上に置く。膝を軽く曲げる。股関節が身体の正中線を越えないようにする。必要に応じて、次のセットに入る前にヨガブロック、バレル、硬い枕の上に脚をのせて休憩する
- **股関節**：外旋を20°までに制限する

## インターナル・アンド・エクスターナル・ローテーション（内旋と外旋）

手術後：3-6カ月と6カ月以降

対象部位：膝と股関節

場所：フロアマット、必要に応じてマットを高くする。両側の人工膝・股関節置換術を受けた場合、必要に応じてマットを高くする

### インストラクション

- 最も適したセットアップのオプションを選ぶ(p.267-268を参照)
- 腹筋を引き込んで引き上げる
- 上側の脚を腰の高さに持ち上げ、つま先をフレックスにする(a)。足、足首、膝、股関節を回旋して上に向け、つま先を天井に向ける(b)。股関節、膝、足首、足を回旋して、平行な位置に戻してから(c)、つま先を床に向ける(d)。動きのエネルギーをかかとからその先まで流す
- 呼気と吸気が均等になるように、呼吸する
- 8回繰り返す
- 動く間、上体が動かないよう気をつけ、腹筋を使うようにする
- **膝と股関節**：エクササイズを始めるとき、ワークする脚と下側の脚を平行に保ち、膝とつま先を同じ平面上に置く。膝を軽く曲げる
- **股関節**：動くときに膝を軽く曲げる。手術後6カ月までは外旋と内旋を20°以内に、手術後6カ月以降は30°以内に制限する

\* p.357参照

（続く）

サイドキックシリーズ

## 内旋と外旋（続き）

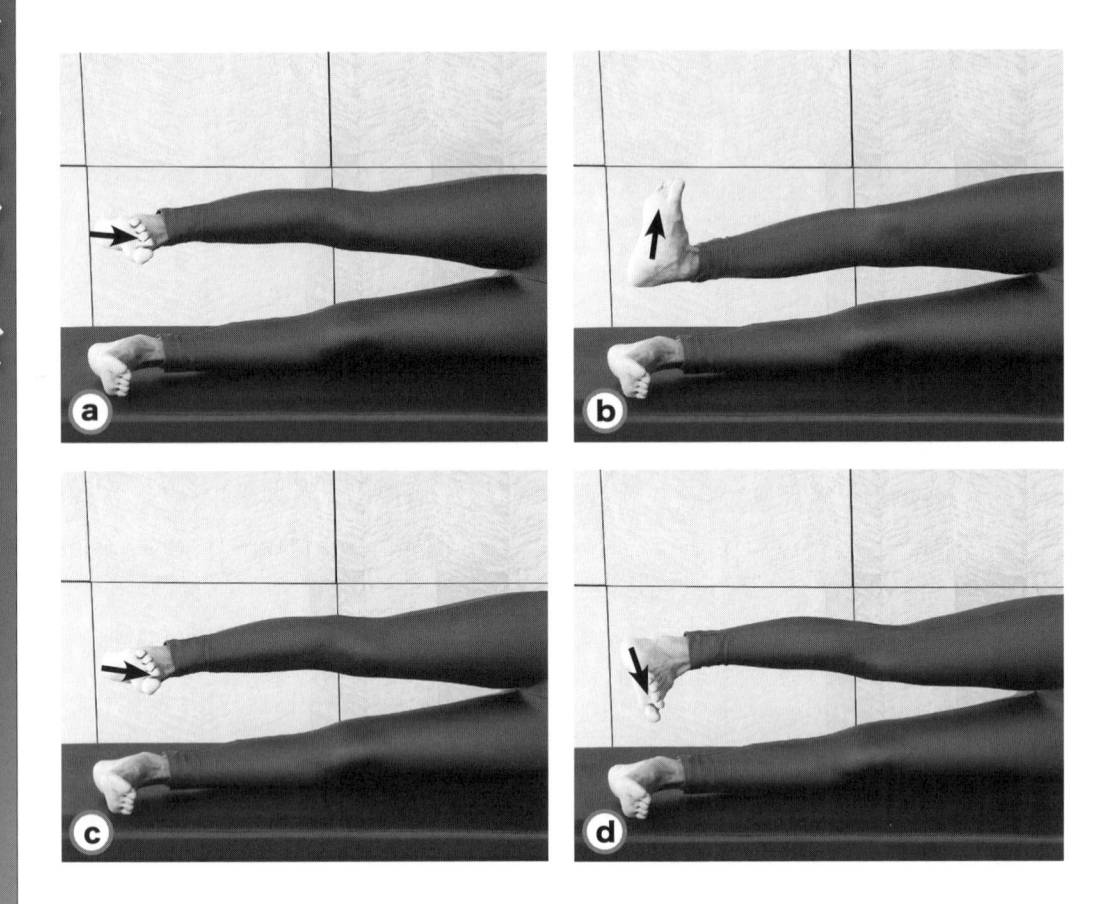

## オプション

内旋と外旋をするときは、頭を上腕二頭筋の上にのせてもいいし、前腕で頭を支えて上側の手をマットについてもいいし、両手を頭の後ろにあててもかまわない。動きの全体を通して、脚を長くして股関節から離し、ウェストラインがマットから上がっている感じにする

## 主に使う筋

腹筋、大腿直筋、腸腰筋、中殿筋、大腿筋膜張筋、小殿筋、大殿筋、縫工筋、大内転筋、長内転筋、短内転筋、梨状筋、上双子筋、下双子筋、内閉鎖筋、外閉鎖筋、大腿方形筋、恥骨筋、薄筋、内側広筋、中間広筋、外側広筋、前脛骨筋。ハムストリングスは伸展する（大腿二頭筋、半腱様筋、半膜様筋）

# バイシクル

制限：膝・股関節の手術後６週間-3カ月の患者には適さない
手術後：3-6カ月と６カ月以降
対象部位：膝と股関節
場所：フロアマット、必要に応じてマットを高くする。両側の人工膝・股関節置換術を受けた場合、必要に応じてマットを高くする

## インストラクション

- 最も適したセットアップのオプションを選ぶ（p.267-268を参照）
- 腹筋を引き込んで引き上げる
- 上側の脚を股関節の高さに上げる。上側の脚を身体の正面のウェストの位置までもっていき、その状態を保つ（a）。膝をできるだけ胸のほうに曲げ（b）、脚を股関節から伸展するときもこのポジションを保つ。足で殿部へとリードしながら、脚を後ろ側の壁にもっていく（c-d）。脚をまっすぐにして後ろの壁に向け（e）、伸ばした脚をぐるりと回して正面にもっていき（a）、最初から繰り返す（ここで使っている写真では、股関節の屈曲を約110°にしている）
- フロー[*1]としては次のようになる。膝を胸に引き寄せる、膝と膝を近づける、かかとが殿部に近づく、脚を後ろの壁に近づける、脚をぐるりと回して正面にもっていく
- 反対方向にも繰り返す。脚を伸ばして、後ろ側の壁につけるところからスタートするのである。フローとしては次のようになる。かかとを殿部に近づける、膝と膝を近づける、膝を胸に引き寄せる、脚をぐるりと回して後ろに戻す
- 呼気と吸気が均等になるように、呼吸する
- 各方向、4回繰り返す
- 動く間、上体が動かないよう気をつける。胴体が動く場合は、可動域を小さくする。脚を長くするために、足で反対側の壁に触れるようなイメージをもつ
- 膝：できるだけ膝を曲げ、脚を伸ばすときに膝が過伸展しないよう気をつける
- 股関節：動くときに、脚が身体の正中線を越えて下がらないようにする。動きをスタートするとき、ワーク[*2]する脚はウェストまでにしか上げないこと。膝を曲げて胸のほうに引き寄せるとき、手術後6カ月までは股関節の屈曲を110°以内に、手術後6カ月以降は115°以内に留める。脚を身体の正中線よりやや後ろに伸ばすが、このとき脚を外旋しないこと
- 脚を後ろに伸ばすとき、膝や股関節を外旋してはいけない

## オプション

固定する手をボールの上にのせるか、両手を頭の後ろにあて、胴体を安定させたまま動く動作の難易度を上げる

[*1] p.xix参照
[*2] p.357参照

（続く）

## バイシクル（続き）

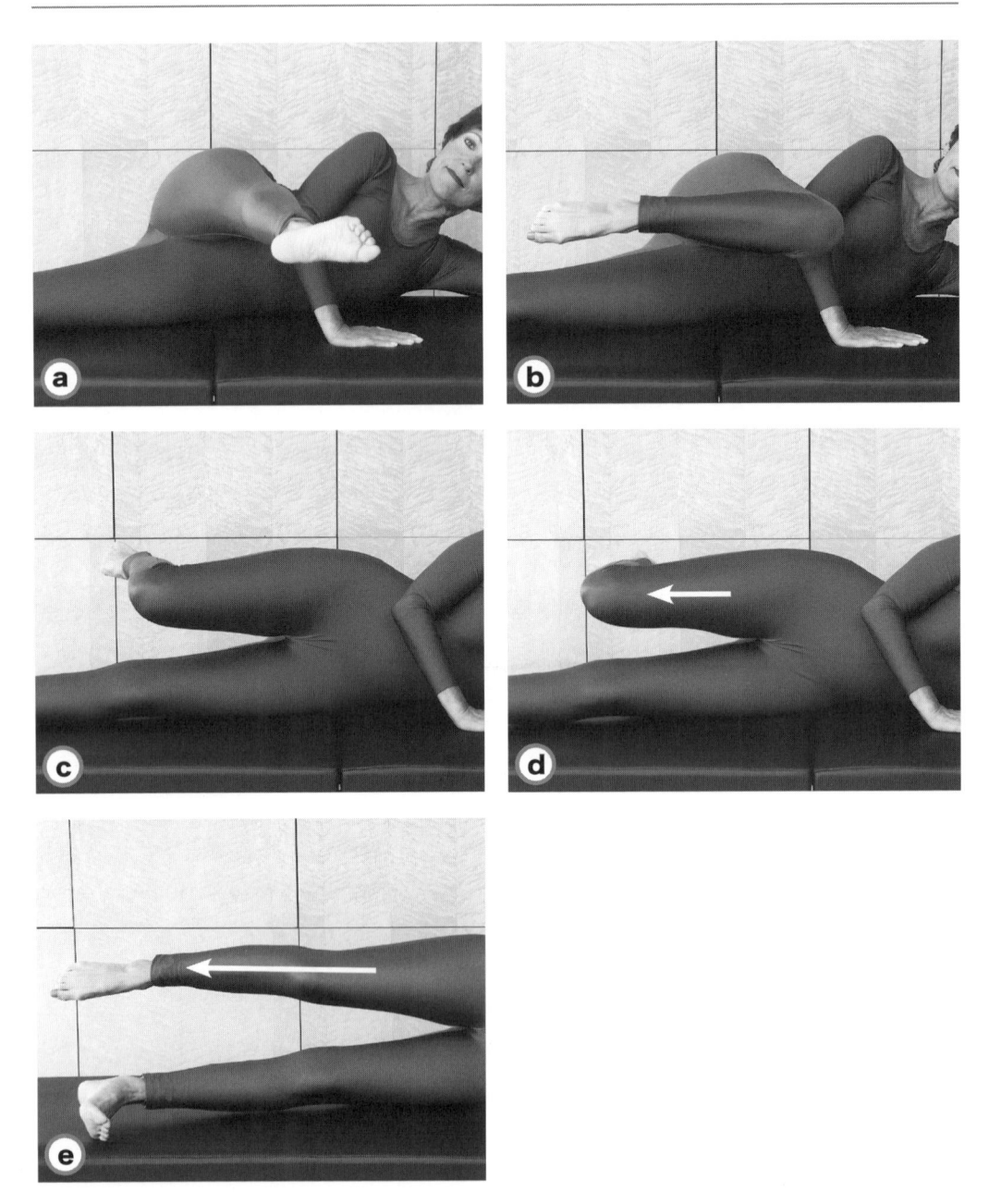

### 主に使う筋

腹筋、大腿直筋、内側広筋、外側広筋、中間広筋、縫工筋、恥骨筋、腸腰筋、大殿筋、中殿筋、小殿筋、大腿二頭筋、半腱様筋、半膜様筋、薄筋、膝窩筋、腓腹筋、足底筋、大腿筋膜張筋、大内転筋、長内転筋、短内転筋、梨状筋、足関節伸筋群、後脛骨筋、ヒラメ筋

288

## シザース

制限：膝・股関節の手術後6週間-3カ月の患者には適さない

手術後：3-6カ月と6カ月以降

対象部位：膝と股関節

場所：フロアマット、必要に応じてマットを高くする。両側の人工膝・股関節置換術を受けた場合、必要に応じてマットを高くする

### インストラクション

- 最も適したセットアップのオプションを選ぶ（p.267-268を参照）
- 両脚を股関節より25°以上前で身体の正中線に来るようにする
- 腹筋を引き込んで引き上げる
- 上側の脚を股関節の高さに持ち上げ、つま先をポイントにする。股関節から身体を折り、上側の脚を後ろに、下側の脚を逆に前にもっていく。ゆっくりとコントロールした動きを保ち、脚がはさみのように前後し、空気を切るようにする（a-b）

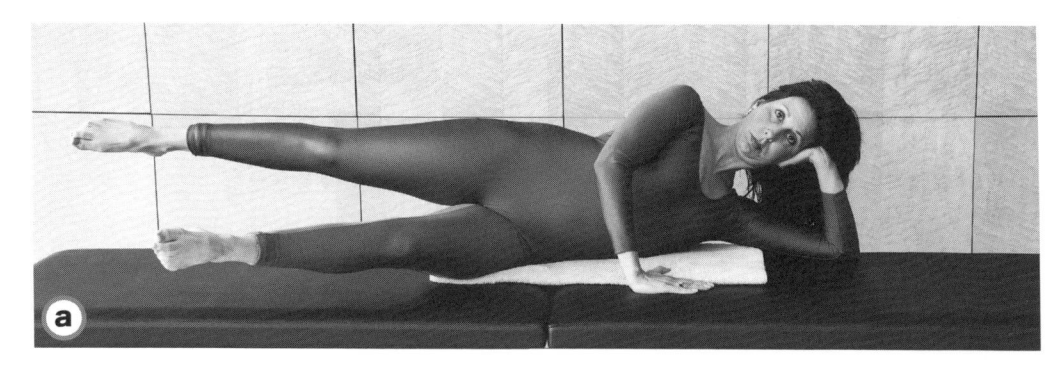

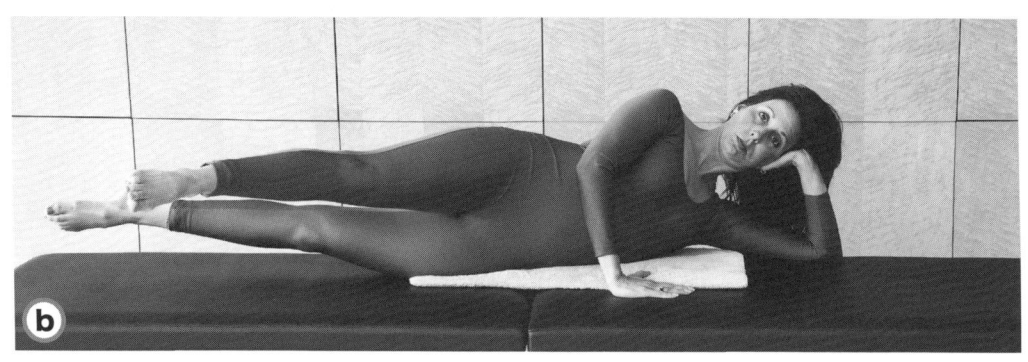

（続く）

## シザース（続き）

- 呼気と吸気が均等になるように、呼吸する
- 各方向、8回繰り返す
- 胴体を安定させ、腹筋を使う。足で反対側の壁に触れるようなイメージをもち、脚を長くして股関節から離す。反対の力を生み出し、エネルギーの矢の1本が頭頂部から出て、もう1本が足から出るイメージをもつ
- 膝：膝を柔らかく保つ。脚を伸展したときに5-10°屈曲しているイメージをもつ
- 股関節：動きをできるだけ小さく、ゆっくりにし、コントロールする。股関節の下にパッドかタオルを敷く。脚を平行にし、股関節の高さを保つ。脚を身体の正中線よりやや伸展し、膝を柔らかくし、脚が外旋しないようにする

## オプション

シザースをするときは、頭を上腕二頭筋の上にのせてもいいし、前腕で頭を支えて上側の手をマットについてもいいし、両手を頭の後ろにあててもかまわない。動きの全体を通して、脚を長くして股関節から離し、ウェストラインがマットから上がっている感じにする

## 主に使う筋

腹筋、大腿直筋、縫工筋、恥骨筋、腸腰筋、大殿筋、中殿筋、大腿二頭筋、半腱様筋、半膜様筋、大内転筋、長内転筋、短内転筋、薄筋、内側広筋、外側広筋、中間広筋、大腿筋膜張筋、後脛骨筋、腓腹筋、足底筋、ヒラメ筋

# パラレル・レッグ・リフト

制限：膝・股関節の手術後6週間の患者には適さない

手術後：3-6カ月と6カ月以降

対象部位：膝と股関節

場所：フロアマット、必要に応じてマットを高くする。両側の人工膝・股関節置換術を受けた場合、必要に応じてマットを高くする

## インストラクション

- 最も適したセットアップのオプションを選ぶ(p.267-268を参照)
- 両脚を股関節より25°以上前で身体の正中線に来るようにする
- 腹筋を引き込んで引き上げる
- 上側の脚を腰の高さに持ち上げ、つま先をポイントにする。下側の脚を上に上げて、上側の脚にそろえる。両脚を身体の正中線に引き寄せる。両脚を上げ下げするが、繰り返しの間に脚がマットにつかないようにする(a-b)。脚を持ち上げるときはゆっくりおこない、下げるときは抵抗する

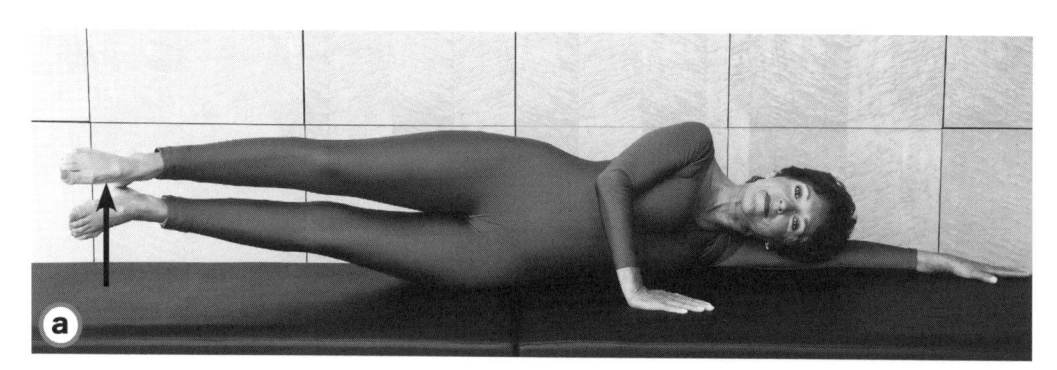

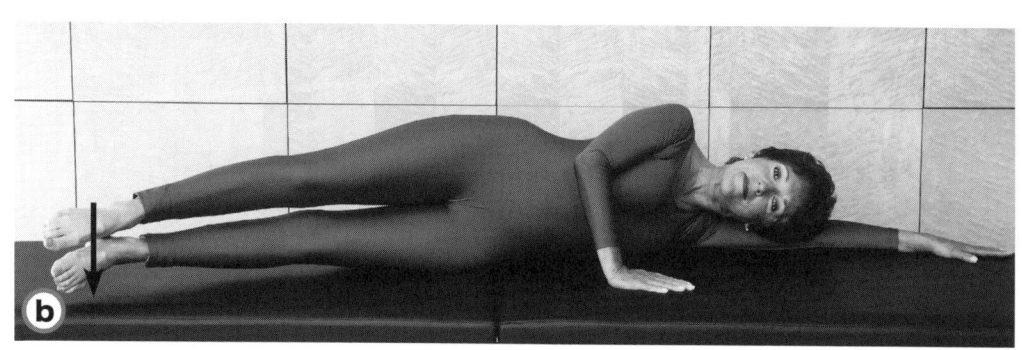

サイドキックシリーズ

(続く)

## サイドキックシリーズ

### パラレル・レッグ・リフト（続き）

- 呼気と吸気が均等になるように、呼吸する
- 8回繰り返す
- 胴体を安定させ、腹筋を使う。足で反対側の壁に触れるようなイメージをもち、脚を長くして股関節から離す
- 膝：膝を軽く曲げておく
- 股関節：必要に応じて、股関節の下にパッドかタオルを敷く。脚を平行にし、股関節の高さを保つ。両脚を平行に保つ

### オプション

パラレル・レッグ・リフトをするときは、頭を上腕二頭筋の上にのせてもいいし、前腕で頭を支えて上側の手をマットについてもいいし、両手を頭の後ろにあててもかまわない。動きの全体を通して、脚を長くして股関節から離し、ウェストラインがマットから上がっている感じにする

### 主に使う筋

腹筋、大腿直筋、腸腰筋、内側広筋、外側広筋、中間広筋、大殿筋、中殿筋、小殿筋、大腿二頭筋、恥骨筋、縫工筋、大内転筋、長内転筋、短内転筋、薄筋、腓腹筋、ヒラメ筋、足関節伸筋群、足底筋、後脛骨筋

## リフト・リフト・ローワー・ローワー

制限：膝・股関節の手術後6週間の患者には適さない

手術後：3-6カ月と6カ月以降

対象部位：膝と股関節

場所：フロアマット、必要に応じてマットを高くする。両側の人工膝・股関節置換術を受けた場合、必要に応じてマットを高くする

### インストラクション

- 最も適したセットアップのオプションを選ぶ(p.267-268を参照)
- 両脚を股関節より25°以上前で身体の正中線に来るようにする(a)
- 腹筋を引き込んで引き上げる
- 上側の脚を股関節の高さに持ち上げ、つま先をポイントにする(b)。下側の脚を上に上げて、上側の脚にそろえる(c)。両脚を身体の正中線に引き寄せる
- 下側の脚を下げ、(d)、次に上側の脚を下ろす(e)。上側の脚を持ち上げ、次に下側の脚を上げて、上側の脚にそろえる
- フロー*としてはリフト、リフト、ローワー、ローワーになる。動く間、両脚はマットから数cm浮かせておく
- 呼気と吸気が均等になるように、呼吸する
- 8回繰り返す
- 胴体を安定させ、腹筋を使う。足で反対側の壁に触れるようなイメージで、脚を長くする
- **膝**：膝を軽く曲げておく
- **股関節**：股関節の下にパッドかタオルを敷き、脚を平行に保つ

\* p.357参照

サイドキックシリーズ

(続く)

## リフト・リフト・ローワー・ローワー（続き）

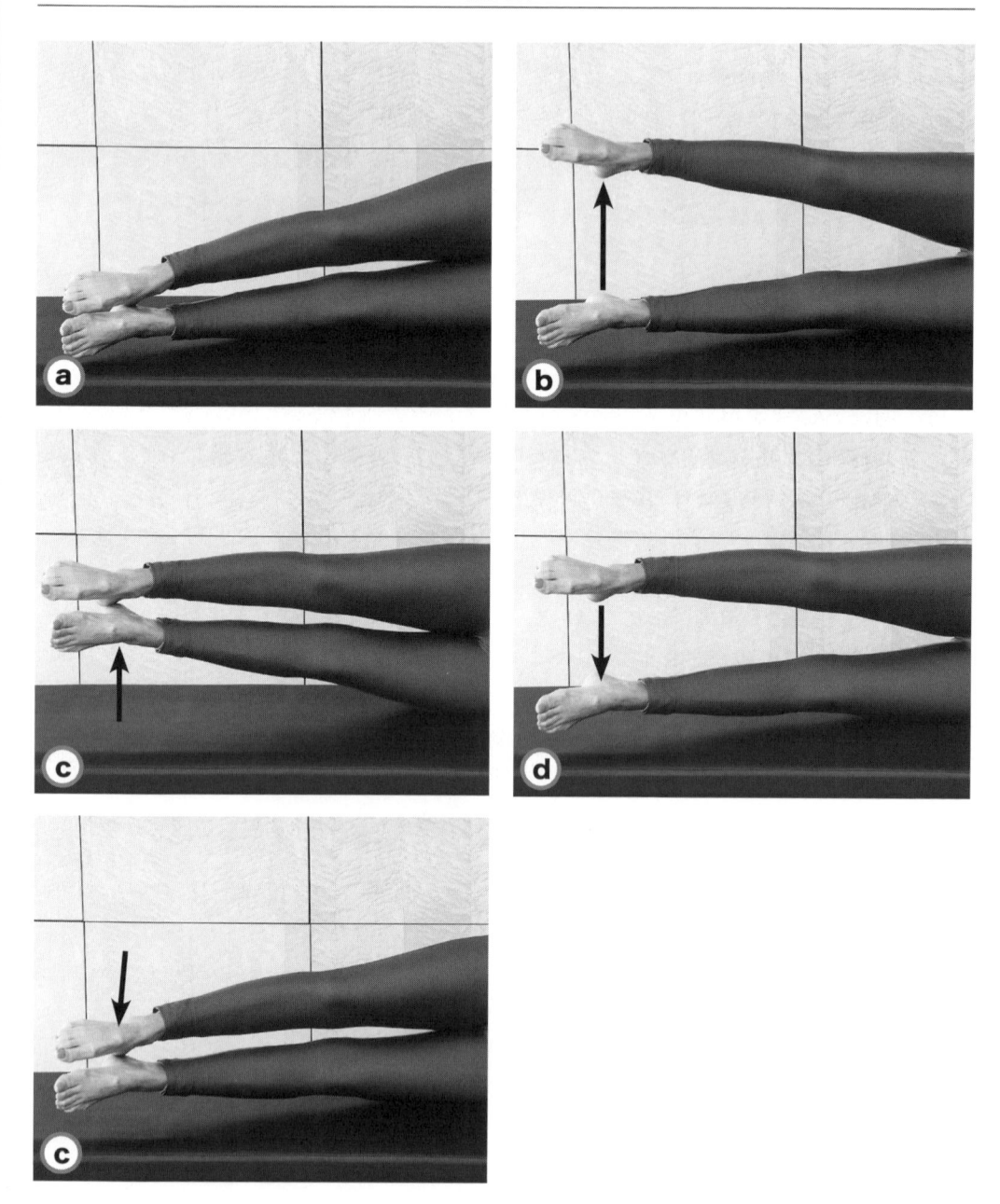

## オプション

1. 上側の脚を股関節の高さに持ち上げ、つま先をポイントにし、下側の脚を上げて、上側の脚にそろえる。両脚を身体の正中線に引き寄せる。下側の脚だけを上げ下げし、上側の脚は動かさない。上側の脚で下側の脚を迎えるようにする。8回繰り返す
2. 上側の脚を腰の高さに持ち上げ、つま先をポイントにし、下側の脚を上げて、上側の脚にそろえる。両脚を身体の正中線に引き寄せる。上側の脚だけを上げ下げし、下側の脚は動かさない。8回繰り返す。これは難しいオプションである
3. リフト・リフト・ローワー・ローワーとそのバリエーションをするときは、頭を上腕二頭筋に置くか、上側の手をマットに置いて前腕で頭を支えるか、両手を頭の後ろにあててもよい。脚を股関節から離して長くし続け、動く間、ウェストラインをマットから引き上げているような気持ちでやる

## 主に使う筋

腹筋、大腿直筋、腸腰筋、内側広筋、外側広筋、中間広筋、大殿筋、中殿筋、小殿筋、大腿筋膜張筋、恥骨筋、縫工筋、大内転筋、長内転筋、短内転筋、薄筋、腓腹筋、ヒラメ筋、足関節伸筋群、足底筋、後脛骨筋

# 90°のロングレッグ・リフトと90°のロングレッグ・サークル

制限：膝・股関節の手術後6週間-3カ月、3-6カ月の患者には適さない

手術後：6カ月以降

対象部位：膝と股関節

場所：フロアマット、必要に応じてマットを高くする

## 90°のロングレッグ・リフトのインストラクション

- 最も適したセットアップのオプションを選ぶ（p.267-268を参照）
- 下側の脚を直角に曲げ、上側の脚を身体と同じ線上で伸ばす（a）。上側の脚を前にもっていき、下側の曲げた脚の太腿と同じ線上になるようにする。上側の脚を床と平行に保つ。股関節から脚を伸ばして股関節、膝、足首を同じ線上にし、足をフレックスにする（b）。足を正面に伸ばしながら、股関節を逆に後ろに引く。エネルギーの矢の1本が股関節の後ろから壁に向かい、もう1本がつま先から壁に向かって出るようなイメージをもつ
- 腹筋を引き込んで引き上げる
- 足を15-20cm上げ下げする。小さく、コントロールされた動きを保つ（c-d）

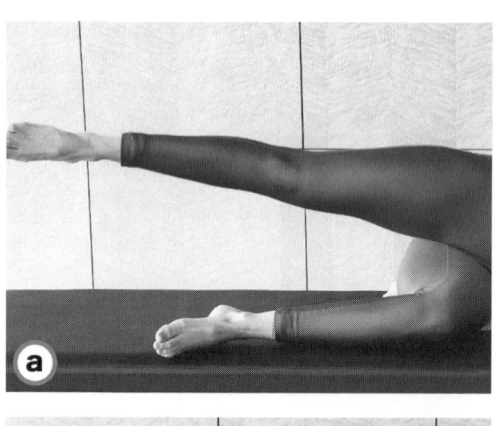

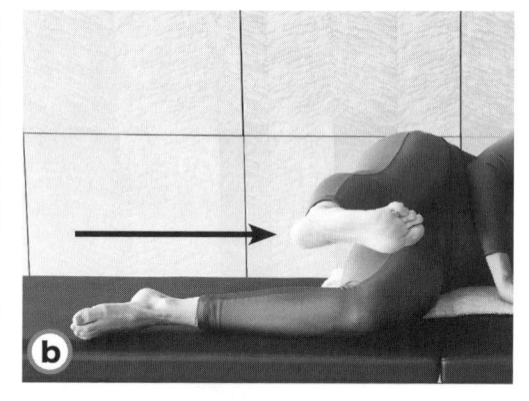

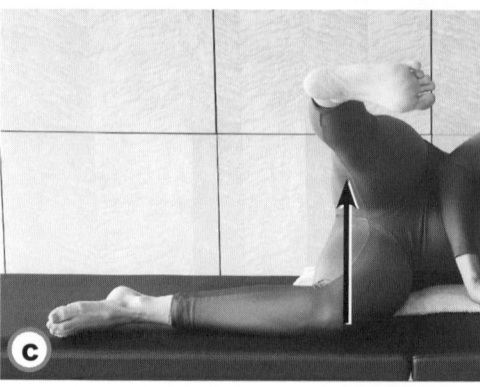

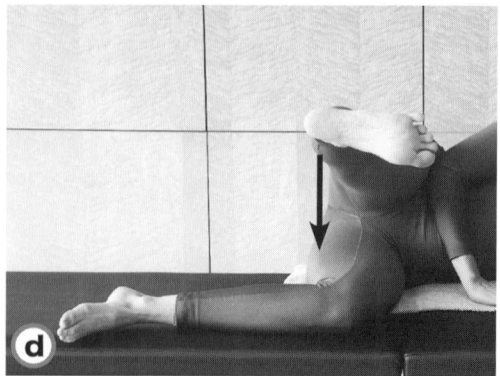

- 呼気と吸気が均等になるように、呼吸する
- 8回繰り返す
- 必要に応じてワーク*する脚の膝を曲げ、外転筋群にかかる負荷を取り除く

## 90°のロングレッグ・サークルのインストラクション

- 最も適したセットアップのオプションを選ぶ（p.267-268を参照）
- 下側の脚を直角に曲げたまま、上側の脚を身体と同じ線上で伸ばす
- 上側の脚を前にもっていき、下側の曲げた脚の太腿と同じ線上になるようにする。上側の脚を床と平行に保つ。股関節から脚を伸ばして股関節、膝、足首を同じ線上にし、足をフレックスにする
- 上側の脚を両方向に回す。小さくて正確な円を描き、脚が円の頂点に来たときにアクセントをつける
- 呼気と吸気が均等になるように、呼吸する
- 両方向に8回繰り返す
- 必要に応じてワークする脚の膝を曲げ、外転筋群にかかる負荷を取り除く

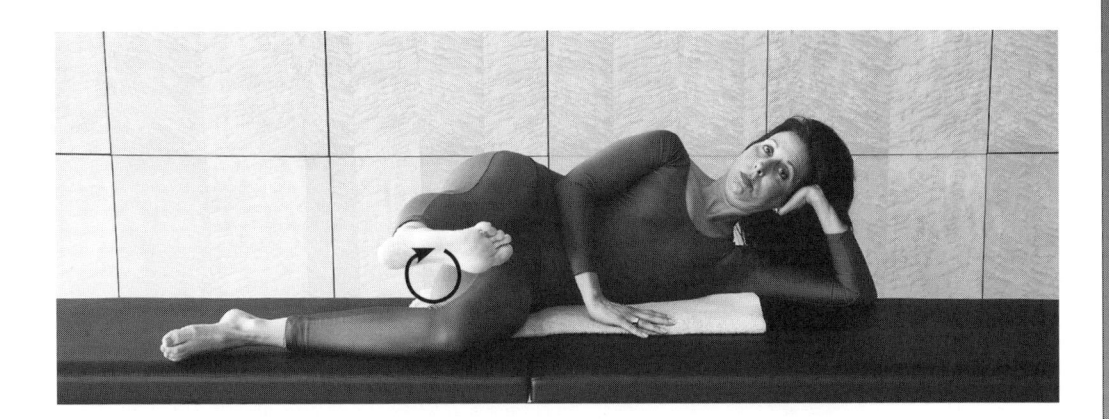

## オプション

脚を上げ下げしてから、脚を顔のほうに8-10cm前にもっていき、最初のポジションに戻る。フローとしてはリフト、ローワー、フロント、バックになる。6-8回繰り返す

## 主に使う筋

腹筋、大腿直筋、腸腰筋、縫工筋、恥骨筋、薄筋、大殿筋、大腿筋膜張筋、小殿筋、中殿筋、大内転筋、長内転筋、短内転筋、大腿二頭筋、半腱様筋、半膜様筋、膝窩筋、腓腹筋、足底筋、内側広筋、中間広筋、外側広筋、梨状筋、前脛骨筋

サイドキックシリーズ

\* p.357参照

# インナーサイ・リフトとインナーサイ・サークル

手術後：6週間-3カ月
対象部位：膝と股関節
場所：股関節の高さの台の上にマット

## インナーサイ・リフトのインストラクション

- 体側を下にして横になり、マットの後ろの縁で左右の股関節と肩を積み重ねる。股関節から身体を折り、両脚をマットの前の縁にもってくる。身体を支えるために、上側の手の指先を広げ、身体の15cm前、胸骨とへその間に置く
- 頭を下側の腕か、パッドまたは小さくて柔らかいボールにのせる
- 上側の脚を直角に曲げ、胸から最大90°屈曲する。上側の膝をヨガブロックまたは小さくて柔らかいボール、硬い枕の上にのせ、曲げた脚を股関節幅に保つ。膝や股関節に負担をかけずに脚を支えること。下側の脚をマットの前の縁に伸ばす
- 腹筋を引き込んで引き上げる
- 下側の脚を身体の正中線に向けて上げ下げする。このとき足をリラックスさせる（a-b）
- 6回繰り返す
- 胴体の安定を保つ。脚を長くするために、足で反対側の壁に触れるイメージをもつ
- **膝と股関節**：膝を軽く曲げ、必要に応じて股関節の下にタオルを敷く

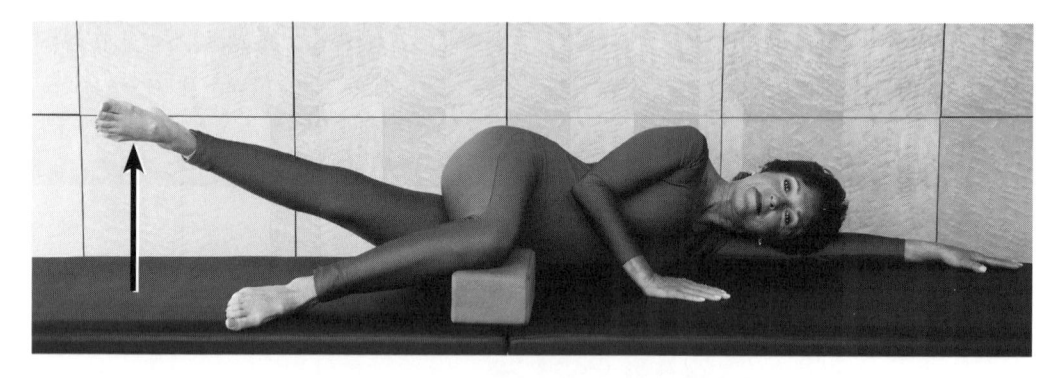

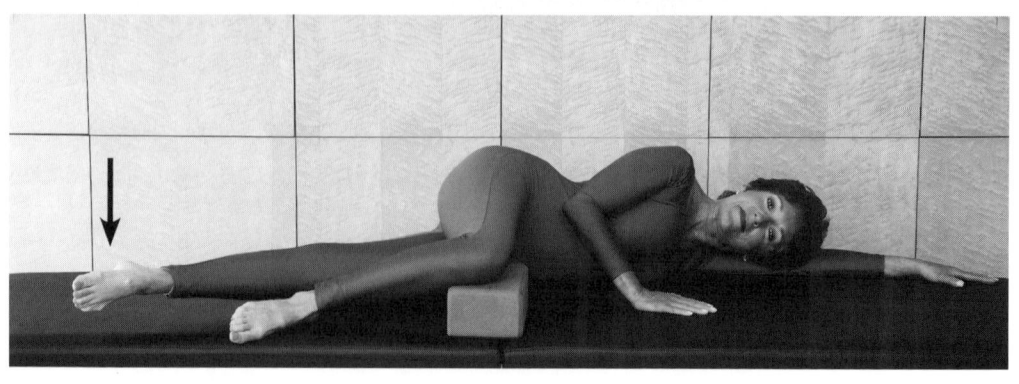

## インナーサイ・サークルのインストラクション

- インナーサイ・リフトと同じポジションになる
- 下側の脚を股関節の高さに上げ、両方向に小さな円を描く。足をリラックスさせておくこと
- 各方向、6回繰り返す
- 胴体の安定を保つ。脚を長くするために、足で反対側の壁に触れるイメージをもつ

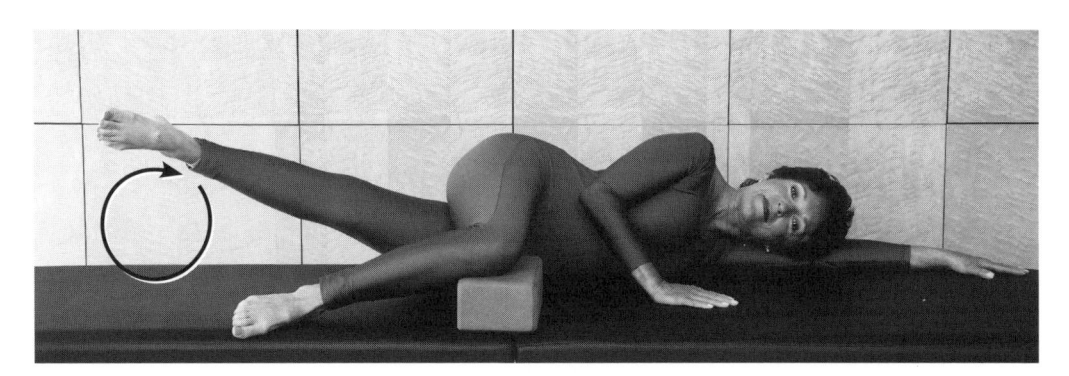

サイドキックシリーズ

（続く）

## インナーサイ・リフトとインナーサイ・サークル（続き）

# インナーサイ・リフトとインナーサイ・サークル

手術後：3-6カ月と6カ月以降

対象部位：膝と股関節

場所：フロアマット、必要に応じてマットを高くする。両側の人工膝・股関節置換術を受けた場合、必要に応じてマットを高くする

## インナーサイ・リフトのインストラクション

- 体側を下にして横になり、マットの後ろの縁で左右の股関節と肩を積み重ねる。股関節から身体を折り、両脚をマットの前の縁にもってくる。身体を支えるために、上側の手の指先を広げ、身体の15cm前、胸骨とへその間に置く
- 下側の腕のひじをまげ、手で頭を支える。ウェストラインをマットから引き上げる
- 上側の脚を直角に曲げ、胸から最大90°屈曲する。上側の膝をヨガブロックまたは小さくて柔らかいボール、硬い枕の上にのせ、曲げた脚を股関節幅に保つ。膝や股関節に負担をかけずに脚を支えること。下側の脚をマットの前の縁に伸ばす
    - 写真(a)は、小さくて柔らかいボールを1つ使った例
    - 写真(b)は、小さくて柔らかいボールを2つ使った例
- 腹筋を引き込んで引き上げる
- 下側の脚を身体の正中線に向けて上げ下げする。このとき足をリラックスさせる(c)
- 10回繰り返す
- 胴体の安定を保つ。脚を長くするために、足で反対側の壁に触れるイメージをもつ

サイドキックシリーズ

サイドキックシリーズ

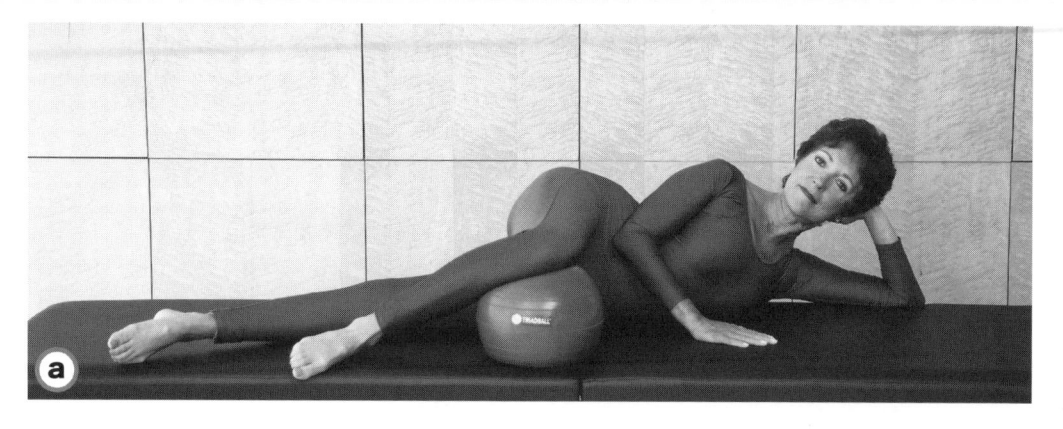

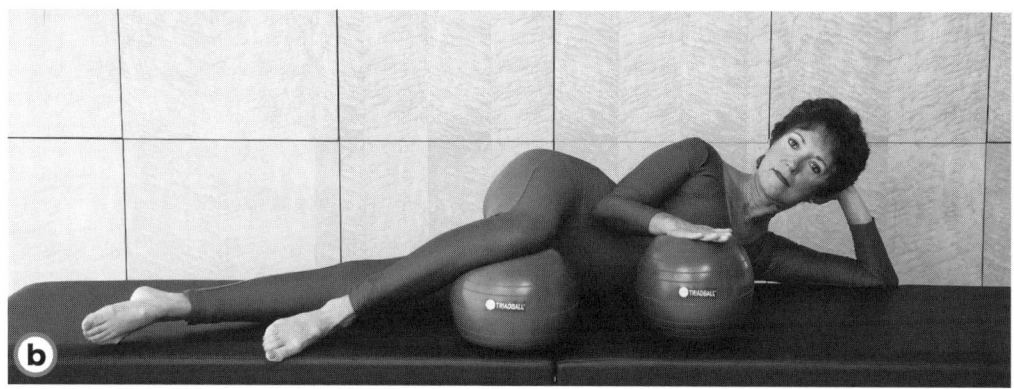

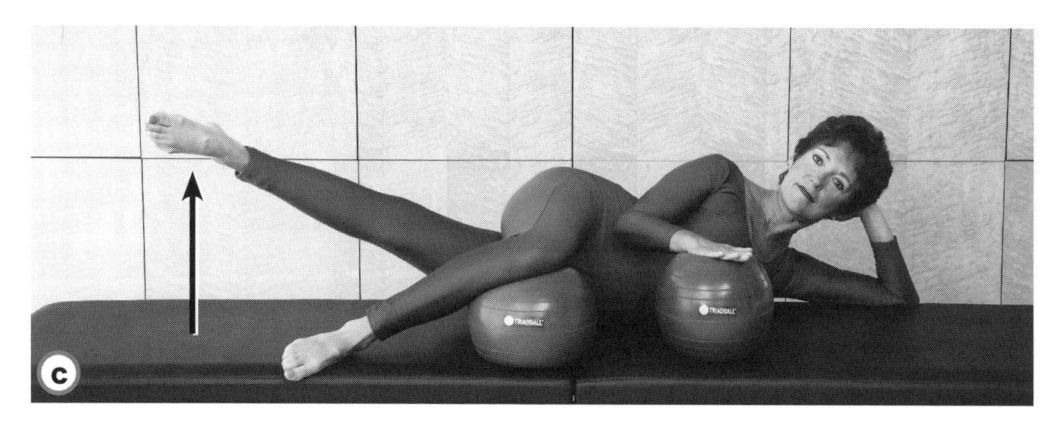

(続く)

## インナーサイ・リフトとインナーサイ・サークル（続き）

### インナーサイ・サークルのインストラクション

- インナーサイ・リフトと同じポジションになる（p.298 を参照）
- 下側の脚を股関節の高さに上げ、両方向に小さな円を描く。足をリラックスさせる
- 各方向、6回繰り返す
- 胴体の安定を保つ。脚を長くするために、足で反対側の壁に触れるイメージをもつ

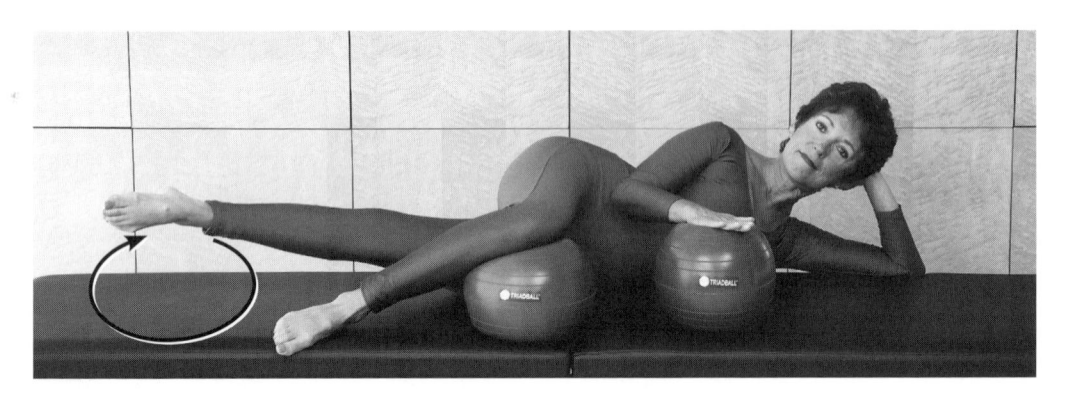

### オプション

1. インナーサイ・リフトのとき、6カウントで下側の脚を持ち上げ、1回繰り返す
2. インナーサイ・リフトのとき、下側の脚をマットから10-13cm上に上げ、ウェストに向かって前にもっていき、後ろに戻し、さらに高く持ち上げてから、下ろして最初のポジションに戻す。フロー＊としては、フロント、バック、アップ、ダウンになる。8回繰り返す

### 主に使う筋

腹筋、大腿直筋、腸腰筋、縫工筋、恥骨筋、薄筋、大腿筋膜張筋、大内転筋、長内転筋、短内転筋、大腿二頭筋、半腱様筋、半膜様筋、膝窩筋、腓腹筋、足底筋、内側広筋、中間広筋、外側広筋

＊ p.357参照

# ショートレバー・ボディ・ポジション・セットアップ

手術後：6週間-3カ月
対象部位：膝と股関節
場所：股関節の高さの台の上にマット

## インストラクション

- 体側を下にして横になり、マットの後ろの縁で左右の股関節と肩を積み重ねる。両脚をマットの前の縁にもってくる。両脚を曲げてテーブルトップ・ポジションにする。このとき膝と股関節、脛とマットの前の縁が同じ線上に並ぶようにする。身体を支えるために、上側の手の指先を広げ、身体の15cm前、胸骨とへその間に置く。手のひらをマットに押しつける
- 頭を下側の腕か、パッドまたは小さなボールにのせる
- 快適にできるように、必要に応じて膝の間に小さなパッドかタオルを入れる
- 腹筋を引き込んで引き上げ、ウェストをマットから引き上げる
- 膝：両膝をできるだけ曲げ、側臥位でテーブルトップ・ポジションにする
- 呼気と吸気が均等になるように、呼吸する

## セットアップのオプション

1. 膝の間に厚いパッドを入れて、脚の間にスペースを保ち、膝をできるだけ股関節の高さに近づける

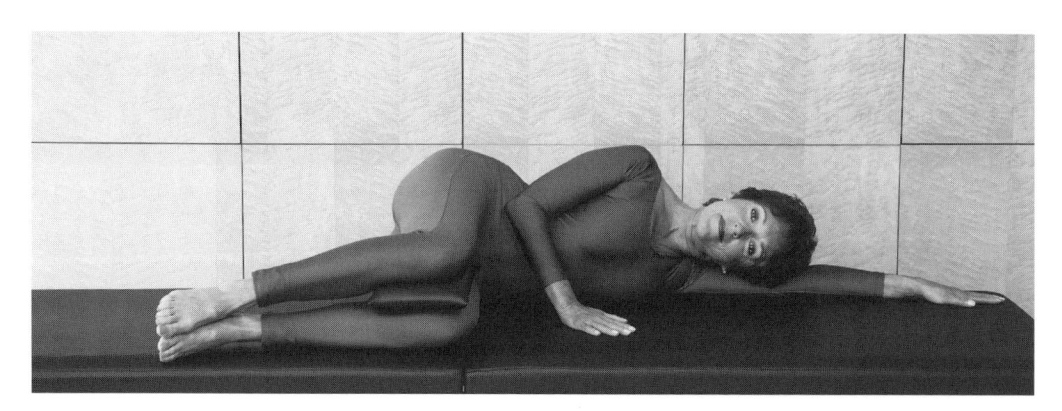

（続く）

サイドキックシリーズ

サイドキックシリーズ

## ショートレバー・ボディ・ポジション・セットアップ（続き）

**2.** 頭を枕代わりのボールにのせ、膝の間にパッドを入れる

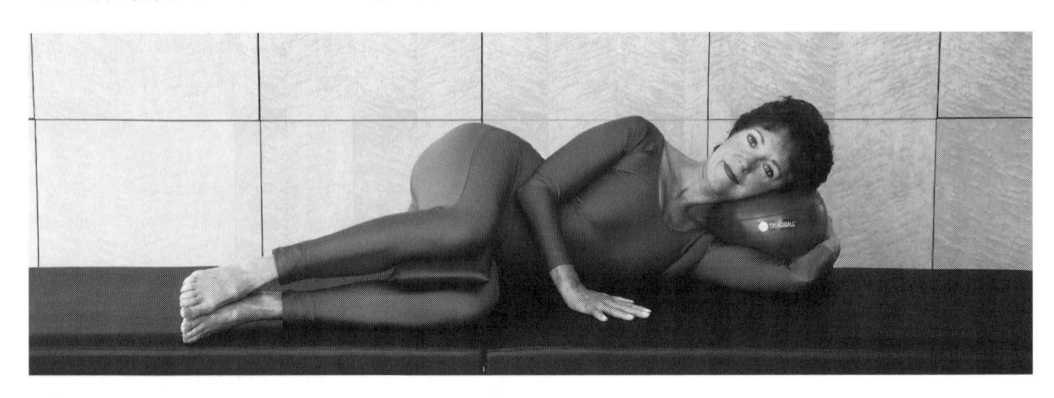

**3.** 柔らかいボールを2つ使い、膝の間にはパッドを入れる

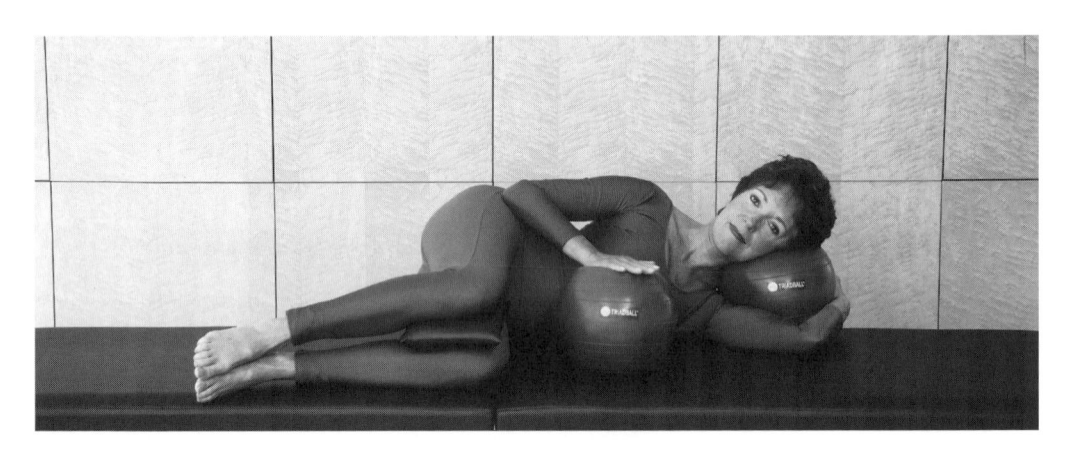

# ショートレバー・ボディ・ポジション・セットアップ

手術後：3-6カ月と6カ月以降
対象部位：膝と股関節
場所：フロアマット、必要に応じてマットを高くする。両側の人工膝・股関節置換術後の場合は、必要に応じてマットを高くする

## インストラクション

- 体側を下にして横になり、マットの後ろの縁で左右の股関節と肩を積み重ねる。両脚をマットの前の縁にもってくる。両脚を曲げてテーブルトップ・ポジションにする。このとき膝と股関節、脛とマットの前の縁が同じ線上に並ぶようにする。身体を支えるために、上側の手を身体の15cm前、胸骨とへその間に置く。手のひらをマットに押しつける
- 下側の手と腕で頭を支える
- 腹筋を引き込んで引き上げる
- **膝**：両膝をできるだけ曲げ、側臥位でテーブルトップ・ポジションにする
- 呼気と吸気が均等になるように、呼吸する

## セットアップのオプション

1. 手と腕で頭を支える

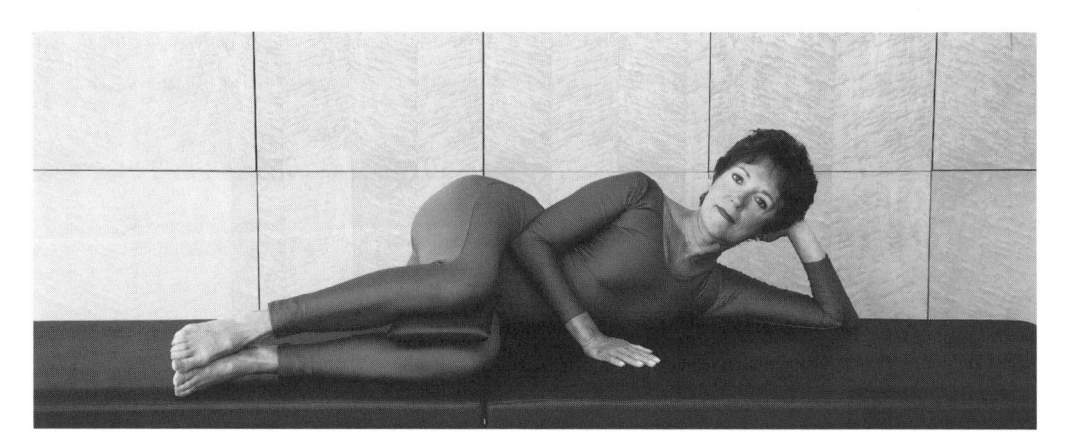

（続く）

## ショートレバー・ボディ・ポジション・セットアップ（続き）

**2.** 手と腕で頭を支えてから、上側の腕を曲げて手を頭の後ろにあてる

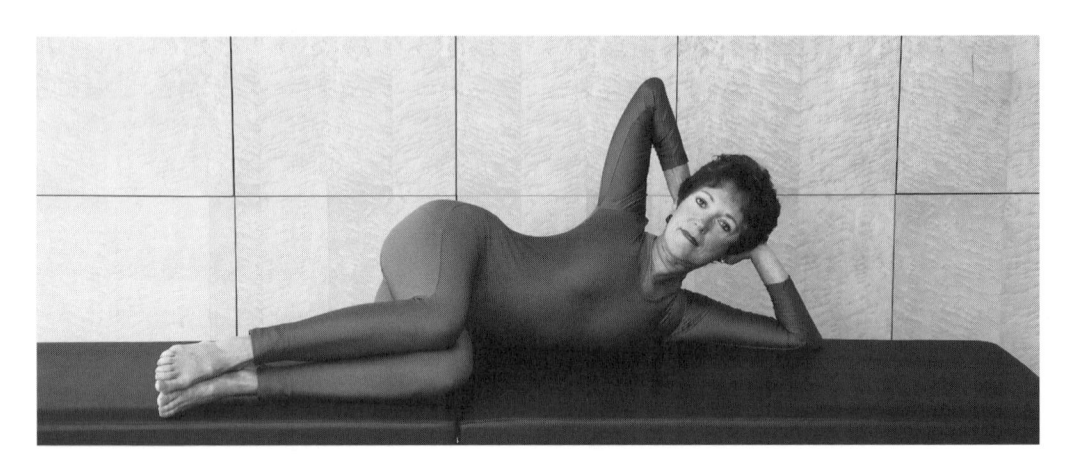

**3.** 動く間、上側の手をボールかピラティスリング＊にのせる

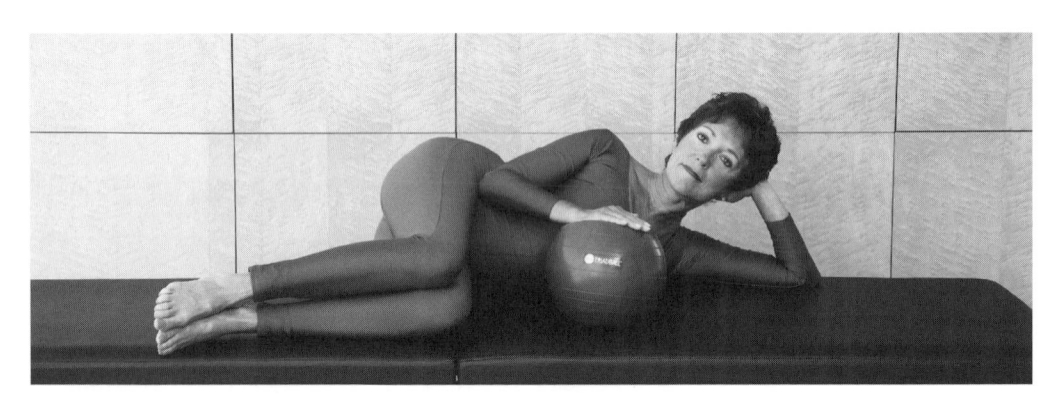

＊ p.357参照

## 意識すること：心がける

- 股関節と肩をマットの後ろの縁に積み重ね、脊柱と同じ線上に並べる（股関節の上に股関節、肩の上に肩がくるように）
- 頭をのせた下側の腕は、積み重ねた肩と股関節と同じ線上に並べる
- かかとと膝を同じ線上に並べる
- 動くときに腰を膝から遠くに引き離すイメージを持ち、反対の力を生み出す
- 腹筋を引き込んで引き上げる
- 肩を腰のほうに滑らせる
- 大腿骨頭を寛骨臼から離す（ワーク*する脚が流れるように動く間、骨盤を固定する）

## 注意すること：避ける

- かかとが膝より下に落ちる
- 上側の股関節が前に落ち、身体の正中線から離れる
- 動くときにコアのコントロールを失う
- 動くときに脊椎がニュートラルでなくなる

## 注

この項で紹介した「意識すること」や「注意すること」は、この章で解説するショートレバーシリーズのすべてにあてはまる。

**サイドキックシリーズ**

サイドキックシリーズ

## 膝を90°に曲げたリフト・アンド・ローワーと膝を90°に曲げたサークル

手術後：6週間-3カ月
対象部位：膝と股関節
場所：股関節の高さの台の上にマット

### 膝を90°に曲げたリフト・アンド・ローワーのインストラクション

- 最も適したセットアップのオプションを選ぶ（p.303-304を参照）
- 腹筋を引き込んで引き上げる
- 脚を側臥位のテーブルトップ・ポジションにし(a)、上側の脚を下側の脚と平行にしたまま10-15cm持ち上げる(b)。次に最初のポジションに戻す。脚を上げ下げするときは、膝と足首を同じ高さに保つ
- 骨盤の安定を保てるところまで、脚を持ち上げる
- 呼気と吸気が均等になるように、呼吸する
- リフト・アンド・ローワーをゆっくりおこない、動きをコントロールする
- 6回繰り返す
- **膝**：できるだけ膝を曲げて、側臥位でテーブルトップ・ポジションにする。膝の間に厚いパッドを入れる
- **股関節**：股関節と膝を同じ線上に保ち、繰り返しの間に休憩できるように膝の間にパッドやタオル、枕を入れておく

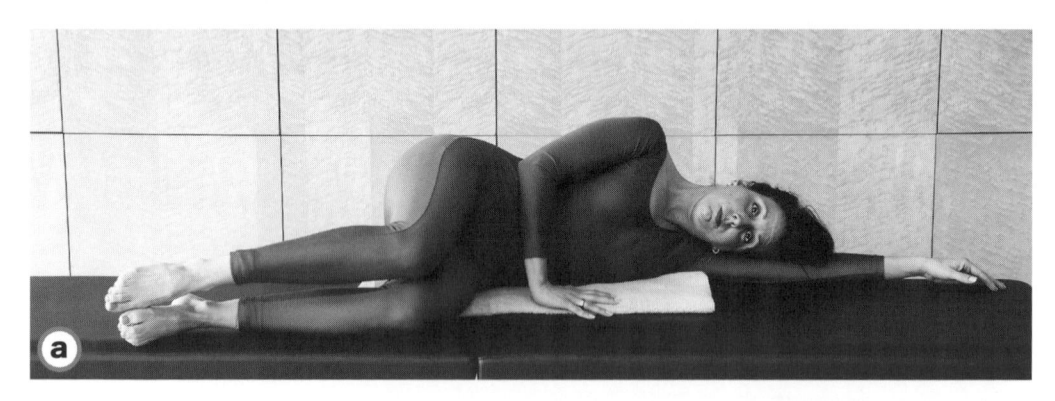

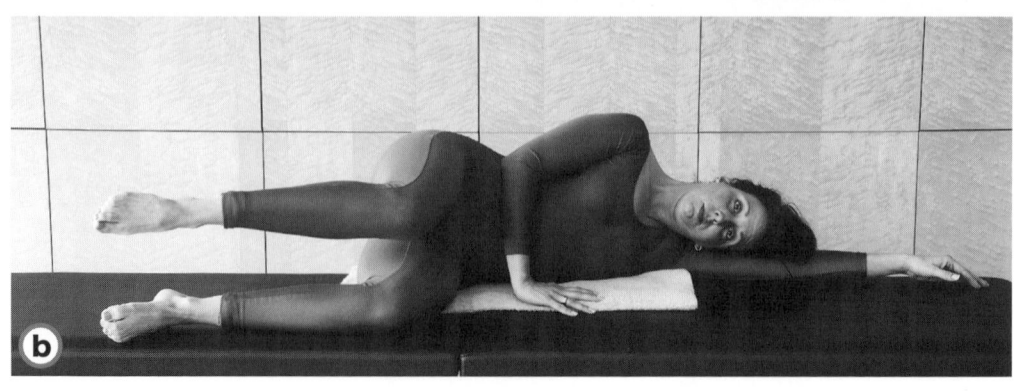

## 膝を90°に曲げたサークルのインストラクション

- 両脚を側臥位のテーブルトップ・ポジションにしたまま、上側の脚を下側の脚と平行にし、股関節の高さより少しだけ高いところまで上げる
- 小さな円を描く
- 呼気と吸気が均等になるように、呼吸する
- 股関節から円を描き、ゆっくりと、コントロールした動きを保つ
- 6回繰り返してから、反対方向にも繰り返す
- **膝**：できるだけ膝を曲げて側臥位のテーブルトップ・ポジションにする
- **股関節**：股関節と膝を同じ線上に保ち、繰り返しの間に休憩できるように膝の間にパッドやタオル、枕を入れておく

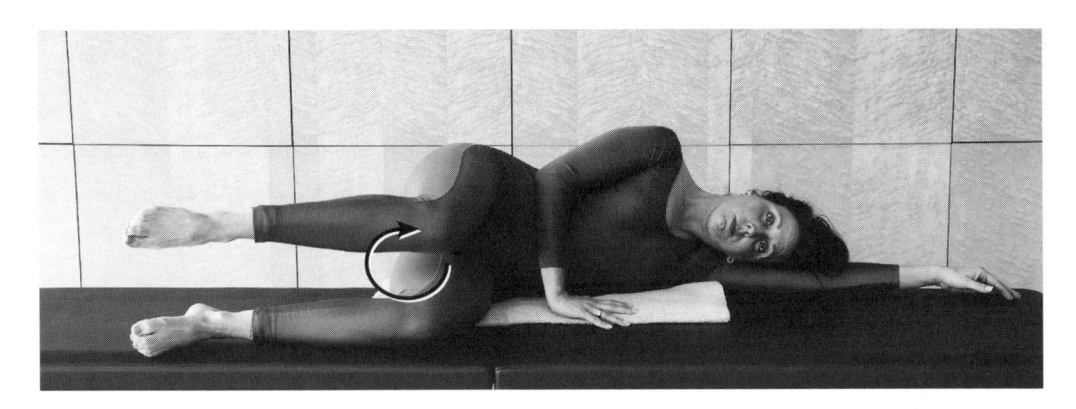

(続く)

## 膝を90°に曲げたリフト・アンド・ローワーと膝を90°に曲げたサークル（続き）

### 膝を90°に曲げたリフト・アンド・ローワーと膝を90°に曲げたサークル

手術後：3-6カ月と6カ月以降

対象部位：膝と股関節

場所：フロアマット、必要に応じてマットを高くする。両側の人工膝・股関節置換術後の場合は、必要に応じてマットを高くする

### 膝を90°に曲げたリフト・アンド・ローワーのインストラクション

- 最も適したセットアップのオプションを選ぶ（p.305-306を参照）
- 腹筋を引き込んで引き上げる
- 脚を側臥位のテーブルトップ・ポジションにし（a）、上側の脚を下側の脚と平行にしたまま約20cm持ち上げてから、下ろす（b）。繰り返すときはつねに脚を動かし続ける。脚を上げ下げするとき、膝と足首を同じ高さに保つ
- 骨盤の安定を保てるところまで、脚を持ち上げる
- ゆっくりと、コントロールされた動きを保つ
- 呼気と吸気が均等になるように、呼吸する
- 10回繰り返す
- **膝**：できるだけ膝を曲げて、側臥位でテーブルトップ・ポジションにする
- **股関節**：股関節と膝を同じ線上に保つ

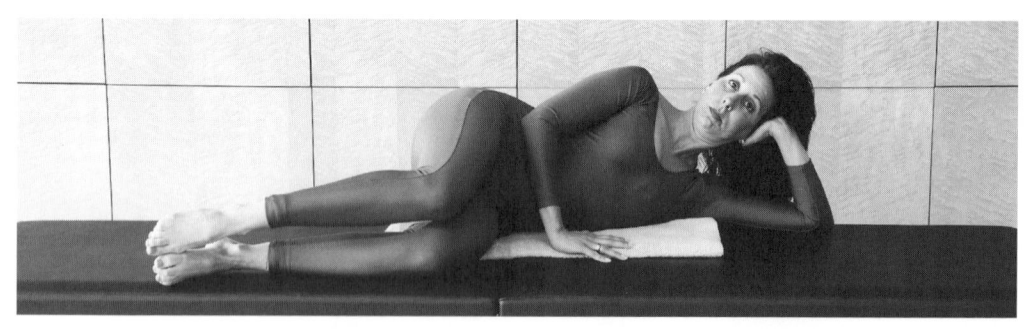

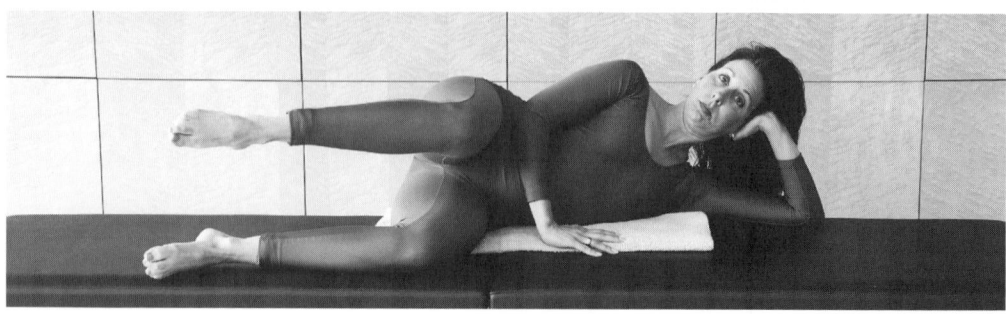

## 膝を90°に曲げたサークルのインストラクション

- 最も適したセットアップのオプションを選ぶ(p.305-306を参照)
- 腹筋を引き込んで引き上げる
- 脚を側臥位のテーブルトップ・ポジションにし(a)、上側の脚を下側の脚と平行にしたまま、股関節より少し高いところまで持ち上げる
- ディナー皿大の小さな円を描く
- 股関節から円を描く
- 6回繰り返してから、反対方向にも繰り返す

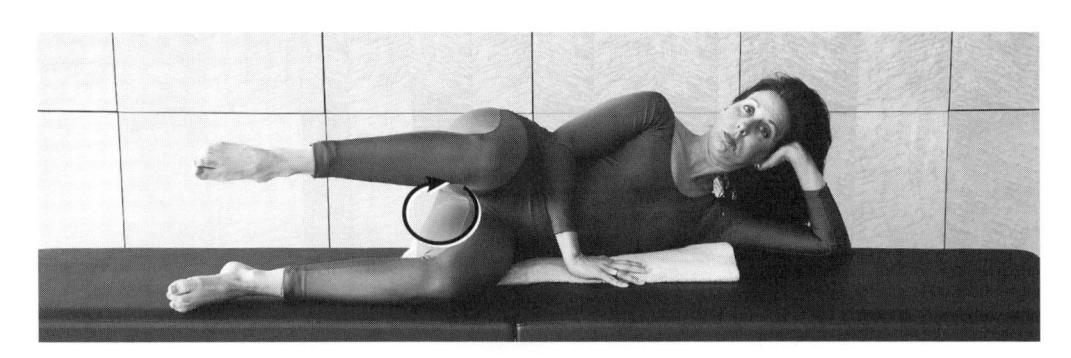

## オプション

脚を側臥位のテーブルトップ・ポジションにし、上側の脚を下側の脚と平行にしたまま、股関節より少し高いところまで持ち上げる。膝を鼻のほうにもっていってから、最初のポジションに戻す。脚をさらに高く上げてから、下げて最初のポジションに戻す。フロー*としてはアップ、フロント、バック、さらにアップ、ダウンして戻る、となる。6-10回繰り返す

## 主に使う筋

腹筋、大腿直筋、腸腰筋、縫工筋、恥骨筋、薄筋、大腿二頭筋、半腱様筋、半膜様筋、中殿筋、大腿筋膜張筋、膝窩筋、腓腹筋、足底筋、小殿筋、大殿筋、大内転筋、長内転筋、短内転筋、梨状筋

\* p.357参照

サイドキックシリーズ

## 膝を90°に曲げたタッチ

手術後：6週間-3カ月
対象部位：膝と股関節
場所：股関節の高さの台の上にマット

### 膝を90°に曲げたタッチ

- 最も適したセットアップのオプションを選ぶ（p.303-304を参照）
- 脚を側臥位のテーブルトップ・ポジションにし、下側の足の内側縁を上側の足の内側縁に押しつける（a）。足を殿部に向けて数cm後ろに滑らせる
- 腹筋を引き込んで引き上げる
- 上側の膝を数cmほど、できる範囲で下側の膝から持ち上げてから（b）、ゆっくり下ろして最初のポジションに戻す

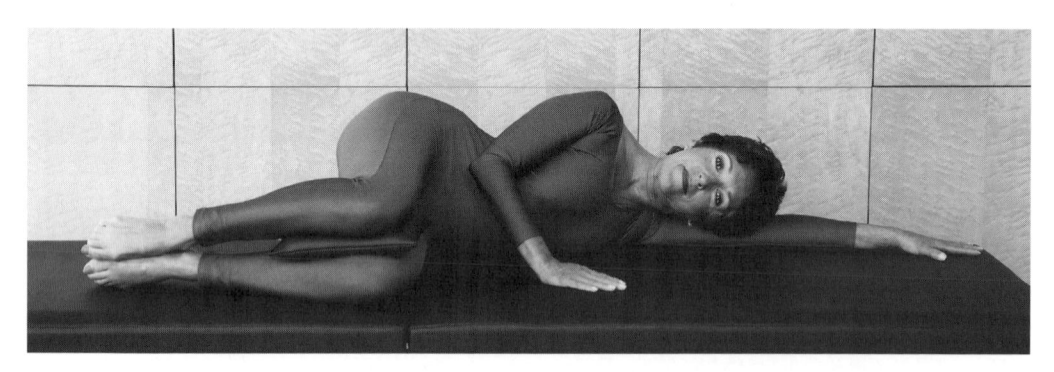

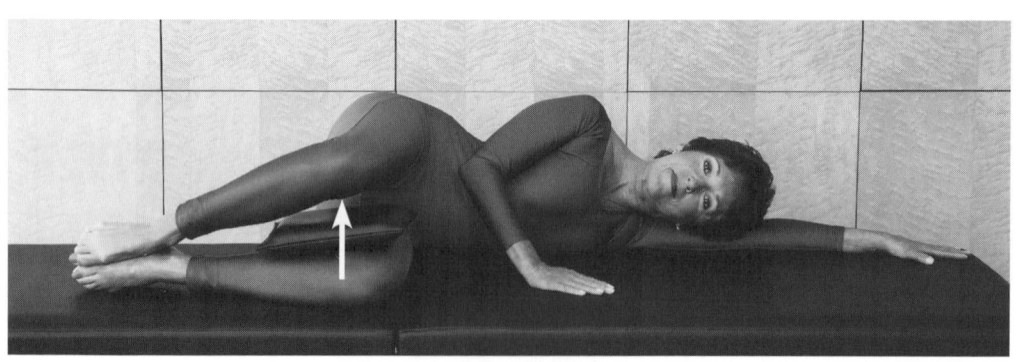

- 両足の内側縁をしっかりとつけたまま、膝を開いたり閉じたりする
- 胴体の安定を保つ。膝を持ち上げるときに、上側の股関節がアライメントからそれて後ろに行かないようにする
- 呼気と吸気が均等になるように、呼吸する
- 6回繰り返す。ゆっくりと、コントロールした動きを保つ
- **膝**：できるだけ膝を曲げて、側臥位でテーブルトップ・ポジションにする
- **股関節**：必要に応じて、股関節の下にタオルを入れる。手術後6週間-2カ月は、可動域を小さく保つ。手術後3カ月になるまでは、外旋を20°以内から始め、最大30°までワークする

サイドキックシリーズ

（続く）

## 膝を90°に曲げたタッチ（続き）

# 膝を90°に曲げたタッチ

手術後：3-6カ月と6カ月以降

対象部位：膝と股関節

場所：フロアマット、必要に応じてマットを高くする。両側の人工膝・股関節置換術後の場合は、必要に応じてマットを高くする

## インストラクション

- 最も適したセットアップのオプションを選ぶ（p.305-306を参照）
- 脚を側臥位のテーブルトップ・ポジションにし、下側の足の内側縁を上側の足の内側縁に押しつける（a）。足を殿部に向けて数cm後ろに滑らせる
- 腹筋を引き込んで引き上げる
- 上側の膝を20-25cmほど、できる範囲で下側の膝から持ち上げてから（b）、ゆっくり下ろして最初のポジションに戻す

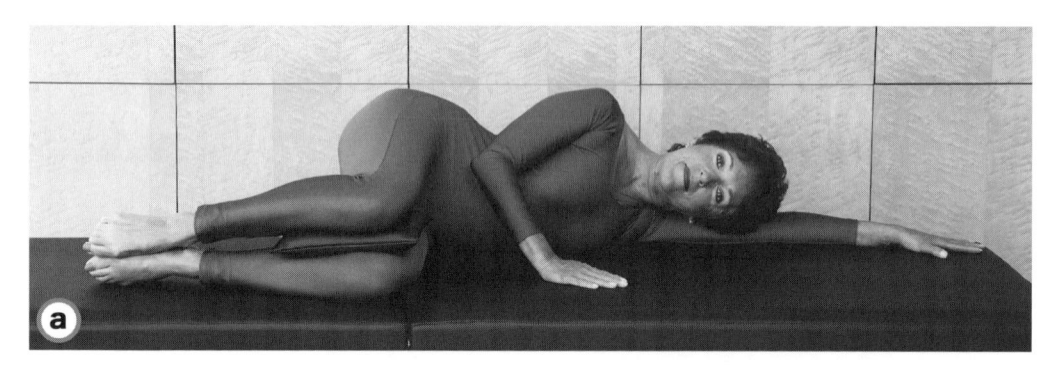

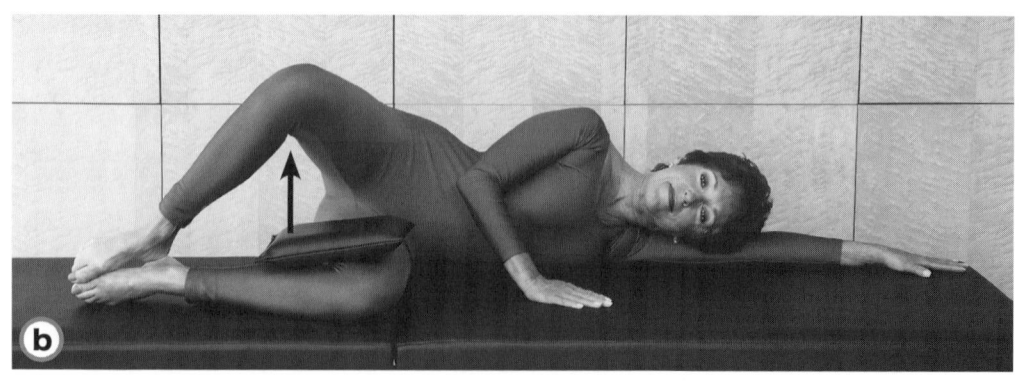

- 呼気と吸気が均等になるように、呼吸する
- 10回繰り返す。ゆっくりと、コントロールした動きを保つ
- 両足の内側縁をしっかりとつけたまま、膝を開けたり閉じたりする
- **膝**：外旋を30°以内に保つ
- 胴体の安定を保つ。膝を持ち上げるときに、上側の股関節がアライメントからそれて後ろに行かないようにする

### 主に使う筋

腹筋、大腿直筋、腸腰筋、縫工筋、恥骨筋、薄筋、大腿二頭筋、半腱様筋、半膜様筋、中殿筋、大腿筋膜張筋、膝窩筋、腓腹筋、足底筋、小殿筋、大殿筋、大内転筋、長内転筋、短内転筋、梨状筋、上双子筋、下双子筋、内閉鎖筋、外閉鎖筋、大腿方形筋

## 膝を90°に曲げたローテーション

制限：膝・股関節の手術後6週間-3カ月、3-6カ月の患者には適さない

手術後：6カ月以降

対象部位：膝と股関節

場所：フロアマット、必要に応じてマットを高くする

### インストラクション

- 脚を側臥位のテーブルトップ・ポジションにし、下側の足の内側縁を上側の足の内側縁に押しつける。足を殿部に向けて数cm後ろに滑らせる
- 上側の膝を下側の膝から離して持ち上げる（a）。次に、上側の膝を下ろすのと同時に上側の足を下側の足から離して持ち上げる（b）
- 足を換えて、膝を外旋して上げて、足を下ろす（c）
- 呼気と吸気が均等になるように、呼吸する
- ゆっくりと、コントロールした動きをして、フォームが崩れないようにする
- 6回繰り返す
- フローとしては、足と足を合わせ、膝と膝を合わせる、となる
- **股関節**：外旋と内旋を30°以内に留める

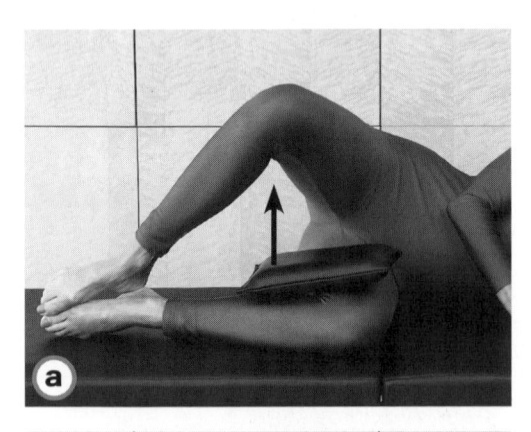

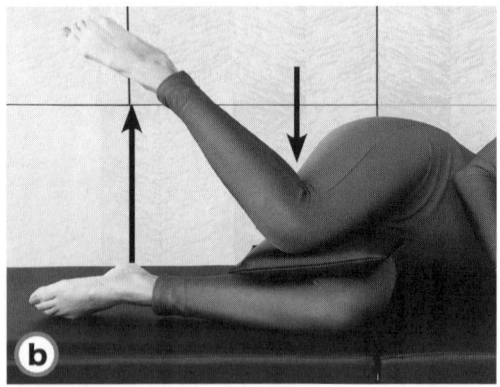

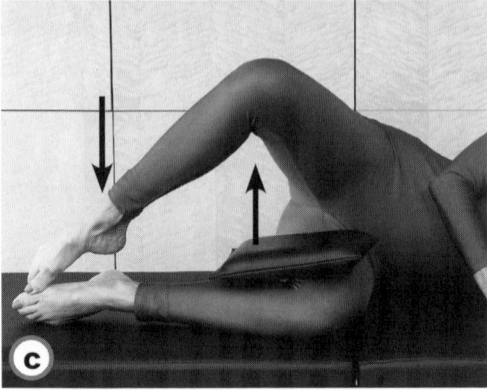

## オプション

上側の手の下にボールをおいて、コアの安定性の難易度を上げる

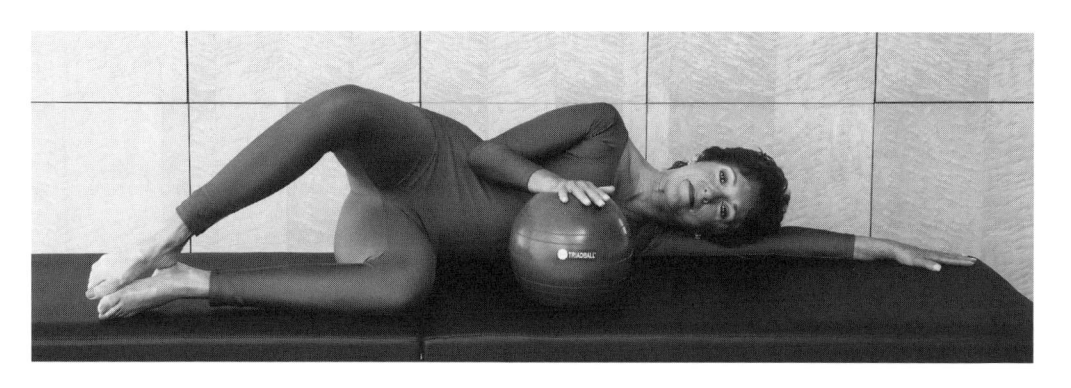

## 主に使う筋

腹筋、大腿直筋、腸腰筋、縫工筋、恥骨筋、薄筋、大腿二頭筋、半腱様筋、半膜様筋、中殿筋、大腿筋膜張筋、膝窩筋、腓腹筋、足底筋、小殿筋、大殿筋、長内転筋、短内転筋、大内転筋、梨状筋、上双子筋、下双子筋、内閉鎖筋、外閉鎖筋、大腿方形筋

サイドキックシリーズ

# 第7章
# ピラティスのマットプログラムのシークエンス*

　この章では、症例とピラティスマットプログラムのシークエンス*例を紹介する。膝関節疾患用のピラティスのシークエンス例では鵞足滑液包炎（症状の詳細については第2章のp.20を参照）を、股関節疾患用の例では大転子滑液包炎（症状の詳細については第1章のp.6を参照）を例に挙げた。さらに、人工関節置換術を受けた場合用には、ピラティスマットプログラムのシークエンスを2例、紹介している。1つはTKA用、もう1つはTHA用である。どちらの関節形成術用のシークエンスも変形性関節症の症例同様、手術前のシークエンスから手術後6カ月とそれ以降のシークエンスまでを順に紹介する。

　ピラティスのシークエンス例の冒頭には、症例を記した。この項を読めば、クライアントの年齢、性別、そして疾患や手術に至った経緯がわかる。処方するエクササイズの数とシークエンスのおよその所要時間も記載した。その次に、ピラティスのシークエンスを構成するエクササイズをリストアップした。各エクササイズには縮小サイズの写真のほか、解説のページ数も書いてある。

> ⚠ すべてのエクササイズは、手術した整形外科医の照会を得た上で、認定ピラティスIRの指導のもとで行うこと。クライアントのニーズや制限、推奨される可動域についてはその整形外科医に確認し、指示にしたがうこと。これらのガイドラインは、プロトコル（実施計画）によって異なる場合もある。また各プロトコルは、個々のニーズやその整形外科医の意向を汲んで修正すること。

＊ p.357参照

# 膝の鵞足滑液包炎

**症例**：50歳、女性、右膝に鵞足滑液包炎を発症。以前は週に4回、ランニングをしていた。2カ月前から筋力トレーニングや心肺機能強化用エクササイズのルーティン*を開始。クライアントはこれまでにピラティスのマットクラスやプライベートレッスンを受けたことがない。

**エクササイズ数**：25

**所要時間**：50分

## プレピラティス・エクササイズ

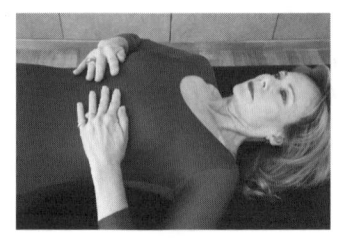

呼吸
p.39

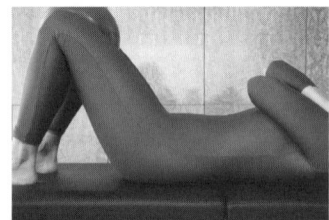

ペルビック・カール
p.45

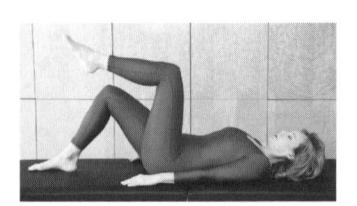

トゥー・タップ
p.46

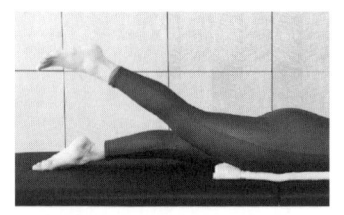

プローン・レッグ・リフト、
バージョン1
p.56

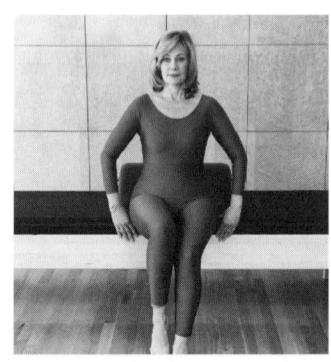

シッティング・ベントニー・リフト、
バージョン1
p.59

＊ p.357参照

## ピラティス・エクササイズ

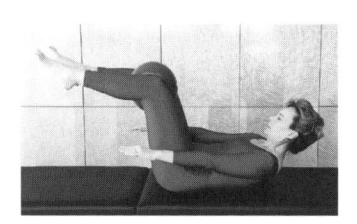

| | | |
|---|---|---|
| ハンドレッド<br>p.135 | 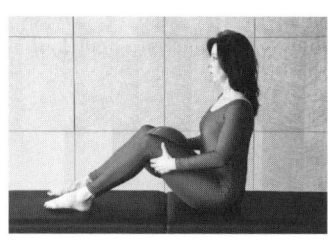 ハーフ・ロールダウン<br>p.140 | 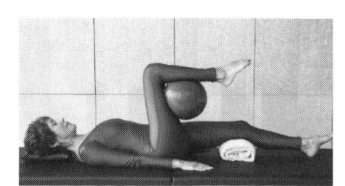 シングルレッグ・サークル<br>p.81 |
| シングルレッグ・ストレッチ<br>p.160 | 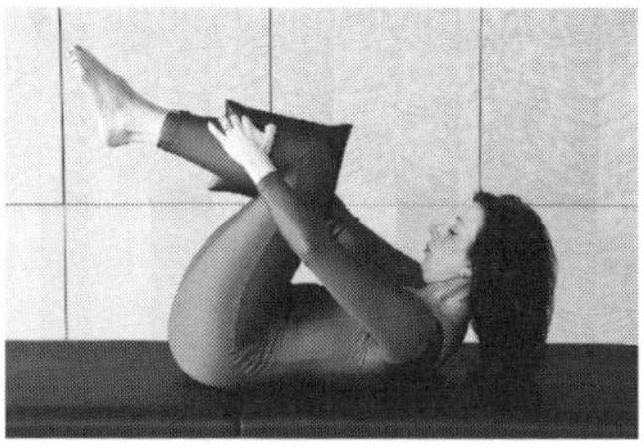 ダブルレッグ・ストレッチ<br>p.163 | シザース<br>p.90 |
| 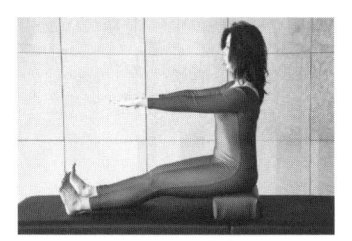 スパイン・ストレッチ・フォワード<br>p.104 | 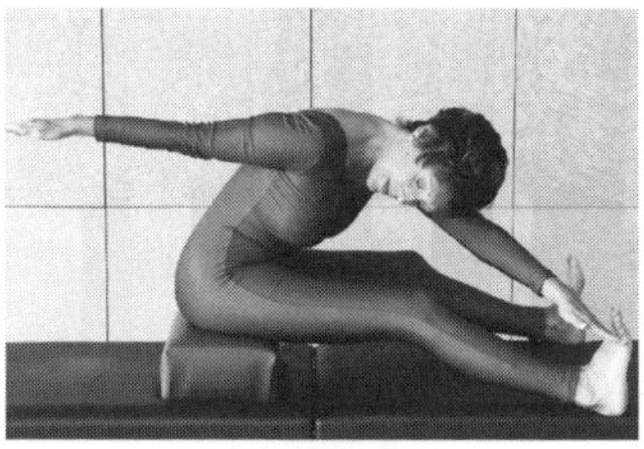 ソウ<br>p.107 | 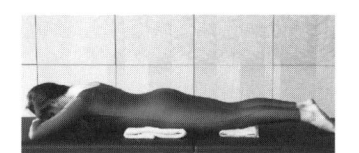 スワン・プレップ<br>p.111 |
| 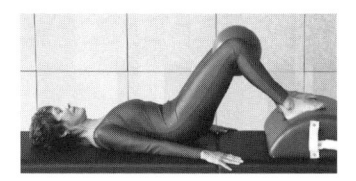 ショルダー・ブリッジ(修正版)<br>p.117 | 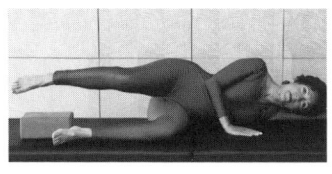 SKS、フロント・アンド・バック<br>p.274 | 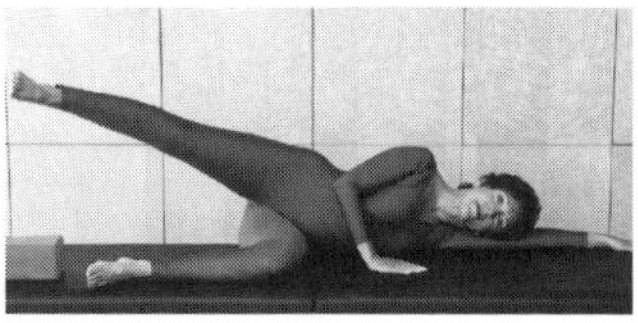 SKS、アップ・アンド・ダウン<br>p.270 |

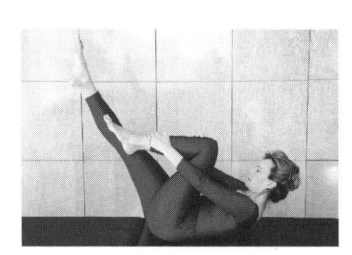

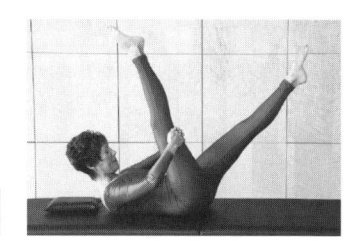

(続く)

## 膝の鵞足滑液包炎（続き）

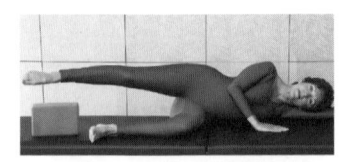

SKS、リトル・サークル
p.278

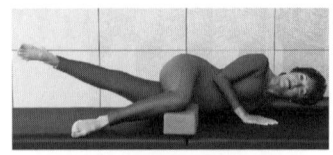

SKS、インナーサイ・リフトと
インナーサイ・サークル
p.298

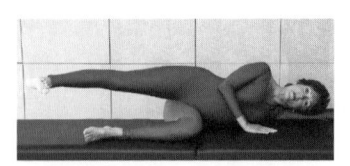

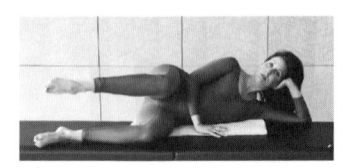

SKS、インターナル・アンド・
エクスターナル・ローテーション
p.284

SKS、膝を90°に曲げたリフト
p.310

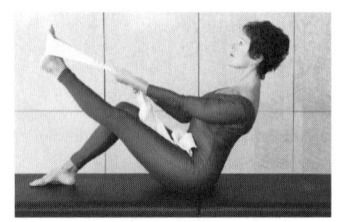

ティーザー・プレップ2
p.127

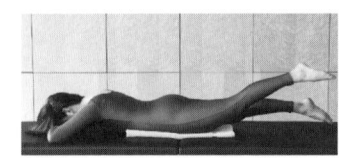

スイミング
p.239

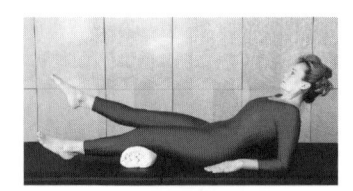

レッグ・プル（修正版）
p.243

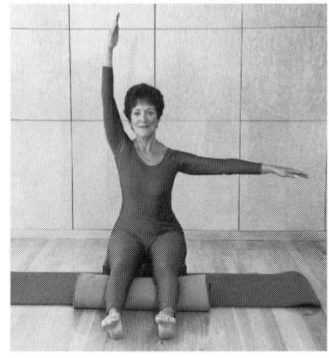

サイドストレッチ
p.247

## 人工膝関節全置換術（関節形成術）：TKA 手術前のプログラムのシークエンス

**症例：**60歳、男性、右膝に変形性関節症を発症。歩くと膝が痛むので、補助のために杖をついている。8週間後にTKAを受ける予定である。そこで、TKAに備えて、手術前用のピラティスのルーティン*を始める。クライアントには以前、定期的にエクササイズをする習慣があった。エクササイズ・プログラムでは週に3回、心肺機能強化用にリカンベントバイクを使っていたほか、上体の筋力強化トレーニングをしていた。ピラティス歴はない。

**エクササイズ数：**25
**所要時間：**50分

### プレピラティス・エクササイズ

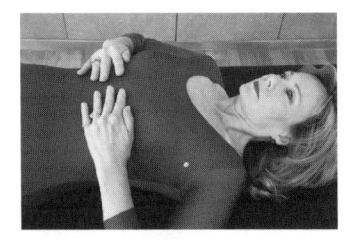

呼吸
p.39

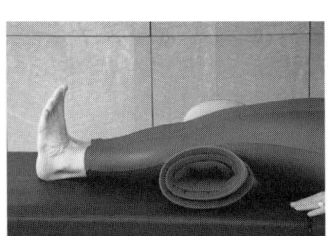

アンクル・ポンプ
p.40

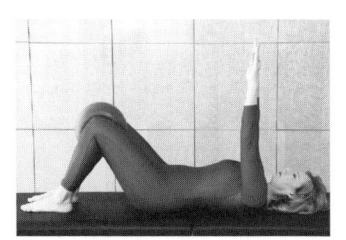

アブドミナル・プレップ
p.48

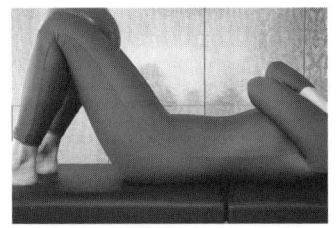

ペルビック・カール
p.45

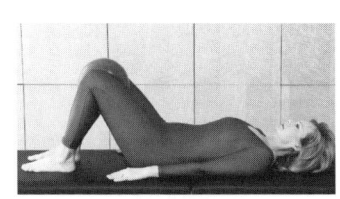

アダクター・スクイーズ
p.52

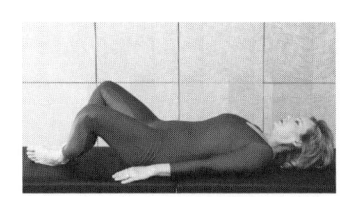

ニー・フォールド、バージョン2
p.50

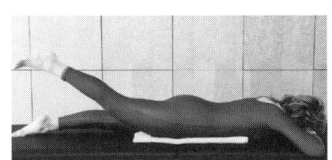

プローン・レッグ・リフト、
バージョン1
p.56

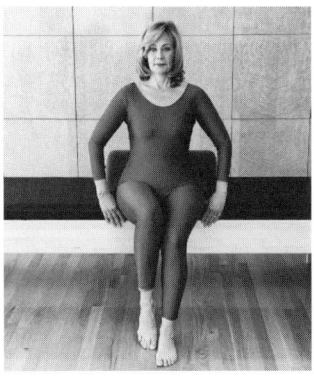

シッティング・ベントニー・リフト、
バージョン1
p.59

（続く）

＊ p.357参照

■ **323**

# 人工膝関節全置換術（関節形成術）：TKA
# 手術前のプログラムのシークエンス*（続き）

## ピラティス・エクササイズ

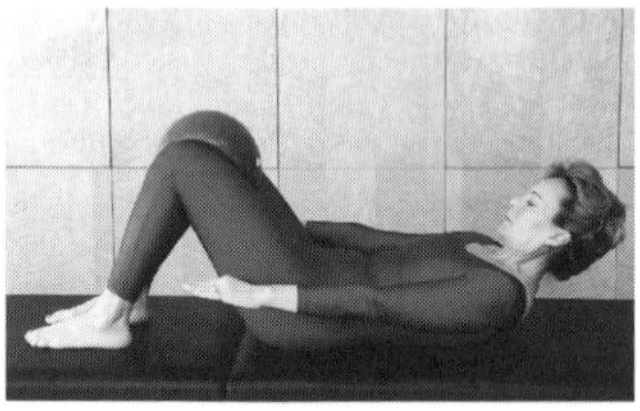

| | | |
|---|---|---|
| ハンドレッド p.69 | 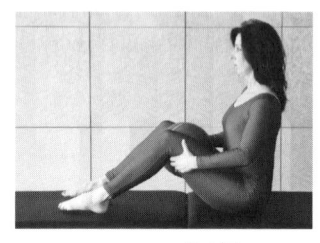 ハーフ・ロールダウン p.70 | 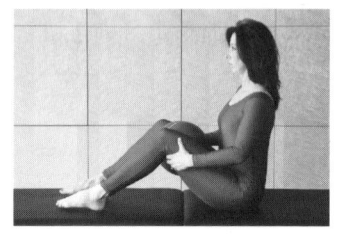 ハーフ・ロールアップ p.75 |
| 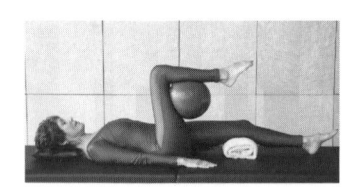 シングルレッグ・サークル p.81 | 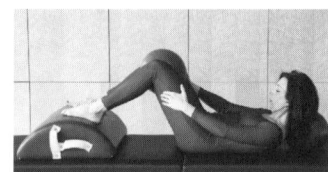 ダブルレッグ・ストレッチ p.87 | 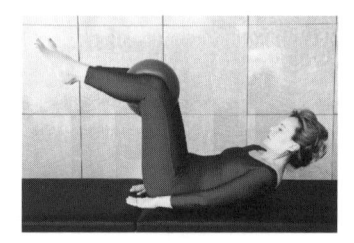 ローワー・リフト p.95 |
| 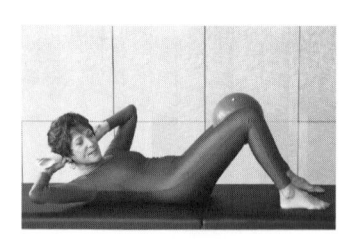 クリスクロス p.100 | 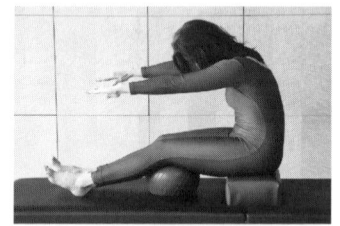 スパイン・ストレッチ・フォワード p.105 | 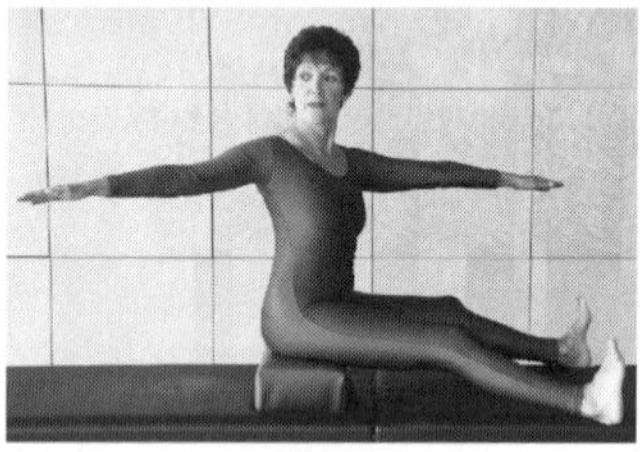 ソウ p.107 |

＊ p.357参照

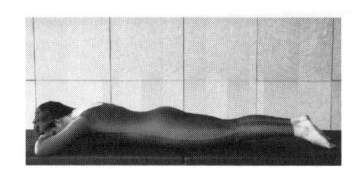

| | | |
|---|---|---|
| スワン・プレップ<br>p.110 | シングルレッグ・キック<br>p.113 | ショルダー・ブリッジ（修正版）<br>p.117 |
| SKS、アップ・アンド・ダウン<br>p.270 | SKS、リトル・サークル<br>p.278 | SKS、インナーサイ・リフト<br>p.298 |
| SKS、インナーサイ・サークル<br>p.299 | サイドストレッチ<br>p.129 | |

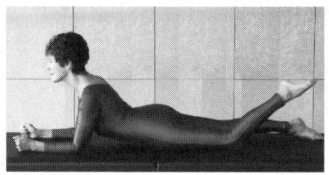

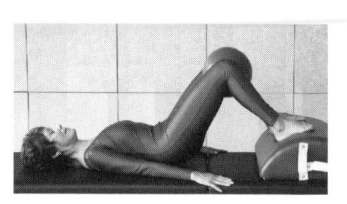

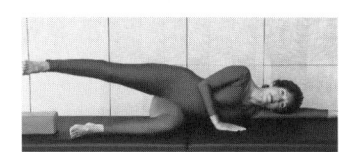

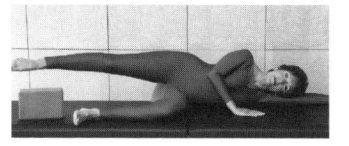

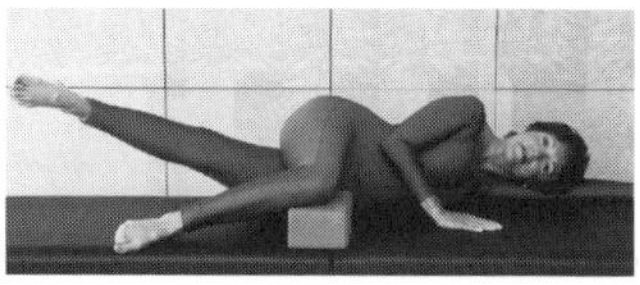

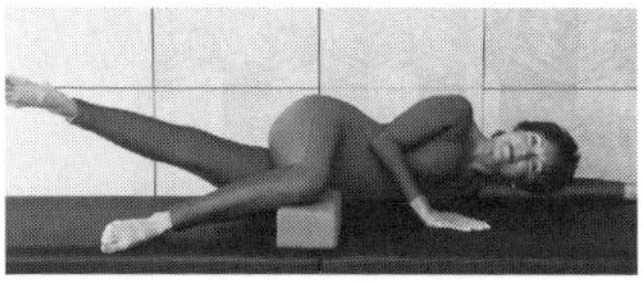

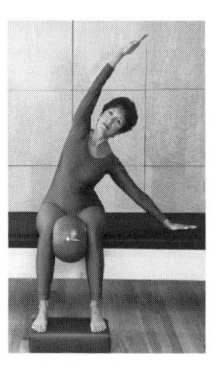

## 人工膝関節全置換術（関節形成術）：TKA
## 手術後6週間のプログラムのシークエンス*

**症例**：60歳、男性、右膝に変形性関節炎を発症。TKAを受ける前は、歩くと膝が痛むので、補助のために杖をついていた。TKAに備えて、手術前用のピラティスのルーティン*を8週間続けた。手術前は週に3回、エクササイズをしていた。現在、手術後6週間たち、ピラティスを再開する用意が整った。

**エクササイズ数**：26

**所要時間**：50分

### プレピラティス・エクササイズ

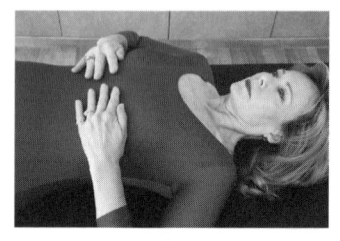

呼吸
p.39

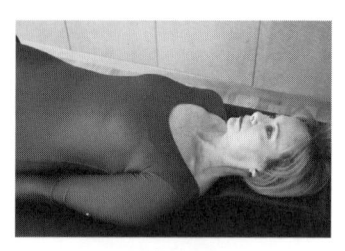

ショルダー・ロール
p.44

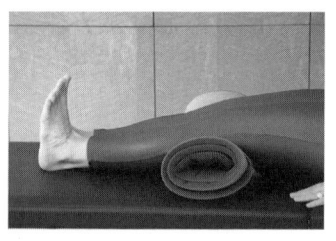

アンクル・ポンプ
p.40

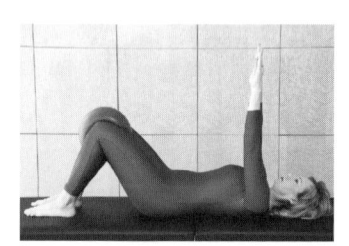

アブドミナル・プレップ
p.48

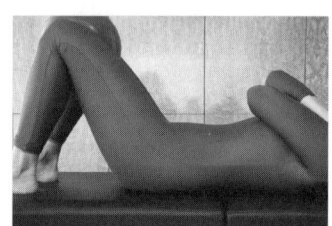

ペルビック・カール
p.45

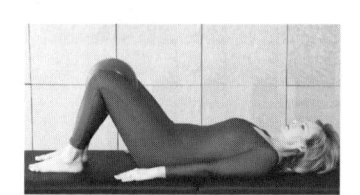

アダクター・スクイーズ
p.52

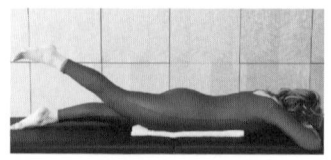

プローン・レッグ・リフト、
バージョン1
p.56

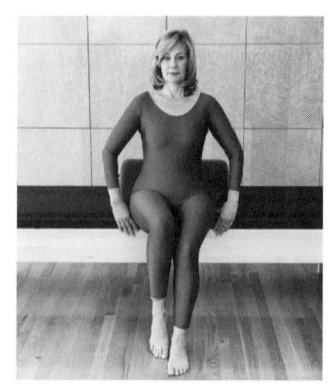

シッティング・ベントニー・リフト、
バージョン1
p.59

\* p.357参照

## ピラティス・エクササイズ

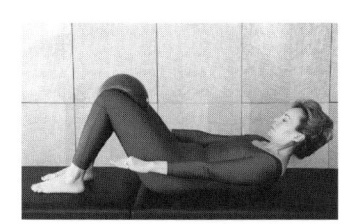

ハンドレッド
p.69

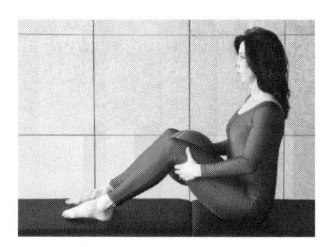

ハーフ・ロールダウン
p.70

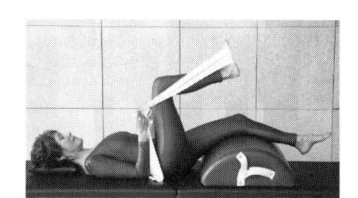

シングルレッグ・サークル
p.80

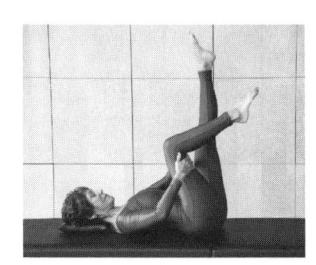

シングルレッグ・ストレッチ
p.83

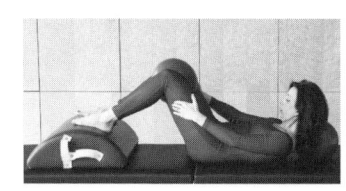

ダブルレッグ・ストレッチ
p.87

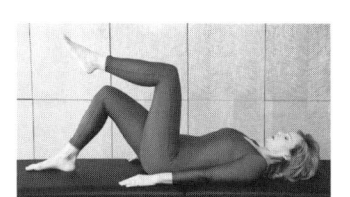

トゥー・タップ、バージョン1
p.46

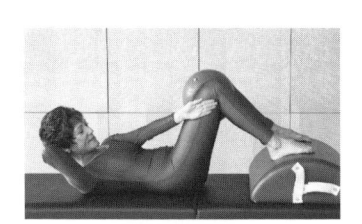

クリスクロス
p.98

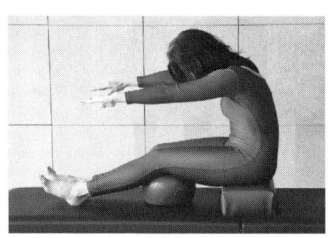

スパイン・ストレッチ・フォワード
p.105

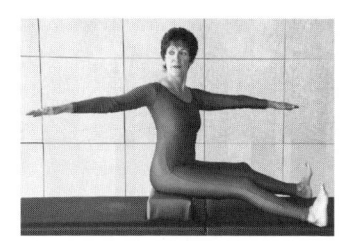

ソウ
p.107

（続く）

# 人工膝関節全置換術（関節形成術）：TKA
## 手術後6週間のプログラムのシークエンス*（続き）

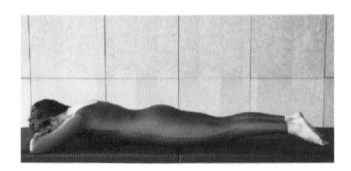

| | | |
|---|---|---|
| スワン・プレップ p.110 | シングルレッグ・キック p.113 | ショルダー・ブリッジ（修正版） p.117 |
| SKS、アップ・アンド・ダウン p.270 | SKS、リトル・サークル p.278 | SKS、フロント・アンド・バック p.274 |
| SKS、膝を90°に曲げた リフト・アンド・ローワー p.308 | ティーザー・プレップ1 p.121 | サイドストレッチ p.129 |

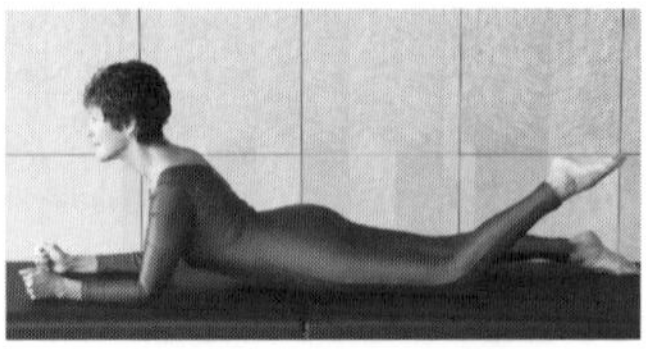

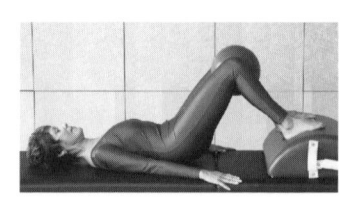

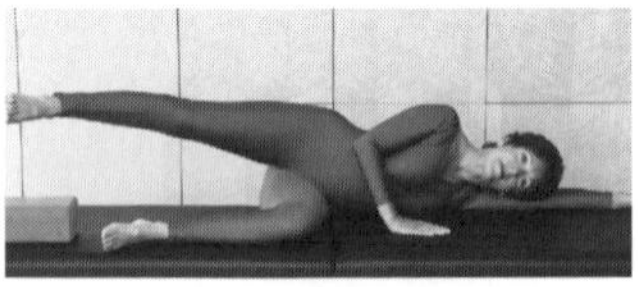

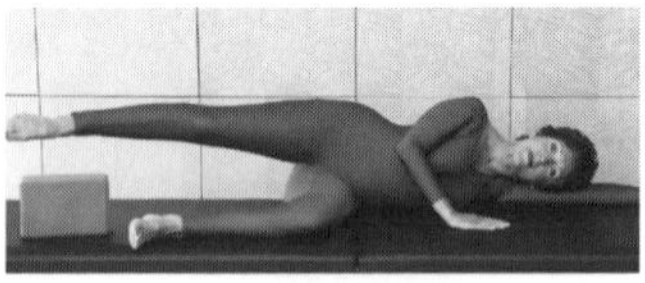

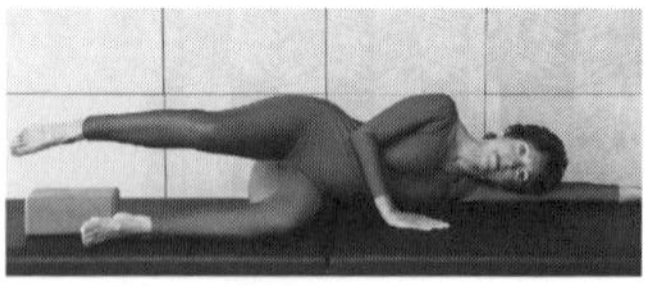

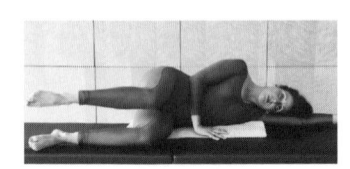

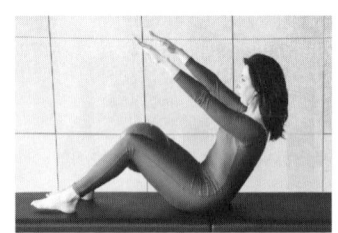

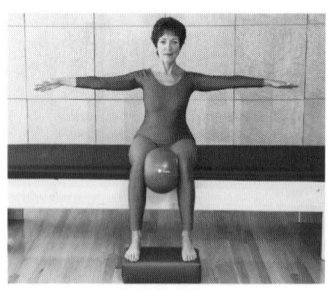

\* p.357参照

# 人工膝関節全置換術（関節形成術）：TKA
# 手術後３カ月のプログラムのシークエンス*

**ケースシナリオ**：60歳、男性、右膝に変形性関節症を発症。TKAを受ける前は、歩くと膝が痛むので、補助のために杖をついていた。TKAに備えて、手術前用のピラティスのルーティン*を週に３日、８週間続けた。手術後６週間たってからピラティスのエクササイズを実践しており、現在は制限を減らし、手術後3-6カ月のプログラムを始める用意が整った。

**エクササイズ数**：31

**所要時間**：50分

## プレピラティス・エクササイズ

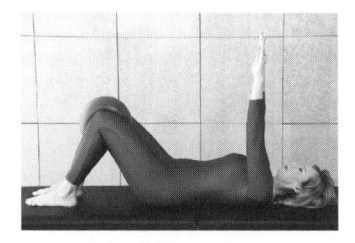

アブドミナル・プレップ
p.48

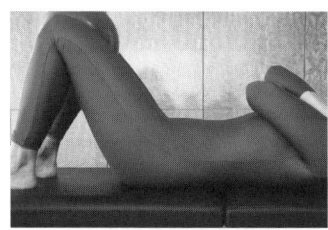

ペルビック・カール
p.45

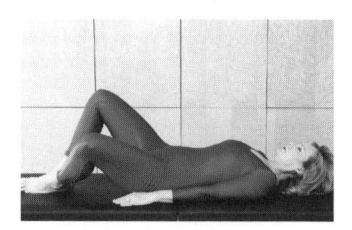

ニー・フォールド
p.50

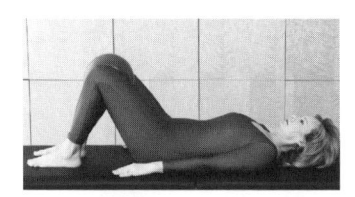

アダクター・スクイーズ
p.52

\* p.357参照

(続く)

# 人工膝関節全置換術（関節形成術）：TKA
## 手術後3カ月のプログラムのシークエンス＊（続き）

## ピラティス・エクササイズ

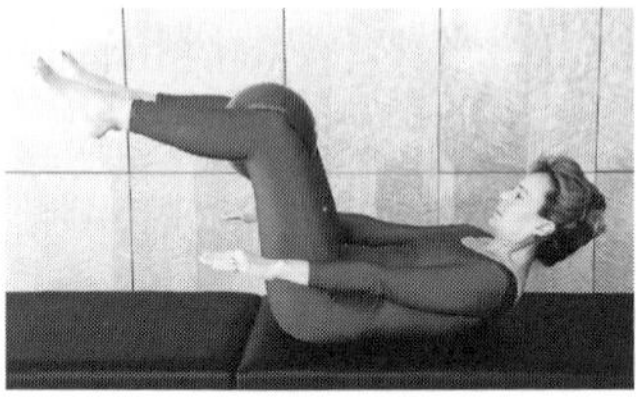

| | | |
|---|---|---|
| ハンドレッド<br>p.135 | 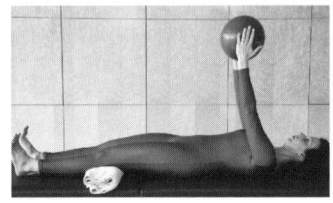 ロールアップ<br>p.145 | 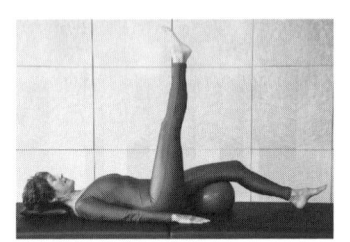 シングルレッグ・サークル<br>p.152 |
| ローリング・ライク・ア・ボール<br>p.156 | 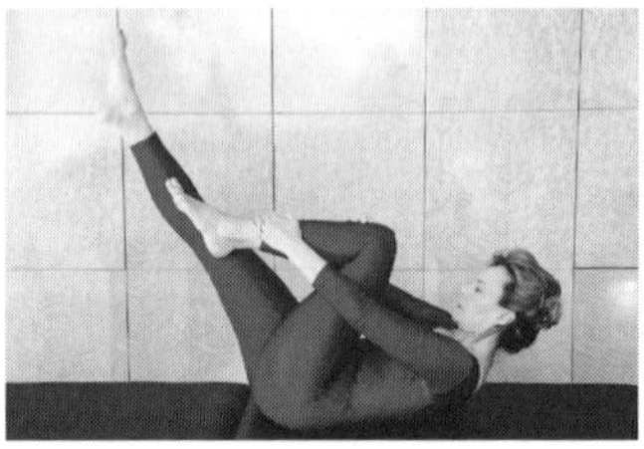 シングルレッグ・ストレッチ<br>p.160 | 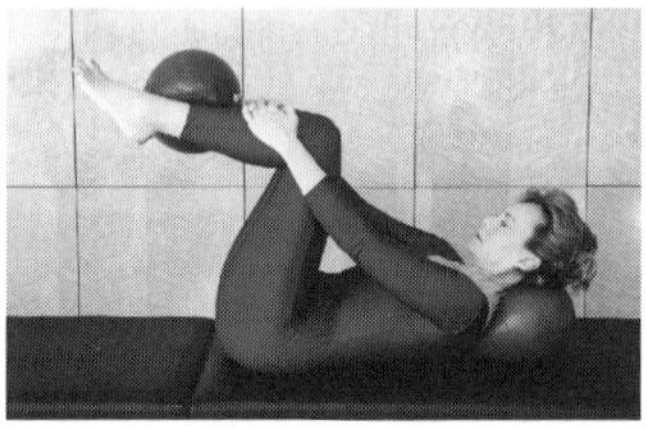 ダブルレッグ・ストレッチ<br>p.165 |
| シザース<br>p.168 | 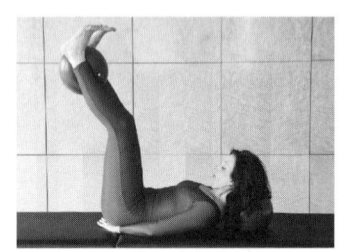 ローワー・リフト<br>p.172 | 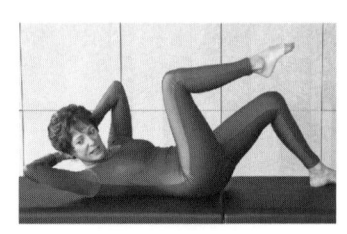 クリスクロス、<br>手術後6週間-3カ月バージョン<br>p.102 |
| 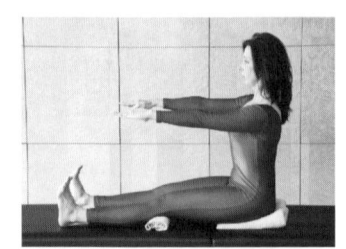 スパイン・ストレッチ・フォワード<br>p.177 | コークスクリュー<br>p.183 | 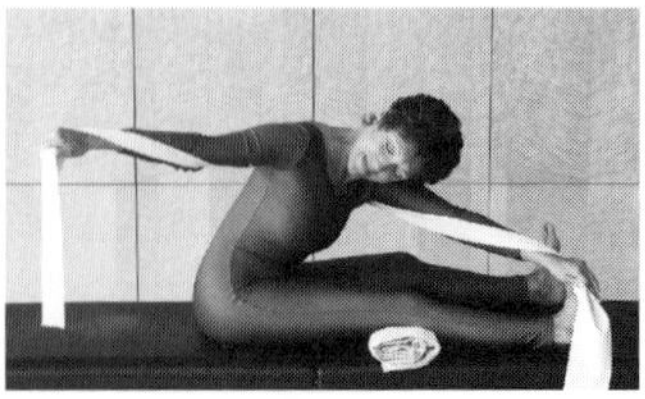 ソウ<br>p.189 |

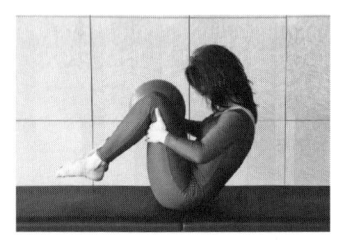

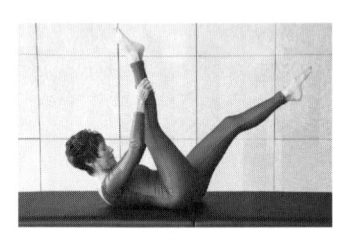

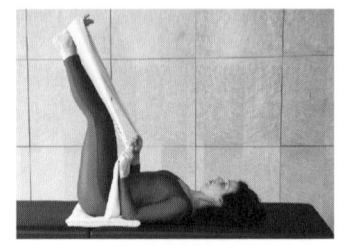

＊ p.357参照

330

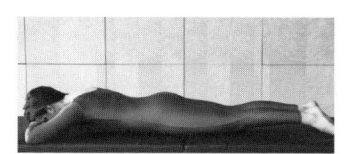

スワン・プレップ
p.191

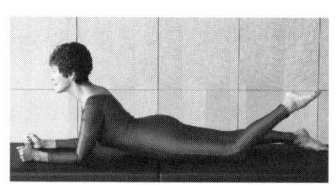

シングルレッグ・キック、
手術後6週間-3カ月バージョン
p.113

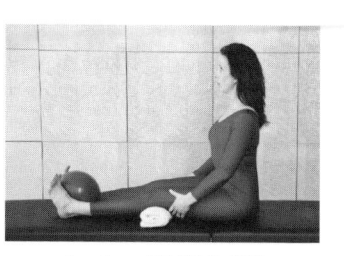

ネック・プル(修正版)
p.204

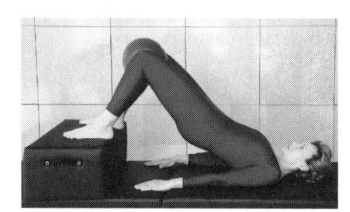

ショルダー・ブリッジ(修正版)
p.119

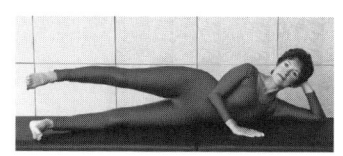

SKS、アップ・アンド・ダウン
p.272

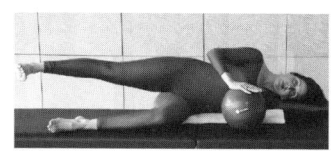

SKS、フロント・アンド・バック
p.277

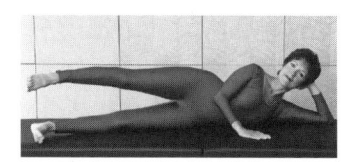

SKS、リトル・サークル
p.279

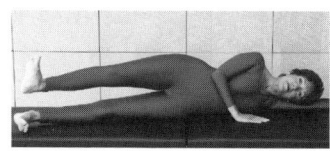

SKS、インターナル・アンド・
エクスターナル・ローテーション、
手術後6週間-3カ月バージョン
p.284

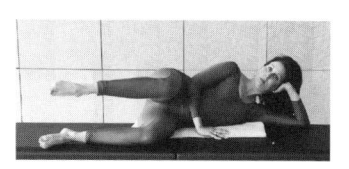

SKS、膝を90°に曲げたリフト・
アンド・ローワー　p.310

(続く)

## 人工膝関節全置換術（関節形成術）：TKA
## 手術後3カ月のプログラムのシークエンス＊（続き）

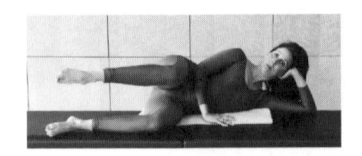

SKS、膝を90°に曲げたサークル
p.311

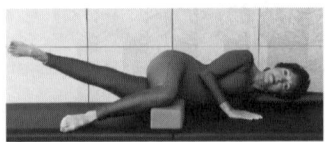

SKS、インナーサイ・リフト
p.298

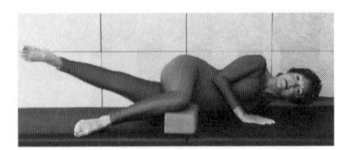

SKS、インナーサイ・サークル
p.299

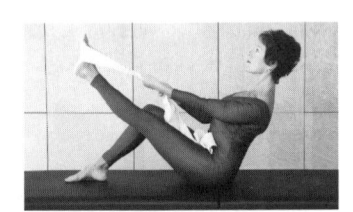

ティーザー・プレップ2
p.221

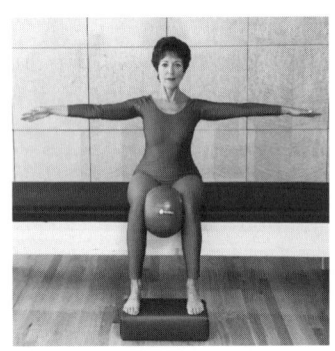

サイドストレッチ
p.129

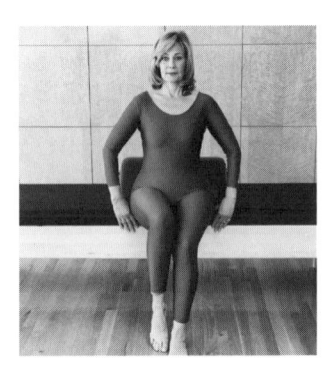

シッティング・ベントニー・リフト、
バージョン1
p.59

＊p.357参照

## 人工膝関節置換術（関節形成術）：TKA
## 手術後6カ月のプログラムのシークエンス

**症例**：60歳、男性、右膝に変形性関節症を発症。TKAを受ける前は、歩くと膝が痛むので、補助のために杖をついていた。TKAに備えて、手術前用のピラティスのルーティン*を週に3日、8週間続けた。手術後6週間からピラティスのマットエクササイズを実践しており、現在は理想的な動きをめざしてワーク*し、手術後6カ月とそれ以降のプログラムを始める用意が整った。

**エクササイズ数**：34

**所要時間**：50分

### プレピラティス・エクササイズ

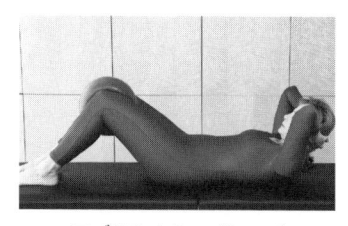

アブドミナル・プレップ
p.48

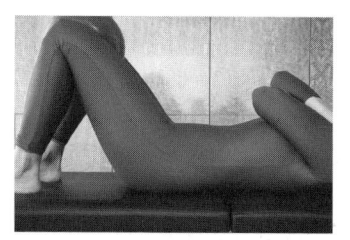

ペルビック・カール
p.45

### ピラティス・エクササイズ

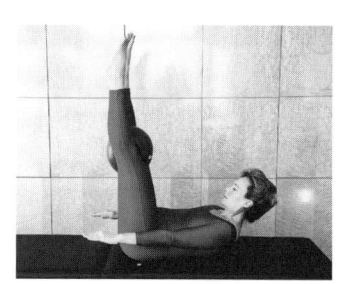

ハンドレッド
p.137

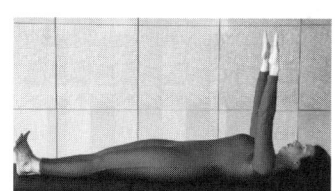

ロールアップ
p.147

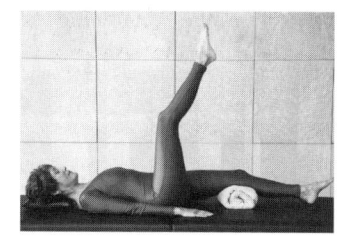

シングルレッグ・サークル、
手術後3-6カ月バージョン
p.150

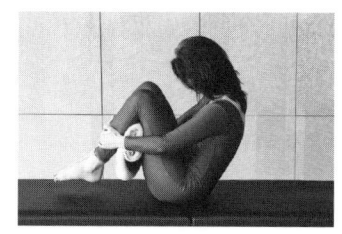

ローリング・ライク・ア・ボール
p.158

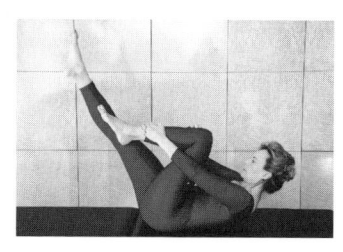

シングルレッグ・ストレッチ
p.160

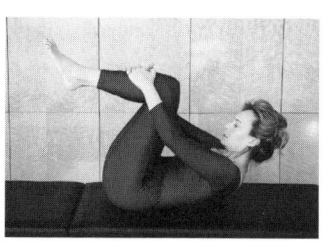

ダブルレッグ・ストレッチ
p.166

（続く）

* p.357参照

## 人工膝関節全置換術（関節形成術）：TKA
## 手術後6カ月のプログラムのシークエンス＊（続き）

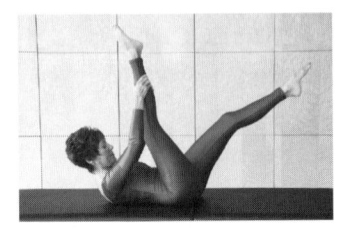

| | | |
|---|---|---|
| シザース p.168 | ローワー・リフト p.171 | クリスクロス p.175 |
| スパイン・ストレッチ・フォワード、手術後3-6カ月バージョン p.177 | オープンレッグ・ロッカー p.179 | コークスクリュー p.183 |
| ソウ p.189 | スワン p.195 | ダブルレッグ・キック p.198 |
| ネック・プル p.207 | ショルダー・ブリッジ p.214 | SKS、アップ・アンド・ダウン p.273 |

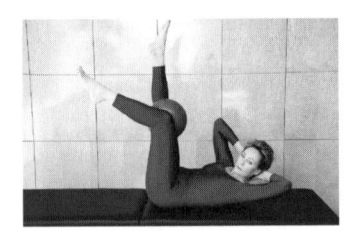

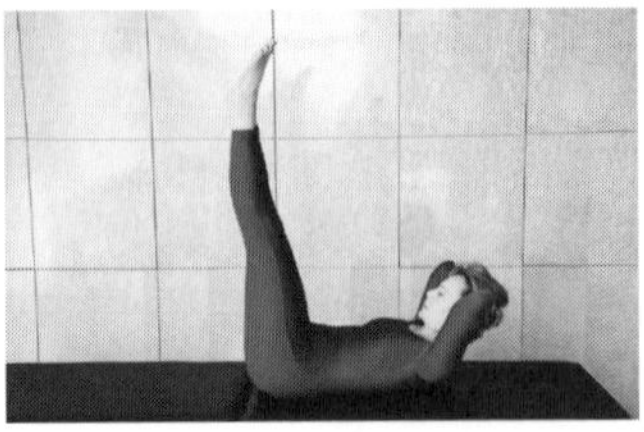

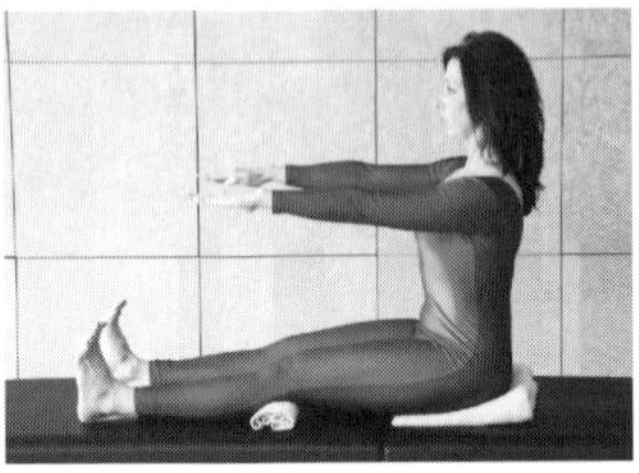

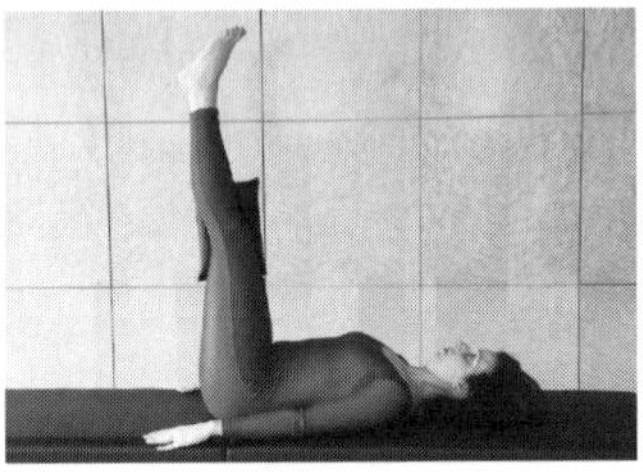

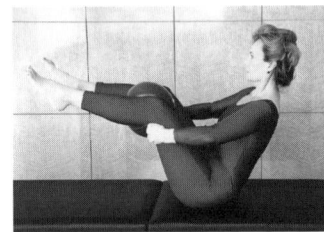

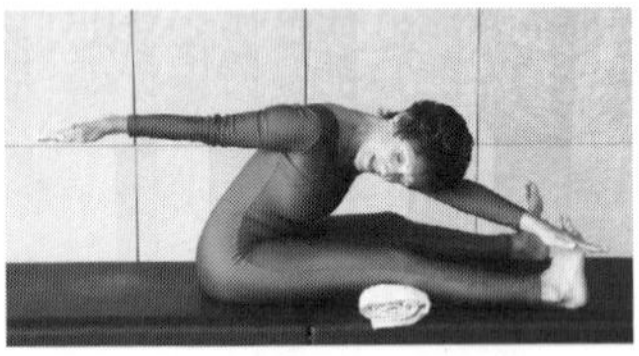

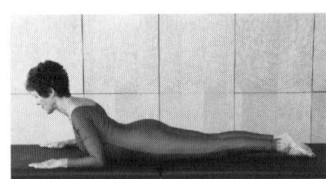

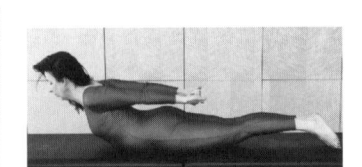

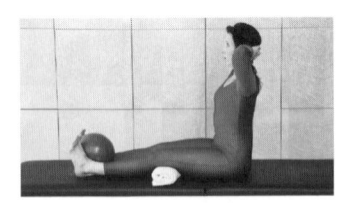

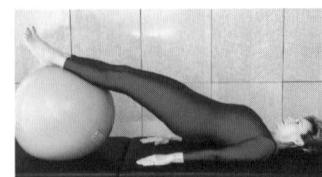

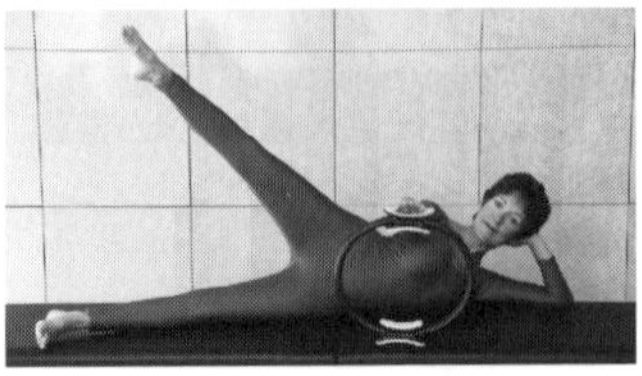

＊ p.357参照

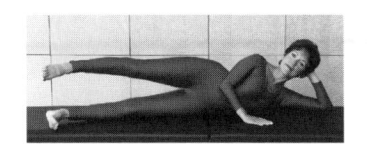

| | | |
|---|---|---|
| SKS、リトル・サークル<br>p.279 | 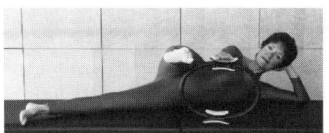 SKS、Dサークル<br>p.281 | 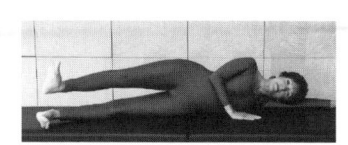 SKS、インターナル・アンド・<br>エクスターナル・ローテーション、<br>軽く膝を曲げる<br>p.285 |
| 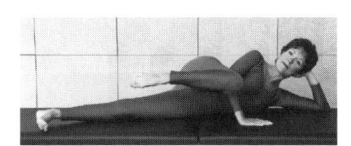 SKS、バイシクル<br>p.287 | 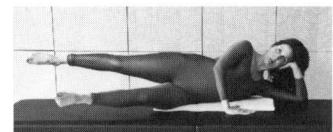 SKS、シザース<br>p.289 | 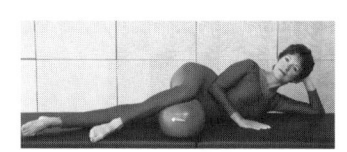 SKS、インナーサイ・リフト<br>p.300 |
| 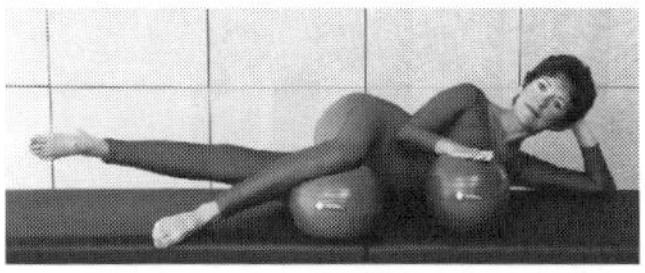 SKS、インナーサイ・サークル<br>p.302 | 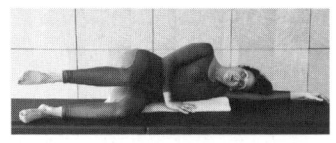 SKS、膝を90°に曲げたリフト・<br>アンド・ローワー<br>p.310 | 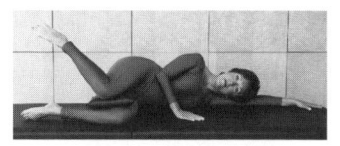 SKS、膝を90°に曲げた<br>ローテーション<br>p.316 |
| ティーザー 1<br>p.223 | ティーザー 2<br>p.228 | 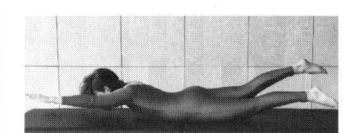 スイミング<br>p.239 |
| 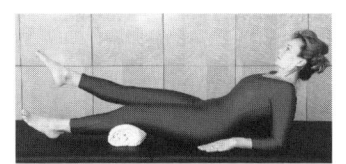 レッグ・プル(修正版)<br>p.243 | 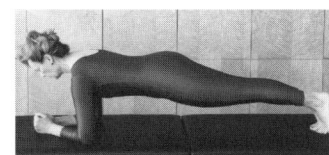 セレイタス・プッシュアップ(修正版)<br>p.251 | |

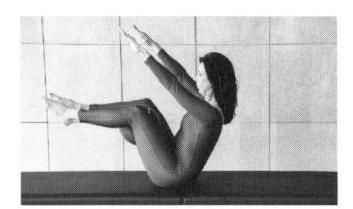

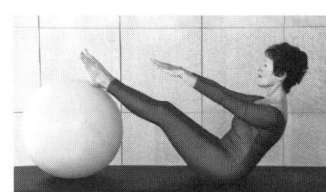

335

# 股関節の大転子滑液包炎

**症例**：58歳、女性、左股関節に大転子滑液包炎を発症。以前は週に3日エクササイズを実践し、心肺機能や筋力の強化を図っていた。1年ほど週に1回、近所のジムでピラティスのマットクラスを受けていたが、最後にクラスを受けてから半年以上たっている。クライアントは、ピラティスのエクササイズ・プログラムを再開することに決めた。

**エクササイズ数**：30

**所要時間**：50分

## プレピラティス・エクササイズ

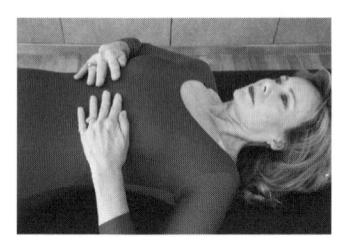

呼吸
p.39

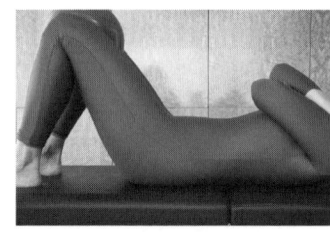

ペルビック・カール
p.45

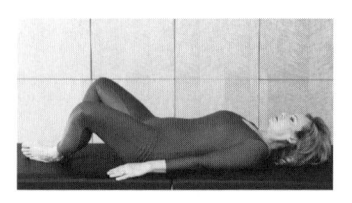

ニー・フォールド
p.50

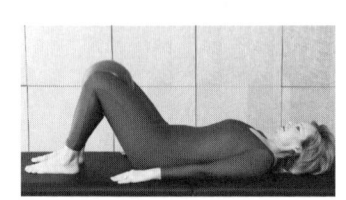

アダクター・スクイーズ
p.52

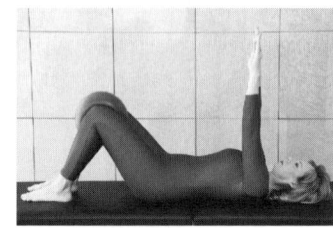

アブドミナル・プレップ
p.48

## ピラティス・エクササイズ

注：SKSエクササイズでは、腰の下にタオルやパッドを入れてかまわない。

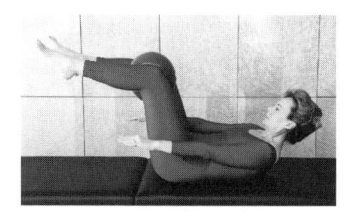

| | | |
|---|---|---|
| ハンドレッド p.135 | 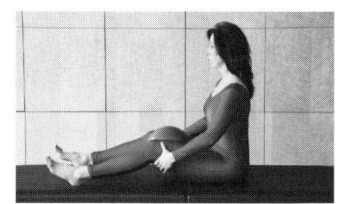 ハーフ・ロールダウン p.77 | 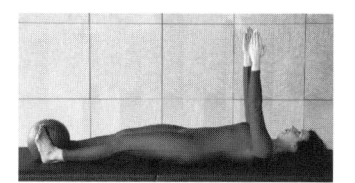 ロールアップ p.143 |
| 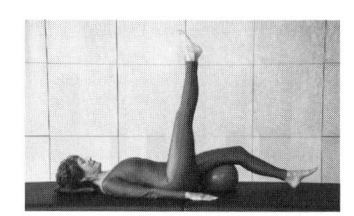 シングルレッグ・サークル p.152 | 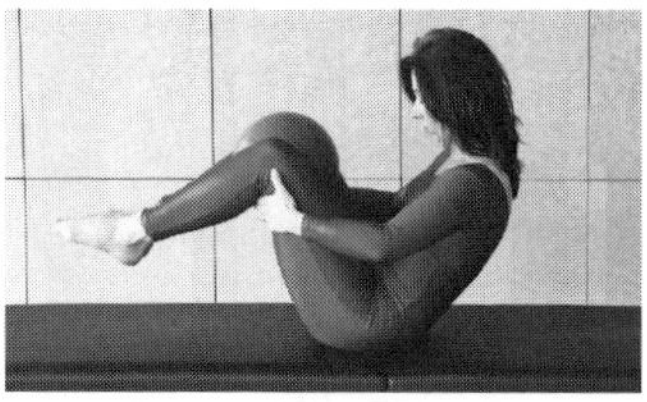 ローリング・ライク・ア・ボール p.159 | シングルレッグ・ストレッチ p.160 |
| ダブルレッグ・ストレッチ p.163 | シザース p.90 | ローワー・リフト p.172 |
| 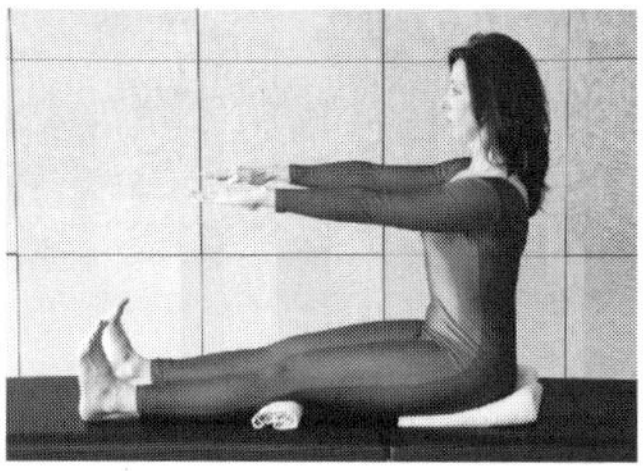 スパイン・ストレッチ・フォワード p.177 | コークスクリュー p.183 | ソウ p.187 |

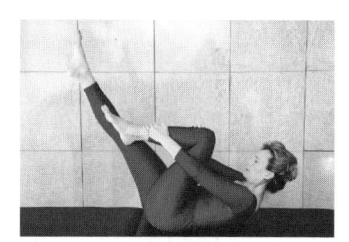

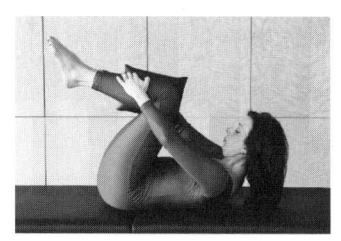

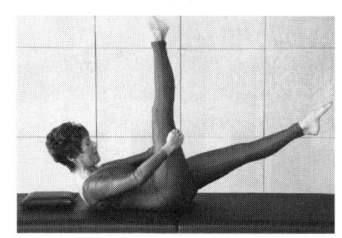

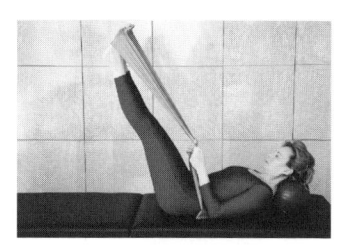

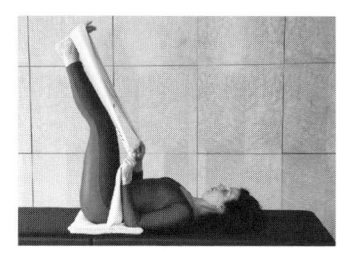

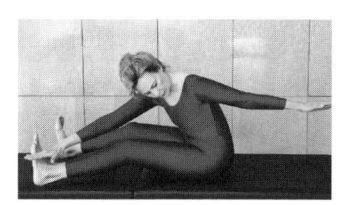

（続く）

## 股関節の大転子滑液包炎（続き）

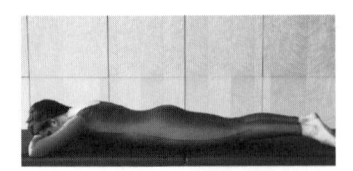

スワン・プレップ
p.191

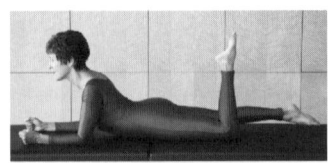

シングルレッグ・キック
p.196

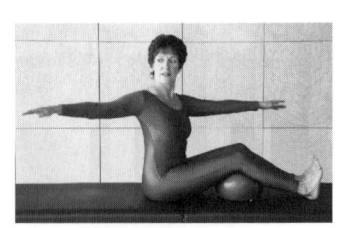

スパイン・ツイスト
p.202

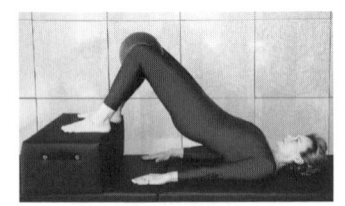

ショルダー・ブリッジ（修正版）
p.119

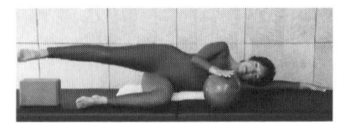

SKS、アップ・アンド・ダウン
p.270

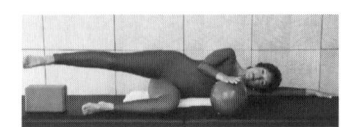

SKS、リトル・サークル
p.278

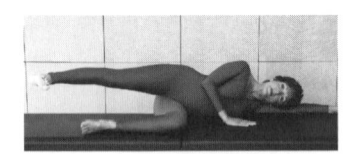

SKS、インターナル・アンド・エクスターナル・ローテーション、腰の下にタオルを敷く
p.284

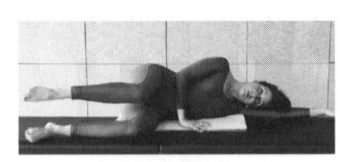

SKS、膝を90°に曲げたリフト・アンド・ローワー
p.308

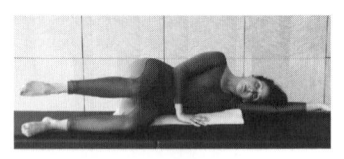

SKS、膝を90°に曲げたサークル
p.309

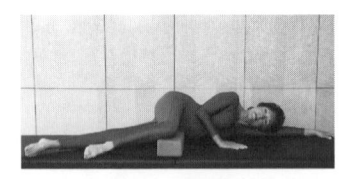

SKS、インナーサイ・リフト、腰の下にタオルを敷く
p.298

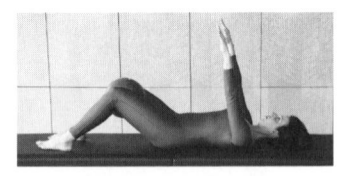

ティーザー・プレップ1
p.217

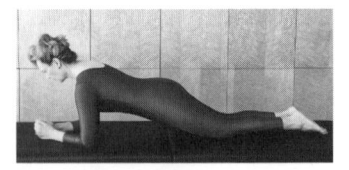

セレイタス・プッシュアップ（修正版）
p.251

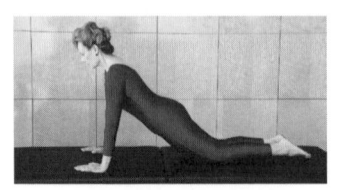

プッシュアップ（修正版）
p.257

# 人工股関節全置換術（関節形成術）：THA
# 手術前のプログラムのシークエンス*

**症例**：50歳、女性、変形性股関節症を発症。歩くと股関節が痛むので、補助のために杖をついている。8週間後にTHAを受ける予定である。そこで、THAに備えて、手術前用のピラティスのルーティン*を始める。クライアントのエクササイズ歴は、週に2回、筋力トレーニングをおこない、リカンベントバイクをできるだけ使うというものだった。半年ほど前には週に1回、ピラティスのクラスを受けていた。

**エクササイズ数**：28
**所要時間**：50分

## プレピラティス・エクササイズ

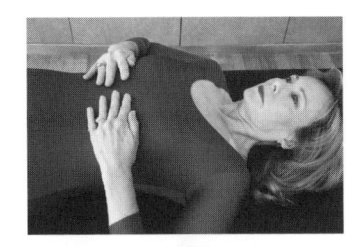

| | | |
|---|---|---|
| 呼吸 p.39 | アブドミナル・プレップ p.48 | ショルダー・ロール p.44 |
| ペルビック・カール p.45 | アダクター・スクイーズ p.52 | ニー・フォールド p.50 |
| アブダクションとアダクション p.43 | プローン・レッグ・リフト、バージョン1 p.56 | |

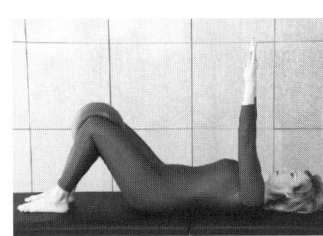

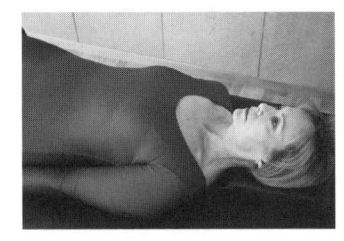

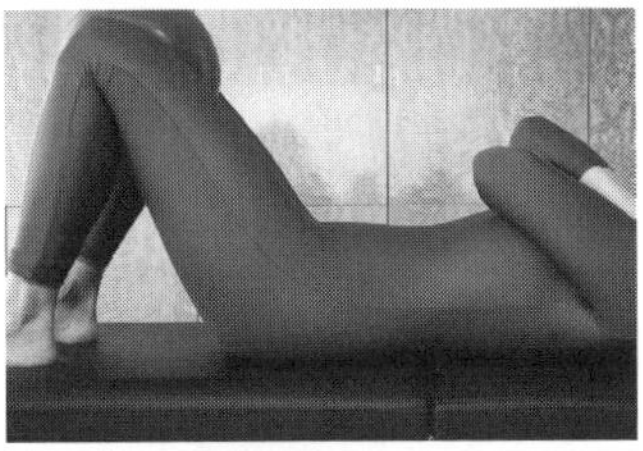

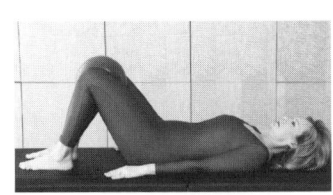

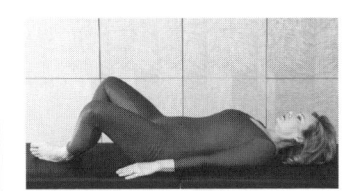

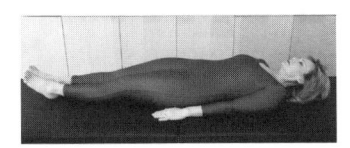

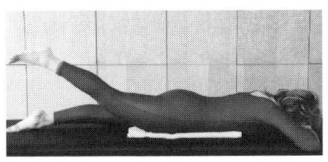

\* p.357参照

（続く）

# 人工股関節全置換術（関節形成術）：THA
# 手術前のプログラムのシークエンス*（続き）

## ピラティス・エクササイズ

注：SKSエクササイズでは、腰の下にタオルやパッドを入れてかまわない。

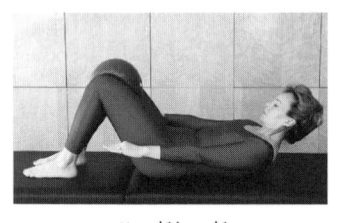

| | | |
|---|---|---|
| ハンドレッド p.69 | 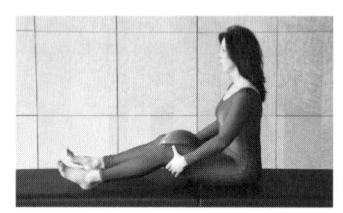 ハーフ・ロールダウン p.72 | 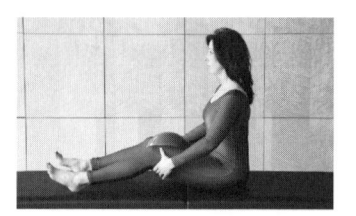 ハーフ・ロールアップ p.77 |
| 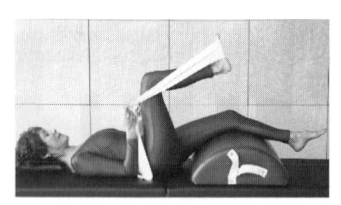 シングルレッグ・サークル p.80 | ローリング・ライク・ア・ボール p.159 | シングルレッグ・ストレッチ p.84 |
| 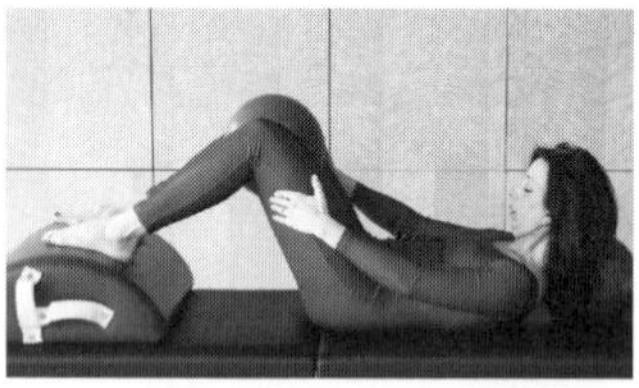 ダブルレッグ・ストレッチ p.87 | 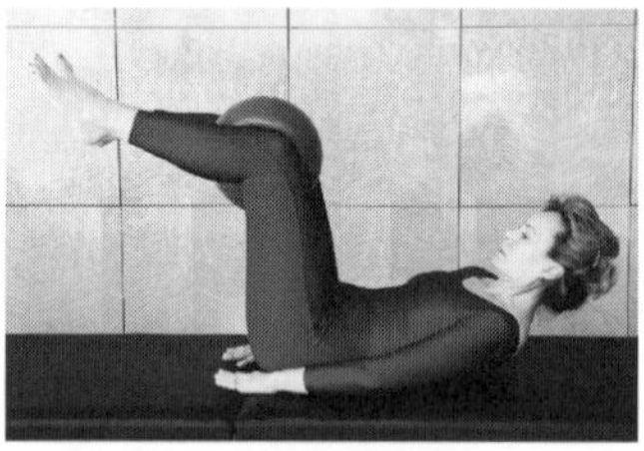 ローワー・リフト p.95 | 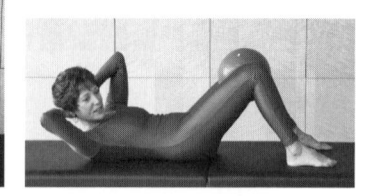 クリスクロス p.99 |
| 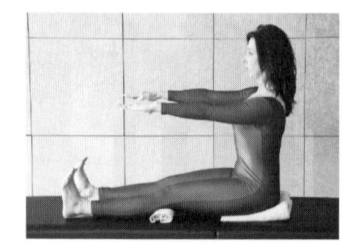 スパイン・ストレッチ・フォワード p.177 | 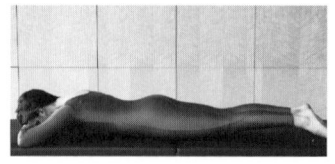 スワン・プレップ p.191 | 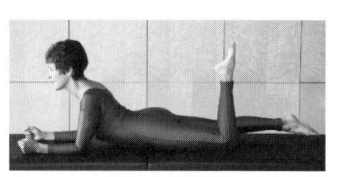 シングルレッグ・キック p.196 |

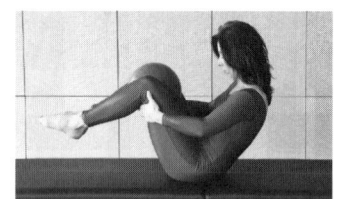

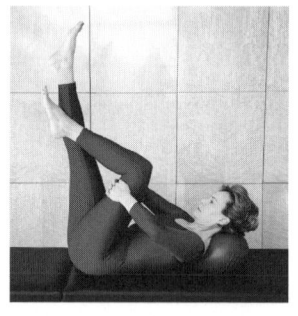

\* p.357参照

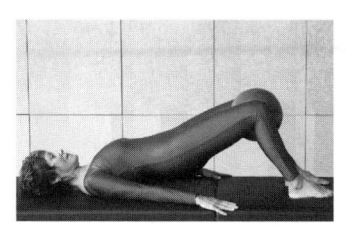

ショルダー・ブリッジ(修正版)
p.117

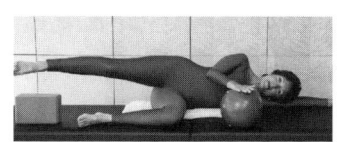

SKS、アップ・アンド・ダウン
p.271

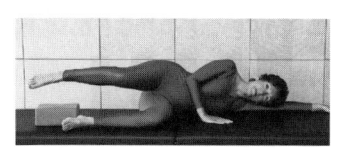

SKS、フロント・アンド・バック
p.274

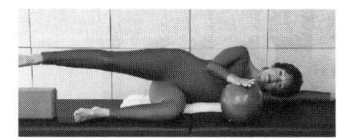

SKS、リトル・サークル
p.278

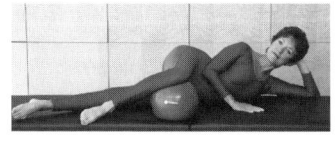

SKS、インナーサイ・リフト
p.300

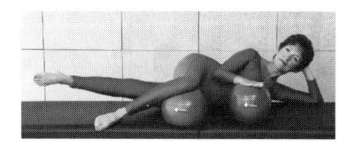

SKS、インナーサイ・サークル
p.302

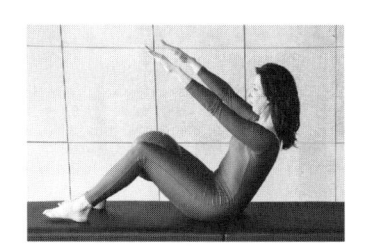

ティーザー・プレップ1
p.121

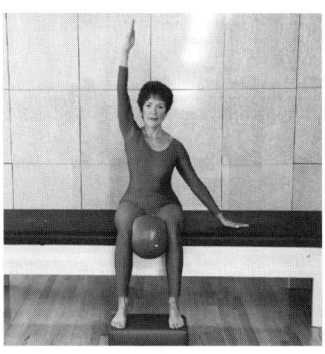

サイドストレッチ
p.129

## 人工股関節全置換術（関節形成術）：THA 手術後6週間のプログラムのシークエンス＊

**症例**：50歳、女性、変形性股関節症を発症。THAを受け、現在は手術後6週間-3カ月用のピラティスのマットプログラムを実践する用意が整った。手術前には週に3日、手術前用のピラティスのルーティン＊を実践していた。

**エクササイズ数**：29

**所要時間**：50分

### プレピラティス・エクササイズ

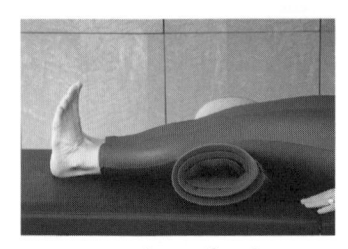

アンクル・ポンプ
p.40

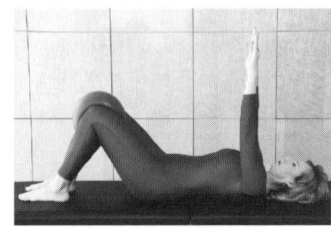

アブドミナル・プレップ
p.48

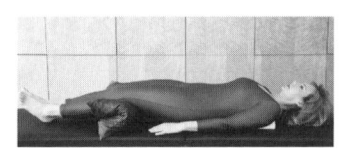

クアドリセプス・セット
p.41

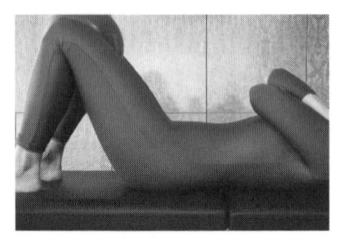

ペルビック・カール
p.45

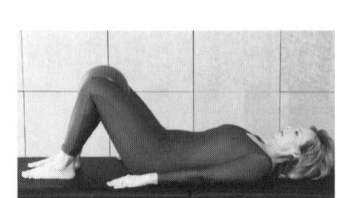

アダクター・スクイーズ
p.52

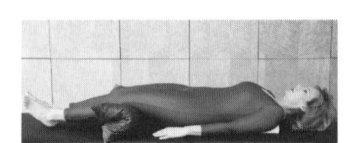

グルテアル・セット
p.42

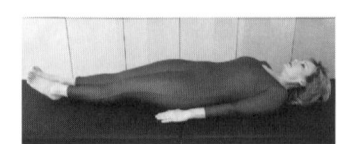

インターナル・アンド・エクスターナル・ローテーション
p.43

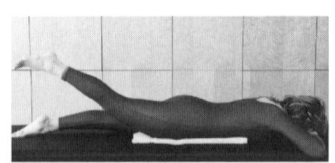

プローン・レッグ・リフト、バージョン1
p.56

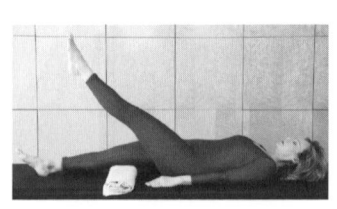

スーパイン・レッグ・リフト、バージョン1
p.53

＊ p.357参照

## ピラティス・エクササイズ

注：SKSエクササイズでは、腰の下にタオルやパッドを入れてかまわない。

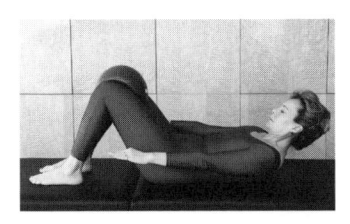

ハンドレッド
p.69

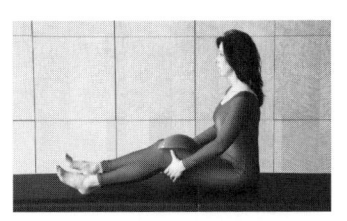

ハーフ・ロールダウン
p.72

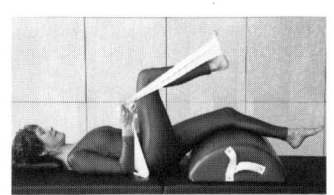

シングルレッグ・サークル
p.80

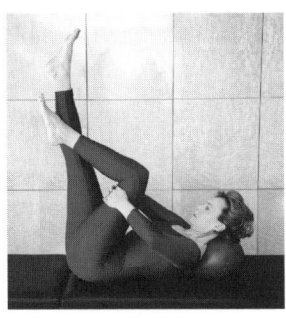

シングルレッグ・ストレッチ
p.84

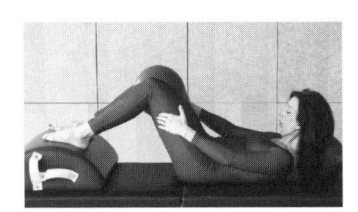

ダブルレッグ・ストレッチ
p.87

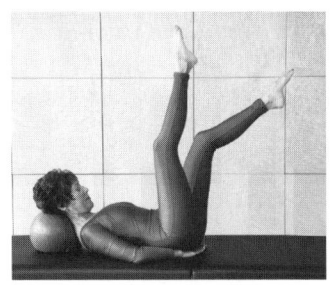

シザース
p.92

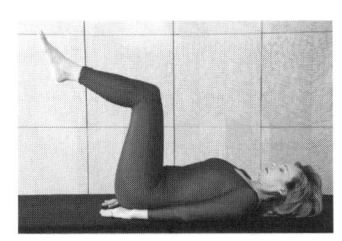

トゥー・タップ
p.47

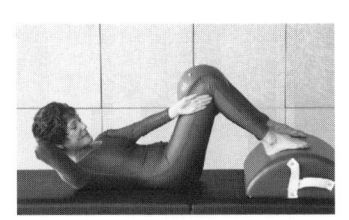

クリスクロス
p.98

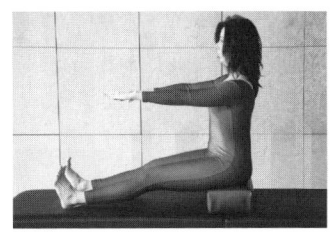

スパイン・ストレッチ・フォワード
p.104

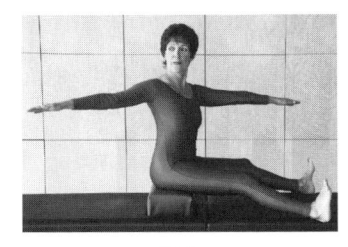

ソウ
p.107

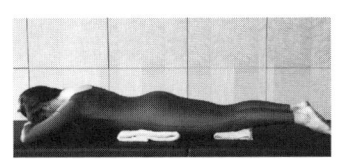

スワン・プレップ
p.111

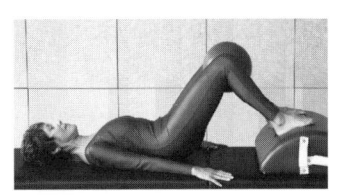

ショルダー・ブリッジ（修正版）、
ウェストまでロールアップ
p.117

（続く）

# 人工股関節全置換術（関節形成術）：THA
## 手術後6週間のプログラムのシークエンス＊（続き）

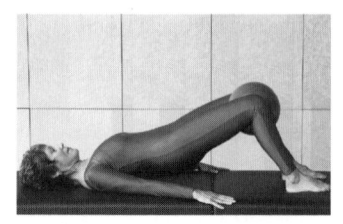

ショルダー・ブリッジ（修正版）、
肩甲骨までロールアップ
p.117

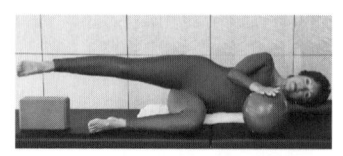

SKS、アップ・アンド・ダウン
p.270

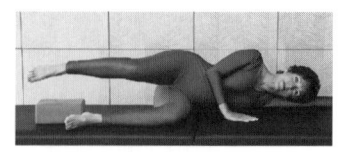

SKS、フロント・アンド・バック
p.274

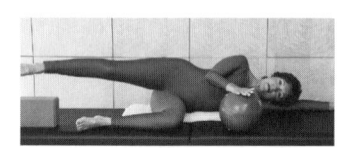

SKS、リトル・サークル
p.278

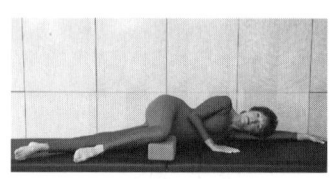

SKS、インナーサイ・リフト
p.298

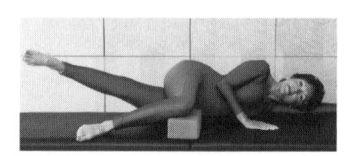

SKS、インナーサイ・サークル
p.299

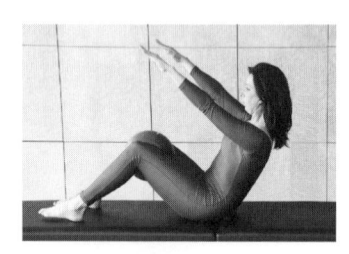

ティーザー・プレップ1
p.121

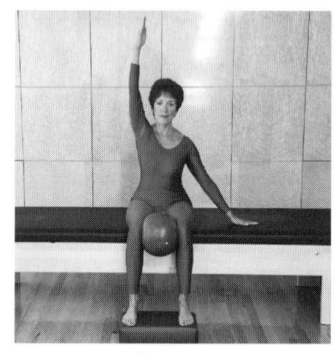

サイドストレッチ
p.129

＊p.357参照

## 人工股関節置換術（関節形成術）：THA 手術後3カ月のプログラムのシークエンス*

**症例**：50歳、女性、変形性股関節症を発症。3カ月前にTHAを受け、現在は手術後3-6カ月用のピラティスのマットプログラムを実践する用意が整った。手術前用と、手術後6週間-3カ月用のピラティスのマットプログラムを実践してきた。

**エクササイズ数**：30

**所要時間**：50分

### プレピラティス・エクササイズ

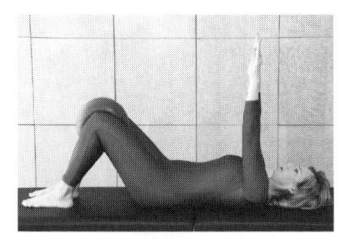

アブドミナル・プレップ
p.48

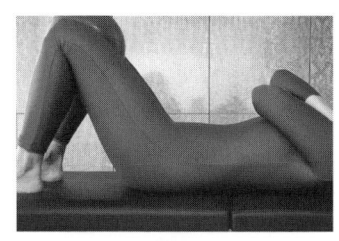

ペルビック・カール
p.45

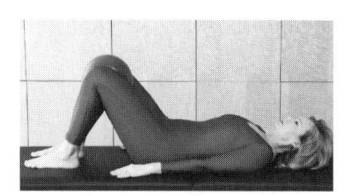

アダクター・スクイーズ
p.52

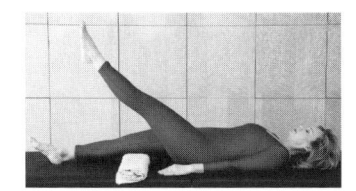

スーパイン・レッグ・リフト、
バージョン1
p.53

\* p.357参照

（続く）

# 人工股関節全置換術（関節形成術）：THA
## 手術後3カ月のプログラムのシークエンス＊（続き）

## ピラティス・エクササイズ

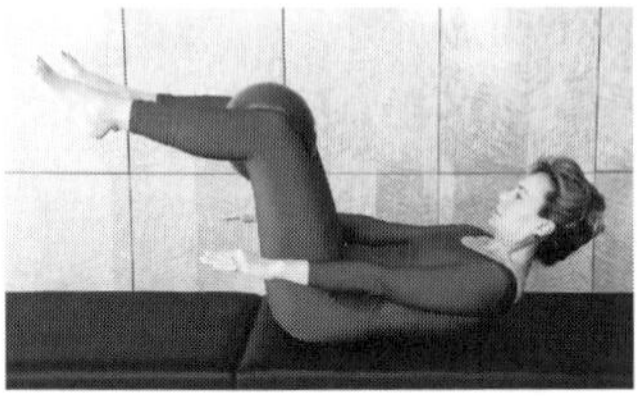

| | | |
|---|---|---|
| ハンドレッド<br>p.135 | ロールアップ<br>p.143 | シングルレッグ・サークル<br>p.152 |
| シングルレッグ・ストレッチ<br>p.160 | ダブルレッグ・ストレッチ<br>p.163 | シザース、手術後6週間-<br>3カ月バージョン<br>p.92 |
| ローワー・リフト<br>p.172 | クリスクロス、手術後6週間-<br>3カ月バージョン<br>p.101 | スパイン・ストレッチ・フォワード<br>p.177 |
| コークスクリュー<br>p.183 | ソウ<br>p.187 | スワン・プレップ<br>p.191 |

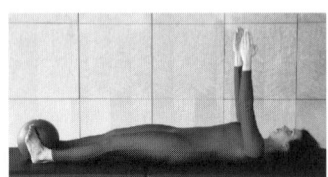

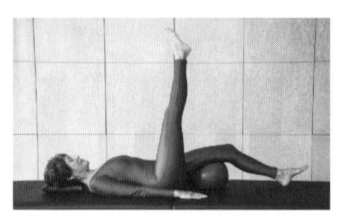

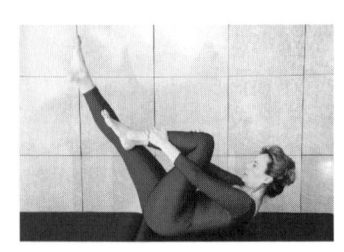

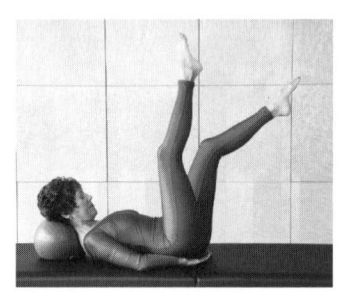

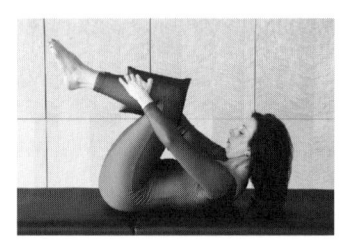

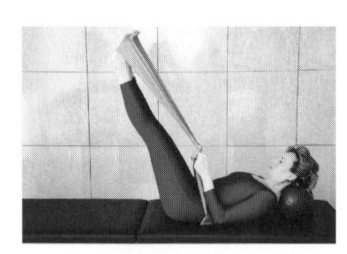

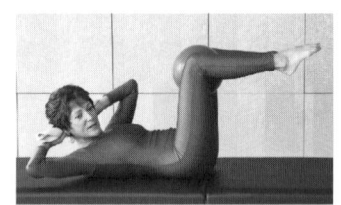

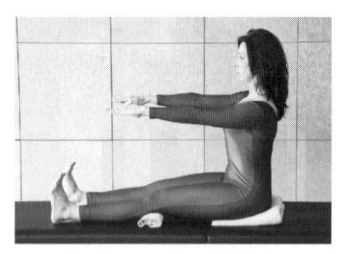

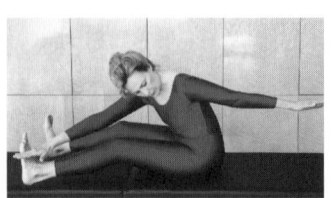

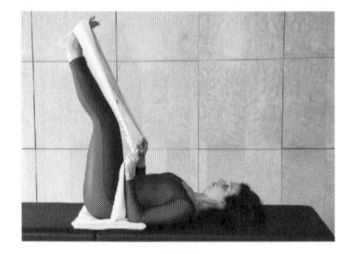

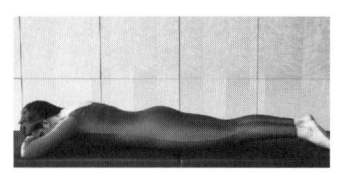

＊p.357参照

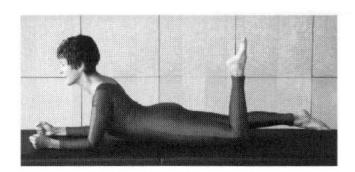

| | | |
|---|---|---|
| シングルレッグ・キック<br>p.196 | ダブルレッグ・キック<br>p.198 | ショルダー・ブリッジ<br>p.214 |
| SKS、アップ・アンド・ダウン<br>p.272 | SKS、フロント・アンド・バック<br>p.277 | SKS、リトル・サークル<br>p.279 |
| SKS、インナーサイ・リフトと<br>インナーサイ・サークル<br>p.300 | SKS、膝を90°曲げたリフト・<br>アンド・ローワー<br>p.308 | SKS、膝を90°曲げたサークル<br>p.309 |
| ティーザー・プレップ2<br>p.219 | ティーザー2<br>p.228 | スイミング・プレップ<br>p.238 |
| セレイタス・プッシュアップ(修正版)<br>p.251 | プッシュアップ(修正版)<br>p.257 | |

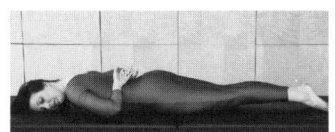

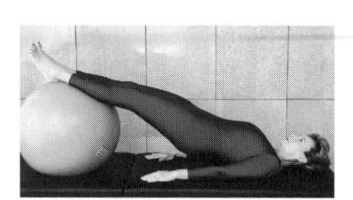

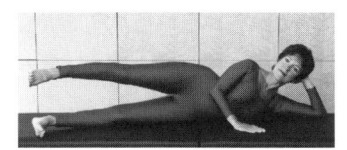

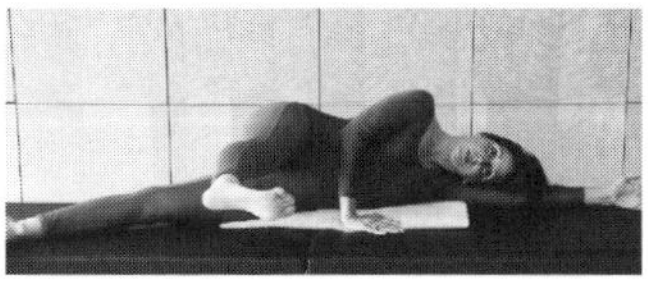

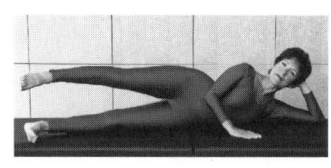

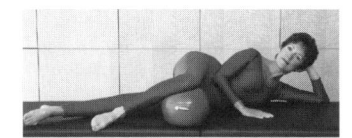

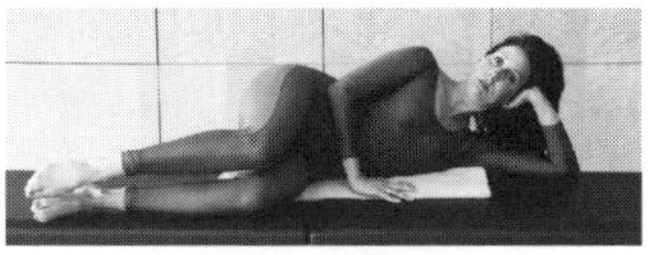

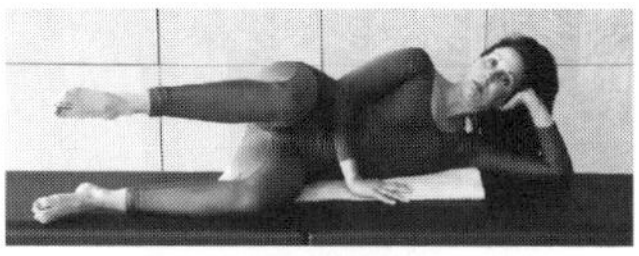

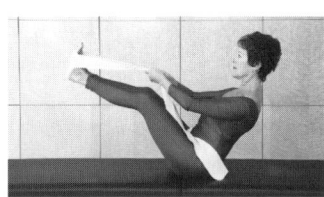

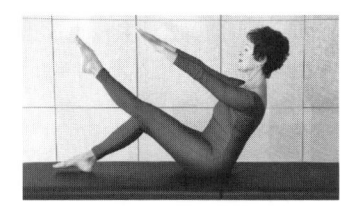

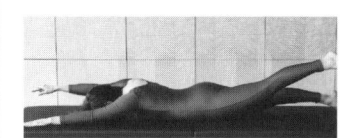

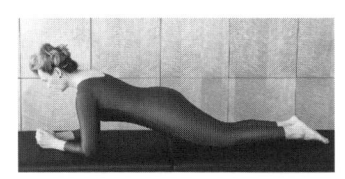

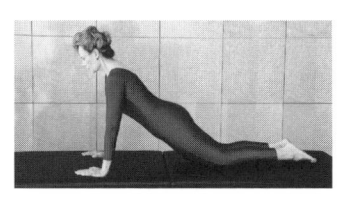

## 人工股関節全置換術（関節形成術）：THA 手術後6カ月のプログラムのシークエンス＊

**症例**：50歳、女性、変形性股関節症を発症。6カ月前にTHAを受けた。現在は手術後6カ月用のピラティスのマットプログラムを実践し、ピラティスのマットエクササイズの理想的な動きを目指す用意が整った。手術前には週に3日、ピラティスのエクササイズを実践し、手術後6週間からはピラティスのマットプログラムを再開している。

**エクササイズ数**：38

**所要時間**：50分

### プレピラティス・エクササイズ

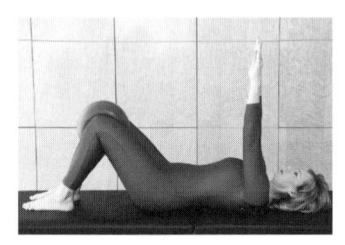

アブドミナル・プレップ
p.48

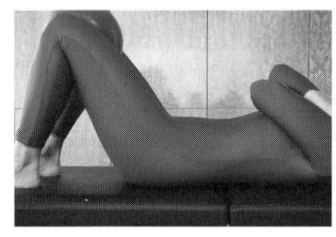

ペルビック・カール
p.45

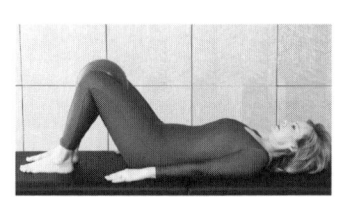

アダクター・スクイーズ
p.52

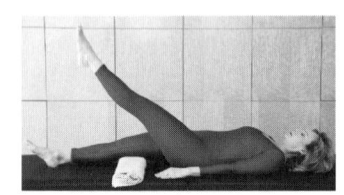

スーパイン・レッグ・リフト
p.53

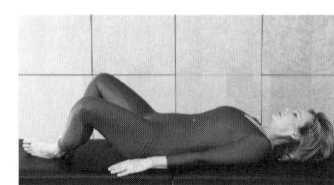

ニー・フォールド
p.50

＊ p.357参照

## ピラティス・エクササイズ

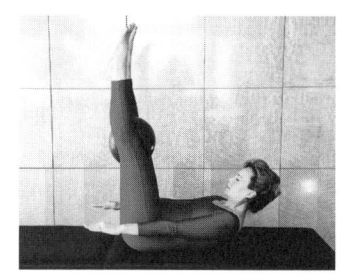

| | | |
|---|---|---|
| ハンドレッド p.137 | 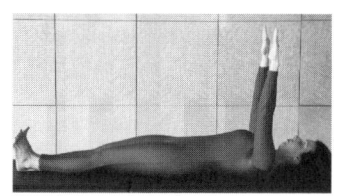 ロールアップ p.147 | 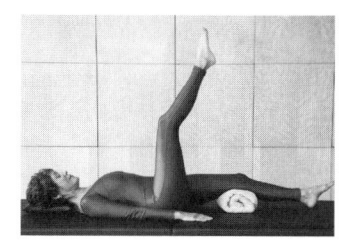 シングルレッグ・サークル p.152 |
| ローリング・ライク・ア・ボール p.159 | 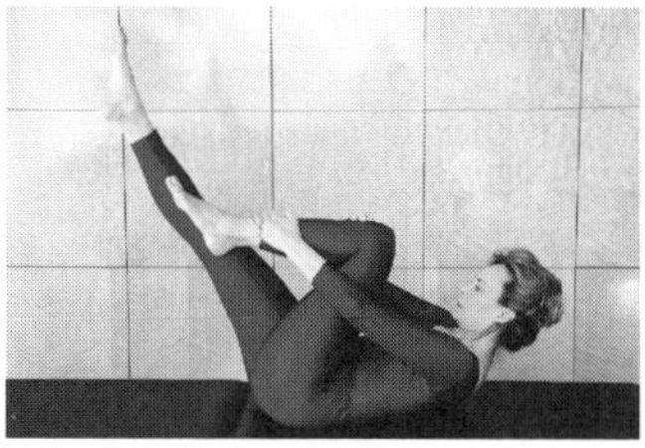 シングルレッグ・ストレッチ p.160 | 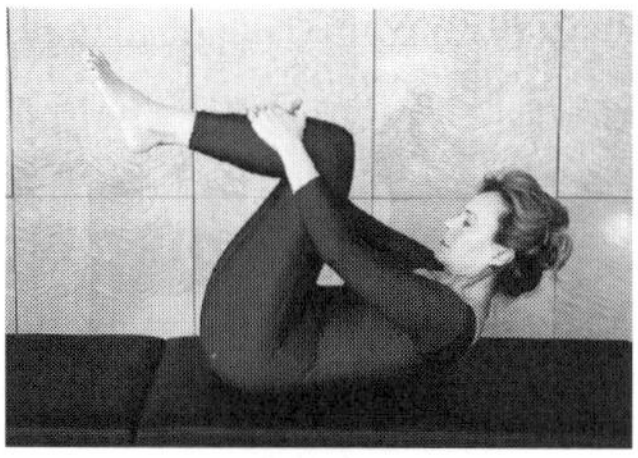 ダブルレッグ・ストレッチ p.166 |
| 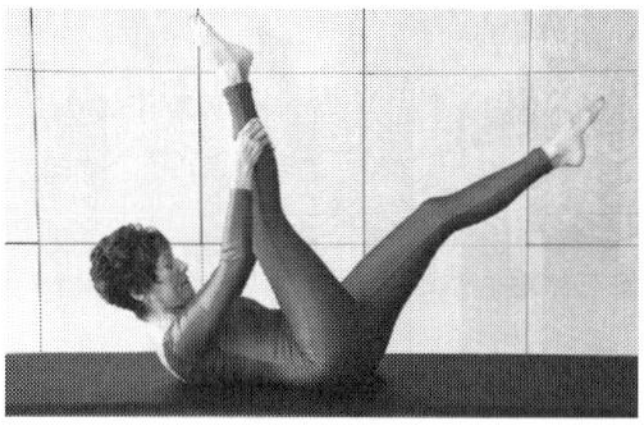 シザース p.168 | 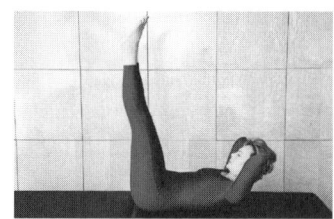 ローワー・リフト p.171 | 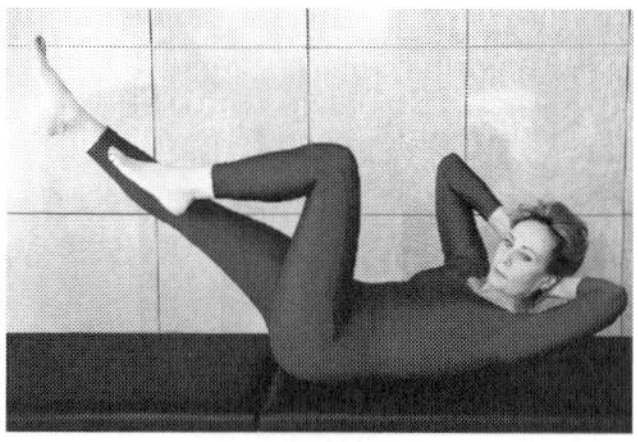 クリスクロス p.174 |
| 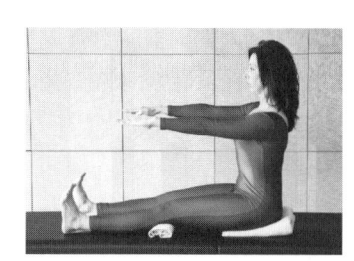 スパイン・ストレッチ・フォワード p.177 | 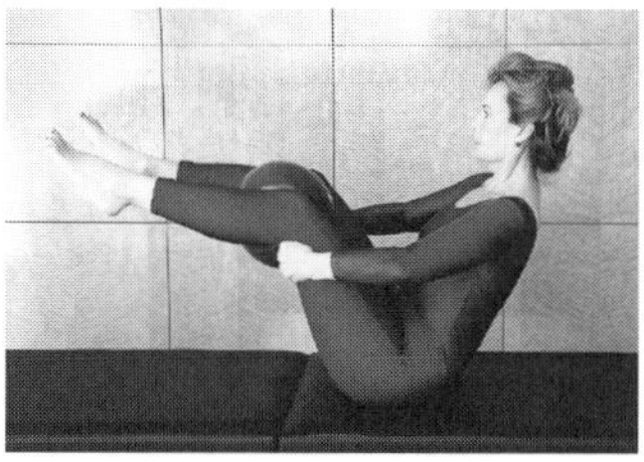 オープンレッグ・ロッカー p.179 | 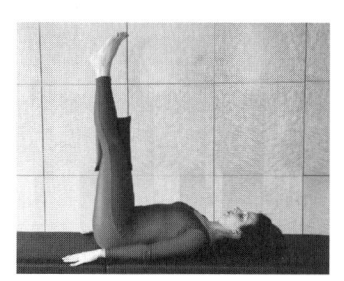 コークスクリュー p.185 |

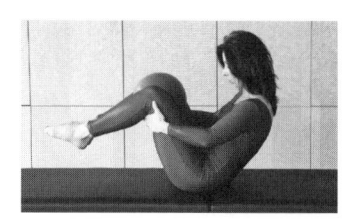

# 人工股関節全置換術(関節形成術):THA
## 手術後6カ月のプログラムのシークエンス*(続き)

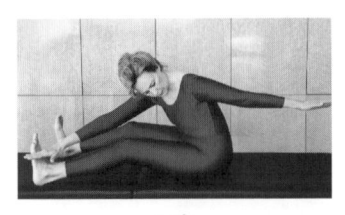

ソウ
p.187

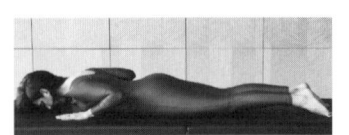

スワン
p.193

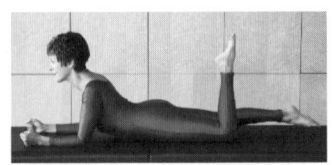

シングルレッグ・キック
p.196

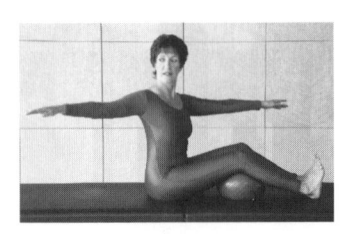

スパイン・ツイスト
p.201

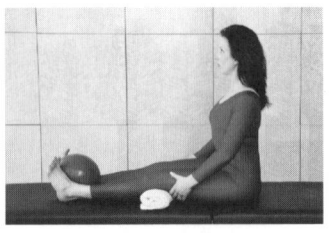

ネック・プル(修正版)、
手術後3-6カ月バージョン
p.204

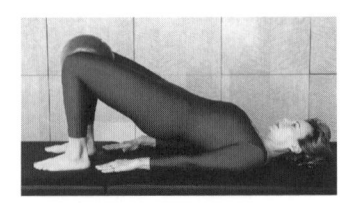

ショルダー・ブリッジ
p.211

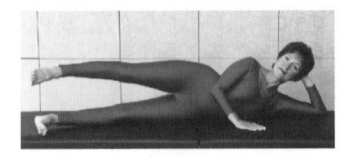

SKS、アップ・アンド・ダウン
p.272

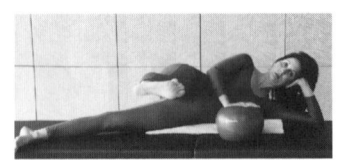

SKS、フロント・アンド・バック
p.276

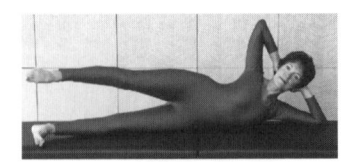

SKS、リトル・サークル
p.279

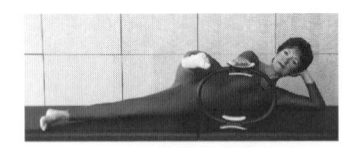

SKS、Dサークル
p.281

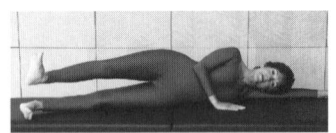

SKS、インターナル・アンド・
エクスターナル・ローテーション、
膝を軽く曲げる(写真にはない)
p.285

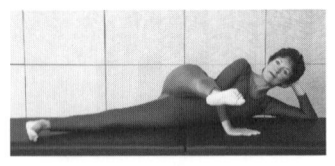

SKS、バイシクル
p.287

＊ p.357参照

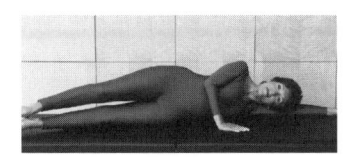

| | | |
|---|---|---|
| SKS、リフト・リフト・ローワー・ローワー<br>p.293 | SKS、インナーサイ・リフト<br>p.300 | SKS、インナーサイ・サークル<br>p.302 |
| ティーザー 1<br>p.223 | カンカン（修正版）<br>p.236 | スイミング<br>p.239 |
| レッグ・プル（修正版）<br>p.243 | セレイタス・プッシュアップ<br>p.254 | プッシュアップ<br>p.260 |

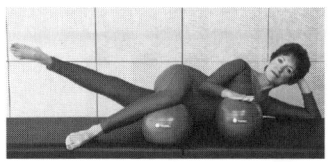

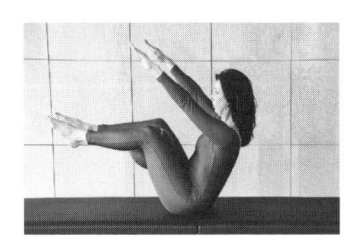

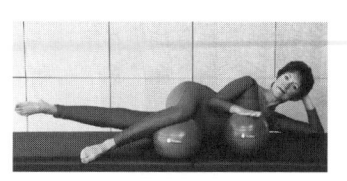

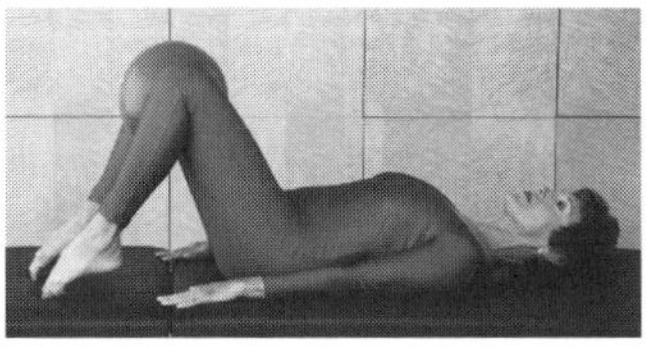

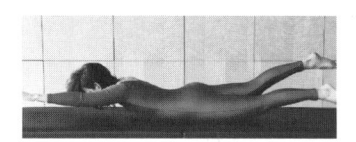

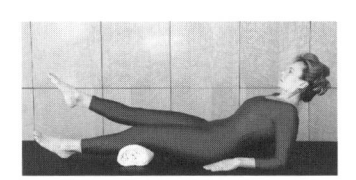

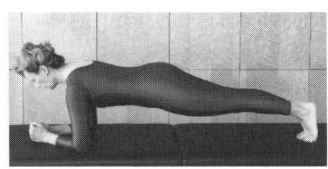

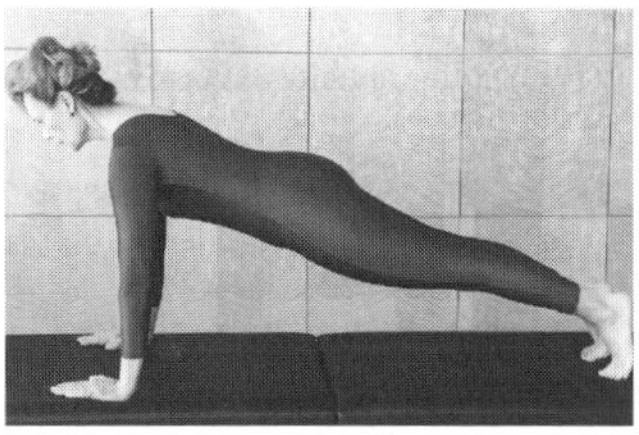

# 用語集

**外転**：ある部位を身体の正中線（中央の軸）から遠ざける動き。例えば、マットに仰向けになり、右脚を外側に滑らせて身体の正中線から遠ざけること。

**自動運動**：クライアントが自分で自発的に行う動き。自動運動では、関節の可動域、コントロール能力、筋力、クライアントの動こうとする意思をテストできるので、特別な価値がある（Magee 2008）。

**股関節の自動運動、正常な可動域**：屈曲は110-120°（仰向けで、膝を曲げる）、伸展は10-15°（うつぶせで、脚を伸展する）、外転は30-50°（仰向け）、内転は30°（うつぶせ）、外旋は40-60°（仰向け、うつぶせ、座位）、内旋は30-40°（仰向け、うつぶせ、座位）（Magee 2008）。

**膝の自動運動、正常な可動域**：屈曲（仰向け）は0-135°（0°は膝を伸ばした状態）、伸展（仰向け）は0-15°（膝が過伸展する女性や反張膝の人の場合、自動伸展の範囲は-15°以上）、大腿骨に対する脛骨の内旋（免荷のポジション）は20-30°、大腿骨に対する脛骨の外旋（免荷のポジション）は30-40°（Magee 2008）。

**内転**：ある部位を身体の正中線（中央の軸）に近づける動き。例えば、マットに仰向けになり、右脚を内側に滑らせて身体の正中線に近づけること。

**解剖学的立位**：標準的な解剖学的立位は、足を平行にして立ち、腕を体側にたらし、手のひらと顔を前に向ける。

**疼痛回避歩行**：患側の足の接地時間を短くすることで、患側に体重がかかったときに生じる痛みを緩和する跛行。

**アーティキュレーション（p.355参照）**：骨や軟骨をつなぐ関節や連結。骨はさまざまな方法で互いにつながることで、多様な動きを実現している。自由な運動が欠かせない部位では、骨端が関節の形になって関節を構成し、運動を可能にするばかりか、むしろ運動しやすくしている。

**滑液包**：液体で満たされた小さな袋。2つの構造間の摩擦を低減する。

**軟骨**：光沢のある白い結合組織。骨の関節表面を覆っている。軟骨は、外傷や過度の摩耗により損傷することがある。軟骨を損傷する最も一般的な疾患は、関節リウマチと変形性関節炎の2つである。

**求心性収縮**：筋収縮の1種。力を生み出すときに筋が短くなる。ハムストリングスが求心性収縮すると、脚が膝で曲がり、ばねの力や体重に抵抗してかかとが殿部に近づく。

**冠状面**：前額面ともいう。前頭面は、正中面に対して垂直なすべての面を指す。身体を前面と後面に分ける。この平面上の動きとしては、内転、外転、側屈がある。

**轢音（捻髪音）**：折れた骨の先端がこすれるような、乾いた音。骨を覆う腱や靱帯が動くときのカリカリするような音や感触も指す。

**可動関節**：関節を形成する2つの骨の間に、小さな空間や関節腔がある関節。股関節や膝関節など。関節表面の間に組織が存在せず、しかも空間があるため、関節表面は互いに自由に動くことができる。硝子軟骨という薄い層が連結した骨の表面を覆い、袖のような線維性被膜（関節包）とそれを縁取る滑らかでつるつるした滑膜が関節を覆う。包の中には滑液がある。滑液は潤滑油として働くほか、軟骨に栄養を供給する。可動関節は自由に動かせる関節である。

**分離**：関連するものを分離する活動、または動きを分離すること。たとえばシングルレッグ・サークルでは、骨盤をマット上で安定させるために分離が必要になる。股関節のソケット（寛骨臼）のなかでボール（大腿骨頭）が自由に動くようにするのである。また、サイドキックシリーズのフロント・アンド・バックで、胴体をマット上で安定させるときも使う。

**遠位**：ある構造の末端に向かう方向、または身体のコアから遠ざかる方向。遠位の反対は近位。

**遠心性収縮**：筋収縮の一種。筋肉が緊張している状態で筋が長くなる。これは筋肉が生み出す力より、対抗する力のほうが強いことによる。ハムストリングスの遠心性収縮では、ばねやウエイトの力に抵抗しながら膝が伸びて、かかとが殿部から遠ざかる。

**伸展**：正中面での動き。解剖学的立位のときに、身体の部位を後ろにもっていく。伸展の例としては、スワン、シングルレッグ・キック、ダブルレッグ・キックのほか、マットにうつぶせになって腕を身体の脇につけ、マットから身体を押し上げる動きがある。マット上で伸ばす、長くするという意味もある。屈曲したポジションから伸展すると、解剖学的立位に戻る。

**外旋**：身体の中心から外側に旋回する動き。

**屈曲**：矢状面での動き。解剖学的立位のときに、身体の部位を前方にもっていく。屈曲すると、連結する骨の前側の表面が作る角度が小さくなる。例外は、膝と指先の関節である。これらの関節では、連結する骨の後ろ側の表面が作る角度が小さくなる。屈曲する動きとしては、曲げる、折りたたむ、などがある。

**股関節の屈曲拘縮**：股関節の正常な可動域と比べて、股関節の可動域が失われていること。主な原因は変形性関節症、股関節の疾患、構造上の問題である。

**外反膝**：X脚ともいう。関節の遠位骨の遠位端が外側にずれること (Beil 2005)。

**内反膝**：O脚ともいう。関節の遠位骨の遠位端が内側にずれること (Beil 2005)。

**ガーディー結節**：脛骨外側にある結節。大腿筋膜張筋と腸脛靱帯の停止にある。

**内旋**：身体の中心に向かって回旋する動き。

**関節内**：関節表面の内部に存在するもの、あるいは内部で起きること。関節は、結合面の種類で分類することができる。複合関節（膝関節など）には、2つ以上の関節面と関節円板や半月板がある。

**等尺性**：筋の長さが変わらないまま、緊張が高まること。

**後弯**：身体を側面から見たときに、胸椎の弯曲のふくらみが異常に大きいのが特徴。

**靱帯**：線維性の結合組織。骨と骨をつなぐ役割を果たす。

**前弯**：身体を側面から見たときに、腰椎の弯曲のへこみが異常に大きいのが特徴。

**うつぶせ**：マットに顔を向けて腹ばいになった姿勢。

**近位**：身体の中心に近い方向。またはある構造の、身体の中心に近い付着部。近位の反対は遠位。

**可動域（ROM）**：身体のある部位がどれだけ動けるかを示した領域。関節の可動域とは、ある関節が潜在的に動ける距離と方向をさす。関節の可動域は、筋、骨、靱帯、筋膜に影響される。

**矢状面**：身体の正中の面。身体を左右に分ける。この平面は、頭頂部からへそ、恥骨、脚の間を通って床まで続く線で表すことができる。この平面での動きは屈曲と伸展である。

**仰向け**：マットに背中をつけて、顔を上に向けて横たわる。

**滑膜関節**：潤滑する物質（滑液）を含み、滑膜または包に縁取られた関節。

**腱**：繊維性の組織。骨格筋を骨につなぐ。

**横断面**：身体を上下に分ける平面。この平面での動きは内旋と外旋である。

**トレンデレンブルク歩行**：股関節外転筋群（中殿筋と小殿筋）の弱化に伴う異常歩行。患側のかかと接地時に、健側の骨盤が落ちるのが特徴。両側の外転筋群が弱化している場合は、歩行するときに左右に揺れ、動揺歩行に至る (Magee 2008)。

# 動きとその表現方法

**アーティキュレーション**：椎骨が1つずつマットに触れるような脊椎の動き。1かたまりとして動く動き方とは対称的（たとえば、屈曲の場合はマットにロールダウンするとき、伸展の場合はスワン）。

**Cカーブ**：坐骨から下りてカールし、腹筋を深く引き込んだり、背中を丸くして屈曲したりするときの、脊椎の形（ハーフ・ロールダウンなど）。

**コアの安定性**：ピラティスの動きをするときに、腹筋を引き込んで引き上げ、脊椎をニュートラルに保つ能力。

**頭と首と肩をカールしてマットから離す**：仰向けになってピラティスの腹部の運動の準備をするとき、上体をカールして肩甲骨下端までマットから持ち上げ、コアのほうを見て、あごと胸の間にみかん1個分のスペースを空けること。

**腹筋を引き込んで引き上げる**：腹筋を脊椎のほうに引き込む。初めてピラティスを習うときはとくに、呼吸サイクルの呼気のときに最もうまくできる。腹部の深層筋群を使って内臓を保持し、腹壁を薄くするのに役立つ。この動きの目的は、腹斜筋群と腹横筋群を使い、動かし、それによって背部を支えることにある。ほかの表現としては、腹筋を内側にえぐって引き上げる、へそを脊椎のほうに溶かす、パワーハウスを引き込んで引き上げる、などがある。

**脚をテーブルトップ・ポジションにする**：マットに仰向けになり、膝と脚を持ち上げてマットから離す。膝と股関節をそれぞれ90°屈曲する。股関節と膝、膝と足首が同じ線上に並ぶようにする。脛は床に対して平行、太腿は垂直になる。

**伸ばす**：この言葉には複数の意味がある。最大可動域までワーク*すると、筋肉は伸びる。この本では、目で見て、耳で聞く表現として、この言葉を使う。マット上で伸ばす、股関節から離して伸ばす、壁に触れようとするように長くする、伸ばすことで反対の力を感じる、エネルギーの矢の1本が足の先から出て、もう1本が頭頂部から出るようなイメージ、などである。

**レバーの長さ**：レバーの長さは、四肢をコアから遠ざけたり、四肢を短くしてコアに近づけたりすることで調整する。たとえば、ピラティスのサイドキックシリーズでは、脚をマット上に伸ばして動かすときはレバーが長くなり、動きの難易度が上がる。一方、脚を曲げるとレバーが短くなり、関節にかかる負荷を減らすことができる。

**両手で菱形を作る**：両手のひらを尾骨の下または前でマットにつけて（指先を足に向ける）、指を開き、親指と人差し指を合わせて菱形を作る。

**手を枕にする**：手と手を重ね、両手で枕を作る。額をその枕（手）の上にのせる。

**ニュートラルな脊椎**：恥骨と股関節の骨（上前腸骨棘、ASIS）が同じ平面に並ぶ脊椎のポジション。ニュートラルな脊椎は、立位では脊椎の理想的なポジションで、脊椎の自然なカーブが緩衝剤の役割を果たす。たとえば、マットで仰向けになって膝を曲げ、脚を腰幅に開いて平行にしたとき、背中に2か所、マットにつかない空間ができる。首とウェスト（腰部）の後ろである。

**反対**：動きを通じて反対の力を生み出すこと。表現としては、「両腕を伸ばして長くし、腹筋を反対方向に深く引っ込める」、「足で壁に触れられるくらい脚を長くし、腹筋を引き込んで引き上げ、頭頂部を反対方向に長くする」、「右側にツイストしながら、左の股関節をツイストと反対方向に引く」などがある。

**ピラティスのスタンス**：両足のかかとを合わせ、つま先を離し、足で小さくV字型を作る。内太腿と殿筋群を使い、腹筋を引き込んで引き上げる。

\* p.357参照

**パワーハウス**：身体のコア。腹横筋群、内・外腹斜筋、腰部の多裂筋、骨盤底、横隔膜、大殿筋、中殿筋、腰方形筋などを含む。神経生理学的な結合を通じてコアの安定性に寄与する筋として、股関節屈筋群がある(Smith 2005)。

**認定ピラティス・インストラクター(IR)**：規定の履修時間を満たし、コースの内容を習得し、コース終了時の最終試験に合格し、養成学校から卒業証書や認定証を取得したインストラクター。

**肩を後ろに引いて下ろす**：肩甲骨下端から腰までサスペンダーでつながっているかのように、肩を耳から離すこと。座位や立位で正しいアライメントを身につけるためには、肩を後ろに引いて下げる方法を身につけておくことが大切である。絶対に肩を耳や首のほうに上げてはいけない。

**坐骨**：坐骨結節（坐骨の曲がっている部分）ともいい、座るときにお尻の下にくる骨。

**体幹の安定性**：多くのピラティス・エクササイズで重要である。身体のある部位に負荷がかかるときに、別のある部位を動かさないでいる能力。たとえば、ローワー・リフトをするとき、脚を低くしてコアから45°離し、引き上げて90°に戻すが、このときに腹筋を引き込んで引き上げ、胴体の安定を保つことが重要である。脚を下ろしてコアの筋構造に負荷をかけるとき、腰が持ち上がってニュートラルな脊椎から外れてはいけない。胴体の安定性を保つためには、自分の最終可動域を知っておくことが大切である。

**脊椎をニュートラルに保ち、尾骨をマットに長くつける**：さまざまなピラティス・エクササイズをするときは、脊椎をニュートラルに保ってワーク*するのが望ましい。しかし、初めてコアの使い方を学ぶとき、初心者は<u>尾骨をカールして持ち上げ</u>、<u>脊椎下部前面を縮めて</u>（下線の動きを「タック」という）背中をまっすぐにしがちである。この言葉の目的は、脊椎をニュートラルにしてワークし、背中の自然な曲線を保てるように強化することにある。これらの曲線は脊椎の緩衝剤として働き、筋肉や骨にかかる負荷を最低限に留める環境を作り上げるからである。

# 監訳者付記

**アライメント**：骨、関節の配列のこと。アライメントを可能な限り正しく整えた上で動くことは、関節に過度なメカニカルストレス（物理的な機械的ストレスのこと）を与えないばかりか、効率的、機能的な動きの基礎となる。また、そのような動きは見た目にも美しい。
ピラティスではアライメントを特に大切にしている。

**認定ピラティス・エデュケーター**：上記の認定ピラティス・インストラクターとなった後、さらに多年度に渡り継続して修練を積み、ピラティスの養成学校において認定ピラティス・インストラクターを育成・教育することを認められたピラティス教師のこと。

**ルーティン**：ここではクライアントに課題として与える、日常的に行うピラティス・エクササイズのプログラムのこと。

**クラシカル**：本来は「古典的な」、「伝統的な」という意味だが、ピラティスにおいては創始者のピラティス氏が教えた当時そのままのオリジナルの動きやシークエンス（下記）のことを、クラシカル・ピラティスという。彼は一人ひとりの違いを見極めて、個々に応じて教えたため、彼から直接教わった第1世代のピラティス教師達が教わった内容も当然、一人ひとりで違うという。また、クラシカル・ピラティスは、その後の医科学の進歩に曝（さら）されても、今の時代においてさえ、そのまま活用すべき素晴らしいものが多々あると同時に、一部修正を加えるべきものがあることも事実である（詳しくはp.360参考文献：『Return to Life Through Contrology～ピラティスで本来のあなたを取り戻す！』現代書林、を参照）。

**シークエンス**：ピラティスのプログラムにおけるエクササイズの一連の流れのこと。

**ワーク**：原義は「動く」、本義は「ある目的のために意識してあることをする」。また、同時に、「努力する」という意味も含まれている。即ち、ワークは「目的を持って意識して動くように努める」ということであり、あえて一般的な訳をせずワークのままに留めた。

**インプリント**：単にウエスト（腰）の後面をマットに押し付けることではなく、脊椎を軸方向に伸ばすように意識し、それを強調した結果として、ウエスト（腰）の後面がマットに触れる状態をいう。

**ポンプ**：昔ながらの手動のポンプのハンドルを動かすように上下に繰り返し動かすこと。

**パルス**：同じペースで心拍のように小さくとも確実にリズミカルに動かすこと。

**ヒンジ**：ドアの蝶番のように、ある部分だけが軸になって全体としては折りたたむように動く仕組みのこと。例えば、ヒップ・ヒンジといえば股関節だけが分離して動くことをいう。

**ムーンボックス**：ピラティスで用いる小さなボックスのこと。

**バレル**：樽のこと。ピラティスでは、樽様の幾つかの器具（スパイン・コレクター、アーク、ラダー・バレルなど）のことをバレルと総称する。

**プランク**：一枚の板のこと。ピラティスではプッシュアップ（腕立て伏せ）の姿勢の時のような、体幹を一枚の板のようにした姿勢のことをプランクと称する。

**テーブルトップ**：仰臥位で股関節90度屈曲と同時に膝関節90度屈曲した時の姿勢が、丁度、脛の部分が床に平行となりテーブル台のように見えるため、ピラティスではこの姿勢をテーブルトップと称する。

**マジックサークル**：ピラティス氏オリジナルの道具の一つ。小さくて軽量で、且つ全身に使えて大変便利。サークル（リング）様なのでマジックサークル、また、ピラティスリングとも呼ぶ。

**ポイント**：足関節を底屈してつま先を尖らせること。本書ではこの反対語としてフレックス（背屈）も用いている。

# ウェブサイト情報

　本書の特典として、ウェブサイトに追加情報を掲載した。ウェブサイトでは、膝・股関節疾患や関節形成術後のクライアントのために安全なプログラムを組み立てられるよう、ピラティスの専用器具の使い方についてPDFフォーマットでガイドラインを提供している。リハビリテーションに最適な時期にどの専用器具を導入するのがよいかを解説した。この情報は、ピラティスの専用器具の使い方に習熟しているインストラクター向けである。さらに、認定ピラティス・トレーニング・プログラムや認定ピラティス・インストラクターを探しやすいよう、詳細なデータも掲載した。

　以下のウェブサイトにアクセスしてほしい。追加情報の入手には、会員登録とKey codeの入力が必要。追加情報は英語版のみ。

▶URL
www.HumanKinetics.com/PilatesForHipAndKneeSyndromesAndArthroplasties

▶Key code
KAPLANEK-P2SBVI-OSG

# 参考文献

American Sports Data. www.americansportsdata.com; 2008.

Anthony CKN. Textbook of Anatomy and Phsiology. St. Louis: Mosby; 1971.

Archibeck MJ. Soft-tissue disorders about the hip. In: Callaghan JJ, Rosenberg AG, Rubash HE, eds. The Adult Hip. Vol 1. 2nd ed. Philadelphia: Lippincott Williams & Wilkins; 2007:598-604.

Berger RA, Jacobs JJ, Meneghini RM, Della Valle C, Paprosky W, Rosenberg AG. Rapid rehabilitation and recovery with minimally invasive total hip arthroplasty. Clin Orthop and Relat Res. 2004;429:239-247.

Biel A. Trail Guide to the Body. 3rd ed. Boulder, CO: Books of Discovery; 2005.

Bird PA, Oakley SP, Shnier R, Kirkham BW. Prospective evaluation of magnetic resonance imaging and physical examination findings in patients with greater trochanteric pain syndrome. Arthritis Rheum. 2001;44(9):2138-2145.

Brosseau L, MacLeay L, Robinson V, Wells G, Tugwell P. Intensity of exercise for the treatment of osteoarthritis. Cochrane Database Syst Rev. 2003;2:CD004259.

Brugioni DJ, Falkel J. Total Knee Replacement and Rehabilitation. Alameda, CA: Hunter House; 2004.

Calais-Germain B. Anatomy of Movement. Seattle: Eastland Press; 1993, 2007.

Calais-Germain B. Anatomy of Movement. Seattle: Eastland Press; 2007:192-255.

Ege Rasmussen KJ, Fano N. Trochanteric bursitis. Treatment by corticosteroid injection. Scand J Rheumatol. 1985;14(4):417-420.

Franklin E. Dynamic Alignment Through Imagery. Champaign, IL: Human Kinetics; 1996.

Frintze M, Voogt T. Pilates Triadball Manual. Minneapolis, MN: Orthopedic Physical Therapy Products; 2009.

Grindulis KA. Rheumatoid iliopsoas bursitis. J Rheumatol. 1986;13(5):988.

Heaton K, Dorr LD. Surgical release of iliopsoas tendon for groin pain after total hip arthroplasty. J Arthroplasty. 2002;17(6):779-781.

Herman E. Pilates Cadillac. San Fransisco: Ellie Herman Books; 2006.

Herman E. Pilates Workbook on the Ball. Berkeley, CA: Ulysses Press; 2004.

Johnston CA, Lindsay DM, Wiley JP. Treatment of iliopsoas syndrome with a hip rotation strengthening program: A retrospective case series. J Orthop Sports Phys Ther. 1999;29(4):218-224.

Johnston CA, Wiley JP, Lindsay DM, Wiseman DA. Iliopsoas bursitis and tendinitis. A review. Sports Med. 1998;25(4):271-283.

Klein GR, Levine BR, Hozack WJ, Strauss EJ, D'Antonio JA, Macaulay W, Di Cesare PE. Return to athletic activity after total hip arthroplasty. Consensus guidelines based on a survey of the Hip Society and American Association of Hip and Knee Surgeons. J Arthroplasty. 2007;22(2):171-175.

Kurtz S, Mowat F, Ong K, Chan N, Lau E, Halpern M. Prevalence of primary and revision total hip and knee arthroplasty in the United States from 1990 through 2002. J Bone Joint Surg Am. 2005;87(7):1487-1497.

Kurtz S, Ong K, Lau E, Mowat F, Halpern M. Projections of primary and revision hip and knee arthroplasty in the United States from 2005 to 2030. J Bone Joint Surg Am. 2007;89(4):780-785.

Kurtz SM, Ong KL, Schmier J, Kurtz SM, Ong KL, Schmier J, Mowat F, Saleh K, Dybvik E, Kärrholm J, Garellick G, Havelin LI, Furnes O, Malchau H, Lau E. Future clinical and economic impact of revision total hip and knee arthroplasty. J Bone Joint Surg Am. 2007;89(suppl 3):144-151.

Lachiewicz PF, Kauk JR. Anterior iliopsoas impingement and tendinitis after total hip arthroplasty. J Am Acad Orthop Surg. 2009;17(6):337-344.

Levine B, Kaplanek B, Scafura D, Jaffe WL. Rehabilitation after total hip and knee arthroplasty: A new regimen using Pilates training. Bull NYU Hosp Jt Dis. 2007;65(2):120-125.

Levine BR, Jaffe WJ, Kaplanek BA. Pilates training for use in rehabilitation after total hip and knee arthroplasty: A preliminary report. Clin Orthop and Relat Res. 2009;467(6):1468-1475.

Magee DJ. Orthopedic Physical Assessment. 5th ed. St. Louis: Saunders; 2008:659-843.

Mullins MM, Norbury W, Dowell JK, Heywood-Waddington M. Thirty-year results of a prospective study of Charnley total hip arthroplasty by the posterior approach. J Arthroplasty. 2007;22(6):833-839.

Pilates J, Miller JM. Return to Life Through Contrology. Miami, FL: Pilates Method Alliance; 1945:15-32.

Pilates Method Alliance. The PMA Pilates Certification Exam Study Guide. Miami, FL: Pilates Method Alliance; 2005:17-18.

Pilot P, Bogie R, Draijer WF, Verburg AD, Van Os JJ, Kuipers H. Experience in the first four years of rapid recovery: Is it safe? Injury. 2006;37(suppl 5):S37-40.

Shbeeb MI, Matteson EL. Trochanteric bursitis (greater trochanter pain syndrome). Mayo Clin Proc. 1996;71(6):565-569.

Siller B. The Pilates Body. New York: Broadway Books; 2000:1-5.

Smith ESK. Pilates for Rehab: A Guidebook to Integrating Pilates in Patient Care. Minneapolis: OPTP; 2005.

Toohey AK, LaSalle TL, Martinez S, Polisson RP. Iliopsoas bursitis: Clinical features, radiographic findings, and disease associations. Semin Arthritis Rheum. 1990;20(1):41-47.

Ungaro A. The Pilates Promise. New York: DK; 2004:12-13.

Wroblewski BM, Fleming PA, Siney PD. Charnley lowfrictional torque arthroplasty of the hip. 20-to-30 year results. J Bone Joint Surg Br. 1999;81(3):427-430.

Wunderbaldinger P, Bremer C, Schellenberger E, Cejna M, Turetschek K, Kainberger F. Imaging features of iliopsoas bursitis. Eur Radiol. 2002;12(2):409-415.

# 監訳参考文献

武田淳也著：『痛めない・疲れない・ラクになる！「身体の使い方」の新常識　カラダ取説』徳間書店, 2013

ジョセフ・H・ピラティス著、武田淳也監訳・編著：『Return to Life Through Contrology ～ピラティスで、本来のあなたを取り戻す！』現代書林, 2010

武田淳也著：ピラティス.『腰痛のリハビリテーションとリコンディショニング～リスクマネジメントに基づいたアプローチ』片寄正樹編／文光堂, 143-159, 2011

武田淳也著：ピラティスによる腰痛管理.『臨床スポーツ医学』文光堂, 739-752, (8) 30, 2013

武田淳也著：ピラティス及びコアアラインによる体幹トレーニング.『臨床スポーツ医学』文光堂, 1195-1208, (12) 30, 2013

# 謝辞

　夫チャック・カプレニクには、いつも忍耐強く私を愛し、尽くしてくれていることに感謝したい。夫はいつも私のそばにいて、私が困難を乗り越え、傷ついた心を癒せるよう支え、相談に乗ってくれた。

　マスター・インストラクター（IR）のマギー・アムレインは、才能豊かで、人柄もよく、私を高みに導いてくれた。彼女はピラティスIRとしての私のスキルの向上を手伝ってくれるとともに、本書の執筆という大切なプロジェクトを進められるよう、いつも励ましてくれた。

　ディーナ・スカフラは、本書の目的、ねらい、対象の設定を手伝ってくれた。あらゆるピラティスIRがこのマニュアルを使って股関節・膝関節疾患のクライアント向けの安全で効果的なワーク*を学べるようになったのは、彼女のおかげである。

　私の担当整形外科医であるウィリアム・ジャッフェ医師には、私がピラティスを続けるだけでなく、股関節・膝関節置換術の経験者や予備軍の多くの方々にとって救いとなる本書を書き上げるよう応援してくれたことに感謝したい。

　ブレット・ルバイン医師には、査読や本書の執筆に協力していただいた。そして、ピラティスが股関節・膝関節疾患や関節形成術後のフィットネスやリハビリテーションに使える安全で有効な方法であることが整形外科分野の医師やコメディカルに認めてもらえるよう、尽力していただいた。

　マスター・IRのマイケル・フリツクとトン・ブーグトは、股関節・膝関節疾患を患うクライアントにもなめらかな動きができるよう、マットエクササイズや専用器具を使ったエクササイズの数々を、トライアドボール用に修正してくれた。ここに感謝したい。

　パワー・ピラティスとポールスター・ピラティス、そしてこれらの団体に所属する素晴らしいトレーナーたちは、私が認定ピラティスIRおよびリハビリテーション専門ピラティス指導者として成長し、学び、発展する過程を支援してくれた。ここに感謝したい。

　また、以下の方々にも感謝の気持ちを捧げる。

**本書を検証してくれた方**
マギー・アムレイン（Maggie Amrhein）、認定ピラティスインストラクター、プロダンサー
ボニー・ヘイマン（Bonnie Heyman）、認定ピラティスインストラクター
マーガレット・ディミオ（Magaret Di Meo）、認定ピラティスインストラクター
マリリン・A・スポカ（Marilyn A. Spoka）、法律関連コンサルタント
ディーナ・スカフラ（Dina Scafura）、認定ピラティスインストラクター、パーソナルトレーナー
リサ・ワーク（Lisa Wark）、認定ピラティスインストラクター

**本書のモデル**
ディーナ・スカフラ（Dina Scafura）、認定ピラティスインストラクター、パーソナルトレーナー
マギー・アムレイン（Maggie Amrhein）、認定ピラティスインストラクター、プロダンサー
ベス・カプレニク（Beth Kaplanek）、正看護師、認定ピラティスインストラクター
リチャード・ロピント（Richard LoPinto）、写真家

*p.357参照

# 著者紹介

### ベス・A・カプレニク (Beth A. Kaplanek)
**正看護師(RN)**
**看護学士(BSN)**

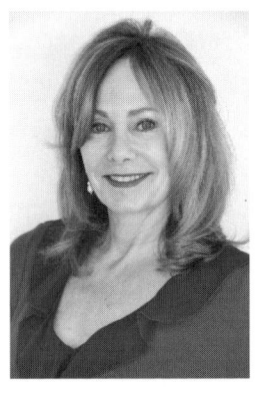

米国ニューヨーク州ハンチントンにあるPilates Center of Long Islandにピラティス・インストラクター兼リハビリテーション専門ピラティス指導者として勤務。正看護師歴20年で、救命救急室、手術室、集中治療室、薬物カウンセリングとリハビリテーション、ホスピスケアなどの分野でさまざまな活動をしてきた。

2001年に人工股関節置換術を受けた後、エクササイズとしての強度が低く、筋力や柔軟性のトレーニングにふさわしいとして、ピラティスを始める。予後の経過がいいという主治医の前向きなコメントに励まされ、股関節や膝に不調がある人や人工関節置換術後の患者のためにピラティスをどのように修正し、活用できるかについて研究を始める。ピラティスを手術後のリハビリテーションに活用する方法について、ルバイン博士とジャッフェ博士とともに共同研究し、『Bulletin of the NYU Hospital for Joint Diseases and Clinical Orthopaedics and Related Research』に発表。

ニューヨーク州ロイドハーバーとフロリダ州ココナツ・グローブに在住。余暇にはジュエリーデザインやハイキング、エクササイズを楽しむほか、ビンテージ・カー・ラリーにも参加している。

### ブレット・ルバイン (Brett Levine)
**医師(MD)**
**理学修士(MS)**

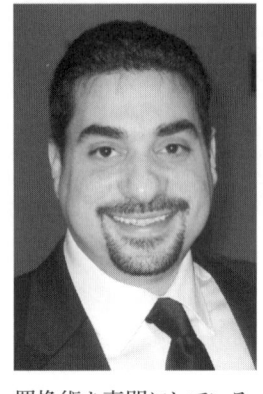

整形外科認定専門医で、専門分野は成人の関節再建外科。シカゴ市のラッシュ大学医療センターに医師兼准教授として勤務し、股関節・膝関節再建における複雑な再置換術を専門にしている。また、レジデント、フェロー、医学部生のための臨床インストラクターや研究コーディネーターとしても活躍。

関心のある研究領域は、多孔性バイオマテリアル、人工股関節・膝関節再置換術のテクニックと技術、金属イオン濃度とメタル・オン・メタルベアリングに対する過敏反応、セメントレスTKA、デジタルテンプレーティングの精度である。また、『Hospital Physician』、『Journal of Clinical Rehabilitative Tissue Engineering Research』、『Clinical Orthopaedics and Related Research』、『Orthopedics, Journal of Knee Surgery』、『ACTA Biomaterialia』などの編集に関わった。Mid-America Orthopaedic Associationの会員であり、American Academy of Orthopaedic Surgeonsのフェロー。The American Academy of Orthopaedic SurgeonsのAdult Reconstruction Instructional Course小委員会委員長、Rush Year in Reviewの編集委員を歴任。

妻カリと2人の子供とともにイリノイ州エルマースト在住。余暇には読書やクラシックカーの修理を楽しみ、エクササイズやスポーツを通じて体を動かしている。

# 監訳者紹介

## ウィリアム・L・ジャッフェ (William L. Jaffe) 医師 (MD)

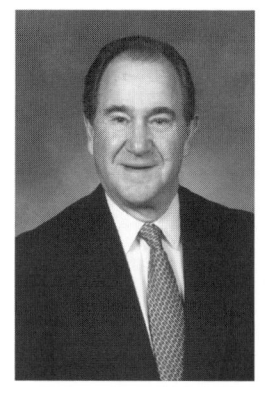

ニューヨーク市にあるニューヨーク大学関節疾患専門病院整形外科の臨床教授であり、副部長。ニューヨーク州にあるベルビュー病院センターの整形外科所属医でもある。

Bulletin of the Hospital for Joint Diseases Orthopaedic Instituteの編集長、Mediguide to Orthopaedicsの編集委員を務める。Journal of ArthroplastyとOrthopaedic Section eMedicineの編集に関わったほか、ニュージャージー州アレンデールのOsteonics Corporationの医療アドバイザーでもある。香港政府の大学教育資助委員会では、整形外科部門のコンサルタントを務める。

American College of SurgeonsとAmerican Academy of Orthopaedic Surgeonsのフェロー。American Orthopaedic Associaion、New York State Medical Society、New York County Medical Society、New York Academy of Medicine、Low Friction Arthroplasty Society、Eastern Orthopaedic Associationの会員。1992年と1995年にはHospital for Joint Diseases Orthopaedic Residency Programで最優秀教授賞を受賞。1996年には「the 50 Most Positive Doctors in America」で50人の医師の1人として紹介された。ニューヨーク市在住。

## 武田 淳也 (たけだ じゅんや) 医師 (MD)

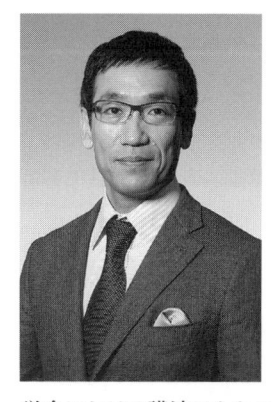

島根県出身。福岡大学医学部卒。広域医療法人明和会スポーツ・栄養クリニック(代官山・福岡)理事長、Pilates Lab(代官山・福岡)代表。

医療・スポーツ医学におけるボディワーク活用の第一人者。医学会における講演はもちろんのこと、専門誌、TV、雑誌などメディアでも活躍。日本整形外科学会認定専門医・スポーツ医・運動器リハビリテーション医・脊椎脊髄病医・リウマチ医、日本体育協会公認スポーツドクター、日本抗加齢医学会認定専門医。

99年サンフランシスコのセントフランシスメモリアル病院スポーツ医学センターでピラティスと出会う。05年マイアミのポールスター・エデュケーション本部にてアジア人として初のピラティス・リハビリテーション認定指導者を取得し、現在はエデュケーター*(教育者)として後進の育成も務める。

また、骨盤底筋トレーニングプログラム「Pfilates」認定インストラクタートレーナー(養成講師)兼アジアエリア・コーディネーター、体幹トレーニング法「CoreAlign」認定ファカルティトレーナー(養成講師)兼国内コーディネーターでもある。

「カラダ取説」(徳間書店より刊行)プログラムを考案し、その普及をライフワークとしている。

日本ピラティス研究会会長。日本経済大学スポーツ経営学科客員教授。日本抗加齢医学会評議員、運動器抗加齢医学研究会世話人も務める。

ピラティスのバイブル『リターン・トゥー・ライフ・スルー・コントロロジー〜ピラティスで本来のあなたを取り戻す！』(現代書林)の編著者など書籍も多数。

*p.357参照

著者：
**ベス・A・カプレニク** (Beth A. Kaplanek)
**ブレット・ルバイン** (Brett Levine)
**ウィリアム・L・ジャッフェ** (William L. Jaffe)
プロフィールは p.362-363参照。

監訳：
**武田 淳也** (たけだ じゅんや)
プロフィールは p.363参照。

翻訳協力：
**池田 美紀** (いけだ みき)
東京大学文学部卒業。出版翻訳および吹替翻訳を手掛ける。訳書に『プロフェッショナルピラーティス』『ヨーガ-ピラーティス』『オステオパシーの内臓マニピュレーション』（いずれもガイアブックス）など。

**馬場 歩** (ばば あゆみ)
福岡県生まれ。九州看護福祉大学卒業。理学療法士。障害者スポーツ協会認定トレーナー。理学療法士免許取得後、主に人工関節・変形性関節症のリハビリテーションに携わるが、予防医学に興味を持ち、2014年より広域医療法人明和会 スポーツ・栄養クリニックに勤務。クリニックに勤務する傍ら、車いすテニス競技のスポーツトレーナーとして、2014年、BNPパリバ・ワールドチームカップ、仁川アジアパラ競技大会などの国際大会に帯同。カリフォルニア州チャップマン大学にて研修。

Pilates for Hip and Knee Syndromes
and Arthroplasties

# 股関節と膝関節疾患のための
# ピラティス

発　　行　2015年6月20日
発　行　者　吉田 初音
発　行　所　株式会社 **ガイアブックス**
　　　　　〒107-0052 東京都港区赤坂 1-1-16 細川ビル
　　　　　TEL. 03(3585)2214　FAX. 03(3585)1090
　　　　　http://www.gaiajapan.co.jp
印　刷　所　モリモト印刷株式会社

Copyright GAIABOOKS INC. JAPAN2015
ISBN978-4-88282-942-3 C3047

落丁本・乱丁本はお取り替えいたします。
本書を許可なく複製することは、かたくお断わりします。

# 股関節と膝の解剖学

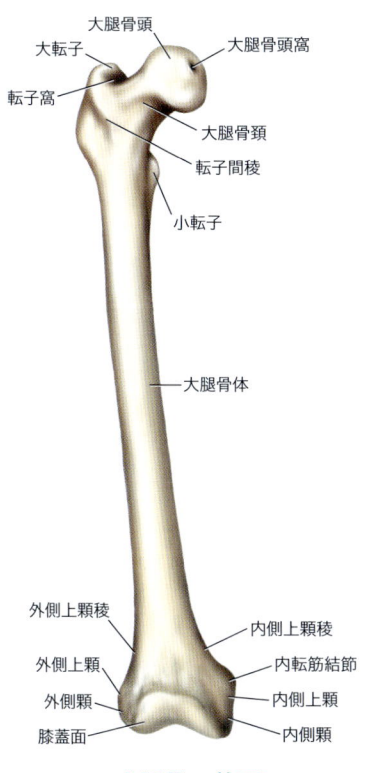

**大腿骨、前面**

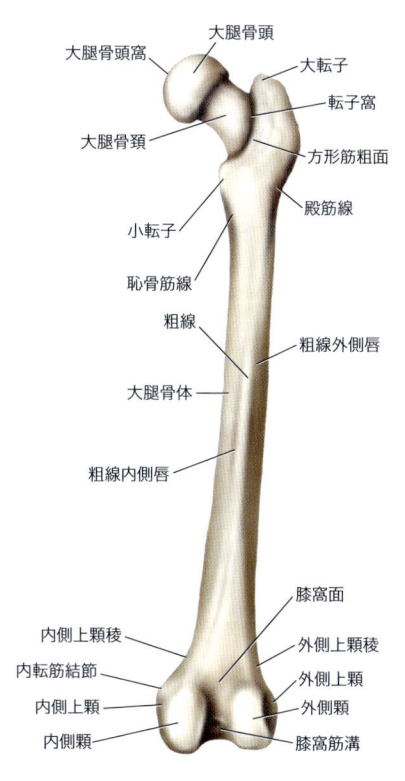

大腿骨頭 / 大転子 / 転子窩 / 大腿骨頭窩 / 大腿骨頚 / 転子間稜 / 小転子 / 大腿骨体 / 外側上顆稜 / 外側上顆 / 外側顆 / 膝蓋面 / 内側上顆稜 / 内転筋結節 / 内側上顆 / 内側顆

**大腿骨、後面**

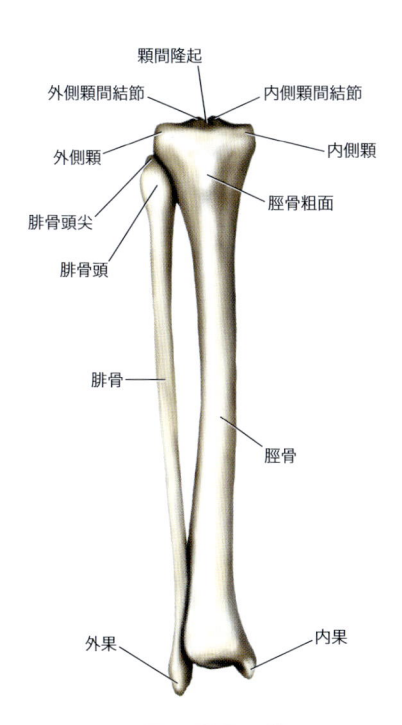

大腿骨頭窩 / 大腿骨頭 / 大転子 / 転子窩 / 大腿骨頚 / 方形筋粗面 / 小転子 / 殿筋線 / 恥骨筋線 / 粗線 / 粗線外側唇 / 大腿骨体 / 粗線内側唇 / 内側上顆稜 / 内転筋結節 / 内側上顆 / 内側顆 / 膝窩面 / 外側上顆稜 / 外側上顆 / 外側顆 / 膝窩筋溝

**脛骨と腓骨、前面**

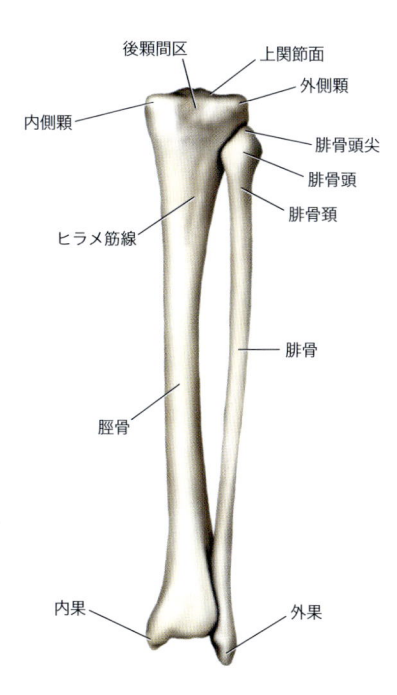

顆間隆起 / 外側顆間結節 / 外側顆 / 腓骨頭尖 / 腓骨頭 / 内側顆間結節 / 内側顆 / 脛骨粗面 / 腓骨 / 脛骨 / 外果 / 内果

**脛骨と腓骨、後面**

後顆間区 / 内側顆 / 上関節面 / 外側顆 / 腓骨頭尖 / 腓骨頭 / 腓骨頚 / ヒラメ筋線 / 腓骨 / 脛骨 / 内果 / 外果

# 股関節と膝の解剖学（続き）

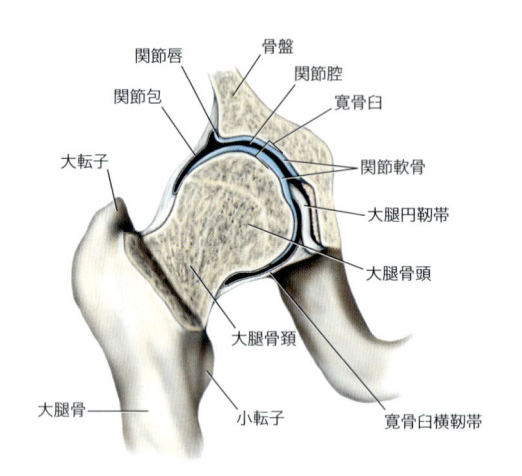

**股関節の縦断面**

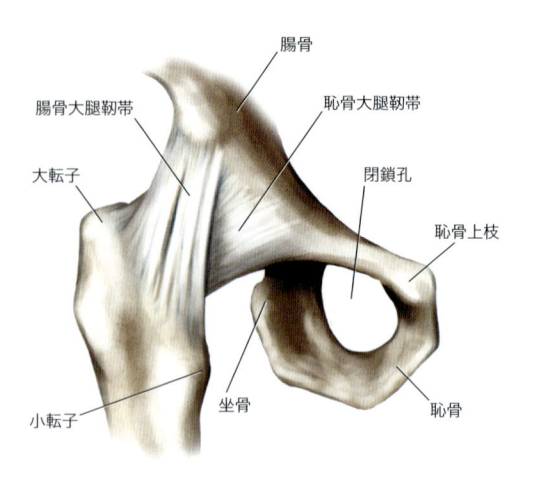

**腸骨大腿靱帯と恥骨大腿靱帯、前面**

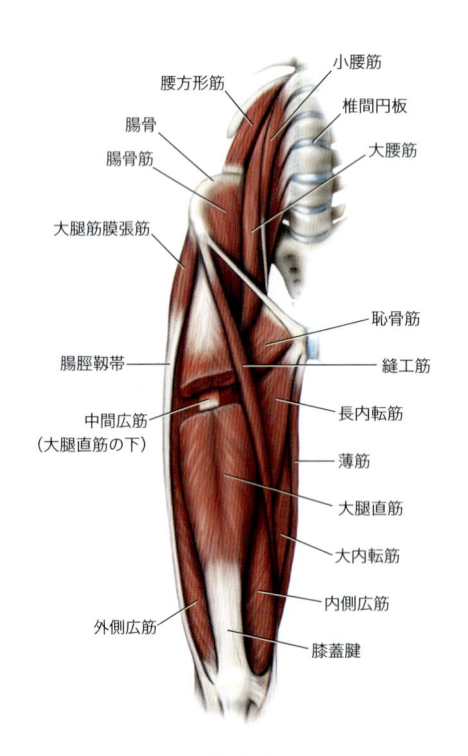

**股関節前面の筋**

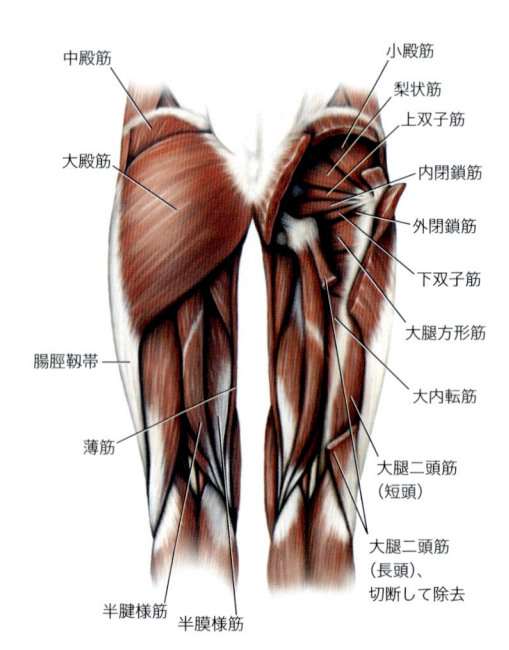

**股関節後面の筋**

## 股関節と膝の解剖学（続き）

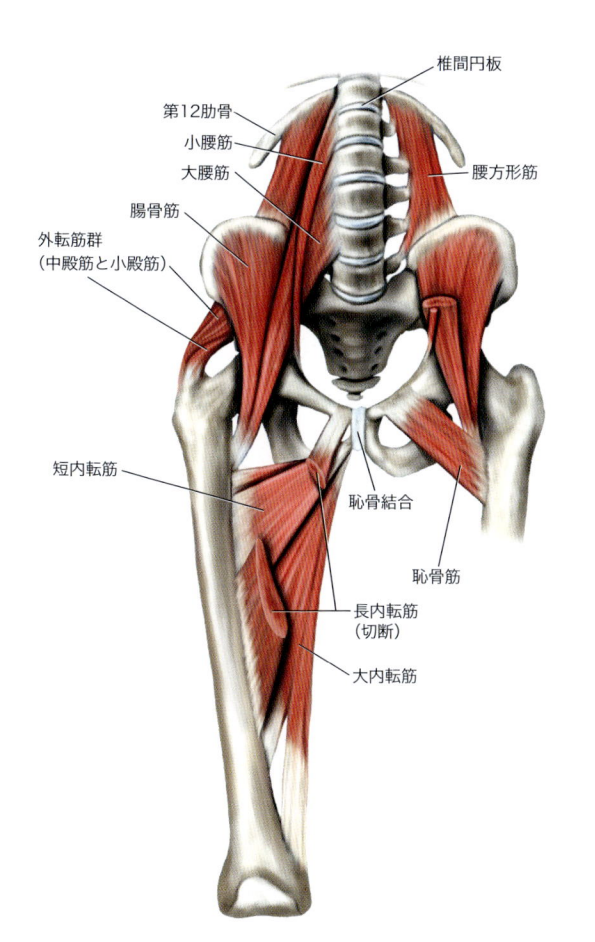

**大腰筋、小腰筋、腸骨筋**

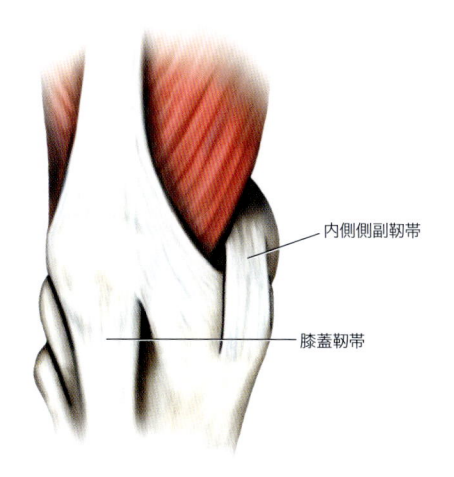

図中ラベル：
- 椎間円板
- 第12肋骨
- 小腰筋
- 大腰筋
- 腸骨筋
- 腰方形筋
- 外転筋群（中殿筋と小殿筋）
- 短内転筋
- 恥骨結合
- 恥骨筋
- 長内転筋（切断）
- 大内転筋

**膝の靱帯、前面**

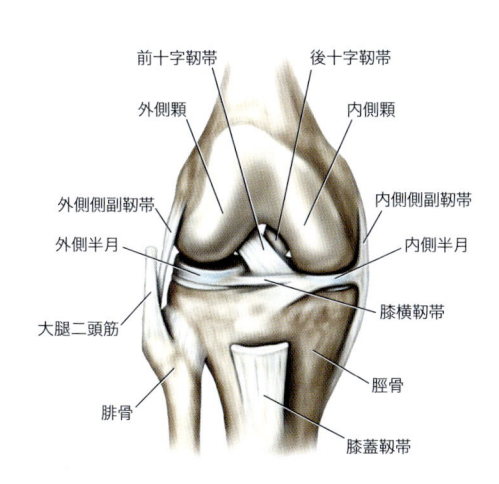

図中ラベル：
- 内側側副靱帯
- 膝蓋靱帯

**膝の靱帯、前面**

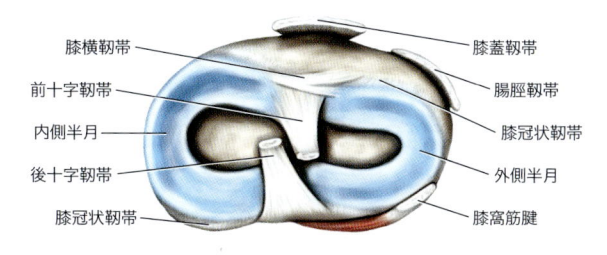

図中ラベル：
- 前十字靱帯
- 後十字靱帯
- 外側顆
- 内側顆
- 外側側副靱帯
- 内側側副靱帯
- 外側半月
- 内側半月
- 大腿二頭筋
- 膝横靱帯
- 腓骨
- 脛骨
- 膝蓋靱帯

**膝の靱帯、上面**

図中ラベル：
- 膝横靱帯
- 膝蓋靱帯
- 前十字靱帯
- 腸脛靱帯
- 内側半月
- 膝冠状靱帯
- 後十字靱帯
- 外側半月
- 膝冠状靱帯
- 膝窩筋腱

## 股関節と膝の解剖学（続き）

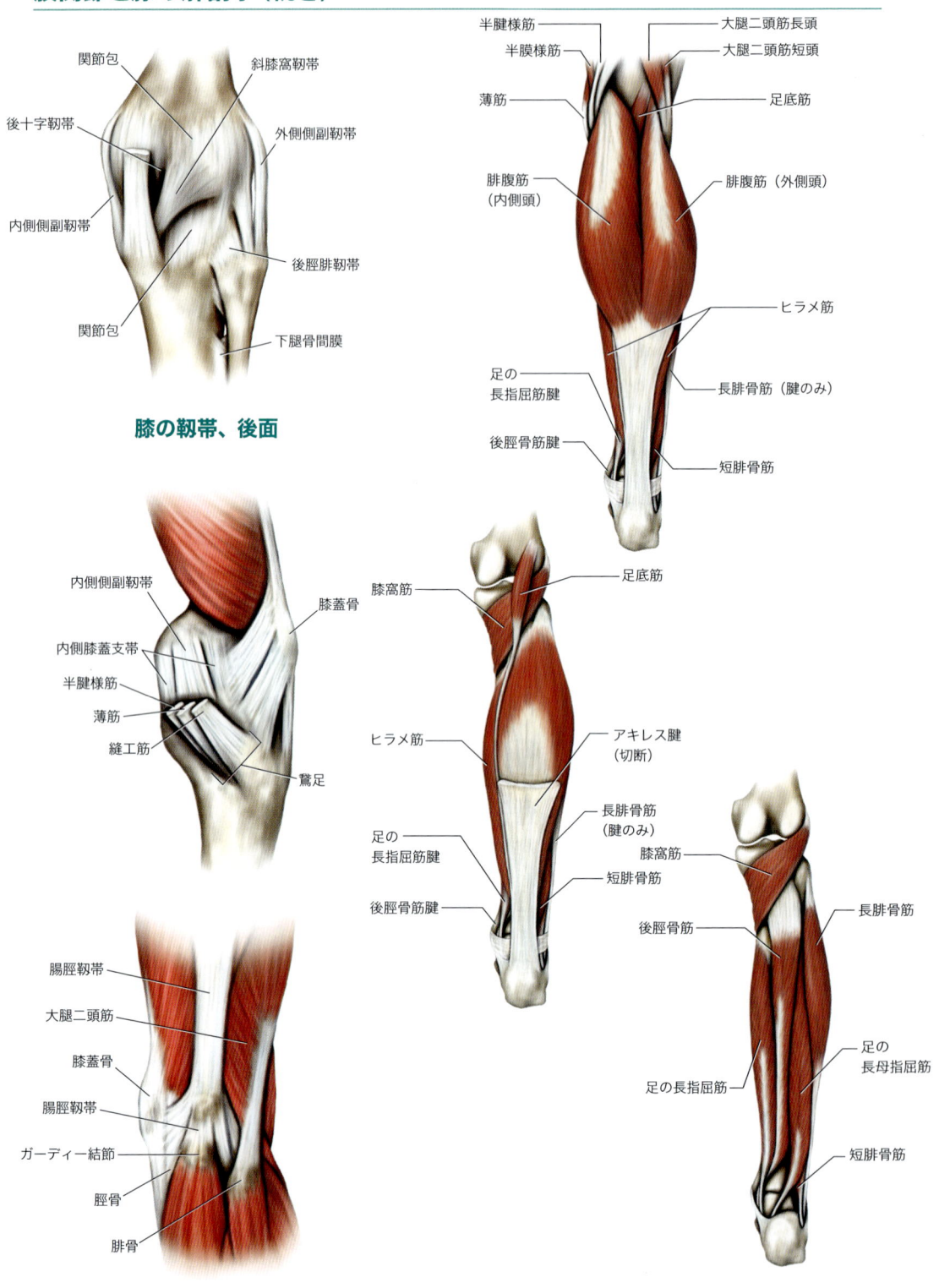

**膝の靭帯、後面**

- 関節包
- 斜膝窩靭帯
- 後十字靭帯
- 外側側副靭帯
- 内側側副靭帯
- 後脛腓靭帯
- 関節包
- 下腿骨間膜

- 半腱様筋
- 大腿二頭筋長頭
- 半膜様筋
- 大腿二頭筋短頭
- 薄筋
- 足底筋
- 腓腹筋（内側頭）
- 腓腹筋（外側頭）
- ヒラメ筋
- 足の長指屈筋腱
- 長腓骨筋（腱のみ）
- 後脛骨筋腱
- 短腓骨筋

- 内側側副靭帯
- 膝蓋骨
- 内側膝蓋支帯
- 半腱様筋
- 薄筋
- 縫工筋
- 鵞足

- 膝窩筋
- 足底筋
- ヒラメ筋
- アキレス腱（切断）
- 足の長指屈筋腱
- 長腓骨筋（腱のみ）
- 後脛骨筋腱
- 短腓骨筋

- 腸脛靭帯
- 大腿二頭筋
- 膝蓋骨
- 腸脛靭帯
- ガーディー結節
- 脛骨
- 腓骨

- 膝窩筋
- 後脛骨筋
- 足の長指屈筋
- 長腓骨筋
- 足の長母指屈筋
- 短腓骨筋

**ガーディー結節と腸脛靭帯**

**膝と脚の下部の筋、後面**

□絵の図はR. Behnke, 2005, Kinetic anatomy, 2nd ed. (Champaign, IL : Human Kinetics) 175、176、177、178、180、192、193、194、195、201、202より転載。